AF346499

PROPHYLAXIE ET TRAITEMENT

DE LA

TUBERCULOSE PULMONAIRE

DU MÊME AUTEUR

Traitement de la tuberculose au Sanatorium du Vernet. *Normandie médicale*, 1891.

Traitement de la tuberculose dans les sanatoria. *Normandie médicale*, 1893.

La tuberculose dans les hôpitaux de Rouen. Congrès national d'assistance, 1897.

Essai de cure libre de la tuberculose pulmonaire. *Revue de Médecine*, 1900.

Les Sanatoriums de fortune. *Académie de Médecine*, 1901.

Les premiers Sanatoriums de fortune à l'étranger. *Presse médicale*, 1901.

A propos du traitement des tuberculeux indigents. *Annales d'Hygiène publique et de Médecine légale*, 1902.

Tuberculose des enfants, son traitement à l'Aérium de l'Hospice-Général de Rouen. *Bulletin Médical*, 1903.

Création de l'Aérium de Rouen, 1903.

Traitement de la tuberculose pulmonaire. *Normandie médicale*, 1904.

La tuberculose infantile. *Congrès de la tuberculose, Paris*, 1905.

Cure économique par le Sanatorium de fortune. *Revue municipale*. Paris, 1907.

Cent cas de tuberculose pulmonaire infantile. — Résultats du traitement à l'hôpital. *Académie de Médecine*, 1907.

La cure des enfants tuberculeux. *Alliance d'Hygiène sociale*. 1907.

De l'utilité des colonies agricoles pour les enfants tuberculeux. *Société d'Hygiène*, 1908.

La tuberculose pulmonaire, maladie évitable, maladie curable. 1 vol., 550 p., Paris, Steinheil, 1913 (épuisé).

Le Sanatorium. *Presse médicale*, n° 8. 1920.

Hygiène infantile. 1 vol., 250 p., Rouen, Wolf, 1920 (épuisé).

Docteur RAOUL BRUNON

Professeur de Clinique médicale
Directeur de l'École de Médecine de Rouen
Membre correspondant de l'Académie de Médecine

CAUSES

PROPHYLAXIE ET TRAITEMENT

DE LA

TUBERCULOSE

PULMONAIRE

(MALADIE ÉVITABLE ET CURABLE)

Avec 28 figures dans le texte

PARIS

LIBRAIRIE OCTAVE DOIN

GASTON DOIN, ÉDITEUR

8, PLACE DE L'ODÉON, 8

1924

AVANT-PROPOS

Un livre de médecine devrait se composer dans la jeunesse et s'écrire dans l'âge mûr. Celui-ci fut commencé, mentalement, en 1878, à l'Hôtel-Dieu de Rouen, sous l'influence d'Emile Leudet. Plus tard, des notions nouvelles sont recueillies dans le service de Vulpian, à la Charité, sous la direction amicale de Letulle. Pendant l'Internat de Paris, l'étudiant est vivement frappé par les idées de Grancher et les initiatives de Sabourin.

La vie de praticien délivre peu à peu le jeune médecin des lisières de l'École. C'est alors qu'il mesure, non sans inquiétude, l'abîme creusé entre la médecine d'hôpital et la médecine de ville. Quand il s'agit de tuberculose pulmonaire, la première n'est guère qu'une étude d'anatomie pathologique ; la seconde s'oriente d'elle-même vers les problèmes de l'étiologie et du traitement. A l'hôpital, on observe le phthisique ; à la ville, on dépiste le tuberculeux. Dans la famille, on observe l'enfant qui s'avance, par étapes, vers la maladie ; et l'adolescent chez qui elle éclate. A l'hôpital, la médecine des tuberculeux est une méditation sur la mort ; l'espérance y luit rarement. Au praticien de la ville incombe la lutte et peut sourire la victoire.

Dans l'avenir, les problèmes de la tuberculose seront, avant tout, sociaux ; et, sur ce point, médecin d'hôpital et médecin de famille verront leur dualité disparaître. Ils se confondront pour préparer le règne de la prophylaxie et de l'hygiène.

Les documents mis en œuvre dans ce livre ont une double source : hospitalière et familiale. Mais les cas pathologiques relevés dans le monde extra-hospitalier sont les plus nombreux. Il faut signaler, à ce propos, l'immense champ d'observation ouvert devant le praticien et trop souvent laissé en friche par lui. Il s'imagine, que l'hôpital, l'amphithéâtre et le laboratoire sont les seules officines de travail ; et son mode d'éducation lui fait oublier et méconnaître la valeur de l'observation pure et simple du

R. Brunon. La Tuberculose pulmonaire.   1

malade, avec les sens, avec le jugement et non les appareils mécaniques. Le médecin qui a vu évoluer deux ou trois générations d'une même famille est en possession de documents de la plus haute importance, ignorés du savant de laboratoire. Pourquoi a-t-il la timidité de ne les point publier et la tendance à ne point les mettre en valeur ?

Au sortir du xviiie siècle, la phthisiologie était chaotique. Elle fut anatomo-clinique avec Laennec ; elle devient bactériologique avec Villemin et Koch ; elle a des velléités d'être physico-chimique au temps présent. Au-dessus de toutes ces avenues convergeant vers un même but, le praticien doit se dire que la clinique plane pour juger en dernier ressort. Et lui-même, sans délégation officielle quelconque, est mieux placé que tout autre pour étudier le côté social du problème, le côté qui importe le plus.

On s'est efforcé d'utiliser parallèlement tous les moyens d'investigation mis à la portée du médecin, et je dois exprimer ma reconnaissance à deux collaborateurs qui m'ont assisté, à l'Hôtel-Dieu de Rouen. Ils ont fait profiter l'enseignement de leurs connaissances spéciales.

M. Lecaplain, professeur suppléant de clinique interne, a écrit, pour moi, un chapitre sur la radioscopie. Il a acquis en la matière une compétence indéniable au cours de ses services de guerre. Après avoir fait brillamment son devoir comme médecin de bataillon dans un régiment d'infanterie, il fut attaché à une ambulance spécialisée où passèrent plus de dix mille gazés. Nommé médecin-chef du triage des tuberculeux à la Xe armée, il a publié des études cliniques et radiologiques sur les gazés et les tuberculeux.

M. Cayrel, chef de clinique médicale à l'École de Médecine, a bien voulu se charger du chapitre de bactériologie usuelle. M. Cayrel a été tour à tour : directeur du Laboratoire de Bactériologie à l'Hôpital Militaire de Versailles en 1908-1910 ; attaché au Laboratoire du Val-de-Grâce ; chef du Laboratoire d'armée en Italie (1918) ; et il est regrettable que le cadre où il a dû s'enfermer ait été un peu étroit pour son érudition.

PRÉAMBULE

La tuberculose ne reculera que
devant une révolution dans nos
mœurs.

I

Je dirai ce que j'ai vu, en me défendant de mon mieux contre
ce que j'ai lu.

Dans cette déclaration, aucune irrévérence : mais, depuis l'avènement de la pathologie expérimentale, et malgré l'influence de
PASTEUR, la culture médicale française semble perdre graduellement son originalité pour marcher dans le sillage de la science
allemande.

La vérité scientifique est toujours relative et provisoire ; mais
elle a une base solide : le sens commun. Pour éviter l'erreur,
autant qu'il est possible, il faut obéir au sens clinique, branche
du bon sens en général. Or, sens commun, sens clinique, bon sens,
judicium, sont remplacés, chez les races germaniques, par cette
conception : que tout savoir est réductible à un mécanisme.
L'ingéniosité remplace le sens critique.

Parmi les auteurs contemporains, on découvre une constante
dualité : l'esprit gréco-latin et l'autre. Pour le premier, issu de la
tradition hippocratique, la médecine est un art ; mais un art
« dont les progrès se mesurent au caractère de plus en plus scientifique qu'elle emprunte des sciences dont elle se sert ; et, pour
éclairer sa marche et pour se soustraire aux entreprises de l'empirisme ».

L'autre genre d'esprit, issu de méthodes étrangères, s'adresse
aux techniques et au mécanicisme. De lui naissent ces multiples
théories qui accablent le médecin ; de lui émanent ces publications prématurées incapables de résister à l'action du temps et
faisant obstacle aux progrès de la clinique ; c'est lui qui infuse
la confiance naïve dans les laboratoires ; il encourage la paresse

mentale du médecin en le poussant vers la spécialisation qui rétrécit son champ visuel.

Heureusement, il est dans le génie de notre race de poursuivre d'abord les recherches scientifiques en toute sérénité, sans souci d'applications pratiques Le savant français, semblable aux prêtres de l'ancienne Égypte, tendrait à sauvegarder le caractère ésotérique de la Science. C'est le moyen d'écarter l'esprit de mercantilisme qui déshonore l'art de guérir.

Ce n'est pas aux Latins qu'on doit l'introduction en médecine des formules mathématiques et algébriques, et, par conséquent, le goût pour les formes absolues et les affirmations catégoriques. La pénétration germanique tend à étouffer chez les médecins l'intuition et le sens clinique. L'instinct est en raison inverse de l'éducation : le sens de l'artiste n'a pas besoin de culture individuelle pour naître ; il est héréditaire. Le sens médical est en raison inverse de la culture de laboratoire. L'art perd ce que la science gagne ; le vrai médecin est un artiste.

Le monde contemporain souffre d'un excès de culture scientifique ; et la médecine est malade d'un excès de science. Depuis 1914, la société semble comprendre, plus ou moins nettement, que la science a compliqué la vie sans rien ajouter au bonheur de l'homme : la médecine a la notion plus ou moins vague que la science a faiblement aidé sa mission de prévenir et de guérir les maladies.

Au germanisme on doit l'influence excessive du Laboratoire. Le laboratoire isole l'homme dans une passion obsédante et le pousse à former des églises dont émanent des dogmes souvent éphémères. Le savant se croit le roi du jour. Il ne voit pas, il n'entend pas le praticien qui, lui, se dit dans son for intérieur : « Je suis saturé tantôt de dogmatisme, tantôt de rationalisme, alors que l'art n'a rien de dogmatique, rien de rationnel, rien de constant : tout y est provisoire. L'expérience de tous les jours me dit de suivre pas à pas la Nature dans sa marche ; et l'expérimentation m'invite à lui faire violence ! »

Avoir proclamé qu'il « faisait bon vivre à notre époque pour ceux qui s'intéressent aux choses de la médecine », c'est une naïveté. Chaque époque travaille surtout pour l'avenir ; l'utilité immédiate des conquêtes scientifiques en biologie n'est qu'apparente ; la médecine-science procède par tâtonnements pour arriver à la médecine-art qui est beaucoup plus stable. On a vu des siècles s'écrouler, emportant des civilisations entières et des cultures merveilleuses ; mais, en médecine, il est une chose qui a persisté et persistera sans changement, c'est l'étude du *fait* clinique d'Hippocrate.

II

Au formidable assaut de la science étrangère qu'avons-nous opposé ?

Chez nous, l'esprit critique s'est affaibli ; un asservissement intellectuel pousse le corps médical à accepter, de la part des maîtres, des laboratoires, des sociétés scientifiques, des journaux, nombre d'affirmations mollement examinées, scrutées, critiquées ; tout au contraire, enregistrées avec candeur enthousiaste.

Le vieux pays de France, celui de RABELAIS, MONTAIGNE, VOLTAIRE, a remplacé la croyance par la crédulité. Il a oublié que « le doute se corrige par le doute ». On semble ignorer que le sceptique peut être un croyant parmi les incrédules. Les maîtres n'osent plus douter par respect humain ; ils ont la crainte de se diminuer et de se nuire aux yeux de la foule. Au rebours de notre tempérament national, nous sommes devenus gens faciles à convaincre ; nous sommes atteints de *pithiatisme* ; nous subissons la tyrannie de la mode ; car, en matière de sciences médicales, et même dans la langue médicale, il y a une mode comme dans la toilette des femmes. Telle vérité est acceptée les yeux fermés jusqu'à l'avènement d'une vérité contraire.

Et d'où vient ce renoncement ?

Après 1870, il y eut un affaissement. On allait répétant cette double niaiserie : « Nous fûmes battus par le maître d'école allemand ; nous nous relèverons par le laboratoire. »

Puis, aux conséquences morales de la défaite vint se joindre le dangereux assaut de la vanité et du mensonge allemands qui imposèrent au monde entier.

Il est permis de croire qu'à la base de nos faiblesses il y a l'affaiblissement des « humanités » et l'ignorance de l'histoire de la médecine.

L'étude prématurée des sciences ne forme pas l'esprit ; elle peut même le déformer en développant l'outrecuidance. Aux humanités, nous devons le tact exquis, le flair supérieur des grands médecins du xixe siècle. C'est par elles que l'imagination peut se défendre contre les modernités séduisantes ; ce sont elles seules qui créent une psychologie pondérée ; ce sont elles qui font naître une élite.

D'autre part, l'étude de l'Histoire de l'art rend modeste et prémunit les médecins contre l'influence déviatrice des sciences auxiliaires. « Aujourd'hui, après bien des évolutions, nous voyons encore la médecine se plier aux caprices des physiciens et des chimistes qui lui promettent toujours la pierre philosophale ; et, au nom de la méthode expérimentale, qu'ils croient moderne et nouvelle, se vantent de lui révéler les causes occultes et le secret de toutes les maladies. »

Que les médecins s'aident de l'expérience artificielle ou expérimentation, rien de mieux ; on sait depuis des siècles que les expériences et les recherches chez les animaux ont toujours aidé aux progrès de l'anatomie et de la physiologie comparées. Les vétérinaires ont assez montré, depuis Bourgelat, combien il y a de points de contact entre la médecine animale et la médecine humaine ; ils ont, pour leur part, jeté un pont sur l'abîme que l'orgueil philosophique de Descartes ouvrit entre l'humanité et l'animalité. Mais il y aurait folie à vouloir renverser les deux colonnes qui supportent, depuis tant de siècles, l'édifice composite de l'art de traiter les maladies, à savoir : l'observation et l'expérience (Guardia). Il y aurait folie à vouloir leur substituer l'expérimentation avec ses techniques et son mécanicisme.

« La méthode expérimentale, malgré ses garanties d'exactitude et ses prétentions à l'infaillibilité, ne peut rien contre l'histoire, sans laquelle l'évolution même de l'art ne saurait se concevoir. Toutes les expérimentations du monde ne peuvent remplacer l'enquête du passé, quand il s'agit de déterminer l'origine, la marche, les progrès, les transformations et les modifications des maladies considérées dans les conditions diverses des temps et des lieux, des générations et des races. »

L'hérédité ancestrale rend certains esprits peu propres à accepter non une discipline mais une servitude. Ils sont poussés à la méfiance, mère de sûreté. Voilà pourquoi ils lisent d'un œil et conservent l'autre pour mesurer l'hypothèse proposée. Et voilà pourquoi je me défends contre mes lectures.

Mais, quoi qu'on fasse, on subit l'influence de son milieu de jeunesse. C'est avec respect que je prononce les noms de Leudet, Vulpian, Grancher, Lucas-Championnière, Guardia, Faisans, qui furent mes maîtres librement choisis.

C'est avec joie que, parmi les hommes de ma génération, je cite quelques noms. Les étudiants d'alors sont devenus des maîtres et leur fréquentation me fut particulièrement agréable et utile : Achard, Brocq, Bidault, Charrin, A. Gilbert, Letulle, Ménétrier, Ricard, H. Roger, Sabourin, Variot. Certes leurs caractères sont bien dissemblables ; mais ils ont un lien commun : Ce sont des médecins de lignée française, c'est à dire des Gréco-Latins conservateurs du génie hippocratique. Il y a une médecine « à la française » faite d'intuition, de savoir et de prudence, comme il y a une chirurgie française opérant avec simplicité, élégance et rapidité.

III

La pathologie expérimentale, dont les origines remontent à l'École d'Alexandrie, est entrée chez nous avec MAGENDIE, Claude BERNARD, VILLEMIN, PASTEUR, etc. Il n'est pas douteux que la biologie lui doit beaucoup. On ne peut pas nier que les conséquences pratiques des découvertes modernes sont immenses. Ceci est vrai pour la médecine en général, mais ne l'est peut-être pas pour la tuberculose en particulier.

A la suite de VILLEMIN, une nuée de chercheurs s'élança à la découverte des filons d'une science nouvelle : il en résulta de beaux travaux, mais leur répercussion bienfaisante sur la phthisiologie clinique fut plus apparente que réelle. Il arriva même qu'ils l'obscurcirent au lieu de l'éclairer et qu'ils jetèrent le trouble dans l'esprit des médecins. Il est grave de vouloir substituer des travaux de laboratoire plus ou moins scientifiques à l'observation clinique qui a des siècles d'expérience.

Quels progrès, pour le malade, la phthisiologie a-t-elle faits depuis cent ans ? La tuberculose n'a pas rétrocédé, bien au contraire.

Les préoccupations de prophylaxie sociale commençaient à germer quand parut VILLEMIN. Sa découverte annonçant l'inoculabilité de la tuberculose (et, par conséquent, sa contagion), marqua un temps d'arrêt. On considérait avant lui la tuberculose comme une maladie issue de la civilisation, et la prophylaxie comme devant s'adresser à mille causes. Depuis VILLEMIN, on s'hypnotise sur une seule : la contagion.

Quel bénéfice pour la Patrie et quel exemple pour l'humanité si, depuis soixante ans, la France, obéissant à son génie national, avait ébauché les grandes et difficiles réformes que demandent nos mœurs et nos lois ! Pour masquer son impuissance, la médecine s'est jetée dans la science de laboratoire. Actuellement le problème de la tuberculose repose sur trois points : le bacille de Koch, la contagion, le phénomène de Koch. Tout le reste est chose négligeable ou indifférente. La prophylaxie, vue de haut et s'attaquant aux conséquences d'une civilisation excessive, n'est même pas étudiée. L'énigmatique et mystérieux bacille accapare tous les esprits.

Certes, aux yeux du clinicien, la tuberculose est *une maladie évitable*. Mais de simples mesures d'antisepsie individuelle ne suffisent pas. Vouloir combattre la tuberculose par la guerre au microbe est aussi puéril que d'imaginer la suppression de la guerre entre les hommes par la diplomatie.

Problème complexe.

Pourquoi l'hérédité, dont le rôle est immense ; pourquoi les mille causes sociales, comptent-elles si peu aux yeux des scientistes ? On fait le silence sur ces formidables agents de la tuberculose ; il ne faut même plus en parler de peur de dévier l'attention due aux seuls dangers de la contagion. On ne devrait plus citer les aphorismes classiques contre l'alcool ? « Je pense, dit un savant, qu'il vaut mieux ne pas les répéter trop souvent aux foules car ils tendent à détourner l'attention du but essentiel : tarir ou rendre inoffensives les sources d'infection. »

A l'origine des grandes diathèses, il y a sûrement autre chose que les infiniment petits. Cependant on sourit devant l'hypothèse que des forces mal connues, comme l'électricité, sont capables d'agir sur l'organisme animal. On n'eut pas assez de sarcasmes pour la croyance puérile des siècles passés dans l'influence météorologique et dans l'action des astres sur l'homme. Et voici que la Science est obligée d'enregistrer l'influence possible des variations astrales sur les mouvements des humeurs qui règlent la nutrition de l'homme.

Dans la prophylaxie de la tuberculose, on n'use que de moyens symptomatiques. On ne veut pas voir de haut les plaies sociales. Ce qu'on appelle, depuis LANDOUZY, l'armement anti-tuberculeux est une simple nomenclature dont l'application n'a donné que des résultats illusoires. En matière de tuberculose, qu'est l'hygiène administrative ? — une façade.

Certes, la tuberculose est une *maladie curable* chez l'individu, on doit le proclamer bien haut. On ne peut pas nier l'efficacité du traitement individuel. Mais quand il s'agit d'une endémie, d'un fléau frappant le peuple, il faut d'autres moyens ! De la naissance à la mort, l'homme civilisé commet une foule d'erreurs qui, finalement, abrègent sa vie.

L'enfant qui vient de naître est, très probablement, inoculé par la tuberculose dès les premiers jours de sa vie, et son mode d'élevage ne fera que faciliter l'éclosion de la maladie d'abord latente.

L'hygiène infantile, dans ses éléments les plus simples, est ignorée des mères et négligée par les pouvoirs publics. L'école et le collège ne sont pas organisés pour enseigner pratiquement la vie saine : malgré quelques palliatifs récemment apportés, on y vit dans la promiscuité ; sans espace, sans eau et sans air. L'enfant du peuple joue dans le ruisseau ; écoles et collèges sont installés dans les villes ; et les lycées de Paris réunis dans le Quartier latin. Les Escholiers avaient la montagne Sainte-Geneviève pour s'ébattre ; les collégiens n'ont que des cours étroites pour s'étioler. Il y a, dans les grandes villes, des enfants qui n'ont jamais vu l'herbe des champs ni les arbres autres que ceux du boulevard. Une claustration constante, une fatigue cérébrale quotidienne, une émotivité excessive sont les conséquences des programmes d'études absurdes par leur densité et leur défaut de souplesse.

L'adolescence n'est pas paternellement surveillée. On ignore cet âge critique où la Nature transforme l'enfant. Au lieu de retarder le plus possible l'éveil des instincts genésiques, il semblerait qu'on prenne plaisir à tout faire pour hâter leur éclosion sans prévoir les terribles conséquences morales et physiques.

Le prolétaire n'est pas protégé. La vie rurale faisait la famille et le bonheur ; la vie industrielle les défait. Depuis un demi-siècle, la femme travaille hors du foyer familial, alors que son seul travail physiologique est la maternité.

Aux alentours de l'usine, l'atmosphère n'est pas respirable ; l'air y corrode les vitres des fenêtres, les armatures métalliques des toits ; il y détruit les végétaux, et on ne semble pas voir qu'il peut ulcérer les poumons de l'homme. Nous avons rétabli l'esclavage ancien et l'ergastule.

Le peuple n'est pas éduqué. On a supprimé pour lui la morale pratique des religions. Il se détruit lui-même par l'alcool, au bénéfice des agriculteurs, distillateurs et hommes politiques.

Depuis cent ans le peuple se gorge d'une alimentation incendiaire qui ferme les émonctoires, inhibe les défenses de l'organisme et crée le principe humoral qui fera pulluler le bacille tuberculeux.

La jeune fille, au lieu de préparer son foyer et de se préparer elle-même à la maternité, dissipe ses forces créatrices dans une foule de snobismes corrupteurs. Un autre groupe atrophie sa santé sexuelle dans les âpres études réservées à l'homme.

La forte fille des champs est attirée dans la grande ville et dévorée par le Minotaure.

Dans les deux sexes, à tous les âges, à tous les degrés de la hiérarchie sociale, le travail et le plaisir excessifs apportent leurs maux par absence d'une saine pondération prêchée de tout temps par les rédempteurs.

On pourrait continuer une énumération sans fin de nos fautes contre l'hygiène : la vie contemporaine est un défi aux lois de la nature ; un vent de folie souffle sur la société moderne et Jupiter rend fous ceux qu'il veut perdre par la tuberculose.

Quand viendra le grand réformateur ? En l'attendant, qui remontera le courant ?

L'homme en est incapable. Seule la femme pourrait le dévier ; car si les hommes font les lois, les femmes font les mœurs. Au lieu de se jeter avec frénésie dans les professions viriles, les femmes d'élite devraient faire croisade pour la réforme de la vie urbaine, la protection du prolétaire et, par dessus tout, la sauvegarde de l'enfance.

La tuberculose ne reculera que devant une révolution dans nos mœurs.

HISTORIQUE

I

Il n'est pas permis d'étudier un sujet médical sans avoir la curiosité de chercher la filiation des doctrines et des idées qui ont guidé les médecins jusqu'à nos jours. D'ailleurs l'histoire de la tuberculose est en grande partie française.

Les médecins de la période hippocratique n'ignoraient pas la phthisie ; ils avaient remarqué l'influence des saisons ; ils avaient des idées justes sur l'âge où elle apparaît le plus souvent. « Chez les jeunes gens, dit un aphorisme d'Hippocrate, règnent les hémoptysies et les phthisies. » (III, 29). « La phthisie se déclare surtout de 18 à 35 ans. » (V, 29). Les anciens savaient apprécier le rôle initial de la pleurésie et son rôle terminal quand elle est purulente.

Ils avaient noté la valeur pronostique de la diarrhée. En thérapeutique, ils considéraient le lait comme un aliment précieux.

La médecine vécut sur ces aphorismes jusqu'aux XVIIe et XVIIIe siècles. Aujourd'hui encore les croyances populaires attachent une certaine importance pronostique au printemps et à l'automne.

A la fin du moyen-âge, Jacques SYLVIUS d'Amiens (1478-1555), fils du pauvre tisserand Nicolas Le Boé, observe le premier les tubercules. Il les place dans les ganglions intrapulmonaires par analogie avec les ganglions scrofuleux du cou.

C'était déjà faire preuve d'une grande perspicacité.

Il faut arriver à l'Anglais Richard MORTON (1635-1698), le rival de Sydenham, et surtout à BOISSIER DE SAUVAGES (1706-1767), pour voir surgir une étude clinique de la phthisie. La

Nosologie méthodique de SAUVAGES est un admirable répertoire dressé avec des observations personnelles. La méthode d'observation du malade commence ou plutôt recommence. L'école organicienne naît. Mais toutes les maladies du poumon sont encore confondues sous le nom de phthisies.

D'autre part, on parle de *scrofule* du poumon. Encore sous l'influence des doctrines humorales de l'antiquité, on distinguait autant de virus qu'il y a de maladies (comme de nos jours on devait chercher un microbe spécifique pour chacune d'elles). Il y avait alors : le virus rachitique, le virus dartreux, le virus scrofuleux et l'humeur morbifique de la phthisie, Et on établissait un lien de parenté entre ces deux derniers. Pour les uns, phthisie et scrofule sont imbriquées ensemble ; pour les autres, la scrofule engendre la phthisie. D'autres encore nient l'autonomie de la scrofule et ne connaissent plus que la tuberculose.

Dans cette période s'ouvre la dispute des dualistes et des unicistes avec PORTAL, de Montpellier (1742-1832.)

Morton, se basant sur une étiologie centenaire, décrivait quatorze phthisies ; SAUVAGES en décrivait vingt ; PORTAL en voyait quatorze ; pour BAYLE il y en avait encore six. LAENNEC engloba toutes les phthisies dans une seule, celle qui est caractérisée par le tubercule. Le premier, il sut reconnaître que la tuberculose est une maladie générale et que la lésion initiale n'est pas nécessairement pulmonaire.

LAENNEC personnifia l'école anatomo-pathologique et une méthode nouvelle. BAYLE, parmi ses six phthisies, en décrivait deux, particulièrement : la granuleuse et la tuberculeuse avec deux ordres de lésions différentes. Pour LAENNEC, le tubercule nodulaire et l'infiltration tuberculeuse sont deux aspects d'une même maladie.

BROUSSAIS fait de l'opposition en ne voyant dans le tubercule qu'une inflammation du poumon ; mais LOUIS se rallie à l'opinion de LAENNEC : la *granulation* tuberculeuse grise semi-transparente a une valeur spécifique pour la définition anatomique de la tuberculose ; elle est le criterium anatomique de la tuberculose ; elle est le tubercule élémentaire.

A cette période appartient LOUIS, élève de LAENNEC et maître de l'Allemand VIRCHOW. Il formule *la loi* qui porte son nom.

Le microscope intervient avec VIRCHOW. Il brouille les cartes et jette le trouble dans les esprits en réveillant la dispute entre unicistes et dualistes : la granulation miliaire est une chose ;

les tubercules caséifiés et les infiltrations caséeuses en sont
une autre.

Mais l'école française garde son bon sens clinique et reste
fidèle aux idées de LAENNEC.

GRANCHER contribue à renverser la doctrine dualiste (1).
Il analyse de plus près la granulation de LAENNEC ; c'est à ses
yeux un produit adulte. Le tubercule lui préexiste. Alors,
suivant la marche habituelle des choses, les Allemands apportent
la démonstration matérielle des idées françaises ; ils montrent
le *follicule* tuberculeux et veulent y voir le tubercule type.
C'est un élément presque microscopique formé de trois zones :
cellule géante, cellules épithélioïdes, cellules embryonnaires.

Le fait important est celui-ci : l'école française a démontré
l'unité de la tuberculose et sa spécificité histologique.

La pathologie expérimentale triomphe avec VILLEMIN (1865).
Dans une vue géniale il prévoit l'existence du germe tuberculeux
que KOCH parvient à colorer en 1882. L'acuité des lésions
tuberculeuses est confirmée. La spécificité histologique était
acquise ; elle va se compléter de la spécificité bactériologique.
La grande figure de VILLEMIN domine toute cette époque.

Et maintenant y a-t-il à côté de la tuberculose classique
des tuberculoses atypiques non folliculaires ? La granulation
va-t-elle perdre son caractère de spécificité ? avec GRANCHER,
LANDOUZY, PONCET, allons-nous voir surgir une tuberculose
inflammatoire ?

Ces hypothèses sont hors de notre programme ; elles représen-
teraient peut-être des arguments en faveur de la prédominence
pathogénique du terrain sur le bacille.

Il faut revenir avec quelques détails sur la révolution apportée
par VILLEMIN.

II

Villemin

A Villemin appartient une des plus grandes découvertes
médicales du xixe siècle. Par un trait de génie, il voit dans la

---

1. THAON acceptait l'adénite caséeuse sans tubercules. Il croyait à l'unité
diathésique de la tuberculose et à sa dualité anatomique. Ces sortes d'erreurs
sont fréquentes ; elles s'expliquent par la spécialisation du laboratoire
travaillant en dehors de la clinique.

tuberculose un processus virulent et spécifique et il dégage
la formule suivante : *La tuberculose est inoculable.*

C'est dans la séance du 5 décembre 1865 que Villemin communique à l'Académie de Médecine les premiers résultats de
ses expériences :

Les conditions de développement de la tuberculose, la forme et le siège
de la lésion anatomique, les particularités de sa marche, lui ont laissé entrevoir des affinités étiologiques entre elle et la fièvre typhoïde ainsi que certains rapports avec les maladies virulentes. Ces considérations l'ont conduit
aux « hypothèses suivantes » :

La tuberculose est l'effet d'un agent causal spécifique, d'un virus, en un
mot.

Cet agent doit se retrouver, comme ses congénères, dans les produits morbides qu'il a déterminés par son action directe sur les éléments normaux
des tissus affectés.

Introduit dans un organisme susceptible d'être impressionné par lui, cet
agent doit donc se reproduire et reproduire en même temps la maladie dont
il est le principe essentiel et la cause déterminante.

L'expérience est venue confirmer ces données de l'induction.

Les conclusions de Villemin sont les suivantes :

La tuberculose est une affection spécifique.

Sa cause réside dans un agent inoculable.

L'inoculation se fait très bien de l'homme au lapin.

La tuberculose appartient donc à la classe des maladies virulentes et devra
prendre place dans le cadre nosologique, à côté de la syphilis.

Dans la séance du 30 octobre 1866, Villemin donne lecture
d'un deuxième mémoire intitulé : *Causes et nature de la tuberculose.*

De nouvelles expériences ont confirmé les premières et établi
que la phthisie est une affection spécifique au même titre que la
morve, la syphilis, la variole, la scarlatine, la fièvre typhoïde,
la clavelée, le typhus des bêtes à cornes, etc.

Davaine venait de signaler le parasite du charbon. Pasteur
faisait entrevoir ses idées sur les fermentations. Villemin saisit
immédiatement l'analogie entre ses propres idées et celles de
ces précurseurs. Il put avancer hardiment que les virus se
comportent comme les parasites. Ils se multiplient par eux-
mêmes. Nous ne les créons pas, nous ne faisons que leur fournir
les moyens de vivre et de se reproduire comme le liquide sucré
fournit des éléments de vie aux ferments.

L'émotion que soulevèrent les travaux de Villemin fut immense.
Elle est traduite dans les comptes rendus des mémorables
séances de l'Académie de Médecine. Pendant plus d'un an, les
plus grands noms de la médecine d'alors interviennent avec
passion et agitent les plus graves problèmes de la pathologie
générale : la spécificité, la virulence, la contagion, l'hérédité vont

être étudiées sous toutes leurs faces par des hommes qui étaient Chauffard, Piorry, Pidoux, Béhier, J. Guérin, Hérard, Hardy, Noël Guéneau de Mussy.

Avec trois mots, Villemin répondra à ce cénacle : *virulence* et *spécificité de la tuberculose*.

La discussion de l'Académie prit sa matière dans un gros volume de 630 pages où Villemein développa un plaidoyer en faveur de ses idées (1).

On ne lit plus les discours prononcés à cette époque. On les juge d'après les auteurs actuels qui, eux-mêmes, n'ont fait que les parcourir et ont trouvé la discussion *confuse*. C'est pourquoi j'ai voulu en donner une analyse. J'espère qu'elle aidera au développement de l'esprit critique chez les jeunes médecins.

Les discours de Chauffard et de Pidoux sont des chefs-d'œuvre quant à la forme. Ceux de Béhier, de Guéneau de Mussy et de Hérard sont des modèles de bon sens et de sens clinique. Tous prévoient les excès de *la révolution qui frappe à leur porte*.

Qu'ont-ils dit, en somme, ces maîtres de l'époque ?

Ils ont dit : *Le terrain est tout*. Ils parlaient, il est vrai, de maladies *spontanées* et de *diathèses*. Si on veut bien voir les choses comme elles sont, on reconnaîtra, tout en faisant la part des exagérations, que le mouvement d'idées actuel tend à ne pas leur donner tout à fait tort.

III

Les contradicteurs de Villemin

Hérard et Cornil confirmèrent tout d'abord les résultats matériels obtenus par Villemin. Puis ses travaux furent soumis à une commission composée de Louis, Grisolle, Bouley et Colin, rapporteur.

Rapport de Colin

Colin lut son rapport à l'Académie dans la séance du 16 juillet 1867.

« La pathologie expérimentale, qui naît à peine, jettera bientôt, dit-il, de nouvelles lumières sur la médecine.

Les deux mémoires de M. Villemin nous révèlent un fait du plus haut intérêt : la transmission de la phthisie par l'inoculation de la matière tuberculeuse. »

1. *Etudes sur la Tuberculose*, J.-B. Baillière, 1868.

Après contrôle, Colin admet que, à tous les degrés de son évolution et sous toutes ses formes, le tubercule s'est comporté d'une manière identique, et a donné lieu, par l'inoculation, à une éruption tuberculeuse dans le poumon et divers organes.

Comment le tubercule déposé sous la peau se rend-il au poumon et aux autres organes pour y faire naître une éruption tuberculeuse ?

M. Villemin admet l'hypothèse d'un principe spécifique, un virus, qui provoquerait la production d'une matière semblable à celle dont ce virus émane.

M. Colin « n'aime pas à s'aventurer dans le champ des hypothèses ». Il rejette cette solution « singulière ». Il ne voit qu'une chose vraie, le transport de la matière inoculée par les lymphatiques.

Les faits énoncés par M. Villemin sont exacts. Quelle est la valeur et la portée de ces faits ? L'avenir répondra.

Mais dès maintenant on peut dire qu'ils jettent sur la nature de la phthisie un jour nouveau et qu'ils lui donnent une place dans le groupe des affections contagieuses.

Ils mettent en évidence une propriété du tubercule qui n'était pas soupçonnée et que, peut-être, partagent beaucoup d'autres produits pathologiques.

En résumé : Colin confirme à son tour les résultats matériels ; il refuse de reconnaître le caractère virulent de la maladie.

Et cependant tout le nœud de la question était là.

Chauffard

Derrière les inoculations tentées par MM. Villemin et Colin, M. Chauffard voit se presser les plus hautes questions de la pathologie. Dans les travaux de Villemin est toute une réforme systématique des doctrines admises, non seulement sur la tuberculose mais encore sur l'ensemble des maladies spécifiques et virulentes. « C'est une sorte de Révolution pathologique qui frappe à nos portes et qui déjà dépasse la sphère spéciale où elle se circonscrit actuellement. » Elle transformerait bientôt toute l'étiologie et la spécificité et toute la pathologie.

La graine et la semence. — La comparaison vulgaire et, jusqu'à un certain point, légitime, de graines et de semence tendrait à faire croire que le virus inoculé, graine jetée sur le terrain de l'organisme, s'y multiplierait directement et produirait de lui-même des dépôts virulents par lesquels se juge la maladie provoquée.

Cette théorie se convertit, aujourd'hui, en une théorie de ferments morbides animés qui reproduisent leur espèce dans l'organisme où le virus les a introduits et s'y multiplient rapidement.

Ce sont là des hypothèses démenties par tous les faits cliniques.

La tuberculose, maladie spontanée. — En regard des doctrines qui enlèvent à l'organisme son intervention causale dans la pathogénie des maladies spécifiques, Chauffard considère comme démontré que les maladies virulentes sont des maladies essentiellement et primitivement générales dans leur cause. Elles ne sauraient jamais être présentées comme les effets immédiats d'un travail local.

L'inoculation ne fait que fournir une porte d'entrée à la cause provocatrice et occasionnelle de la maladie virulente. *La cause effective et réelle de la maladie est dans l'organisme.* L'organisme a la faculté de sentir la cause occasionnelle virulente et de répondre à cette impression par des actes morbides.

Contagion de la tuberculose. — M. Villemin n'aura ni accru, ni affaibli la croyance à accorder à la spécificité et à la contagion de la tuberculose.

Si elle est contagieuse, c'est d'après un autre mode que celui de l'inoculation. Si elle est spécifique, c'est dans des conditions que les expérimentations pratiquées jusqu'ici ne sauraient en rien préciser.

Dans les expériences de M. Villemin, il n'y a pas *contagion*, mais *dépôt* de matière sans création d'une maladie.

La tuberculose n'est pas vraiment inoculable. Le tubercule n'est pas vraiment virulent, et cependant la tuberculose peut, sous certaines influences, avoir le caractère contagieux.

Il est des maladies spécifiques dans leur essence : elles sont contagieuses et inoculables. D'autres sont incapables de créer des germes. Entre ces deux groupes, il y a des maladies qui, sous certaines influences de terrain ou de milieu, sont capables de devenir transmissibles dans des conditions exceptionnelles.

La tuberculose appartient au dernier groupe.

Il y a des individus qui engendrent eux-mêmes le caractère spécifique. Ils rendent spécifiques les maladies qu'ils contractent. La tuberculose n'est pas une maladie en soi spécifique ; cependant, dans les périodes avancées, « il est possible que les conditions de la maladie inclinent l'économie déprimée à concevoir l'impression affective, source première de toutes les exhalaisons délétères ».

La contagion de la tuberculose est infiniment rare.

Que vaut la contagion en face de toutes ces conditions communes et diathésiques sous lesquelles éclate si souvent la tuberculose ?

Ne nous créons pas des dangers chimériques qui nous feraient fermer les yeux aux dangers réels. N'imaginons pas une contagion toujours menaçante pour cesser de craindre ces causes communes si multiples et souvent si insidieuses.

Valeur de l'expérimentation. — L'expérimentation attire et séduit par l'appareil visible de ses démonstrations. Quand elle parle, on n'est pas seulement disposé à l'écouter, on est porté à la croire d'avance. On ne pense à ses égarements possibles que lorsque les contradictions se sont amassées autour d'elle. « Or, je le demande, quel fait mieux établi, quelle opinion plus traditionnelle et plus médicale que celle qui proclame la tuberculose une affection primitivement générale diathésique ! »

Conclusions. — Les faits avancés par M. Villemin sont acquis à la science.

Les inoculations de matière tuberculeuse sont réelles et fécondes ; elles déterminent une reproduction de nature tuberculeuse. Les faits expérimentaux sont acquis.

Mais leur interprétation n'est pas conforme aux enseignements de la physiologie et de la clinique.

L'inoculation amène d'abord un travail local de prolifération tuberculeuse, puis une dissémination de tubercules dans les organes voisins. Ces accidents sont complètement différents de l'affection morbide générale connue sous le nom de tuberculose.

Il faut maintenir séparées, d'une part l'affection tuberculeuse primitive et, d'autre part, la dissémination secondaire de granulations tuberculeuses à la suite d'inoculations.

L'une est une maladie véritable. L'autre est un enchaînement d'accidents morbides dont nous créons à volonté le point de départ et dont nous suivons la progression.

Les inoculations de M. Villemin ne jugent donc pas la question de la spécificité de la tuberculose pulmonaire.

R. Brunon. La Tuberculose pulmonaire.   2

En résumé :

Chauffard n'admet pas que les inoculations pratiquées par Villemin jugent la question de la spécificité et de la contagion de la tuberculose.

Son plaidoyer est d'une belle éloquence. Il voit dans les théories de Villemin une révolution en pathologie. C'était exact.

Pidoux

Pidoux, terrible adversaire. Partisan des plus convaincus de la doctrine des diathèses et de la spontanéité morbide de l'organisme, il rejetait tout le reste. C'était un adepte des *générations spontanées* et de *l'hétérogénie* de Pouchet.

Pidoux avait fait l'éloge du discours de Chauffard. Chauffard fait l'éloge du discours de Pidoux.

« M. Pidoux a abordé avec une ampleur magistrale l'étude de la Tuberculose considérée dans sa nature propre ; et il a soumis les opinions de M. Villemin au double contrôle de l'étiologie et de la clinique. Il a fait ressortir le caractère tout spontané de l'affection tuberculeuse, la puissance des causes occasionnelles communes dans la production de la maladie. Il a montré à quel point les caractères des produits tuberculeux sont des caractères communs et s'éloignent, comme la maladie elle-même, des caractères vrais des produits spécifiques. »

Pidoux étudie d'abord le tubercule au point de vue de la spécificité que lui attribue Villemin.

Les conséquences si nettes et si formelles que M. Villemin tire de ses inoculations sont nettement et formellement déniées par la pathologie générale et par l'observation clinique.

Si la tuberculose est contagieuse, elle ne l'est pas d'une manière absolue. Elle ne l'est que d'une manière si relative et si conditionnelle qu'elle ne peut pas prendre rang parmi les maladies contagieuses et spécifiques. (*Discours de Chauffard.*)

Pidoux ne comprend pas que de l'inoculabilité chez les animaux on conclue à la contagion chez l'homme sans consulter l'expérience clinique. Or, c'est au fur et à mesure que l'étude de la médecine est entrée dans les voies scientifiques d'une observation rigoureuse que la croyance à la contagion et à la spécificité de tuberculose en général et de la phthisie pulmonaire en particulier, s'est graduellement éteinte.

Dans « l'énorme volume » de M. Villemin, on ne trouve, à part ses inoculations, que des présomptions, des analogies, des hypothèses, des comparaisons forcées, des inductions illégitimes, pas l'ombre d'une preuve clinique.

Plus il s'est trouvé seul avec ses inoculations, plus il a senti le besoin de leur tout demander. Et il a si bien fait qu'il en a tiré, non seulement tout une phthisiologie, mais encore une pathogénie universelle en contradiction avec les données les plus belles et les plus sûres de la science moderne.

M. Villemin dépouille l'organisme de toute autonomie ! Comment accepter les conclusions audacieuses qui sont les suivantes : « Il ne peut y avoir (selon M. Villemin) de troubles spontanés dans l'organisme vivant. Toute modification qui s'opère en lui a sa détermination hors de lui. Et s'il n'a pas de *spontanéité physiologique*, à plus forte raison n'en a-t-il pas de *pathologique*. Ce qu'il faut comprendre, c'est que la réaction pathologique procède d'une cause déterminante extérieure et étrangère aux éléments anatomiques qui la manifestent. Ce que nous croyons et voudrions persuader, c'est que toute réaction vitale d'ordre pathologique a sa cause en dehors des éléments anatomiques qui la traduisent. »

Et Pidoux de s'écrier :

M. Villemin proclame une panspermie nosologique et fait flotter dans les nuages les germes de la tuberculose et de toutes les maladies.

Cette théorie va fournir à M. Pasteur de nouvelles preuves pour étayer la doctrine de l'homogénie illimitée.

Je crois cependant, continue Pidoux, que la pathologie est un champ où la doctrine plus philosophique et plus vraie des générations spontanées ou hétérogénie pourrait recueillir bien des faits précieux.

Les maladies ne sont que des hétérogénies. La tuberculose est une hétérogénie régressive ou une dégénération spontanée. Le tubercule est une des hétérogénies morbides les plus banales et par conséquent les moins spécifiques. Le tubercule naît de tout. Les causes externes les plus diverses et les plus opposées le déterminent également. Tout lui est occasion tant il vient de nous, tant il est bien un des produits de l'altérabilité propre et spontanée de nos éléments organiques.

Beaucoup de causes non spécifiques déterminent la génération spontanée du tubercule. Beaucoup d'autres la préparent. Dans un très grand nombre de cas, on peut voir la phthisie, redoutée, prévue, naître et se développer sans aucune intervention spécifique et contagieuse.

La spontanéité, l'intussusception, l'autonomie : c'est tout un. Elles n'excluent pas l'intervention des causes occasionnelles.

Il n'y a pas de spontanéité absolue. Nous sommes les auteurs de nos maladies, même lorsqu'elles sont spécifiques ; elles n'ont que l'apparence de nous venir du dehors.

Comment M. Villemin n'a-t-il pas vu qu'alors même qu'il pourrait démontrer l'existence d'un virus pour produire la phthisie (comme la syphilis ou la variole), ces semences pathogéniques ne seraient déjà que le produit d'une génération morbide spontanée, et qu'il faudrait toujours en venir à une hétérogénie qui, ayant procédé une fois de l'organisme, n'aurait pas de raison pour n'en pas procéder encore ?

C'est vraiment par trop simple de dire que les maladies ont pour cause les maladies, c'est à dire leur semence ; que le tubercule a pour cause le tubercule ou son virus, comme le lapin et le chou ont pour cause la graine de chou et la semence de lapin. Il ne reste plus alors aux médecins qu'à tendre des filets aux sporules de la tuberculose ou à en trouver le vaccin.

Villemin a eu la prescience du bacille quand il avançait que ce que nous voyons du tubercule n'est pas le virus. Le virus y est tout simplement logé. « *L'inoculation du tubercule n'agit pas par la nature visible et palpable qui entre dans ce produit pathologique, mais en vertu d'un agent plus subtil qui s'y trouve contenu et qui échappe à nos sens* ».

Pour Pidoux, cette conception est tout à la fois grossière et naïve. Elle vient tout droit du moyen-âge. C'est une doctrine animiste des virus dans laquelle l'agent spécifique est conçu comme une âme existant par elle-même et le tubercule comme un corps sans vie que le virus viendrait animer. « Loin de nous l'idée de ce dualisme ! »

Pathogénie de la tuberculose d'après Pidoux. — Dans la tuberculose, *c'est le terrain qui est tout, ce n'est pas la semence.* La maladie se fait de toutes pièces. Les causes n'étant pas séminales sont secondaires.

M. Villemin rejette tout à fait la diathèse et presque complètement l'hérédité. Il les remplace par un virus, semence pathogénique, qui ne demande qu'un terrain favorable. Et encore, le terrain n'est rien, car il est passif.

Comment oser dire que le terrain n'est rien quand la spontanéité organique est le fondement de notre personnalité ? Si tout vient de l'extérieur, pourquoi tel individu sera-t-il tuberculeux, quoi que vous fassiez ? Tel autre ne le sera jamais dans les circonstances les plus mauvaises.

Des milliers de sujets plongés au sein des mêmes causes morbifiques y répondent de mille manières différentes. Ces causes mettent en jeu la spontanéité pathologique, mais ne la nécessitent pas comme elles le devraient dans le système Villemin.

Donc : *L'organisme placé dans des conditions malsaines ou en vertu de sa mauvaise constitution, peut éprouver spontanément une irritation altérante. Il n'est pas besoin d'un agent altérant venu du dehors.*

Des tuberculoses au point de vue de la spécificité de M. Villemin. — On peut devenir tuberculeux par l'influence de trois ordres de causes : causes externes, causes internes, causes diathésiques.

Pidoux étudie surtout les deux dernières :

La phthisie de cause interne est celle qui vient d'autres maladies constitutionnelles moins graves : rougeole, coqueluche, diabète. Or, une maladie spécifique n'a pas d'autre source qu'elle-même. Quant aux causes diathésiques, il faut dire que le mot *diathèse* a vieilli parce qu'il est vague et employé pour désigner beaucoup de choses différentes : dycrasies, infections, cachexie.

La diathèse exclut le virus dans la spécificité. Dans la diathèse, le sujet porte constitutionnellement le germe d'une maladie ; il n'y a pas besoin que ce germe lui vienne d'ailleurs. La diathèse est personnelle et non inoculable. Elle ne se transmet pas, sauf héréditairement. La diathèse n'a pas nécessairement de signes extérieurs ; les fonctions du germe sont latentes.

Les dycrasies et les altérations générales sont appréciables par des symptômes.

Le virus est impersonnel ; il appartient à tout le monde et ne fait pas acception des personnes.

Si la tuberculose était virulente, elle ne serait ni diathésique ni héréditaire

La pathogénie de la tuberculose. — Que de problèmes elle soulève !

M. Villemin n'a vu qu'une chose : tout disparaît devant l'inoculation. Il croit tenir dans sa main la raison première, l'œuf de la phthisie et il ne tient peut-être qu'un fait particulier.

Il n'a pas voulu observer comment la phthisie se forme. Il l'a prise toute faite comme un être naturel. La reproduisant chez des animaux, il a conclu, non à son inoculabilité, mais à la contagion chez l'homme !

La vérité est ailleurs.

Certaines maladies constitutionnelles s'affaiblissent, perdent la vigueur de leurs caractères natifs et dégénèrent, chez les individus qui en sont affectés et surtout chez leurs descendants. Cette usure et cette dégénération préparent le terrain aux maladies organiques et, en particulier, à la phthisie tuberculeuse des poumons.

Lorsque la tuberculose a envahi un organisme, elle rencontre une résistance qui modifie sa marche, ses formes, son pronostic et sa cure. Cet antagonisme produit les variétés les plus intéressantes et les moins incurables de la phthisie.

Les maladies chroniques subissent des métamorphoses à travers les âges et dans les générations. Il y a chez elles indiscontinuité avec périodes de latence et des réapparitions sous d'autres formes qui les rendent méconnaissables aux yeux de ceux qui ne tiennent pas le fil conducteur.

Ceux-là croient qu'une maladie chronique est déracinée toutes les fois qu'elle ne porte plus ses fruits ; ils ne savent pas la reconnaître quand, après une incubation latente dans les profondeurs de l'organisme, elle revit plus ou moins altérée et vient dérouter les nosologies qui ne tiennent aucun compte des forces et ne sont fondées que sur la pure considération des formes.

La contagion. — Toute la question pratique est là.

M. Villemin n'en cite pas un fait. Pidoux n'en a jamais vu un cas. Supposons la phthisie contagieuse ; il est persuadé que sur 100 cas il y en a 98 développés en dehors de toute communication intime et habituelle avec des phthisiques.

Une phase de réaction contagioniste (1868) commence contre une période d'anticontagionisme qui dure depuis cinquante ans. On peut prévoir que la phthisie va paraître subitement beaucoup plus contagieuse qu'il y a un an

Défions-nous de ces mouvements réactionnaires dans un sens ou dans l'autre. Observons toujours et attendons encore. *Si la phthisie est transmissible, elle l'est d'une manière si relative et dans des conditions si faciles à éviter qu'une telle propriété ne serait pas très redoutable.*

Qui oserait croire que la phthisie ne serait plus si elle cessait d'être contagieuse, et qu'on la détruirait en supprimant les occasions de la contracter par contagion ?

Vue de l'avenir. — Pidoux prévoit une époque nouvelle et présage un progrès dans la connaissance de la tuberculose ; mais il envisage comme un malheur la démonstration de la virulence.

L'économie sociale, l'hygiène publique et privée, la prophylaxie, la médecine seraient condamnées d'avance dans leurs aspirations et dans leurs efforts.

« J'avoue que je me serais épouvantablement trompé dans mon pronostic si la certitude de la spécificité et de la virulence de phthisie devait sortir des recherches actuelles. »

« Le terrain a été remué par notre discussion et on a le droit de penser qu'il y poussera quelque chose. Mais ce ne sera pas demain. On ne sème pas des arbres. »

Béhier

L'inoculation, si elle était démontrée, tendrait à faire pencher vers les idées de contagion. Force sera bien alors de changer la place que la tuberculose occupe dans le cadre nosologique, et cela, en dépit de toutes les déductions du monde et malgré les opinions les plus accentuées. Mais l'efficacité des inoculations de M. Villemin n'est pas démontrée. Elles ont le tort de s'adresser au lapin, animal toujours plus ou moins séquestré. Il a toujours en naissant un peu « d'influence de tonneau » dans son être.

Béhier rejette la contagion. Aucune observation ne lui a paru probante.

La cause véritable de la tuberculose est tout entière dans la disposition de l'économie. Tout est dans le terrain et dans ses propriétés. C'est ce que pensait Laënnec quand il disait : « *Il faut une disposition particulière de l'économie pour que les diverses circonstances étiologiques déterminent la formation du tubercule.* » Donc, si nous connaissons mieux que Laënnec la lésion, son évolution, ses qualités, etc., nous n'en savons pas plus aujourd'hui sur le dernier point qu'il n'en savait de son temps.

Béhier parle en médecin. Pour lui il faut mettre, en première ligne de compte les qualités du terrain dans lequel la maladie se développe.

Hérard

Il admet le fait expérimental de l'inoculation, mais ce fait ne modifie pas les idées généralement reçues sur l'étiologie de la tuberculose. Dès 1866, il disait : « que l'on place la phthisie dans la classe des maladies virulentes à côté de la morve, du farcin et de la syphilis, le mode de développement de la maladie n'en continuera pas moins à être ce qu'il a toujours été, ce qu'il sera probablement toujours, c'est à dire *spontané*. »

En admettant l'inoculabilité de la phthisie, il n'en existe pas moins toute une série de causes dont la rigoureuse observation a démontré l'influence pour le développement de la phthisie. Et ces causes n'ont rien à démêler avec le fait expérimental de l'inoculation.

On ne peut pas nier l'influence de l'hérédité. Sur 1.000 tuberculeux interrogés à l'Hôpital de Consomption de Londres, 369, c'est à dire plus du tiers, présentaient la phthisie héréditaire.

On ne peut pas nier l'action de toutes les influences débilitantes, excès, chagrins, allaitement prolongé, mais surtout insuffisance de l'air atmosphérique cet autre *pabulum vitæ.*

L'étiologie ainsi comprise nous explique l'effroyable et croissante mortalité dans les grandes agglomérations d'individus, dans les prisons, les casernes, les couvents, les garnis, les ateliers des cités populeuses. Il n'est pas nécessaire de faire intervenir des germes morbides répandus dans l'atmosphère.

Pour ce qui touche la contagion, on peut dire que le fait de l'inoculation n'entraîne pas fatalement l'idée de contagion, pas plus que la contagion n'implique nécessairement l'inoculabilité. Toutefois, il est infiniment probable que des recherches ultérieures démontreront que la phthisie est, dans une certaine mesure, contagieuse.

Donc Hérard accepte que la tuberculose est une maladie virulente, qu'elle est contagieuse et inoculable, mais il reste convaincu qu'elle n'en est pas moins une maladie spontanée.

Guéneau de Mussy

Il précise les termes du problème :

1º Les expériences alléguées en faveur de l'inoculabilité du tubercule sont-elles concluantes ?

2º L'observation clinique nous autorise-t-elle à admettre la contagion de la tuberculose ?

3º Quelles conséquences légitimes peut-on tirer des faits expérimentaux et des faits cliniques pour éclaircir la pathologie et la prophylaxie de cette affection ?

Dès 1859, Guéneau de Mussy admettait cliniquement la contagion, mais faisant appel à des expériences nouvelles. Aujourd'hui il admet que la transmission par inoculation est démontrée et il en reporte tout l'honneur à Villemin.

M. Chauffard admet la transmission par inoculation, mais ne veut pas assimiler ce phénomène à la contagion parce que l'économie n'est pas imprégnée du premier coup comme dans les fièvres éruptives.

Il importe avant tout de bien définir la contagion. Est contagieuse toute maladie qui peut être transmise d'un organisme malade à un organisme sain. La notion du mode interne de transmission, la marche de la contagion importent peu. Les phénomènes naturels ne se présentent pas à nous d'emblée par toutes leurs faces, et si l'on est exposé, dans les sciences d'observation, à voir trop facilement ce que l'on cherche, il arrive aussi que trop souvent ce qu'on ne cherche pas reste inaperçu.

On a dit que Laënnec niait la contagion. Mais il la niait avec réserve. « Beaucoup de faits, dit-il, prouvent qu'une maladie, qui n'est pas habituellement contagieuse, peut le devenir dans certaines circonstances. »

La tuberculose est dans ce cas. Son caractère contagieux avait des partisans bien avant l'ouverture de cette discussion. Michel Lévy, Teissier de Lyon, Roustan, Bruchon, Andral, l'admettaient et étaient arrivés à cette conclusion par leurs travaux cliniques. Tout le midi de la France était contagioniste contre le Nord.

La contagion est réelle.

Quelle est la puissance ? Elle est faible. Plus que toute autre, cette semence contagieuse exige des conditions spéciales du terrain et de réceptivité.

L'erreur de M. Villemin, c'est de croire que les grandes causes de la propagation de la phthisie sont dans la contagion. Ces causes sont, avec l'hérédité, toutes celles qui affaiblissent la force plastique, l'énergie nutritive, c'est à dire la débilité constitutionnelle, les excès prolongés, *les graves infractions aux lois de l'hygiène.*

La recherche des causes de la tuberculose se rattache à la question de la dégénérescence des races. La tuberculose trouve de puissants auxiliaires dans notre état social actuel, dans nos institutions et dans les erreurs de l'hygiène publique. C'est là qu'on rencontrera les conditions propagatrices les plus actives de la maladie, mais c'est là aussi qu'il faut chercher le remède.

Ce remède, on ne le trouvera pas dans la médecine individuelle, mais dans la *médecine sociale* ; celle dont les bons esprits appellent et préparent l'avènement ; celle qui, prenant la race au berceau, la suivra dans son évolution, *fera au développement physique une part plus équitable dans l'éducation de la jeunesse ; veillera mieux encore qu'on ne le fait aujourd'hui à la salubrité des habitations et des aliments ; combattra, par l'éducation plus largement distribuée et par l'enseignement populaire de l'hygiène, les vices destructeurs et les erreurs inévitables de l'ignorance.*

Comment arriver à ce but ? Nous l'ignorons. Notre tâche est de constater, d'analyser et d'enregistrer les faits. L'avenir les conciliera et les rattachera à leur condition primordiale en éclairant leurs lois régulatrices.

Il ne faut pas enfermer la science qui marche dans les limites étroites de la science du passé, mais il ne faut pas avoir la prétention, avec les dernières de nos connaissances actuelles, de pénétrer dans l'intimité des phénomènes de la vie. Il ne faut pas formuler sur leurs déviations morbides ces lois prématurées, ces synthèses téméraires qui encombrent la route de la médecine et en retardent le progrès.

Les phénomènes de la vie sont très complexes. Quand nous avons poursuivi un des problèmes qu'ils nous offrent et quand nous croyons en étreindre la solution, derrière celui-là en apparaissent d'autres qui en cachent de plus nombreux encore, comme ces mondes infinis dont les limites fuient devant l'observateur à mesure que son regard pénètre plus avant dans l'immensite.

En résumé, *Guéneau de Mussy accepte les idees de virulence et de contagion, mais il croit que la contagion de la tuberculose est faible.*

A coté et au dessus de la contagion, il admet comme facteur principal tout ce qui affaiblit l'énergie nutritive.

Bouley

La propriété contagieuse de la morve a donné à Villemin
l'idée de rechercher celle de la tuberculose. Ses expériences
restent inébranlées et leurs conclusions sont irréfutables. La
phthisie est transmissible par inoculation.

« M. Villemin vient d'enchâsser dans la couronne de l'Ecole du Val-de-Grâce
un fleuron moins éclatant peut-être que celui qu'y avait serti l'illustre
Broussais, mais destiné à briller d'un éclat plus durable. »

Hardy

Hardy accepte comme un fait acquis l'inoculabilité de la
matière tuberculeuse à des animaux, mais faut-il en conclure
que la tuberculose est virulente et spécifique ?

Une maladie spécifique est celle qui ne se développe que sous l'influence
d'une cause *unique ;* laquelle cause, mise en action, ne peut déterminer qu'une
seule et unique maladie : la maladie semblable. Ce qui caractérise la maladie
spécifique, c'est la *spécialité de la cause.*
La tuberculose, dans la réalité des faits cliniques, n'a pas ce caractère.
Elle se développe d'une manière *spontanée* et sous l'influence des causes
les plus variées ; elle est le dernier terme de plusieurs maladies, et ces maladies sont de deux ordres :
1° Celles qui, par leur nature ou plutôt leur siège, disposent manifestement
à la tuberculose : la coqueluche, la rougeole, la pneumonie et surtout la
pleurésie droite.
2° Toute maladie aiguë ou chronique amenant une faiblesse très prononcée
et une altération profonde de la nutrition. Elle agit alors comme une cause
débilitante.

D'ailleurs, la tuberculose a des antagonistes (comme l'arthritisme), ce qui éloigne encore la tuberculose de la classe des
maladies spécifiques.

J. Guérin

Pour J. Guérin, la question n'est pas mûre. M. Villemin
conclut trop vite.

« Il n'y a pas en médecine de vérités d'emblée. La multiplicité des observations et le temps seuls peuvent donner cette démonstration ultime qui
est la consécration et le couronnement de toute idée nouvelle. »
Les graves dissidences sur la nature du tubercule lui-même l'empêchent de
croire à la spécificité et l'homogénéité du produit morbide.
Quoi qu'il en soit, M. Villemin paraît avoir démontré la contagion de la
tuberculose. Mais cette contagion est *relative*, elle exige certaines conditions
déterminées. Il n'y a rien de commun entre ce caractère contagieux et la
contagion absolue, essentielle que M. Villemin induit de ses expériences.

La tuberculose n'est pas une maladie spécifique, virulente et contagieuse, mais une maladie susceptible d'être provoquée et reproduite par une sorte de greffe et de devenir ainsi occasionnellement infectieuse.

Colin

Colin clôt la discussion par un second rapport dont les points principaux sont les suivants :

Le livre de M. Villemin est rempli d'assertions hardies et paradoxales. La discussion de l'Académie a groupé autour de ce sujet la plupart des questions afférentes à la tuberculose. Elle l'a étouffé avant qu'il soit suffisamment élucidé.

Deux points sont en question : le tubercule est-il inoculable ? Quelle signification attacher à cette inoculation ?

Les principes, les doctrines, les théories ne peuvent rien contre les résultats de l'observation ou de l'expérimentation.

La certitude n'est pas dans les doctrines : elle est dans les faits et encore n'y est-elle pas toujours. Il faut admettre que le tubercule a un certain degré de spécificité. C'est une spécificité ébauchée. Cependant il n'agit pas à la manière des virus. *Il ne renferme pas de virus attaché à sa substance.*

Il faut donner au mot spécificité un sens large (comme Trousseau) et non restreint (comme Chauffard). Elle a des degrés, des formes indécises qui s'essayent et s'ébauchent. Ce n'est pas une qualité tout d'une pièce et d'une étendue invariable. La spécificité de la tuberculose n'est pas très manifeste quand la maladie se produit par de petits dépôts confinés dans certains organes. Elle est indéniable quant la maladie devient phthisie pulmonaire, pleurésie ou méningite, etc.

M. Villemin a exagéré la spécificité de la tuberculose.

Il a affirmé la transmission par inoculation avant de l'avoir bien établie et suffisamment analysée.

Il a affirmé la contagion par l'atmosphère du malade sans l'avoir étayée de bonnes preuves.

Il a mis presque à néant l'influence de l'hérédité, de la prédisposition et des causes généralement reconnues comme efficaces.

Il nie la diathèse.

Il a façonné l'affection tuberculeuse d'après un type nouveau que les praticiens les plus habiles ne reconnaissent pas.

Ses exagérations sont inacceptables. Son livre est à reviser, peut-être à refaire.

Colin conclut que les résultats matériels de l'inoculation sont exacts. Il reste muet sur la signification à donner à ce résultat.

Trois opinions restaient donc en présence : les uns tenaient pour l'origine spontanée de la maladie ; les autres donnaient toute la suprématie au terrain ; Villemin restait seul à synthétiser la cause de la tuberculose dans l'existence d'un virus.

De ces célèbres discussions il ne sortit pas une conclusion ferme. Les adversaires de Villemin semblaient avoir peur des

faits démontrés par ses expériences. Sans nier l'exactitude de
ces expériences, ils rejetèrent leur conclusion logique. Trouvant
la conclusion de Villemin trop simple et trop simpliste, ils ne
pouvaient abandonner les hautes sphères doctrinales et dis-
sertaient sur les diathèses, la spécificité, la virulence et la contagion en général.

Le temps n'était pas encore venu où le professeur descendrait
de sa chaire et enlèverait sa toge pour se livrer, dans le laboratoire et vêtu d'une blouse, à la technique de la pathologie expérimentale.

Faut-il faire table rase de toutes ces discussions académiques ?
La pathologie expérimentale a-t-elle réduit au silence les partisans des diathèses ?

Ces *médecins* soutenaient devant le *pathologiste* que la maladie
peut naître de toutes pièces sans contamination préalable sous
l'influence des causes banales comme la misère et la fatigue.
Le pathologiste soutenait la spécificité de la tuberculose et la
nécessité absolue d'une contamination.

Les deux camps en présence s'attachaient l'un et l'autre à
une formule trop étroite et trop simple. Nous avons peut-être
aujourd'hui une compréhension plus nette de la complexité
des choses. Ce qui nous étonne à l'époque actuelle, c'est de voir
tant d'hommes de valeur opposer des raisonnements aux faits
avancés par Villemin. Notre étonnement vient de notre ignorance
de l'histoire de la médecine qui est un grand chapitre de l'histoire
de la pensée.

Voyons quelles étaient les idées régnantes quand Villemin
vint jeter le trouble dans la conscience des médecins.

IV

Spontanéité et spécifité de Chauffard

Autogenèse de Pasteur

Au moment de la découverte de Villemin, on admettait deux
modes de génération pour les maladies virulentes : la *contagion*
et la *spontanéité*.

Toutes les fois qu'on voyait une maladie virulente survenir
sans que l'on pût en suivre la transmission, on admettait que
l'affection était née *spontanément*. On supposait que l'économie,
sous l'influence de certaines sollicitations, est susceptible de
créer, d'engendrer le virus.

La tuberculose était considérée comme une diathèse héréditaire. La diathèse, c'était *la disposition à donner naissance à tel ou tel produit morbide.*

La conception vague que ce mot comportait s'accommodait bien avec les idées de la spontanéité des maladies ; c'est à dire de leur éclosion sans l'intervention d'une cause spécifique.

D'après cette manière de voir, le tubercule était une production spontanée pouvant apparaître à la suite d'une sollicitation quelconque, le froid, la fatigue, etc.

Chauffard et Pidoux étaient des représentants très actifs et très convaincus de ces idées. Chauffard(1) travaillait à mettre les théories animistes en harmonie avec les idées modernes. Pour lui, « la pensée, l'action, la fonction s'enlacent dans une invincible union ». Il n'y a pas de phénomènes mécaniques de la vie, mais seulement des phénomènes mécaniques de la matière que la vie anime d'activités nouvelles inconnues au monde physique(2). L'âme a deux modes d'action : l'un s'exerce sur les actes de la pensée, l'autre sur les phénomènes physiologiques.

Ce dédoublement marque une tendance à confondre l'âme avec la vie et avec les forces physiques. Et sous l'influence de ces idées, voici comment on concevait la spontanéité et la spécificité dans les maladies.

Maladies spontanées. — Les caractères primordiaux de l'être vivant sont *l'unité* et la *spontanéité.*

L'unité est le caractère de l'individu. La spontanéité est le pouvoir qu'a l'individu de tirer de lui-même les mouvements par lesquels il évolue et se manifeste.

C'est le caractère suprême de l'être vivant. Ces notions d'unité et de spontanéité sont la clef vivante de la pathologie.

Spontanéité générale de l'être vivant. — L'être vivant n'est pas une simple agglomération de cellules. Pourquoi ces cellules sont-elles agglomérées ? Pourquoi se multiplient-elles ? Se transmettent-elles ? Pourquoi ont-elles des fonctions variées ?

La vie n'est pas seulement un simple mouvement de la matière ou le résultat des forces physiques de la nature ou encore un simple ensemble de phénomènes. On peut la définir : une spontanéité réglée et créatrice. Chez les végétaux, c'est de lui-même, de sa propre force que le germe tire son pouvoir de développement sous certaines conditions de chaleur, de lumière et d'humidité.

Dans l'animalité la spontanéité se développe : chez l'homme, étudié dans sa vie végétative, la spontanéité garde le caractère de l'animalité.

On peut admettre que tout acte et fait vital demeure spontané, c'est à dire qu'il trouve dans l'être qui l'émet, son principe, sa cause et sa fin.

1. *De la spontanéité et de la spécificité dans les maladies*, Paris, 1867.
2. *La Vie. Études et problèmes de biologie générale*, 1878.

Spontanéité morbide. — La spontanéité morbide est un corollaire de la spontanéité générale de l'être vivant. L'unité morbide est l'image de l'unité physiologique et vivante. Toute maladie de cause interne est spontanée car la maladie étant fait vital, la vie peut seule la produire par la spontanéité propre. Si elle n'était pas spontanée, la maladie devrait être une lésion mécanique ou une altération chimique de la matière organique. Ce qui n'est pas.

La maladie est donc une manifestation de la spontanéité vivante.

Les altérations de tissus ou d'humeurs qui précèdent ou suivent l'affection n'en sont que des conditions occasionnelles. Les lésions sont des effets et non des causes de la maladie (1).

Dans l'intoxication et dans les traumatismes, la lésion est le fait primordial, la réaction organique vient après. Ce sont là les seules maladies pour lesquelles il faille partir de la lésion comme cause, partout ailleurs elle en est l'effet.

Une même occasion morbide, le froid, l'humidité, la chaleur etc., peuvent agir sur des individus de santé analogue. Si les maladies causées sont différentes, il faudra conclure que la vie ne répond pas de même chez tous les individus. Elle conserve donc sa spontanéité d'action.

La contagion d'une variole discrète peut donner lieu à une variole confluente. Donc la spontanéité vivante fait de la maladie un acte essentiellement personnel et spontané. Il en est de même pour les maladies chroniques ; les faits occasionnels hostiles à l'économie contribuent au développement de la phthisie, mais la phthisie qui naît sous ces influences n'en sort pas moins des puissances morbides de l'économie, puissances héréditaires ou natives.

Donc la tuberculisation pulmonaire est le produit d'une affection diathésique et n'est jamais le résultat de causes étrangères et accidentelles.

L'âge, l'acclimatement, l'habitude morbide, le régime de vie, l'état normal, l'usure ou la consommation des forces changent le caractère des maladies.

L'intensité des maladies n'est nullement en rapport avec l'intensité de la cause occasionnelle. Il y a des maladies à développement fatal. Il y en a d'autres à germe sommeillant plus ou moins longtemps.

Donc, si l'action morbifique reste soumise à la vie, c'est une preuve de la spontanéité vivante, c'est une preuve que la maladie est bien un acte personnel et spontané.

Les idées de contagion n'infirment pas ces vérités.

La spontanéité n'exclut pas la contagion. La contagion est loin d'être une cause occasionnelle invariable. Pourquoi les fièvres éruptives se taisent-elles au sein d'une population pendant toute une période de temps pour se réveiller ensuite longuement

---

1. Cruveilhier ne croit pas que les lésions organiques constituent la maladie : elles ne sont que les effets du travail morbide. « La science du cadavre n'est pas la science de la vie. »

et frapper en même temps sur les points les plus divers d'une contrée ou d'une ville ? Au milieu des plus redoutables épidémies, on peut rester pendant longtemps indemne. On peut s'exposer tous les jours à la contagion et rien dans la santé ne vient traduire l'action sur les principes nuisibles. Puis tout à coup, lorsque l'épidémie sera sur son déclin, on se sentira subitement frappé et peut-être mortellement. Le seul enseignement des sciences physiques ne peut expliquer ces faits. Il faut faire intervenir la vie dans leur explication.

Donc, comme complément de la contagion, il faut admettre la spontanéité de l'être agissant sans provocation spécifique

Maladies spécifiques. — La mémorable discussion à l'Académie, en 1864, avait montré le conflit des opinions et des faits et, comme conséquence, les fluctuations doctrinales de l'époque. La spécificité était diversement comprise par les médecins. Elle était l'objet d'interminables controverses. On la jugeait généralement incomparable avec la spontanéité. La spontanéité était rejetée comme un véritable non-sens.

La pathologie générale était donc placée entre la négation de la spontanéité des maladies spécifiques par les savants et l'affirmation de cette même spontanéité par les médecins.

Voici comment Pidoux définissait la spécificité :

« Une maladie spécifique est une maladie qui fait espèce ou qui se comporte comme une espèce naturelle. Par conséquent, elle se reproduit et ne peut se reproduire que d'elle-même et toujours la même dans l'espace et dans le temps. »

Pour Chauffard, l'idée de spécificité est aussi celle d'une cause unique pour chaque maladie, toujours la même et se traduisant par des effets constants. Les fièvres éruptives et la syphilis sont des maladies spécifiques. Toutes ont été spontanées, car les germes qui les produisent ne proviennent que d'elles-mêmes et il est impossible de les supposer préformées.

L'agent créateur, c'est l'organisme malade. Les germes spécifiques **ont** donc pour seule cause créatrice l'économie malade elle-même.

La science ne peut atteindre et isoler les principes virulents. Peu importe, car toute la question est dans les aptitudes fonctionnelles et les qualités dynamiques de la matière organique.

Le germe est, dans la physiologie, le grand incompréhensible.

Le germe spécifique n'est pas germe par sa matière ou par l'élément organique qui le supporte. *Il n'existe qu'au contact de l'économie vivante.* Si l'économie se tait à son approche, il n'existe plus en tant qu'agent spécifique. Il retourne à l'état de matière organique, propre à l'élimination par les voies naturelles.

La maladie spécifique est, dans son origine et souvent dans ses agents, une image affaiblie de la fécondation : pour obtenir le produit et tous ses développements, que faut-il de matière fécondante ? Une imperceptible

quantité. On aura beau augmenter celle-ci, la fécondation ne s'en opérera
ni plus active ni plus prompte, ni plus abondante dans ses produits.

Chauffard cite cette prédiction de Chevreul : « *J'ai l'espoir
que le médecin triomphera un jour de ces fléaux menaçant la vie de
l'homme sous les noms de venins, virus, miasmes, contagions.*

*Il existe des matières capables de modifier la propriété des
premières causes de la maladie.* »

Et Chauffard répond : « Ce triomphe de la médecine future
n'apparaîtra jamais. On ne vaincra les maladies virulentes qu'en
allant à la vie qui les émet et les supporte. »

On voit quel fossé était creusé entre Chauffard et Villemin. On
prévoit quelle lutte va s'engager entre les deux camps.

Chauffard était parmi les modérés ; mais certains patholo-
gistes en étaient arrivés à admettre des maladies spontanées
naissant sans aucune cause. Ils compromettaient la doctrine
de la spontanéité.

Après les travaux de pathologie expérimentale de Villemin,
on s'écria : « Il n'y a plus de maladie spontanée. » C'était un
cri de triomphe.

Des deux côtés, on combattait avec fureur, alors que le savant
ne devrait jamais « laisser son œil s'humecter par la passion ».

Aujourd'hui, par une sorte d'accoutumance inconsciente, il
nous semble que les théories actuelles des maladies infectieuses
ont toujours existé. On ne lit plus les contemporains de Chauffard,
on a tort.

L'orgueil contemporain est excessif par ignorance de l'histoire
de la médecine. L'histoire de notre art devrait servir à nous
rendre modestes. On prétend trop souvent faire dater de son
temps toute vraie médecine. Nos pères avaient peut-être quelque
raison de penser autrement.

Il faut reconnaître cependant que le corps médical français
conserve, dans son ensemble, les traditions nationales de prudence et de mesure. Il semble savoir par intuition que toute
vérité est le centre d'un groupe d'erreurs. Il sent que l'étude
de la vie n'exige la destruction de rien. Ce qui n'est pas vrai se
détruit soi-même par le temps. Voilà comment il faut expliquer
la lenteur avec laquelle une idée fait son chemin dans le grand
public médical. La masse des médecins procède à la manière
du paysan devant les nouveautés de son époque. D'instinct,
et sans analyse de soi-même, il sait qu'une idée n'en remplace
jamais une autre. Abandonner une idée parce qu'elle est ancienne,
c'est négliger une forme de la vérité dont la compensation n'est
jamais sûre.

La tradition est l'immense travail des siècles accumulé, pour prendre conscience des choses. Chaque époque la continue. Le travail de la pensée et la recherche scientifique ne seront jamais définitifs.

De nos jours, *l'expérimentation* a révélé la nature animée des moteurs pathogènes et a donné une signification précise à la spécificité. En même temps, elle paraissait porter un coup décisif à la notion de spontanéité. La bactériologie déclare que la contagion ininterrompue contient toute l'étiologie scientifique.

Et cependant, *l'observation* reste toujours un instrument admirable. Elle nous montre que spontanéité et spécificité ne sont pas incompatibles. Chauffard s'était efforcé de le démontrer et nous allons voir Pasteur confirmer la démonstration de Chauffard.

L'autogenèse de Pasteur. — Ces remarques nous font prévoir qu'il ne faut pas complètement rejeter les idées que défendaient Chauffard et Pidoux et leurs contemporains.

Les opinions de Chauffard étaient et sont restées justes en grande partie. Il eut peut-être le tort de les étouffer sous une littérature très élégante et que nous ne goûtons plus faute de culture suffisante.

Les théories sur la spontanéité des maladies vont revivre, modifiées, il est vrai, au contact des découvertes et des méthodes contemporaines, et si ces théories d'aspect dogmatique tendent à refleurir de nos jours, leur rajeunissement est dû au grand Pasteur lui-même.

Ce qui étonne, en vérité, c'est que les idées générales de Pasteur aient été si vite oubliées dans sa patrie.

Pourquoi ?

D'une part, la lutte entre Pasteur et Pouchet sur *les générations spontanées* (1) a fait croire au plus grand nombre que Pasteur avait définitivement détruit toute croyance dans la spontanéité des maladies.

Il y eut bien des étapes dans l'extraordinaire vie scientifique de Pasteur, et il faut faire une distinction entre les travaux de biologie pure sur les générations spontanées et ses travaux sur la pathologie et les maladies épidémiques.

D'autre part, l'invasion des théories allemandes dans l'Ecole française semblait avoir ruiné les idées de la médecine traditionnelle. Il fallait à tout prix réduire au silence la clinique française,

1 PENNETIER, POUCHET et PASTEUR. *Normandie médicale*, 15 mai 1907.

si brillante de Louis à Chauffard. Avec injustice, on abandonna et on oublia tout ce qui avait été dit sur les maladies spontanées. Ce ne fut pas tout. Les Allemands organisèrent le silence sur les opinions de Pasteur et les Français ne surent que faiblement le défendre. Et cependant Pasteur peut être considéré comme un partisan de la spontanéité pathologique. Il faut rendre justice à Kelsch, un des rares savants français qui aient constamment travaillé à remettre en lumière les révélations géniales de notre immortel compatriote.

La doctrine de *l'autogenèse* se défend elle-même. Elle correspond à la *spontanéité* des anciens médecins. C'est une notion purement empirique, n'empruntant rien aux travaux de laboratoire ; elle est fondée sur l'observation clinique. *Elle désigne le phénomène par lequel des germes dépourvus de virulence en acquièrent une plus ou moins vive sous l'influence de causes très variables* (1).

Il est intéressant de comparer les paroles de Chauffard avec celles de Pasteur dans ses communications sur *l'atténuation des virus* :

Chauffard avait dit en 1868 :

« Pourquoi les fièvres éruptives se taisent-elles au sein d'une population pendant toute une période de temps pour se réveiller ensuite longuement et frapper en même temps sur les points les plus divers d'une contrée ou d'une ville ?

Pasteur dit de son côté en 1880 (2) :

« Ne voit-on pas des épidémies de variole très graves à côté d'autres presque bénignes sans que les différence puissent être attribuées à des conditions exérieures de climat ou de constitution des individus atteints ? *Ne voit-on pas également les grandes contagions s'éteindre peu à peu pour reparaître plus tard et s'éteindre de nouveau* » ?

L'année suivante, dans sa communication sur l'atténuation des virus et leur retour à la virulence, Pasteur dit encore : « Les faits qui précèdent peuvent servir à rendre compte de l'apparition dite spontanée de ces fléaux. Une épidémie qu'un affaiblissement de son virus a éteinte peut renaître par le renforcement de ce virus sous certaines influences. »

---

1. KELSCH, *Traité des maladies épidémiques*. Doin, éditeur. — Analyse des œuvres de COLIN. *Ann. d'Hyg.*, 1906. — *Bull. Acad. de Méd.*, Janvier 1910.
2. De l'atténuation du virus du choléra des poules. *Acad. des Sc.*, 26 oct. 1880, XCI, 674.

N'est-il pas piquant de faire un rapprochement entre le vitalisme de Chauffard et l'expérimentation de Pasteur ?

Pasteur continue :

« La peste est une maladie virulente propre à certains pays. Dans tous ces pays, son virus atténué doit exister. Il est d'autres maladies virulentes qui apparaissent *spontanément* (sic) en toutes contrées. Sans nul doute, les germes des microbes, auteurs de ces dernières maladies, sont partout répandus. L'homme les porte sur lui ou dans son canal intestinal, sans grand dommage, mais prêts également à devenir dangereux lorsque, par des conditions d'encombrement et de développement successifs à la surface des plaies, dans des corps affaiblis ou autrement, leur virulence se trouve progressivement renforcée (1). »

Dans ces paroles est la conception lumineuse de l'épidémiologie tout entière, dit Kelsch.

Ce sont exactement les idées de Chauffard exprimées en style scientifique moderne !

Pasteur admettait donc que la virulence est un attribut temporaire et contingent des microbes ; qu'elle s'élève ou s'abaisse sous l'influence de facteurs divers qui impriment aux maladies des oscillations pouvant aller de la sporadicité la plus discrète aux explosions épidémiques les plus tumultueuses.

Il est remarquable que ces vues de Pasteur paraissent être restées ignorées du plus grand nombre et qu'il passe encore aujourd'hui pour avoir enterré le dogme de la spontanéité. Il ne serait cependant pas très difficile de faire de nombreux rapprochements entre les opinions anciennes et celles de Pasteur ou de ses disciples.

En voici un nouvel exemple :

Chauffard dit : « Il y a des maladies à développement fatal. Il y en a d'autres à germes sommeillant plus ou moins longtemps ».

Comparez avec ces paroles de Duclaux : « Nous connaissons des maladies dans lesquelles le microbe est souverain et triomphe à lui tout seul de tous les obstacles. Il en est d'autres dans lesquelles il faut faire entrer en ligne de compte l'individualité et le milieu ambiant. »

Kelsch semble donc avoir raison lorsque, s'autorisant de ces dires, il assimile l'ancienne *spontanéité* à *l'autogenèse* de Pasteur. Il reprend les idées traditionnelles en les éclairant des découvertes modernes quand il associe *l'autogenèse* à la contagion.

L'autogenèse n'est pas synonyme de création d'êtres vivants

1. *Acad. des Sciences*, 1881, T. XCII, p. 443.

nouveaux ; le terme s'applique seulement à l'exaltation de leurs fonctions. Cette exaltation est due au terrain.

La spontanéité n'est pas, dans les enseignements pastoriens, la génération spontanée de la cause vivante des maladies infectieuses ; c'est l'élévation à l'activité pathogène de germes virulents et en état de mort apparente.

Kelsch, pour expliquer l'étiologie des maladies infectieuses, va jusqu'à admettre que ces maladies peuvent naître sans « contagion d'origine » (Pasteur). Le moteur pathogène ubiquitaire fait partie de la flore bactérienne de nos cavités naturelles ; il peut être saprophyte aujourd'hui et pathogène demain. Quand cette graine devient virulente, elle donne l'explication du mystère de la spontanéité.

En résumé :

On peut dire que la doctrine de la spontanéité n'est pas morte. On pressent qu'elle va revivre, grâce précisément aux recherches bactériologiques au nom desquelles on la condamnait.

Ce qui est spontané dans les maladies, ce n'est pas ce qui vient de rien, *c'est tout ce qui, dans la genèse et l'évolution d'un état morbide, n'est pas dû à une intervention extérieure, c'est tout ce qui est dû aux forces propres de l'être vivant* (1).

Sont maladies spontanées : les diathèses, les névroses, les auto-intoxications, les auto-infections créées sans intervention extérieure.

Sont maladies spécifiques : celles causées par un agent extérieur nécessaire et suffisant : la syphilis.

Entre ces deux extrêmes, entre les maladies spontanées et les maladies spécifiques, est une série intermédiaire où un agent extérieur est nécessaire ; mais où est nécessaire aussi le consentement de l'organisme.

Des maladies spécifiques aux maladies spontanées, il y a toute une échelle de maladies à spécificité décroissante.

Il ne faut pas croire que ces questions de pathologie générale sont purement d'ordre historique et philosophique. Elles ont, au contraire, une haute valeur pratique.

Nous appartenons à un siècle utilitaire et où tout se fait en hâte. La science contemporaine a voulu simplifier les problèmes qui agitaient nos pères. Nous avons pris l'habitude de penser anatomiquement. C'est tout à la fois une force et une faiblesse. Ayons la préoccupation du diagnostic de chaque cas, soit ! mais ne nous confinons pas dans l'égoïsme du praticien.

1. MARFAN, *Leçon d'agrégation.* G. Steinheil. 1892.

Ces questions de spontanéité ou d'autogenèse touchent à *l'étiologie* et à la *pathogénie* qui sont les lumières de la *prophylaxie*. Or la prophylaxie, c'est le but vers lequel doit tendre la médecine moderne en devenant une médecine sociale.

V

La Bactériologie. — La Diathèse
La graine et le terrain. — Le facteur personnel

Avec Villemin la notion de la *virulence* et de la *spécificité* de la tuberculose était venue se substituer brusquement à la conception traditionnelle de la *diathèse* et de la *spontanéité* morbide. Elle rencontra de violentes hostilités pendant longtemps. Il fallut des efforts multiples et prolongés pour la faire accepter. A un certain moment, elle parut gravement compromise. Cependant la bactériologie naissante préparait rapidement sa confirmation en démontrant l'existence du parasite prévu et annoncé par Villemin quand il parlait de la *nature probable du virus tuberculeux* (1).

La pathologie cellulaire avait montré l'activité des cellules de l'économie et avait tendu à faire de la cellule le *primum movens* de tout processus pathologique sans en excepter la genèse et la propagation du virus.

Pasteur venait de démontrer l'origine animée des fermentations. Depuis des siècles, les médecins avaient établi une comparaison entre les fermentations et les maladies virulentes (2). Davaine faisait entrer le charbon dans la classe des maladies zymotiques et le rattachait à l'action d'un agent animé, d'un micro-organisme. Pasteur, dans ses admirables travaux sur la pébrine et la flacherie des vers à soie, démontrait que les éléments porteurs de virus sont des proto-organismes.

Villemin invoquait ces analogies à l'appui de sa manière de voir ; il regardait le *contage* comme quelque chose de *vivant*, provenant du dehors et envahissant l'économie Il se prononçait hardiment pour la nature parasitaire du contage tuberculeux.

Chauveau avait prédit que les premiers travaux de Pasteur s'étendraient aux septicémies et pyhémies. En 1879-1880,

---

1. Villemin. *Etudes sur la tuberculose*, p. 602, 607, 617.
2. Les agronomes latins rattachaient les maladies contagieuses des animaux au parasitisme. Van Helmont étudiait les fermentations. En 1802, Bressy parlait de maladies *fermentatives*.

M. Bouchard inaugurait à Paris l'enseignement de la microbiologie et, à cette époque, très peu de personnes admettaient le rôle des bactéries. On ne comprenait pas l'accord à établir entre les germes et le terrain. Les chimistes ne voyaient que les ferments et les médecins restaient indifférents.

Cependant l'histoire du charbon avait personnifié l'histoire de la doctrine microbienne naissante. C'est en observant la bactéridie que Davaine et Rayer avaient soupçonné le rôle des infiniment petits. C'est en l'isolant dans des milieux artificiels que Pasteur créa la méthode fondamentale des cultures pathogènes.

Chose curieuse, de tous temps les médecins avaient admis l'existence des micro-organismes sous les noms vagues de virus, de miasmes, de contage ; et le plus grand nombre cessa d'y croire le jour où leur existence fut démontrée.

Les prévisions géniales de Villemin reçurent leur démonstration matérielle le jour où Robert Koch démontra l'existence d'un bacille spécial par un artifice de coloration.

Le 24 mars 1882, à la Société physiologique de Berlin, Koch lut sa communication. La nature parasitaire de la tuberculose était démontrée.

« Désormais, dit Koch, nous n'avons plus affaire, dans la lutte contre la tuberculose, à quelque chose de vague et d'indéterminé. Nous sommes en présence d'un parasite visible et tangible. Il en résulte qu'il faut s'attacher avant tout à tarir les sources d'où dérive l'infection. Une de ces sources et la principale certainement, est l'expectoration des phthisiques qu'il faut s'appliquer à rendre inoffensive. »

Ces paroles sont le point de départ de la grande lutte, souvent illusoire, — entreprise contre le bacille depuis plus de quarante ans.

Le monde médical était resté indifférent devant la découverte de Villemin. La médecine française était restée sceptique devant le génie d'un Français. Après la découverte de Koch, on se prit d'enthousiasme pour la bactériologie. On avait considéré les travaux de Villemin comme donnant une démonstration insuffisante ; malgré les travaux de Chauveau, de Klebs, de H. Martin, de Bouchard, les temps n'étaient pas mûrs pour comprendre la révolution que Villemin apportait dans la pathologie expérimentale.

Avec la découverte du bacille, une ère nouvelle commençait.

Les progrès très rapides de la technique bactériologique : les résultats merveilleux de l'antisepsie chirurgicale ; l'expansion des laboratoires en Allemagne ; le perfectionnement du microscope depuis 1870 ; la découverte de la tuberculine, furent autant de faits qui poussèrent les travailleurs vers l'étude du bacille chez les animaux.

En France, à l'exemple de l'Allemagne, on se mit à étudier avec zèle la tuberculose en tant que maladie parasitaire, le bacille tuberculeux, la tuberculose maladie contagieuse, les différents modes de contagion. Il y eut dans ces sujets réunis une immense matière qui fut remuée et retournée de mille manières.

On en vint à ne plus voir dans la maladie que les produits expectorés : dans ces produits, le bacille ; comme principal élément de diagnostic, le microscope ; dans la prophylaxie « la guerre au crachat ».

C'était la suite logique donnée aux déclarations de Koch.

Il serait difficile de citer seulement les travaux parus sur le sujet. On en trouve la synthèse dans l'énorme volume de Straus, qui compte près de 900 pages in-8e et qui ne s'occupe de la tuberculose qu'au point de vue purement bactériologique.

Sous la pression de l'esprit systématique de l'époque, il se forma sur la pathogénie de la tuberculose un dogme. Ses adeptes procédèrent par affirmations, le *microbe est tout*. Le doute ne fut plus permis.

L'histoire de la médecine nous montre le retour périodique de ces époques d'activité grande dans les recherches. Elles ont de tout temps alterné avec des périodes de recueillement. Nous assistons à une de ces époques de travail intense dont il ne faut pas négliger les résultats. Le moment est venu où toutes les notions récemment acquises se tasseront : et de ce tassement émaneront quelques vérités nouvelles scrupuleusement passées au filtre par la clinique.

Le Facteur personnel

Le médecin n'est ni un expérimentateur, ni un physiologiste ; c'est un observateur vivant tous les jours au contact des malades. Il ne doit négliger aucune des hypothèses ou des découvertes de son temps, mais il doit veiller à rester au dessus et en dehors des généralisations quelquefois trop hâtives de la pathologie expérimentale.

Villemin, emporté par son sujet, ne voyait dans l'étiologie de la tuberculose que la matière tuberculeuse inoculable (et dans cette matière il avait prévu un principe spécifique caché par elle). Il niait l'influence de l'*hérédité* et du *terrain*. Il faut admirer son esprit de pénétration, mais ne pas craindre de reconnaître ses exagérations.

L'ensemble du monde médical ne pouvait pas ne pas accepter le fait expérimental ; mais il se refusait à en accepter toutes les conclusions et il critiquait assez vivement l'économie même de « l'énorme » livre de Villemin. Il n'avait pas tout à fait tort.

La découverte du bacille sembla donner la victoire définitive à Villemin et marquer la déroute de ses adversaires. Il serait dangereux pour les médecins et pour leurs malades de voir les choses sous ce jour. Il faut s'appliquer à tenir une balance entre l'influence du terrain et celle de la graine, entre l'organisme vivant et le microbe.

Ce microbe cultivé consacre définitivement l'unité de la tuberculose et étend son domaine jusqu'à ses vraies limites. La tuberculose aiguë, la tuberculose chronique et les tuberculoses locales peuvent être considérées comme les manifestations d'un seul et même agent : le bacille tuberculeux. Et cependant, quelle distance sépare les divers processus que ce bacille peut engendrer !

La granulie d'Empis et les fièvres prétuberculeuses de Landouzy ont la physionomie et la marche d'infections aiguës pouvant entraîner rapidement la mort ; la pneumonie caséeuse et la phthisie chronique ont au contraire une marche lente et souvent insidieuse. Comment rapprocher ces processus entre eux et leur rattacher les tuberculoses locales : la coxalgie, les abcès froids, le mal de Pott, les synovites, le lupus ?

« Ce n'est donc pas le microbe qui fait la maladie, mais bien le mode de réaction de l'organisme contre le parasite envahisseur.» (G.-H. Roger.) N'est-ce pas ce que disait, en d'autres termes peut-être, l'Académie dans sa célèbre discussion ? C'est ce que de tout temps ont dit les vitalistes.

Chez les animaux, le bacille a des manifestations différentes suivant les espèces et suivant les sujets.

Donc la nature des lésions dépend de l'organisme envahi et non du parasite envahisseur.

« Nous ignorons, dit G.-H. Roger, les conditions de réaction de l'organisme. Tandis que nous connaissons le rôle de la fatigue, de l'âge, des maladies antérieures, de l'état de nutrition des cellules de l'individu, c'est à dire de «l'état diathésique.»

Ce sont des idées émises sous une autre forme par l'Académie de 1868.

Sous la poussée formidable de l'Ecole allemande, toujours systématique, on croyait que le microbe allait tout expliquer, Il lui suffirait de pénétrer dans l'organisme pour que l'infection s'y développât.

Dès 1880, M. Bouchard avait proclamé la part à faire à l'économie. L'organisme humain se défend par l'intégrité de la peau et des muqueuses. Il y a guerre entre les microbes et la place. Tous les individus ne constituent pas un milieu favorable. La morve atteint l'âne et l'homme, elle épargne le chien et le bœuf. Le charbon s'attaque au mouton et épargne le cheval. Comme pour la tuberculose aviaire, non seulement deux espèces peuvent être différentes à ce point de vue, mais encore deux individus de la même espèce.

Ces différences résultent de la proportion dans le sang d'albumine, de fibrine, de sels, de matières extractives. Et si l'infection se produit, c'est que le terrain est perturbé (1) dans ses défenses, dans sa composition, par des influences climatériques, physiques, chimiques et organiques (Charrin).

Ce qu'on a appelé le *microbisme latent* vient à l'appui des idées éclectiques. Le tube digestif du cheval peut être porteur du bacille de Nicolaïer et cependant l'animal peut ne pas avoir le tétanos.

L'homme porte des microbes impunément dans certaines régions de son corps qui « continuent à faire partie du monde extérieur » (Cl. Bernard) : bouche, fin de l'intestin grêle, gros intestin, voies respiratoires, organes génitaux de la femme, peau, etc.

Dans des recherches célèbres, Straus trouva des bacilles tuberculeux dans le mucus nasal des élèves de son service.

Il serait fastidieux d'allonger la série des faits qui montrent l'influence prépondérante du terrain. Et cependant la grande majorité des médecins reste encore enthousiaste des idées exclusives des Écoles allemandes. Le bacille a concentré toute l'attention des chercheurs.

Le savant moderne ne s'occupe guère que de la graine. Straus, dans son énorme volume sur le bacille tuberculeux, n'a pas écrit cent lignes sur l'état de l'organisme malade. Et cependant, que dirait-on d'un agronome qui ferait une étude des céréales sans parler de la nature des terrains à ensemencer ?

La France et l'Angleterre, patries des grands cliniciens, ont toujours marqué une certaine réserve dans l'appréciation des doctrines purement physico-chimiques.

Et actuellement, le *facteur personnel* est de nouveau étudié par les médecins qui ne sont pas soumis à la discipline d'une école.

---

1. La violence des discussions sur ces sujets est inscrite dans les travaux d'il y a vingt ans. Dans les laboratoires, on avait donné le nom de *charrinades* aux courageuses théories soutenues par le chercheur que fut CHARRIN.

Les travaux de Villemin et de la pathologie expérimentale consécutive ont-ils détruit l'ancienne notion de *diathèse tuberculeuse* ?

Quand on parle de *diathèse*, il semble qu'on soit « un nouvel Epiménide qui a dormi pendant que la science marchait ». La doctrine des diathèses n'est plus en vogue au XXe siècle. Nombre de personnes l'ignorent et la considèrent comme un débris du passé, une doctrine au rebut, une idée du moyen-âge, inutile devant les splendides révélations de la bactériologie. Ne voir que le temps présent, ignorer ou mépriser les découvertes anciennes est commettre une erreur dangereuse.

Les médecins ne parlent plus de tempérament (sanguin, bilieux, nerveux). Ces types auraient-ils cessé d'exister ? Ou n'ont-ils plus d'importance ? Qu'est-ce qui est transmis dans les états diathésiques ? C'est la qualité des tissus. La prédisposition, la vulnérabilité, le degré d'immunité ou de force de résistance sont transmis comme une dotation *vitale* depuis l'époque embryonnaire jusqu'à la maturité de l'individu.

Tel est le *facteur personnel.*

On peut prédire que les recherches de demain vont restaurer les idées d'*idiosyncrasie*, de *tempérament* et de *diathèse.*

Il ne faut pas avoir peur des mots, la tendance qui se dessine actuellement marque un retour des médecins aux idées néo-vitalistes de Cl. Bernard.

VI

Le Vitalisme moderne

Peut-on vraiment être vitaliste au siècle où nous sommes ?

Le vitalisme, dans le sens moderne, sera toujours la doctrine médicale des praticiens malgré tous les dissentiments. La conception vraie de la maladie est celle que le vitalisme a admise dès les temps hippocratiques, disait Parchappe. Cette conception n'exclut aucun des progrès à réaliser dans le domaine de la pathologie. Elle n'est hostile à aucune méthode d'observation physico-chimique.

Tout médecin devient vitaliste de fait dès qu'il passe de la spéculation pure à la pratique. Vitaliste inconscient, vitaliste malgré lui et à son corps défendant, mais vitaliste, c'est à dire tenant compte de ce « je ne sais quoi » qui est la vie.

Toutes les théories qui ont essayé d'expliquer la maladie n'ont jamais pu dépasser ce dilemme : mécanicisme ou vitalisme.

Le mécaniciste ne voit dans la maladie que des phénomènes physico-chimiques ; le vitaliste cherche dans les causes et les effets le fonctionnement total de l'organisme et les rapports de chaque processus avec tous les autres.

Le mécanicisme a imposé périodiquement à la médecine une domination tyrannique en assimilant l'organisme à un objet inerte qui subit passivement l'action des causes nocives. Au fond, ce n'est qu'une hypothèse qui d'ailleurs a rendu d'immenses services à la médecine, mais qui n'a pas pu donner une direction vraiment utile au traitement. La thérapeutique du mécaniciste est purement symptomatique, donc inefficace ou dangereuse.

De nos jours, un revirement se fait contre ces idées. Dans l'état morbide, on tend de plus en plus à voir l'adaptation active de l'organisme à des conditions anormales.

L'étude des maladies infectieuses en fournit une exemple. Tous les phénomènes d'immunité représentent une réaction active de l'organisme. Les anti-toxines, bactériolysines, alexines, précipitines, agglutinines sont des substances inconnues chimiquement. Leur existence est hypothétique et seulement probable. (Echappant à l'observation et à l'analyse directe, elles devraient être logiquement rejetées par les mécanicistes). Cependant tout le monde les accepte comme donnant l'explication plausible de certains faits (1).

Si l'action physico-chimique était la seule vraie, la santé et la maladie seraient deux états opposés ; mais aux yeux du médecin praticien, l'état de santé et l'état de maladie se pénètrent tellement qu'il est difficile de préciser où finit l'un et où commence l'autre.

Tout ce qui vit dure, tout ce qui dure change, tout ce qui change évolue sans cesse : la maladie est un de ces changements perpétuels qui, dans leur ensemble, constituent la vie de l'individu.

Le médecin verra toujours dans l'être vivant une certaine activité propre qui ne se laisse pas réduire tout entière au déterminisme physico-chimique. Au cours de la vie d'un même homme, il y a des milliers de guérisons spontanées sous l'influence de la nature médicatrice. Tout individu a une propriété d'auto-régulation dont les exemples sont nombreux.

« Il faut, pour la réalisation de la maladie, dit Bouchard, la

---

1 *L'humorisme moderne* a été fondé par les Ch. RICHET, ROUX, DUCLAUX, KITASATO, ARLOING, BOUCHARD, METCHNIKOFF, A. GAUTIER.

réunion de deux facteurs : le premier, nécessaire, est le germe
infectieux. Le second, non moins indispensable, est la connivence de l'organisme qui met à la disposition du germe l'ensemble
des conditions physiques et chimiques qui constituent le milieu
vivant.

Le mot *vitalisme*, tel que nous l'employons aujourd'hui, n'entraîne à aucune déclaration de principes philosophiques : il
désigne plutôt l'idée de négation du mécanicisme pur. *Nous ne
savons pas ce qu'est la vie, nous savons seulement qu'elle est autre
chose qu'un pur mécanisme. C'est le dynamisme de la matière
vivante.*

Mais que le médecin se garde bien de s'embarrasser de philosophie. Pour lui, la vie n'est qu'une *abstraction* ; il n'existe pour
lui que *des êtres vivants* sains ou malades ; et pour guider sa thérapeutique, il doit tenir compte consciemment ou inconsciemment
de ce fait primordial que l'organisme possède un *pouvoir de réaction active de défense*.

Hippocrate a fondé sa thérapeutique sur l'évolution spontanée des maladies vers la guérison. Le médecin moderne doit
l'imiter. A cette condition, il ne sera pas dangereux.

Tout médecin doit avoir sa doctrine. Telle sera la nôtre.

PREMIÈRE PARTIE

ÉTIOLOGIE
LA TUBERCULOSE MALADIE ÉVITABLE

CHAPITRE PREMIER

Les maladies évitables

Théoriquement, on peut admettre que, dans une humanité transformée par le temps, les maladies disparaîtront. Au xxe siècle, si plein d'orgueil, l'homme est à peine ébauché ; ses organes des sens sont à l'état embryonnaire ; il ne fait qu'entrevoir la puissance de la science évolutive. La masse en est encore à la période d'animalité. Entre le Boche de Guillaume II, les féroces Espagnols de Pizarre, les Huns d'Attila et l'homme des cavernes, il n'y a de différence que pour la simplicité du vulgaire. Dans la suite des millénaires l'homme redeviendra dieu ; il saura supprimer les maladies et faire reculer la mort ; il retrouvera le paradis perdu. Aux hommes de cet âge d'or, l'homme de notre siècle apparaîtra comme un barbare qui, par défaut d'entendement, fut incapable d'éviter la tuberculose, maladie facilement évitable.

Dès l'âge de cinq à six ans, l'enfant de l'homme civilisé a la tête bourrée de connaissances pour la plupart inutiles. Elles n'ont pour objectif que les richesses en espérance. Rien ou presque rien n'est fait pour ouvrir son esprit aux grandes leçons de la science de la Vie. Jusqu'à la mort il luttera pour accroître ses richesses et assouvir ses instincts. Cependant tout n'est que vanité pour lui s'il n'a pas la santé. Peu importe. Il n'entend rien et continue sa route dans une imprévoyance puérile. Il ignore que les maladies sont évitables.

Les progrès de l'hygiène ont cependant rendu des services.

Actuellement, notre pouvoir sur la nature nous permet d'arrêter les fléaux qui ont décimé nos pères.

Les pestes de l'antiquité, les pandémies du moyen-âge, nous sont inconnues. Le choléra peut être arrêté en quelques heures. La fièvre jaune sévissait depuis des siècles à Cuba : les Américains arrivent ; ils appliquent les règlements nécessaires et la maladie disparaît en moins d'un an.

En mars 1902, le choléra est importé au Hedjaz par les pèlerins indiens. Il fait son chemin jusqu'en Russie en passant par l'Egypte, la côte méditerranéenne, Bagdad, la Perse, les rives de la Caspienne. En Russie, la défense est molle : le choléra fait plus de 10.000 victimes et tue plus de 20.000 personnes en deux ans. La maladie est apportée en Hollande par un navire ; mais là elle rencontre une défense vigoureuse ; les cas qui apparaissent sont uniques et jamais on n'en compte plus de quatre dans le même endroit. (Chantemesse et F. Borel, *Acad. de Méd.*, juillet 1910.)

Une épidémie de peste éclate à San-Francisco le 28 mai 1907. La campagne est organisée contre la maladie. Le 30 janvier 1908, l'extension de la peste était arrêtée ; on comptait 159 malades dont 77 étaient morts. Pendant le même temps, 342.212 cas éclataient dans le Punjab avec 309.074 morts. Dans l'Inde, la proportion des morts par rapport aux malades était de 90,60 p. 100 ; elle avait été seulement de 48,42 p. 100 à San-Francisco.

La Tuberculose, maladie évitable

Il ne faudrait pas pousser trop loin la comparaison et croire qu'une réglementation, quelque draconienne qu'elle fût, serait capable d'enrayer la tuberculose. Ce fut l'erreur commise par les édits de Naples, en 1782. Les Allemands, par une généralisation hâtive, ont voulu faire admettre la puissance de l'antisepsie directe appliquée au bacille tuberculeux. Ce fut aussi une erreur. La virulence du bacille tuberculeux est autre que celle du choléra ou de la fièvre jaune. Il est évident que la lutte contre la tuberculose n'est pas aussi simple que celle instituée contre ces maladies : elle exige une série de mesures dont l'ensemble est très complexe. Quoi qu'il en soit, d'une manière générale, on peut dire que chaque année verra augmenter le nombre des *maladies évitables*. Le mot est vrai : les médecins deviendront plutôt des *empêcheurs* de maladies que des *guérisseurs*. C'est exact pour la tuberculose en particulier. De 1910 à 1920, la mortalité générale par tuberculose a diminué de 29 p. 100 aux Etats-Unis. (Commission Rockefeller.)

La tuberculose ! C'est le fléau ! C'est « la maladie ». Elle cause la huitième partie des morts peut-être. Et cependant, c'est une maladie évitable.

Personne, parmi ceux qui ont atteint la cinquantaine, ne peut dire qu'il ne sera pas cancéreux dans l'année ; tandis que l'adulte est à peu près sûr d'échapper à la tuberculose, s'il a ménagé ses défenses et fait le nécessaire en temps voulu. On peut dire que s'il était possible, comme par un coup de baguette magique, de changer la mentalité des hommes et d'appliquer, sur tout le territoire français, les mesures utiles, la tuberculose serait en grande partie arrêtée dans sa marche. Je ne fais pas allusion ici à la prophylaxie s'adressant au bacille, à la cause *première* et visant la contagion. *Je ne crois pas que le contact avec le bacille tuberculeux soit évitable.* Je parle de l'ensemble des mesures d'hygiène suggérées par l'étude des causes *secondes* de la maladie.

Scepticisme de la foule

Donc, théoriquement, la tuberculose est *évitable*. Pratiquement, nous sommes très loin de cet idéal, en France particulièrement. L'Angleterre a, sur ce point, une grande avance sur nous.

Le tableau suivant montre la décroissance de la mortalité en Allemagne et en Angleterre, depuis que ces nations ont fait un puissant effort.

Ce tableau est extrait de la thèse de M. Guerbet (1).

ANNÉES	ALLEMAGNE		ANGLETERRE ET PAYS-DE-GALLES	
	MORTALITÉ GÉNÉRALE	MORTALITÉ PAR TUBERCULOSE (toutes formes)	MORTALITÉ GÉNÉRALE	MORTALITÉ PAR TUBERCULOSE (toutes formes)
1900	21,9	2,0	18,2	1,9
1901	20,6	1,90	17,0	1,8
1902	19,4	1,85	16,0	1,7
1903	20,0	1,85	15,4	1,7
1904	19,6	1,80	16,2	1,8
1905	19,8	1,75	15,2	1,6
1906	18,2	1,60	15,4	1,6

1. GUERBET. *Thèse Paris*

Nous disions qu'en France les innombrables travaux des médecins, la presse médicale, la presse politique, les congrès, les conférences ont trituré cette notion que la tuberculose est évitable. Elle est encore peu connue du public. La masse est restée sceptique, impuissante. Ceux que les nécessités de la vie médicale mettent tous les jours en contact avec les malades ne s'étonnent pas du *fatalisme* de la masse qui semble être encore, sans qu'elle s'en doute, sous l'influence ancestrale de la crainte des dieux.

Pour les peuples de l'antiquité, la maladie était la conséquence d'un châtiment divin : *morbus sacer.* Chez les nomades de la Palestine, toute maladie longue et cruelle, toute mort violente était regardée comme une punition de fautes cachées. Les mots crime, châtiment, peine, souffrance, injustice, malheur sont, en hébreu, presque indiscernables. L'esprit de ces hommes primitifs était incapable de faire une distinction entre ces mots confus (1).

Ainsi s'explique la croyance atavique et irréfléchie à la fatalité, à la maladie fatale, à cette puissance redoutée qui porte en soi la désolation.

« Les maladies viennent à nous, de jour et de nuit, sans attendre aucun ordre ; et c'est en silence qu'elles se glissent apportant la douleur, car le prudent Zeus les a privées de la parole (2). » Et M. Maurice Croiset ajoute : « s'il les a rendues muettes, c'est pour mieux surprendre les hommes. L'imagination du croyant ne fait donc en réalité que personnifier l'inconnu dans ce dieu qui voit tout et qu'on ne voit pas. »

De nos jours, comme de tout temps, l'homme exerce son besoin de croire sur des dogmes immuables en apparence, tandis que la science, au contraire, est changeante à chaque instant. Ses perpétuels virements déconcertent les esprits mal préparés. Dans le cas qui nous occupe, l'hérédité (et l'incurabilité) sont encore aujourd'hui les caractères de la tuberculose aux yeux du plus grand nombre.

Une femme vient à la consultation de l'hôpital pour son enfant qui tousse. L'examen du médecin semble indiquer que l'enfant « est pris de la poitrine ». La pauvre femme s'en va, la tête courbée par la résignation. Elle se doutait déjà que l'enfant avait été touché par une cause fatale et il est perdu. Cette femme ne comprendrait pas votre langage si vous lui disiez que cette maladie de poitrine était *évitable.*

Dans une classe plus élevée, la même idée prend un autre aspect. Devant un diagnostic de tuberculose, on est d'abord

1. RENAN. *Etude sur le poème de Job.* LXXVIII.
2. HÉSIODE. *Travaux.* V. 120-104.

étonné (et humilié) et on vous fait remarquer « qu'il n'y en a pas dans la famille ». Hérédité, fatalité, voilà les deux termes qui synthétisent les idées du public en matière de tuberculose.

Les médecins échappent-ils à ce fatalisme ? Nombre d'entre eux restent peu actifs et timorés devant une tuberculose en marche.

Causes du scepticisme

Pourquoi ce scepticisme qui arrête si malheureusement les progrès de la prophylaxie ?

Parce que, depuis Villemin et Koch, la médecine fait fausse route. Rappelons-nous le leit motiv : « Il faut s'attacher avant « tout à tarir les sources d'où dérive l'infection. Une de ces « sources, et la principale certainement, est l'expectoration des « phthisiques qu'il faut s'appliquer à rendre inoffensive. » (Koch).

Depuis la naissance de cet aphorisme, un courant formidable s'est établi dans l'opinion publique médicale, et elle a considéré que toute la prophylaxie de la tuberculose était contenue dans la lutte *directe* contre le bacille. Les compatriotes de Koch se sont chargés de porter l'évangile aux quatre coins du monde. Et depuis cette époque, nos doctrines sont enchaînées à celles de l'Ecole allemande. La contagion est le substratum étiologique exclusif. Pour la tuberculose, le crachat est l'unique agent étiologique et le crachoir est la seule digue à opposer à la maladie. Le voile du silence est systématiquement jeté depuis Villemin sur les *causes secondes*.

Et cependant on peut dire que depuis cette époque, nos progrès en prophylaxie sont à peu près nuls. Le crachoir a fait faillite. J'ai toujours protesté contre l'étroitesse d'une doctrine « qui réduit la genèse de la tuberculose à l'absorption d'un peu de poussière déclarée virulente » (1), et qui limite la lutte contre la tuberculose à une guerre au crachat ! Dans les infiniment petits résident de puissantes et mystérieuses forces dont il est téméraire de rêver la destruction ; et la pratique, depuis quarante ans, a démontré la stérilité de la lutte engagée à fond contre eux.

D'ailleurs, il est important de remarquer que la notion de *tuberculose maladie évitable* appartient à l'Angleterre. Bien avant Villemin et Koch, bien avant la démonstration expérimentale de l'inoculation et la découverte du bacille, les Anglais avaient dit et prouvé par des actes qu'on peut éviter la tuberculose, grâce à des mesures d'hygiène générale s'appliquant aux individus et une éducation spéciale s'adressant à toute une nation.

---

1. Kelsch. *Bull. médical,* 1908, p. 557.

R. Brunon. La Tuberculose pulmonaire.   4

L'antisepsie chirurgicale dont les chirurgiens sont si fiers, et à bon droit, est la fille de l'antisepsie médicale, et toutes deux sont sorties du génie si pratique des Anglais.

Il y a donc une antisepsie médicale comme il y a une antisepsie chirurgicale ; plus difficile d'application, plus complexe dans ses exigences, moins frappante dans ses résultats, mais aussi puissante. Et cette puissance est suffisante pour éviter certaines maladies ou certaines complications des maladies.

Mais il faut distinguer ! et c'est une erreur que d'appliquer à la phthisiologie les idées et les procédés applicables aux fièvres éruptives, à l'érysipèle, et aux complications des plaies. L'opération chirurgicale et le pansement aseptiques pourront écarter du malade les germes qui l'auraient mis en danger. Une médication spéciale peut écarter dans la rougeole les chances de broncho-pneumonie, mais c'est une illusion de croire à la destruction possible du bacille tuberculeux comme l'enseignent les Allemands. Nous portons en nous cette graine et celle de la plupart des maladies infectieuses. Le bacille fait partie intégrante des circumfusa et des ingesta qui le déposent à chaque instant sur les surfaces en contact avec nos mains et notre muqueuse buccale ou pituitaire.

Nombre de savants, liés aux dogmes allemands, objectent que cette ubiquité du bacille tuberculeux n'est pas démontrée. Je pense cependant que l'intervention du laboratoire n'est pas indispensable pour cette démonstration. Quand je vois un village déverser ses immondices dans sa rivière, je n'ai pas besoin d'analyse pour savoir que l'eau est polluée. Quand je vois le sol souillé par les expectorations multiples (et qui pourra s'y opposer radicalement ?) je ne peux pas m'empêcher de voir les bacilles contaminer les chaussures, les chaussures contaminer les maisons, puis les mains des domestiques qui nettoient chaussures et parquets. Je vois ensuite ces mêmes domestiques manipuler les meubles, les vêtements et les aliments, et j'en conclus pratiquement que le bacille ne peut pas ne pas être partout. Quand le grand Pasteur enlevait toute la croûte de son pain avant de le manger, il faisait un acte puéril, car il ne songeait probablement pas à l'influence du boulanger tousseur sur l'infection du pain. Pour éviter la tuberculose, il ne faut pas se borner à considérer la cause première, le bacille, et la contagion par le bacille ; il faut s'adresser aux causes secondes : *tout se passe comme si leur role étiologique était prédominant.* Il faut craindre leur toute-puissance. Déterminer le rôle de ces facteurs doit être l'objectif de l'étiologie ; travailler à leur suppression est le but véritable de la prophylaxie.

Or, l'étiologie et la prophylaxie sont, avec la thérapeutique, toute la médecine. Le reste ne représente que des moyens de travail et de recherche.

Pour éviter la tuberculose, il faut donc s'adresser au terrain et le renforcer par l'hygiène.

Ceci ne veut pas dire qu'on doive négliger le rôle des germes. Là était l'erreur des adversaires de Villemin. Il faut voir d'un même œil et la *graine* et le *terrain*. Il faut faire leur part équitablement en observant les faits cliniques de chaque jour. On sera ainsi amené à admettre une spontanéité des maladies qui n'est plus celle de Chauffard ; une maladie est *spontanée* parce que ses germes sont en nous. Chacun de nous fait sa maladie et chacun renforce, plus ou moins, les défenses de son propre organisme. On revient à une opinion voisine de celle de l'Académie en 1868.

Comme nos maîtres l'ont toujours enseigné, la tuberculose est l'aboutissant d'une foule d'états pathologiques dus à des fautes commises contre l'hygiène générale.

Quand verra-t-on que depuis 1865 on a perdu un temps précieux ? Chauffard, Pidoux, Noël Guéneau de Mussy l'avaient prévu. Le temps et les efforts dépensés dans la lutte illusoire contre la contagion seront perdus pour les progrès de la prophylaxie.

On peut prévoir la Tuberculose

Il serait trop facile au médecin de famille de dire quels cas il a pu prévoir dans sa carrière. Sans abuser, il faut cependant répandre cette notion d'une utilité si pratique : en matière de tuberculose pulmonaire, le diagnostic de présomption est, socialement, plus utile que le diagnostic de certitude. Il s'adresse à une période où l'action du médecin pourrait être puissante.

Chez un bourgeois modeste, j'avais remarqué, plusieurs fois, le jeune garçon travaillant avec acharnement à ses devoirs, sur la table de la salle à manger, la seule pièce chauffée. L'enfant était blond, pâle, maigre, chétif et triste. Le père était terrible sur la question du travail. Je ne pus m'empêcher de lui dire un jour : « Prenez garde, la claustration constante de cet enfant dans un air usé n'est pas sans danger. » — Quel danger ? — La tuberculose. — « Il n'y en a pas dans la famille, » me fut-il répondu. Et de ce jour on eut soin de soustraire l'enfant à mes regards indiscrets. L'enfant consuma sa jeunesse dans un travail intensif pour le baccalauréat et une grande école. La guerre survint Au premier rang du front il fit une pleurésie. Vaillant quand même, il demanda à retourner au feu. Et il mourut de tuberculose pulmonaire en Orient.

Un homme de vingt-cinq ans, comptable chez son propre père, passait ses journées dans une bureau éclairé artificiellement une partie du jour. Je lui signalai le danger de cette obscure claustration, en prévision de la tuberculose pulmonaire. Deux ans plus tard survenait lentement une poussée évolutive à forme bronchopneumonique. Après trois ans de traitement le malade guérit. C'était un ancien coxalgique.

Si vous n'avez en vue que le bacille, vous ne pourrez pas prévoir. Si vous tenez compte, d'abord, des causes secondes, vous serez le *mire, le voyant* ; vous ferez des diagnostics de présomption plusieurs années d'avance. Et c'est le rôle, plein de grandeur, du médecin.

CHAPITRE II

La contagion

Le chapitre principal dans l'étude de la tuberculose est celui qui traite de son caractère contagieux (1).

Actuellement, on admet que tout cas de tuberculose est issu de la contagion. C'est un dogme qu'on ne discute même plus. Ceci posé, on extrait de la pathologie expérimentale quelques aphorismes dérivés du phénomène de Koch que nous étudierons plus loin.

Voici ces aphorismes.

A. Le bacille introduit par contagion reste inoffensif le plus souvent.

B. Si l'infection est bénigne, il crée une immunité.

C. Si les infections bénignes sont fréquentes, il crée une intolérance ; c'est le phénomène de Koch.

D. Si les infections sont massives, il devient rapidement pathogène (septicémie).

Donc, l'évolution de la tuberculose variera dans ses modalités suivant le nombre des microbes introduits par contagion.

Sur les prémices « La contagion est à l'origine de tout cas de tuberculose », il est probable que toute discussion serait actuellement oiseuse.

Au contraire, l'application clinique du phénomène de Koch est, à notre avis, discutable. On peut même s'étonner que les principes qui en découlent soient acceptés par la majorité des cliniciens français avec une telle facilité.

1. Un des livres les plus documentés sur la question, est celui du D P. Sunico. *La tuberculosis en las sierras de Cordoba*. République Argentine.

On s'étonnera de voir émettre un doute à propos de la contagion. Il se pourrait cependant que la question fût mal posée actuellement. La discuter c'est apparaître comme un réactionnaire aux uns et un révolutionnaire aux autres.

Une expérience déjà longue m'a conduit à revendiquer pour les causes secondes de la tuberculose le rôle de causes réelles, formidables et inconnues.

Les *causes premières* sont représentées par les agents infectieux proprement dits. L'ancienne médecine les ignorait.

Les *causes secondes*, les seules connues de l'ancienne médecine, sont représentées par l'action combinée du climat, du sol, du régime alimentaire, de l'habitat, des prédispositions individuelles et les mille circonstances de l'ambiance.

L'étude des agents infectieux eux-mêmes ne doit pas détourner de la recherche des circonstances qui leur sont favorables ou défavorables. Et malgré leur dénomination, les *causes secondes* sont à remettre au premier plan, car, en leur absence, les autres seraient réduites à l'impuissance.

Or, admettre la puissance des causes secondes, c'est admettre la puissance de réaction de l'organisme.

Etudier avec le même soin l'agent pathogène et ses conditions de développement, c'est travailler en faveur de la vraie prophylaxie. Et si, depuis quarante ans, la prophylaxie tuberculeuse n'a pas fait de progrès, c'est que, sous l'influence allemande, on a délaissé les enseignements de la clinique française qui proclamait la toute-puissance des causes secondes.

Historique

La question de la contagion de la tuberculose domine toute l'étude étiologique de la maladie.

Les anciens admettaient la contagion. Aristote, Galien, Fracastor, Van Swieten, Morton, Cotugno, Morgagni en ont parlé. G.-H. Roger dit que Fracastor insistait sur le rôle de la cohabitation et sur le danger de contagion par les vêtements.

Aux dires de notre savant confrère, M. Dingiuzli, de Tunis, l'illustre médecin arabe Avicenne avait des idées très fermes sur la contagion et le traitement hygiénique de la tuberculose pulmonaire. (*Acad. de Méd.*, 1922).

Les grands anatomistes italiens du xvie siècle craignaient les dangers de l'autopsie ou de la dissection des corps des phthisiques. Au xviie et xviiie siècles, la notion de la contagion fut très répandue dans le midi de l'Europe. Elle fut admise par l'opinion populaire en Espagne et en Italie

M. Landouzy a publié le curieux édit de Ferdinand VI d'Espagne (6 octobre 1751). C'est la première ordonnance royale destinée à prévenir et à protéger le public contre la contagion (1).

En Espagne, aux Baléares, dans les Romagnes, dans le royaume de Naples, dans la Provence et dans le Languedoc, on croyait à la contagion. Le reste de l'Europe l'ignorait.

Tout le monde connaît les règlements draconiens édictés à Naples en 1782 pour séquestrer les phthisiques, désinfecter les locaux, les meubles et les livres, punir les médecins qui ne déclareraient pas les cas de maladie ou les prêtres qui entraveraient ces mesures. Pour les médecins, c'était dix ans de bannissement. Ces règlements furent-ils jamais appliqués ? Leur sévérité même permet d'en douter. En Espagne, dans le Portugal, dans le Languedoc, on brûlait les hardes ayant appartenu aux malades. Ce fait est d'autant plus notable qu'on connaît l'âpre économie du paysan et l'habitude, dans ces pays (comme aujourd'hui encore en Andorre), d'utiliser les mêmes vêtements de drap grossier que le paysan fabrique lui-même pour plusieurs générations de la même famille.

Laënnec est peu favorable à la contagion ; cependant il dit, très sagement, que la prudence et la propreté demandent qu'on prenne des précautions. « Beaucoup de faits prouvent qu'une maladie qui n'est pas habituellement contagieuse peut le devenir dans certaines circonstances. »

Broussais nie purement et simplement la contagion, et la négation du terrible polémiste eut une influence considérable pendant un demi-siècle. Elle se faisait sentir encore quand parurent les travaux de Villemin.

Andral commença l'opposition aux idées de Broussais ; il dit qu'il ne serait pas sage de nier la contagion dans tous les cas. Trousseau, en 1845, trouve qu'on doit se préoccuper de cette question.

Noël Guéneau de Mussy, Michel Lévy, Gubler, Hardy, Hérard, sans y mettre l'âpreté qu'on devait apporter au débat quelques années plus tard, tendraient à admettre la contagion de la tuberculose dans certains cas.

En somme, contagionnistes et anti-contagionnistes ont fait pencher la balance en leur faveur, alternativement, par périodes de quarante ou cinquante ans.

1. LANDOUZY. Cent ans de phthisiologie. *Congrès de Washington*, 1908.

Il faut arriver à Villemin pour que la contagion commence à être acceptée par l'ensemble du corps médical. Villemin prévoit la nature parasitaire ; il démontre l'inoculabilité de la tuberculose et sa transmission d'animal à animal ; il en conclut au passage de l'homme à l'homme. Il rejette toute autre étiologie. La contagion remplace tout.

Le monde médical n'acceptait que lentement cette idée lorsque Koch démontra l'existence du bacille. Jusqu'ici la croyance à la contagion était vague ; elle prit la valeur d'un dogme en voie de formation rapide.

Les travaux de Villemin venaient à peine de paraître que déjà Vialettes de Montpellier (1866) et Bergeret d'Arbois (1867) font leur thèse sur la contagion et publient des observations dans lesquelles la contagion familiale est presque évidente. Ces thèses sont souvent citées ; si on veut bien les lire, on aura l'impression que les auteurs n'ont pas été pleinement libres dans l'affirmation des faits et qu'ils ont été suggestionnés par les résultats de la pathologie expérimentale.

En 1879, de Musgrave Clay publie sa thèse ; elle est célèbre.

Debove, en 1884, dans ses *Leçons sur la Tuberculose pulmonaire*, s'applique à démontrer que nul ne devient tuberculeux, s'il ne reçoit de l'extérieur le germe de la maladie.

Vers cette même époque, on croit voir que le séjour dans les hôpitaux est particulièrement dangereux et que le personnel des hôpitaux fournit un chiffre de phthisiques considérable. Laveran avait signalé, en 1875, la fréquence de la tuberculose chez les infirmiers militaires. Les Allemands montrent qu'il en est encore de même dans leur armée en 1891, car Kirchner cité par Straus, donne comme chiffre de mortalité dans l'infanterie 3,3 pour 1.000 et chez les infirmiers 11 pour 1.000.

Les contagionnistes font remarquer que les couvents, les casernes, les prisons réalisent les conditions propres à favoriser la propagation de la tuberculose par la vie en commun. En Allemagne, la mortalité des sœurs des hôpitaux était, en 1889, 3 fois plus forte que dans le reste de la population. Plus des deux tiers des sœurs de charité succomberaient victimes de la tuberculose. Je répondrai à ces dires.

La distribution géographique de la maladie à la surface de la terre apporte un appoint aux opinions contagionnistes. Villemin avait déjà remarqué que l'existence et la fréquence de la maladie sont indépendantes des climats. Il s'arrête sur ce fait que nombre de régions considérées comme indemnes (Australie, Taïti, îles Marquises, îles Sandwich, Nouvelle-Calédonie) ont vu leurs populations décimées par la tuberculose quand les Européens eurent apporté le bacille.

En 1895, Straus, dans son beau livre sur la tuberculose et son bacille, est un partisan enthousiaste de la contagion : il considère que le microbe pathogène est *l'élément primordial et qui domine tout*. Les travaux de l'avenir éclaireront de plus en plus la contagion. « On peut affirmer hardiment, dit-il, que cette notion, fondamentale de la contagion, masquée encore et hésitante sur plusieurs points, ne s'en dégagera que mieux dans toute son évidence et toute sa plénitude. »

Tout le monde conviendra que, depuis les travaux de l'Ecole allemande, il s'est établi un courant irrésistible en faveur de la contagion. Il n'est plus permis de la nier.

Il faut se rappeler les paroles de Koch déjà citées :

« Désormais il faut s'attacher avant tout à tarir les sources d'où dérive « l'infection. Une de ces sources, et la principale certainement, est l'ex- « pectoration des phthisiques qu'il faut s'appliquer à rendre inoffensive. »

Depuis 1884, nous vivons sur cet aphorisme. On était resté sceptique après Villemin et ses travaux de pathologie expérimentale. On fut enthousiaste après Koch et ses découvertes en bactériologie.

L'Allemagne fit un effort continu dans ce sens. La comparaison avec les autres maladies nettement contagieuses comme le charbon des bovidés, la pébrine des vers à soie, la fièvre typhoïde de l'homme, les fièvres éruptives, la diphtérie, était en faveur de la contagion.

Après Koch, le laboratoire régna en maître et fit reléguer la clinique au deuxième plan. De même qu'à côté des hommes politiques il y a les politiciens ; de même à côté des savants de laboratoire, il y eut les cliniciens. Tuberculose maladie parasitaire : tuberculose maladie contagieuse : telles furent les expressions qu'il fallut avoir à la bouche pour être de son temps.

Les dissidents

Cependant il y avait toujours eu des dissidents. Chez les Anglais, Williams, qui a été pendant longtemps médecin de Brompton Hospital, déclare, en 1882, que son expérience personnelle va à l'encontre de l'opinion que la tuberculose est contagieuse.

Fraser, en 1884, constate que, dans une pratique médicale de 25 ans, il n'a pas observé un seul cas établissant la transmissibilité entre époux.

Bennett, faisant appel à sa vaste expérience, déclare que si la phthisie est contagieuse, elle ne l'est qu'exceptionnellement.

Haupt, en 1890, croit que la contagion est exceptionnelle et que l'hérédité est la grande cause.

En 1883, l'Association médicale britannique interrogea ses 10.000 membres sur la question. Elle reçut 1.028 réponses : 778 étaient négatives ; 262 affirmaient la transmissibilité et 39 restaient dans le doute.

Dans une enquête semblable faite en France, en 1884, 83 médecins répondirent et envoyèrent les relations de 439 cas, dont 213 à l'appui de la contagion et 226 contre.

Leudet (de Rouen), dans son travail sur la *Tuberculose pulmonaire dans les familles*, cite 74 ménages où l'un des conjoints était tuberculeux. Dans 7 cas seulement, la contagion fut probable.

L'extrème fréquence de la tuberculose dans les prisons est un fait accepté de tous. Il semble que le régime cellulaire, qui isole le prisonnier de tout contact avec les autres, devrait diminuer cette fréquence. Il n'en est rien. Il y a donc là un fait fort embarrassant au point de vue de la doctrine de la contagion, et Straus le constate avec sa grande honnêteté scientifique.

En résumé, on considère aujourd'hui que le mot *inoculable* est synonyme de *contagieux*. Villemin l'a dit avec force. L'Allemagne l'a accepté avec enthousiasme et l'Amérique avec candeur. Puis l'Angleterre et enfin la France se sont laissé convaincre. Les jeunes générations ont le cerveau pétri d'idées de contagion. C'est aujourd'hui un dogme indiscuté : La tuberculose est contagieuse.

Et cependant elle ne l'est pas par le mécanisme actuellement en faveur.

Difficultés à mettre en évidence la contagion

La contagion est très difficile à démontrer cliniquement, parce que les travaux de laboratoire ont fait prendre l'habitude de demander, dans ces questions complexes, une netteté schématique et artificielle.

La difficulté de la démonstration tient à des raisons multiples, et parmi elles il faut noter :

Extrême fréquence de la maladie. — Elle frappe un quart ou un tiers de l'espèce humaine. De là l'obscurité de la filiation qui relie les faits les uns aux autres. Pourquoi les deux tiers de l'humanité échappent-ils au fléau ? Parce qu'ils ne sont pas exposés à la contagion ? Qui n'a pas été en contact avec un tuberculeux ? Et cependant la contagion conjugale n'est que l'infime exception, et il n'est pas prouvé que la contagion nosocomiale soit très fréquente.

Longue durée de l'incubation. — Cette période est de quelques jours dans les maladies infectieuses manifestement contagieuses. Elle dure des mois et des années pour la tuberculose. De là l'impossibilité de préciser les conditions de son développement.

Fréquence des tuberculoses latentes. — Les autopsies montrent que, dans un très grand nombre de cas, on trouve, sans en avoir fait le diagnostic, des tuberculoses ganglionnaires, osseuses, périostiques, articulaires, génito-urinaires, cérébrales, cérébelleuses et même pulmonaires.

Il s'agit de guérisons apparentes au cours desquelles la tuberculose peut se réveiller après des années de silence. Nous verrons ces cas.

Fréquence de la tuberculose dans les prisons et l'armée. — Dans l'armée la proportion était de 3,20 pour 1.000 avant 1870. Elle était de 6 pour 1.000 en 1919, et Kelsch fait très justement remarquer que cette augmentation s'est faite malgré toutes les mesures d'antisepsie prises de nos jours.

Ces considérations et beaucoup d'autres encore n'infirment pas la notion de contagion, mais elles prouvent le rôle considérable des causes secondes : alcoolisme, claustration, surmenage, sédentarité, etc. Il n'est pas de maladie infectieuse, dit Straus, où l'influence de ces causes joue un rôle plus considérable que pour la tuberculose.

Les deux observations qui suivent montreront la difficulté du jugement quand on cherche à approfondir l'enquête clinique.

386.03. — Dans le premier cas, il s'agit d'un homme de 27 ans : ajourné une première fois à la révision ; il a fait trois ans de service militaire. Pendant la première année : service actif, santé excellente ; il prend du poids. Pendant la deuxième année, il est nommé sergent-fourrier au mois de janvier et fait un service de bureau ; il maigrit. En mai, il est envoyé à l'hôpital et ensuite en congé.

Il attribue sa maladie à une contamination dans les bureaux du régiment. Il est renforcé dans cette idée par le fait suivant : appelé à faire ses 28 jours, le médecin n'a pas voulu le reconnaître comme malade de la poitrine et le proposer pour la réforme. Il a été simplement dispensé de service actif et employé dans les bureaux. Là, il a perdu 3 kilogr. 500. Donc, selon lui, dans une première étape, sa maladie a commencé dans les bureaux militaires ; puis, dans une seconde étape, elle s'y est aggravée pendant les 28 jours. Voilà sa théorie.

Mais si on pousse plus loin l'enquête, on voit que de 17 à 21 ans, il a été employé dans une maison de commerce dont le bureau était éclairé à la lumière électrique tout le jour et n'avait qu'une seule fenêtre à quatre carreaux s'ouvrant sur le magasin lui-même.

De plus, au moment de l'entrée au régiment, il avait présenté un certificat de son médecin qui signalait une bronchite spécifique.

Il est donc probable que ce jeune homme était contaminé avant son entrée au régiment. Rien ne prouve que les bureaux régimentaires ont été plus nocifs que le bureau sans lumière et sans air où il a travaillé trois ans avant d'être soldat. La vie dans les bureaux militaires n'a peut-être fait que réveiller une tuberculose latente.

454.04. — Dans le deuxième cas, il s'agit d'un jeune homme qui a fait deux ans de service militaire. Jamais de service actif. La première année, il était employé dans l'Intendance, la seconde année aux archives du ministère de la Guerre.

Il a commencé à tousser au cours de la seconde année. Actuellement, au sortir du régiment, il a des râles sous-crépitants aux deux sommets avec toux, expectoration, fièvre, amaigrissement.

Appelé pour ses 28 jours, il est resté 8 jours en observation à l'Hôtel-Dieu, puis a été réformé.

Il accuse la contagion dans les bureaux. Cependant on apprend par la famille que, depuis son adolescence, il s'est constamment livré à des excès vénériens dépassant toute mesure, que sa santé était fort médiocre, et qu'il restreignait toutes ses dépenses, y compris celles de sa nourriture, pour faire face aux autres exigences. La famille attribue l'état de sa santé actuelle à sa mauvaise hygiène, et cette explication est aussi vraisemblable que la contagion dans les bureaux militaires.

Dans ces deux cas, la contagion n'est pas prouvée, car le début semble antérieur à l'entrée dans la vie militaire. La mauvaise hygiène a réveillé la virulence de la tuberculose.

La Contagion dans le personnel hospitalier

A la suite de Laveran, de Debove, en France ; de Kirchner, en Allemagne ; puis de Lombard de Genève, de Bergeret d'Arbois (1), on accepte que la mortalité par tuberculose est énorme dans le personnel infirmier et même parmi les Religieuses. Cornet va jusqu'à affirmer que « plus des deux tiers des sœurs de charité succombent victimes de la tuberculose ». Nous ne pouvons pas accepter ces affirmations.

Voici les résultats de nos recherches personnelles :
Les religieuses des hôpitaux de Rouen sont au nombre de 100.

---

1. STRAUSS. *Loc. cit.*

Soit à l'Hospice Général   50 sœurs non cloîtrées
 — à l'Hôtel-Dieu   50 sœurs cloîtrées

On étudiera leur mortalité générale et leur mortalité par tuberculose dans les deux hôpitaux et on les comparera à la mortalité dans la ville de Rouen.

De 1881 à 1909, soit en 28 ans, il y eut : à l'Hospice Général, 32 décès ; à l'Hôtel-Dieu, 33 décès.

Sur les 32 décès de l'Hospice Général, 5 sont imputables à la tuberculose.

Sur les 33 décès de l'Hôtel-Dieu, 9 sont imputables à la tuberculose.

L'âge des sœurs décédées tuberculeuses était le suivant :

Hospice Général : 24, 26, 29, 30, 42 ans.
Hôtel-Dieu : 24, 28, 28, 31, 35, 35, 36, 37, 39 ans.

Au point de vue de la mortalité *générale* (1), il est intéressant de remarquer que parmi les sœurs décédées *non tuberculeuses* depuis 1881 :

A l'Hospice Général :

        2 avaient dépassé   50 ans
        4   —   —   60 —
       14   —   —   70 —
        1   —   —   90 —

A l'Hôtel-Dieu :

        4 avaient dépassé   50 ans
        2   —   —   60 —
       12   —   —   70 —

Le temps de communauté n'est pas moins intéressant à remarquer :

Hospice Général : les 5 sœurs mortes tuberculeuses avaient un temps de service de 5, 6, 8, 8, 10 ans.

Hôtel-Dieu : les sœurs mortes tuberculeuses avaient un temps de service de 2, 3, 3, 4, 7, 10, 13, 14, 18 ans.

Parmi les sœurs *non tuberculeuses*
Hospice Général :

        3 avaient plus de 30 ans de service
        5   —   —   40   —   —
        8   —   —   50   —   —
        5   —   —   60   —   —

1. A titre de document je reproduis ici la table de mortalité des religieuses de l'Hôtel-Dieu de 1881 à 1909.

Hôtel-Dieu :

```
6   avaient plus de 40 ans de service
1      —      —     50      —      —
3      —      —      6      —      —

17  sont mortes âgées de 20 à 29 ans
15      —           —     30 à 39 —
 9      —           —     40 à 49 —
10      —           —     50 à 59 —
15      —           —     60 à 69 —
14      —           —     70 à 79 —
11      —           —     80 à 89 —
 2      —           —     90 à 99 —
```

A l'*Hospice Général*, je suis le médecin de la communauté depuis plus de vingt ans. Cette circonstance m'a permis de constater que sur les 5 sœurs décédées, 4 étaient malades avant d'entrer au couvent. Sur ces quatre, deux ont fait profession contre mon gré et celui de la Mère supérieure. Sur la cinquième, morte à 42 ans, après 10 ans de service, je n'ai pas de notes.

Pour *l'Hôtel-Dieu*, les diagnostics ont été relevés sur les registres de la communauté. Sur les 9 sœurs décédées, une est notée comme malade à l'entrée.

Faisons abstraction de ces renseignements cliniques et laissons pour le moment parler les chiffres.

La question peut être posée de la manière suivante :

50 religieuses non cloîtrées ont vécu 28 ans dans l'Hospice Général.

Au cours de ces 28 ans, 32 religieuses sont mortes. 5 d'entre elles sont mortes de tuberculose.

Soit une mortalité globale pour 100 = 2,28

Mortalité par tuberculose pour 100 = 0,35

Le rapport entre la mortalité par tuberculose et la mortalité globale est de 5/32, soit 1/6 environ.

Si nous comparons les chiffres calculés ci-dessus avec les chiffres obtenus dans ces dix dernières années par la statistique du Bureau d'Hygiène de Rouen, pour la population globale de cette ville, nous trouvons les résultats suivants :

	Rouen	Religieuses
Mortalité globale pour 100 habitants...............	2.50	**2.22**
Mortalité par tuberculose pour 100 habitants.......	0.45 à 0.50	
Rapport entre la mortalité par tuberculose et la mortalité globale pour 100 habitants	16.5	**15,6**
	ou 1/5	**1/6**

Autrement dit, *la mortalité globale et la mortalité par tuberculose sont moins élevées à l'Hospice Général de Rouen que dans la population rouennaise.*

J'ai dit que, grâce à la complaisance de la Mère supérieure des religieuses de l'Hôtel-Dieu, nous avons pu dresser la même statistique que pour l'Hospice Général.

En faisant les mêmes calculs que pour l'Hospice Général, nous trouvons une mortalité par tuberculose pour 100 = 0,60.

Cette mortalité dépasse la moyenne décennale de Rouen, qui est de 0,45 à 0,50. Elle plaiderait en faveur des contagionnistes. Mais le chiffre de l'Hospice Général étant plus bas et celui de l'Hôtel-Dieu plus élevé que la normale, on a le droit d'établir une moyenne qui se rapprochera plus de la vérité.

Nous aurons : 100 sœurs vivant pendant 30 ans dans les hôpitaux de Rouen donnent une mortalité par tuberculose de 0,47 p. 100.

Conclusion : On n'a pas plus de chances de prendre la tuberculose dans les hôpitaux de Rouen que dans la ville même (1).

Pour l'Hôtel-Dieu de Paris on a signalé il y a quelques années la mortalité des religieuses par tuberculose ; mais on avait négligé de dire que l'Hôtel-Dieu étant la maison-mère, toutes les religieuses malades des Hôpitaux de Paris y étaient réunies.

Sans faire intervenir les chiffres dont la valeur est toujours médiocre en clinique, je puis dire que le personnel infirmier de mon service, depuis quarante ans, n'est pas plus touché par la tuberculose qu'une autre partie de la population. Je serais même porté à croire le contraire.

La Contagion chez les instituteurs

Dans ce milieu universitaire, que d'exagérations et d'idées préconçues ! Voici un cas :

134.08. — L'instituteur qui vient me consulter est âgé de 25 ans. Il croit avoir été contaminé par l'école où il est professeur et il dit être le troisième atteint dans la même école.

C'est un homme robuste, exceptionnellement musclé et très sobre.

Le 23 août, en pleine santé, une hémoptysie survient brusquement. Elle se renouvelle trois fois, d'août à octobre. En octobre, la respiration est soufflante aux deux sommets. Il y a des râles aux deux bases. Pas de fièvre. Pouls à 100. Très bon état général. Toux. Pas d'expectoration.

1. Il faut remarquer que les religieuses de l'Hôtel-Dieu, où la mortalité est plus élevée, sont cloîtrées et ne sortent jamais de l'Hôpital. (Avant la Révolution, elles avaient à Saint-Sever un grand jardin pour « s'éventer ».)

Voici, selon lui, le mécanisme de la contagion :

Les classes de l'école sont surpeuplées. Le balayage s'y fait à sec. Les meubles sont époussetés au plumeau. Le chauffage est tout à fait insuffisant : on n'ouvre pas les fenêtres. Le séjour à l'école est de 9 heures consécutives par jour : 7 heures du matin à 4 heures du soir.

Trois professeurs tuberculeux ont passé dans cette école sans qu'elle ait été désinfectée, le premier il y a six ans. Le deuxième, (manifestement phthisique), tousse et crache, prend ses repas à la même table et en face de mon malade. De plus, il s'oppose à ce qu'on ouvre les fenêtres.

Donc voilà une école où deux professeurs ont été tuberculeux ; notre malade est lui-même le troisième. Mais il faut remarquer que le premier est passé à l'école il y a six ans ; que le second est arrivé en *février* et le troisième au mois de juin suivant. Il faudrait admettre que le premier a contaminé le deuxième à six ans de distance et que le deuxième a contaminé le troisième en quatre mois et assez profondément pour amener des hémoptysies.

Tout cela est possible. La contagion est certaine dans l'esprit du malade, qui a fait des lectures sur la question. En réalité, ce n'est pas évident, et, comme dans les autres cas, il est impossible de faire la preuve de la contamination à l'école.

Dans tous ces cas l'éclosion de la tuberculose ne paraît pas avoir été primitive. On peut tout aussi bien admettre qu'il s'agit de *réveils* d'une tuberculose ancienne.

La Contagion familiale

Parmi les arguments pour ou contre la contagion que nous avons passés en revue, quelques-uns ont une valeur particulière sur laquelle je voudrais m'arrêter en me basant sur une pratique médicale de plus de trente ans.

Je dis ce que j'ai vu. Après avoir observé des milliers de malades et suivi, dans leur vie, des centaines de familles, je ne connais pas un cas nettement familial dans lequel un ou plusieurs membres d'une même famille auraient été contaminés à brève échéance sans intervention d'une cause seconde.

Au contraire, j'ai vu nombre de familles où les membres restaient sains malgré la maladie d'un ou de plusieurs d'entre eux ; et chez ces derniers une cause autre que la contagion était évidente.

Sauf dans deux ou trois cas négligeables je n'ai jamais vu la contagion conjugale exercer des ravages dont on parle constamment comme si le problème était résolu(1).

1. Paul ROUSSEL. *La Tuberculose conjugale.* Paris, Maloine, 1922.

Dans 74 cas Leudet avait cru voir 13 cas de contagion conjugale possible.

J'ai vu souvent, très souvent, des alcooliques mourir de tuberculose pulmonaire ; et leurs femmes, sobres, survivre indemnes de toute contagion apparente. Trente familles ont été suivies et observées spécialement dans ce but, pas une fois le conjoint n'a été atteint.

Les médecins les plus croyants en matière de contagion et ceux qui sont le plus étroitement attachés aux opinions officielles, sont amenés, dans la pratique, à s'inspirer de notre scepticisme tolérant. Je pourrais citer un grand Sanatorium parmi les mieux organisés et dans lequel les femmes de malades en cours de traitement sont prises comme femmes de service dans le sanatorium. Logiquement c'est les jeter au devant de la contagion, pratiquement on sait qu'elles y échapperont. Le dogme s'affaiblit graduellement.

Certes la tuberculose est une maladie familiale ; non par contagion mais par hérédité de terrain tuberculisable (débilité arthritique, syphilis) ou par mauvaise hygiène commune à toute la famille (misère, alcoolisme). Tous les faits expérimentaux sont faibles devant les faits cliniques.

Il faut être sceptique devant les observations trop probantes. L'auteur obéit à son imagination ou cède à la mode ambiante.

Aussi les observations de Vialatte et de Bergeret n'ont pas la valeur qu'on leur attribue. On ne peut pas ne pas remarquer qu'elles ont été publiées au moment où Villemin venait d'attirer l'attention du monde sur les inoculations et sur son opinion que la contagion est la cause unique de la tuberculose. Il est permis de croire que les auteurs ont été trompés eux-mêmes par leurs lectures et entraînés par le désir de faire la preuve clinique des hypothèses vraisemblables de Villemin. L'histoire de la médecine est remplie de faits semblables ; et si l'on ne trouve généralement que ce que l'on cherche, il arrive aussi souvent qu'on ne cherche que ce que l'on veut trouver.

L'observation suivante, qui est de Bergeret, donne assez exactement la physionomie des autres :

Une famille de cultivateurs se compose du père, de la mère et de trois garçons. L'aîné devient soldat et contracte la tuberculose. Il revient au village ; sa mère le soigne, elle devient phthisique. Les deux autres fils, le père lui-même, deviennent phthisiques. Une voisine charitable donne les soins au père : elle devient phthisique et son mari aussi.

De telles observations doivent être extrêmement rares. On peut se demander si les auteurs ont tenu un assez grand compte des autres causes que la contagion directe.

R. BRUNON. La Tuberculose pulmonaire.   5

Voici un cas observé par moi, qui pourrait, à première vue, se rapprocher du cas de Bergeret :

Un homme de 50 ans, extrêmement robuste, tousse depuis plusieurs hivers lorsque, dans l'espace de moins d'une semaine, il est emporté par une pneumonie du sommet droit.

Un an après la mort de son père, le fils aîné succombe à des accidents rapides de tuberculose pulmonaire avec entérite. Deux ans plus tard, le second fils est atteint à son tour et succombe après trois ans de maladie à des accidents de tuberculose chronique banale.

En quatre ans, trois hommes d'une même famille sont emportés par la tuberculose. On pourrait voir là un cas évident de contagion.

Mais il faut remarquer que la famille comprenait encore la grand-mère, la mère et deux filles de 16 et 18 ans. La grand-mère est morte à 88 ans. La mère et les deux filles vivent encore et sont en parfaite santé.

Les trois hommmes ont été tuberculeux, parce qu'ils étaient buveurs. Les quatre femmes ont été épargnées, quoique exposées à la contagion, parce qu'elles étaient sobres.

J'ai une note sur ce que buvait le dernier fils, jeune homme rangé, travailleur, d'une conduite excellente, fils exemplaire : sa profession l'obligeait à boire de 6 à 8 apéritifs chaque matin. Le père avait résisté longtemps à ce régime : les fils furent plus faibles dans la défense. Il en est presque toujours ainsi.

Dans ces cas, la contagion me semble négligeable. L'état de santé des individus a tout fait.

On incrimine surtout les infections massives par contacts prolongés, comme il arrive dans les locaux administratifs, les bureaux de poste, les écoles. Là encore on ne saurait être trop prudent dans l'appréciation des faits, si on veut trouver la vérité.

En cherchant bien, il est rare qu'on ne puisse pas incriminer la contagion. J'ai rapporté, en 1891, un cas de méningite tuberculeuse chez une petite fille de 4 ans :

Elle appartenait à une famille où, contrairement à l'état ordinaire des choses, on se préoccupe beaucoup de l'hygiène bien entendue. Cette famille habite une maison vaste, entourée d'un jardin et située sur les hauteurs, au nord de la ville. L'hygiène alimentaire a, de tout temps, été surveillée de près par la mère : les enfants ne boivent que du lait bouilli. On les a écartés systématiquement des jardins publics, des voitures publiques, des réunions où les enfants peuvent être contaminés par la fréquentation d'autres enfants. Leur vie se passe au plein air. Des précautions spéciales ont été prises pour obtenir l'aération continue des chambres. En un mot, l'hygiéniste le plus méticuleux ne pourrait trouver une critique à faire dans l'éducation que cette famille donne à ses enfants.

Dans le cas particulier, il était logique de redoubler de vigilance et de chercher le mode d'entrée du bacille dans la maison ; et voici le fait auquel je me suis arrêté : toutes les semaines, une femme vient laver le linge dans la maison même, et cette femme a perdu un enfant de méningite, un autre enfant a des accidents d'ostéite, enfin son mari est phthisique. Or, la laveuse

a l'habitude d'apporter son propre linge, celui de son mari, celui de ses
enfants, et de le laver en même temps que celui de ses maîtres. Il y a donc
là une cause de contagion possible. Tout d'abord on m'a objecté que tout
le linge passe par l'eau bouillante et, par conséquent, est stérilisé ; mais,
en poursuivant l'enquête, on arrive à découvrir une circonstance qui ajoute
à la probabilité de la contagion : pour gagner du temps, le linge de la famille
est passé à l'ébullition la veille du jour où la laveuse doit venir ; cette femme
ne prend pas la même précaution pour son linge, de sorte que le linge tuberculeux non bouilli est mis en contact avec le linge de la famille après son
ébullition. D'où la contamination possible.

Mes confrères me firent alors l'honneur de trouver mes explications ingénieuses. Aujourd'hui, je les trouve trop ingénieuses
et je ne les accepte plus.

Conséquences sociales du dogmatisme

Personne ne pourra jamais dire quel trouble a jeté dans les
familles et dans la société le dogme de la contagion : abandon
des malades, division des ménages, neurasthénies, divorces,
persécutions, folie, suicides, etc. voilà le bilan : les ouvriers,
les domestiques, les employés sont tous les jours ses victimes.
Le tuberculeux est devenu un pestiféré aux yeux de beaucoup
de gens suggestionnés par une science mal comprise (1).
D'ailleurs le riche n'échappe pas à cet ostracisme.

Une jeune femme, tuberculeuse depuis une vingtaine d'années, mais
faisant assez bien les frais de sa maladie, va s'installer, contre mon gré,
dans une ville du midi de l'Espagne. Elle appelle un médecin qui croit
devoir révéler son état de santé au propriétaire de l'hôtel où elle était descen-
due. Immédiatement, défense lui est faite de paraître de nouveau à la table
d'hôte ; elle est enfermée dans sa chambre, le service de ses repas est fait
sur un plateau déposé dans une pièce voisine. Les femmes de chambre
et le personnel évitent de la rencontrer dans les corridors et dans l'escalier.
Elle est moralement mise au lazaret. Après une semaine de cet isolement
forcé, la vie n'est plus possible, et la jeune femme rentre chez elle. Elle se
met au lit avec de la fièvre et dans un état de dépression nerveuse inquiétante. Elle a perdu en douze jours le bénéfice fait avec beaucoup d'efforts
pendant tout l'hiver.

Chauffard, avec cette admirable perspicacité des grands
cliniciens, avait cent fois raison de dire, en 1866 : « Ne nous
créons pas des dangers chimériques qui nous feraient fermer
les yeux aux dangers réels. N'imaginons pas une contagion
toujours menaçante pour cesser de craindre ces causes communes
si multiples et souvent insidieuses. »

1. La douloureuse histoire de CHOPIN et de GEORGE SAND à Majorque et
à Barcelone en est un exemple célèbre.

CHAPITRE III

Le Bacille
Ses particularités biologiques

En tant que maladie microbienne nous ignorons la nature réelle de la tuberculose. Nous ignorons la nature du bacille qui paraît être son agent causal.

Voilà ce que l'on devrait avoir le courage de dire franchement. D'ailleurs cette ignorance n'a pas de répercussion sur nos moyens thérapeutiques. La tuberculose est une maladie évitable et curable pratiquement, quoique, biologiquement, sa nature reste mystérieuse et son microbe énigmatique.

Essayons quand même de prendre la question de haut : *bacille* et *contagion* sont deux mots inséparables.

Pendant que Villemin s'efforçait de démontrer que le tubercule est inoculable, l'Académie lui répondait en discutant longuement sur la nature du tubercule. C'était déplacer la question et non y répondre. Aujourd'hui il ne faudrait pas laisser dans l'ombre la contagion de la tuberculose pour ne considérer que la biologie propre du micro-organisme lui-même. Cependant on a le droit de remarquer combien nous connaissons peu ce bacille, son histoire botanique, sa biologie, ses cultures, ses modes de reproduction et ses propriétés pathogènes.

Voyons ce que l'on croit savoir, puis ce que l'on sait et ce que l'on ne sait pas.

Actuellement on croit savoir ceci : une première inoculation se fait *dans l'enfance* : elle sera mortelle ou immunisante.

Plus tard, de nouvelles inoculations se feront fatalement : si elles sont minimes, elles seront sans conséquences graves ; si elles sont massives et répétées elles ne développeront plus une

immunité, mais, au contraire, une sensibilité de l'organisme. De
là la tuberculose de l'adulte à tendance ulcéreuse.

Voilà l'idée du jour reposant uniquement sur un bacille presque
inconnu et ne tenant aucun compte du *terrain* de l'individu
malade.

Que savons-nous du microbe ?

Il est tué par la lumière et très résistant dans l'obscurité. On
le trouve spécialement dans les endroits où le soleil ne pénètre
pas, les pièces obscures, les taudis, les lieux d'encombrement
humain.

On connaît son mode de coloration ; il est le seul, sauf le
microbe de la lèpre, à se colorer par le procédé d'Ehrlich. C'est
là sa réaction caractéristique. Il faut remarquer cependant que
le procédé d'Ehrlich colore aussi les bacilles dits acido-résistants.
Ces bacilles ne provoquent pas de lésions tuberculeuses chez le
cobaye. Leur acido-résistance est due à une enveloppe grasse
ou cireuse analogue à celle du bacille tuberculeux.

La théorie de la réaction colorante spécifique de ce bacille est
encore très obscure parce que nos connaissances sur la constitution chimique des microbes en général sont très vagues.

A propos de sa forme, il faut remarquer que Metchnikoff,
en 1883, a décrit des formes naines et des formes géantes suivant
les cultures. Les formes géantes sont allongées et ramifiées en
massue comme des formes d'involution.

Czaplewski, en 1891 et Coppen Jones en 1895, retrouvent
ces formes dans les crachats.

Tous ces auteurs discutent la question de savoir s'il s'agit
de formes d'involution ou de formes plus élevées en organisation.
Ils ne concluent pas.

Au point de vue de sa biologie propre, nous savons qu'il se
développe à une température minima de 38° ; on a dit qu'il ne
pouvait vivre en dehors du corps des animaux et qu'il était
donc vraiment parasite.

Actuellement ses cultures sont facilement obtenues. Sa vitalité
est considérable somme sa résistance aux agents extérieurs.
Sans faire de spores il sait s'entourer de tissus résistants comme
de véritables spores.

Nous ne savons rien sur son origine. D'où viennent ces bacilles
répandus à profusion dans toute la série animale ? On répond :
ils proviennent de l'expectoration des tuberculeux. Cette réponse
est-elle vraiment suffisante ? Rien ne prouve que ce soit là
l'origine unique du bacille.

Il a des liens de parenté avec les acido-résistants du sol, de l'humus, du fumier. Il est peut-être l'aboutissant d'une série de micro-organismes très répandus dans la nature.

Il est intéressant de remarquer que les botanistes rangent le bacille tuberculeux dans la famille des streptothricées, le rapprochant ainsi de l'actinomycose.

Les formes géantes et ramifiées du bacille tuberculeux ressemblent beaucoup aux crosses de l'actinomyces. Ce dernier se développe normalement dans les graminées ; introduit accidentellement dans les tissus des mammifères herbivores ou de l'homme il y produit des lésions assez semblables aux lésions tuberculeuses et, chose curieuse, donnant la même réaction à la tuberculine.

Il n'y aurait rien d'étonnant à ce que les deux micro-organismes, produisant des lésions qui ont tant de caractères communs, procèdent d'une source ancestrale identique.

Ce que l'on peut dire, c'est qu'une étude plus complète du bacille tuberculeux pourra changer dans l'avenir les idées actuellement en honneur sur le mode de propagation de la tuberculose.

Propriétés pathogènes du bacille tuberculeux

Les propriétés pathogènes du bacille sont considérées aujourd'hui, par le plus grand nombre, comme connues et fixées. On n'a pas le droit d'être aussi affirmatif.

D'une manière générale, les propriétés pathogènes des microbes sont extrêmement variées et déconcertantes : les uns sont normalement *non pathogènes* mais peuvent le devenir artificiellement (B. subtilis, Charrin). Les autres sont *pathogènes intermittents*, tantôt virulents, tantôt saprophytes comme le pneumocoque.

Les nombreux cas de tuberculose latente tendraient à faire croire que le bacille tuberculeux est dans le même cas.

Il faut remarquer de plus qu'un micro-organisme pathogène ne l'est que pour certaines espèces animales tandis qu'il est inoffensif pour d'autres espèces.

Le bacille de la tuberculose (variété humaine), pathogène pour l'homme, pour le cobaye, l'est peu pour le lapin ; il ne l'est pas pour les oiseaux. Ce même bacille (variété aviaire), pathogène pour les oiseaux et pour le lapin l'est peu pour l'homme et pour le cobaye ; il ne l'est pas pour le chien. Le perroquet est à la fois sensible aux deux variétés.

Le bacille tuberculeux (variété pisciaire), pathogène pour les poissons, ne l'est pas pour les animaux à sang chaud.

Au point de vue qui nous occupe actuellement, le bacille de la tuberculose aviaire a des propriétés pathogènes particulièrement curieuses. Roger, Cadiot et Gilbert ont montré que la tuberculose aviaire n'est pas identique à elle-même chez des espèces très rapprochées comme la poule et le faisan. Les manifestations du bacille sont si différentes dans ces deux espèces qu'on pourrait croire à des maladies distinctes. Or, la tuberculose du faisan inoculée à la poule, donne naissance chez cette dernière aux lésions qu'on y observe habituellement (Roger).

Chez les bovidés, la tuberculose est rare dans les contrées polaires ; elle est fréquente dans les pays chauds. Le bacille se développe difficilement chez le cheval, le mouton et la chèvre ; facilement, au contraire, chez le porc, le singe et le cobaye.

Chez l'homme, nous avons vu déjà combien l'action du bacille était variable suivant les individus et les organes atteints. La tuberculose est tantôt fébrile ou apyrétique ; continue dans sa marche ou intermittente ; rapide dans son évolution vers la mort ou au contraire tendant vers la guérison. Et quel rapport clinique y a-t-il entre la granulie d'Empis et la tumeur blanche de l'enfant ou le lupus ?

Mais il est un caractère entre tous qui doit frapper le médecin : c'est l'extrême diffusion du bacille.

On le trouve dans tous les pays, sous tous les climats, chez toutes les races. Il n'est pas impossible qu'on le trouve chez tous les individus. Ce qui est sûr, c'est que non seulement on le rencontre dans les organes atteints de tuberculose, mais encore les recherches célèbres de Straus ont montré sa présence dans la bouche, dans le nez, dans le pharynx, dans les organes respiratoires de personnes saines, indemnes de lésions tuberculeuses.

Ce fait expérimental a une importance considérable ; on l'a trop laissé dans l'ombre.

En 1894, Straus constata la présence du bacille sur la muqueuse pituitaire des élèves de son service et de ses infirmiers. Les mêmes recherches, faites sur des personnes absolument étrangères à l'hôpital, ont donné des résultats sensiblement identiques.

En 1895, Dieulafoy trouvait des bacilles tuberculeux sur les amygdales d'individus sains.

En 1896, Jaccoud cite des expériences constatant que les ganglions bronchiques de jeunes gens considérés à l'autopsie comme non tuberculeux, déterminaient une tuberculose typique par l'inoculation au cobaye.

De ces faits on rapprochera ceux qui ont trait au pneumocoque. Le pneumocoque est à l'état normal dans la bouche et dans le pharynx de la plupart des personnes. Pour qu'il détermine une pneumonie, il faut l'intervention d'une cause spéciale.

Et le bacille de la fièvre typhoïde ? N'est-il pas considéré actuellement comme pouvant être saprohyte dans de nombreux cas ?

Toutes ces considérations sont de nature à faire croire qu'on exagère le rôle du bacille tuberculeux et de la contagion dans l'étiologie de la maladie.

Les propriétés pathogènes du microbe varient suivant le terrair où il est semé.

Voilà le point capital qui intéresse la médecine.

Des phthisiologues d'une très grande expérience, comme le Dr Paterson, partagent notre scepticisme à l'endroit des idées reçues actuellement. Il se refuse à admettre que la présence du bacille tuberculeux dans les crachats soit un signe de tuberculose active !

Parmi les nombreuses observations qu'il cite, la suivante a un sel particulier :

Un jeune médecin, en excellente santé, a la curiosité d'examiner ses crachats le matin. Il y découvre des bacilles. Etonné, ému et pas averti, il va consulter un confrère. Celui-ci l'envoie dans un sanatorium. Insuffisamment nourri, il commence alors à se sentir malade. Il consulte un autre confrère qui l'envoie au Sanatorium de Brompton. Là le Dr Paterson acquiert la conviction qu'il n'est pas malade, quoique les expectorations continuent à contenir des bacilles. Ceci se passait il y a dix ans et les bacilles persistent.

Le Dr Paterson dit avoir fait la même constatation sur des centaines de malades. (1)

Ce sont des porteurs de germes analogues, comme nous le disions plus haut, aux porteurs de germes de la fièvre typhoïde. Paterson les considère comme aussi dangereux. Ceci serait discutable étant donné que le bacille est partout ; on devient tuberculeux ou typhique par son état général.

Que savons-nous sur la valeur diagnostique *spécifique* du bacille ?

Le follicule tuberculeux n'est point spécifique. Il peut être produit par d'autres parasites que le bacille de Koch. D'autre part on tendrait aujourd'hui à admettre une tuberculose non folliculaire.

La tuberculino-réaction n'a qu'une valeur diagnostique relative. Le séro-diagnostic tuberculeux est positif dans la pneumonie, la grippe, la fièvre typhoïde, les streptococcies.

1. PATERSON. John Murray, éditeur. London, 1920.

Bref une foule de raisons doivent engager le médecin à ne point s'aventurer trop avant dans le domaine de la biologie et à conserver intact son esprit critique en pareille matière.

Que savons-nous sur la valeur pronostique du bacille ?

Ses manifestations, multiples anatomiquement, sont tantôt bénignes, tantôt malignes. Impossible de prévoir son évolution si on ne s'appuie pas sur l'état *clinique* du malade lui-même.

Ni le nombre, ni la forme des bacilles ne peuvent donner une indication pronostique.

Un grand nombre de bacilles trouvés dans une préparation indique un foyer en voie de fonte. Ce foyer peut d'ailleurs exister dans un simple ganglion trachéo-bronchique. La numération des bacilles n'a aucune valeur pronostique. On peut voir le nombre de ces bacilles décupler du jour au lendemain selon que la prise d'essai sera plus ou moins purulente ou plus ou moins muqueuse.

Peut-on admettre que la virulence variera avec la forme des bacilles ? Ce serait là une affirmation sans valeur.

De sorte que un seul bacille par champ du miscrocope et quelle que soit sa forme, a la même valeur pronostique que deux cents bacilles. Et encore faudra-t-il que cet unique bacille se retrouve dans plusieurs parties de la préparation !

D'autre part le laboratoire ne possède pas les moyens de constater une diminution dans la virulence du bacille. Nous ne parlons pas, bien entendu, des races de bacilles atténuées artificiellement ; nous n'avons en vue qu'un échantillon provenant de l'organisme malade.

Toutes les lésions tuberculeuses anciennes ou récentes produisent la tuberculose ganglionnaire par inoculation au cobaye. Les vieilles lésions calcifiées qu'on rencontre à l'autopsie des individus guéris et des vieillards, donnent des inoculations positives comme les lésions récentes. La gerbille, petit animal qui se défend contre la tuberculose en calcifiant rapidement la lésion, ne détruit pas le bacille, dit M. Guerbet. Ce bacille retiré de sa muraille de pierre n'est pas atténué.

Il est curieux de remarquer que sur ce problème de la virulence, on semble avoir oublié les idées de Pasteur. Pour lui, la virulence est un attribut temporaire et contingent des microbes. Nous avons vu que l'*autogenèse* de Pasteur est l'analogue de la *spontanéité* ; elle s'applique à l'exaltation des fonctions du germe et cette exaltation est due aux qualités humorales du terrain.

On ne répétera jamais assez que c'est au cours de ses travaux sur la vaccination du *charbon* que Pasteur mit en lumière la loi de la mutabilité des espèces virulentes. La virulence est une puissance qui s'atténue ou s'exalte ; il peut se créer des races distinctes d'un même germe. La Nature transforme en pathogènes les microbes qui vivent en hôtes inoffensifs chez l'homme. Tout cela est plus ou moins laissé dans l'ombre aujourd'hui. C'est le grand Pasteur qui parle de la *résistance vitale*, rendant les microbes pathogènes.

Le bacille ne joue pas de rôle dans l'action thérapeutique contre la tuberculose. Il n'y a aucun rapport entre la nature microbienne de la maladie et le mode de traitement qu'on lui oppose. On peut supprimer par la pensée la découverte de Villemin, la démonstration de Koch, les innombrables travaux consécutifs, le traitement de la tuberculose n'en serait pas modifié. Il est efficace malgré nos ignorances sur la nature de la maladie : il est purement empirique : il découle de l'*observation* et de l'*expérience*, mais non de l'expérimentation, car *actuellement on ne peut opposer aucune médication spécifique à l'infection par le bacille tuberculeux*.

D'autre part, le traitement hygiénique actuellement appliqué est efficace : or il s'adresse à l'état général du malade ; son efficacité tendrait à faire croire que l'état général du patient joue un rôle bien plus important que le bacille. C'est l'opinion d'un très grand nombre de médecins praticiens. *Naturam morborum curationes ostendunt*.

Voies de pénétration du bacille

Les contagionistes ont beaucoup varié dans l'appréciation des voies que suivrait le virus tuberculeux.

On peut admettre que les trois voies principales de pénétration possible sont : la voie respiratoire, la voie digestive, la voie conceptionnelle. Une quatrième est peut-être la voie otique.

Pénétration par la voie respiratoire. — L'extrême fréquence des lésions pulmonaires chez l'homme et chez les bovidés a fait admettre que l'infection tuberculeuse se faisait par l'appareil respiratoire primitivement contaminé par l'air inhalé, par les poussières sèches et par les poussières humides.

L'action nocive des *poussières sèches* a été étudiée par Villemin. Il insufflait des crachats desséchés dans la trachée du lapin et rendait l'animal tuberculeux. Cadéac et Mallet (de Lyon) ont démontré vingt ans plus tard, que ces poussières de crachats et des fragments de poumons tuberculeux ne donnent des résultats positifs que très rarement. Ils émirent l'idée que la tuberculose pouvait se prendre par ingestion. De 1898 à 1907, ils font une série de travaux pour signaler la grande difficulté d'inoculation par les voies aériennes. Leur conclusion est que les crachats desséchés à l'obscurité ne sont qu'exceptionnellement nocifs. *Il suffit de faire entrer l'air et la lumière dans une habitation pour chasser la crainte des poussières.*

Les poussières humides ont été étudiées en 1885 par Thaon. Il pulvérisait des crachats émulsionnés dans l'eau. Les lapins en expérience devenaient tous tuberculeux. L'examen histologique des poumons montrait, dans ce cas, l'arrivée du bacille par les bronchioles, sa pénétration jusqu'à l'extrémité des conduits respiratoires, enfin sa pullulation dans l'épithélium pulmonaire.

Peu de temps après, Cadéac et Mallet constatèrent la puissance d'infection des poussières humides contrastant avec l'impuissance des poussières sèches.

Nocard et Rossignol, puis Vallée d'Alfort confirmèrent ces dires. Sur 12 veaux en expérience, 8 furent contaminés.

Landouzy, appréciant toutes ces expériences, remarque que la tuberculose primitive du poumon est difficile à réaliser par voie d'inhalation, même en faisant intervenir les poussières humides.

Il faut noter de plus que ces conditions expérimentales ne se rencontrent jamais dans la pratique. L'inondation des alvéoles par le liquide virulent, l'inhalation prolongée des cultures ou de crachats frais émulsionnés sont des procédés trop artificiels pour être très probants.

Dans les ingénieuses expériences de Kuss, la durée de l'inhalation et la finesse de l'émulsion ont été des éléments de succès, mais alors on s'éloigne de plus en plus de la réalité des choses rencontrées dans la vie ordinaire (1).

Pénétration par les voies digestives. -- En 1868, Chauveau montra par des expériences célèbres que la contamination peut se faire par les voies digestives. Il démontre que la tuberculose pulmonaire, celle des ganglions bronchiques et des ganglions du

---

1. Si les célèbres expériences de FLÜGGE avaient la valeur qu'on a voulu leur attribuer, les médecins spécialistes du larynx seraient plus souvent contaminés que les autres. Ce qui nous paraît peu probable.

médiastin, est d'origine sûrement intestinale *sans trace de lésions à la porte d'entrée*.

La plupart des tentatives faites pour reproduire les expériences échouèrent ; aussi continua-t-on à croire que la grande voie était la voie aérienne.

Entre temps, Cornil s'appliquait à montrer la facilité avec laquelle le virus tuberculeux peut traverser la couche épithéliale *saine* de l'intestin sans produire aucune lésion apparente.

Il faut se rappeler qu'en 1868, lors de la mémorable discussion de l'Académie (devant les affirmations de Villemin), Chauffard, Pidoux, Guéneau de Mussy avaient déjà signalé les *réveils* de la tuberculose qu'ils comparaient aux réveils de la syphilis. Ces réveils caractérisaient une tuberculose prise dans l'enfance. Reprenant les idées des maîtres français, von Behring (Congrès vétérinaire de Cassel, 1903) émit l'idée que la tuberculose pulmonaire de l'adulte n'est que la manifestation tardive d'une infection intestinale du jeune âge.

Calmette et Guérin ont montré qu'un seul repas infectant suffirait pour produire les lésions tuberculeuses des ganglions mésentériques chez les jeunes animaux et des ganglions pulmonaires d'emblée chez les animaux adultes.

Le trajet suivi par les bacilles serait le suivant : traversant la muqueuse intestinale sans laisser de trace, ils pénètrent dans les vaisseaux chylifères et là, deviennent la proie des leucocytes polynucléaires qui les entraînent dans les ganglions mésentériques.

Deux cas peuvent alors se présenter :

A. — *Chez l'animal à la mamelle, les ganglions sont des filtres parfaits* : tantôt les bacilles sont détruits dans les ganglions, tantôt ils y créent des lésions tuberculeuses. Ces lésions évoluent vers la caséification et les microbes sont déversés dans les canaux lymphatiques afférents ou dans le péritoine.

B. — *Chez les animaux plus âgés, les ganglions sont plus perméables.* — Les bacilles englobés dans des leucocytes polynucléaires sont charriés avec la lymphe dans le canal thoracique, de là dans le cœur droit et de là dans les capillaires des poumons. Si les leucocytes parasites ont déjà perdu leurs mouvements amiboïdes, ils sont incapables de traverser par diapédèse les parois de ces capillaires. Ils créent de fines embolies. Ces embolies deviennent le point de départ de formations tuberculeuses aux dépens des parois endothéliales vasculaires. Telle serait l'origine des granulations grises.

Ces granulations vont évoluer vers la guérison ou vers la caséification.

S'il y a caséification, les tubercules se vident dans les alvéoles pulmonaires ou dans un lymphatique, ou dans un vaisseau veineux, ou dans une artère, ce qui est plus rare.

Tel serait le mécanisme de la dissémination des tubercules dans les organes.

Maurice Letulle, en 1906 (Conférence de la Haye), se montre partisan de la voie sanguine s'opposant à l'origine endo-bronchique. Il établit l'origine vasculaire des lésions tuberculeuses du poumon humain aussi bien pour le nodule granulique que pour le bloc de broncho-pneumonie caséeuse.

A propos de la contamination générale et de la contamination pulmonaire par la voie intestinale (et par conséquent par la voie sanguine), il faut noter les travaux de H. Roger (1) sur le rapport physiologique qui existe entre l'intestin et le poumon. Nous connaissons encore mal le rôle de ce dernier. L'exemple tiré du métabolisme des graisses est à méditer. Les éléments constitutifs des graisses modifiées par le pancréas pénètrent dans les parois intestinales, passent dans les chylifères, sont transportés par le canal thoracique dans la veine sous-clavière gauche, de là dans le cœur droit et dans le poumon.

D'autre part, il faut remarquer l'étrange corrélation qui existe entre l'appendicite chronique, les poisons qu'elle fabrique et leur retentissement sur le poumon qui devient tuberculeux.

Nous verrons en temps voulu ces faits curieux.

Autre rapprochement à faire : Les opinions sur l'action de l'alcool sont loin d'être fixées. Pour les uns, l'alcool serait une sorte d'aliment respiratoire, une substance oxydable ; pour les autres, il serait en grande partie éliminé *à l'état naturel par la surface pulmonaire*. En tout cas, il circule en nature dans le sang.

Quoi qu'il en soit, on ne peut pas ne pas remarquer la très grande fréquence de la tuberculose pulmonaire chez les alcooliques et par conséquent le rôle de l'absorption de l'alcool au niveau de l'intestin.

Pénétration par voie conceptionnelle. — *Naît on tuberculeux ou tuberculisable ?*

La question est encore bien obscure pour le premier point ; elle n'a jamais fait de doute aux yeux des médecins pour le second.

Le passage du bacille de la mère au fœtus est affirmé par certains observateurs et surtout les vétérinaires. Dans tous les cas,

---

1. H. ROGER et Léon BINET. *Presse médicale*, XXVI, 1922.

il est rare, car le nombre des veaux nés tuberculeux est à peine de 4 pour 1000 (Landouzy) : il suppose une lésion placentaire préalable.

Il est très important de remarquer que les organes d'un fœtus issu de phthisique peuvent ne présenter aucune lésion apparente et cependant contenir des bacilles : les inoculations et les examens histologiques le prouveraient.

Certaines expériences tendraient aussi à prouver que le germe tuberculeux peut vivre longtemps à l'état latent et ne devenir virulent que sous l'influence de causes secondes surajoutées.

Ce qu'on ne peut pas nier, c'est l'infection du fœtus par le sang de la mère. Charrin, Mosny ont montré le passage des toxines microbiennes de la mère au fœtus. Il faut remarquer que chez ce dernier c'est le foie, en rapport avec la veine ombilicale, qui est lésé.

Ces faits corroborent et expliquent la *diathèse héréditaire* des anciens médecins.

Il semblerait donc qu'on doive admettre que l'hérédité parasitaire est possible, mais rare ; et que *l'hérédité de terrain* est réelle pour la tuberculose comme pour l'alcoolisme et la syphilis.

Pénétration par la voie otique. — Koch refusait toute importance à la voie digestive. Behring lui confère une prépondérance exclusive. Landouzy prend une opinion moyenne et voit la porte d'entrée dans les premières voies respiratoires ou digestives si elles ne sont pas organiquement intègres.

N'y a-t-il pas lieu de s'étonner que les auteurs n'aient point parlé de l'infection primitive par la voie otique ?

Toutes les otites tuberculeuses sont actuellement considérées comme secondaires, mais cette opinion est révisable, comme toutes les opinions. Un grand nombre d'infections, considérées d'habitude comme primitivement d'origine gastro-intestinale, ne sont peut-être que des septicémies à point de départ naso-pharyngo-otique.

N'a-t-on pas abusé de la vulnérabilité de l'appareil digestif de l'enfant ? Le tube digestif n'a-t-il pas la destinée de fonctionner sans cesse en milieu septique ?

M. Barbillion a émis sur ces hypothèses des idées ingénieuses(1).

Le nouveau-né réalise à souhait les conditions les plus favorables au développement de l'infection naso-pharyngo-otique.

---

1. Barbillion. L'infection septique d'origine otique. *Arch. internat. de Laryngologie.* 1901.

Chez lui, pas de vibrisses dans les fosses nasales, dont les anfractuosités sont encore rudimentaires. La muqueuse nasale et nasopharyngienne est mince, elle desquame activement ; le mucus y est secrété avec une parcimonie qui explique le peu de développement des glandes mucipares. Il n'existe pas, à proprement parler, d'amygdales ni de follicules clos. Le réseau lymphatique et le système ganglionnaire sont également très rudimentaires. Toutes ces conditions sont défavorables à la défense bactéricide et phagocytaire de l'organisme.

La conformation anatomique de la région se prête également à l'infection par la dépendance étroite des trompes d'Eustache. leur ouverture largement béante, leur brièveté relative, leur déclivité quand l'enfant est couché, ce qui est la position habituelle.

Et tout ce système : trompe, caisse, aditus ad antrum, lequel est large chez le nouveau-né. et antre pétro-mastoïdien, communique librement dans ses différentes parties et donne, au point de vue topographique, l'impression d'un territoire trop bien disposé pour les progrès d'une infection ascendante.

La disposition en cul-de-sac de la caisse et de l'antre pétro-mastoïdien où vient en dernier ressort se pelotonner la suppuration, évoque l'analogie avec l'appendicite et fait penser à une exaltation possible en cavité close de la virulence des agents pathogènes qui s'y sont ensemencés et développés.

D'autre part, on peut remarquer que l'agglomération, le milieu nosocomial et la vie en air confiné sont essentiellement favorables à l'infection septique des nourrissons et que leur action nocive se fait sentir très rapidement.

L'expérience clinique prouve que la suppuration de la caisse du tympan et de ses dépendances est tellement fréquente que, chez un nourrisson mort après un séjour dans un service hospitalier ou en milieu septique, elle est la règle : son absence est l'exception.

Pas de signes locaux. On croit à une infection gastro-intestinale. La mort rapide est fréquente. A l'autopsie, on trouve la caisse pleine de pus et aussi l'antre pétro-mastoïdien. Quelquefois on assiste à une série de rémissions ; quelquefois, il y a guérison avec ou sans écoulement purulent par le conduit auditif.

En tout cas, le terrain est préparé pour la tuberculose et on connaît l'extrême fréquence de l'otite tuberculeuse.

Il y a donc quelques raisons, peut-être, de ne pas se laisser trop séduire par l'idée d'une origine ou digestive ou pulmonaire.

L'origine par la voie pharyngée et otique est aussi vraisemblable. Cette hypothèse mérite un examen méthodique et, dans tous les cas, elle demande au médecin de porter son attention sur un territoire beaucoup trop négligé dans la pratique actuelle.

Landouzy acceptait la vraisemblance de la voie pharyngée. Le pharynx est la porte d'entrée de beaucoup de maladies microbiennes. Le virus tuberculeux peut envahir l'organisme par cette voie, comme la scarlatine, la rougeole, le fièvre typhoïde, la diphtérie, etc.

L'extrème fréquence des otites et des adénites sous-maxillaires et cervicales plaide en faveur de cette hypothèse. Quel est l'enfant qui n'a pas de ganglions ?

En résumé, quoi qu'en disent les auteurs, les voies de pénétration du bacille sont mal connues.

On peut admettre que la tuberculose, en tant que maladie inoculée, n'est pas congénitale.

Elle se prend au cours de la vie.

La voie pulmonaire est considérée habituellement comme la plus fréquente.

Les voies exceptionnelles seraient : la voie pharyngée, la voie otique, la muqueuse génitale et toutes les muqueuses. La voix sanguine, qui est peut-être la principale, expliquerait toutes les autres.

Conclusions sur le problème de la contagion

L'extrème diffusion du bacille, son ubiquité, la diversité de ses propriétés pathogènes suivant le terrain où il est semé, le peu de notions positives que nous avons sur sa biologie, l'observation clinique sont autant de notions qui commandent une certaine réserve dans l'explication du mécanisme de la contagion.

Nous devons nous prémunir contre la tendance historique des médecins à accepter des dogmes qui d'ailleurs se substituent les uns aux autres à chaque siècle. De tous temps, la médecine a aimé à être bercée par des théories. Un art aussi conjectural a besoin de se soutenir par des systèmes consolants.

Mais les praticiens, qui vivent tous les jours au milieu des embûches de leur profession, ont toujours été prudents dans l'examen des théories et des systèmes ; ils ont l'intuition que le philosophe contemporain a raison quand il dit : « L'Humanité ne nous écoutera que dans la mesure où nos systèmes conviendront à ses instincts. »

La contagion est considérée comme indiscutable. En présence d'un tuberculeux, le médecin simpliste se demande immédiatement où et comment le malade a pris sa maladie, comme s'il s'agissait de la grippe, de la syphilis ou de la diphtérie.

Les idées actuelles assimilent chaque cas clinique à un fait d'inoculation expérimentale. Ces idées sont les conséquences logiques des expériences de laboratoire ; mais la logique n'est pas de mise en médecine. Les vues de la pathologie expérimentale sont trop simples. Les phénomènes de la vie sont trop complexes. Aussi la clinique n'a jamais accepté sans arrière-pensée le dogme de la contagion dérivant de l'inoculation.

Est-ce à dire que la contagion n'existe pas ? Loin de nous cette pensée ; elle manquerait de prudence.

La tuberculose ne naît pas spontanément de l'organisme. Il faut, pour être tuberculeux, avoir pris le microbe à un moment donné. C'est infiniment probable.

Peut-être, dans des cas rares, l'*adulte* prend-il réellement la maladie par contagion, mais ce n'est là qu'un mécanisme exceptionnel. Le plus habituellement, un cas de tuberculose éclate après s'être préparé dans l'enfance et depuis des années ; il marque le réveil d'une virulence qui sommeillait. Voilà ce que nous avons vu dans la pratique.

Les exemples de *réveils* de la tuberculose sont innombrables. Dans les services d'hôpitaux, il ne se passe pas de semaine où plusieurs autopsies ne viennent en démontrer la réalité.

Sont-ce là des opinions réactionnaires ? Il se pourrait qu'elles soient, au contraire, en avance sur celles des contagionnistes actuels. En tout cas, elles indiquent le vrai danger qui est dans le degré de résistance du terrain, et le vrai traitement et la vraie prophylaxie qui doivent s'adresser à ce même terrain. Depuis 1882 ont fait fausse route ceux qui ont cherché à diriger la thérapeutique vers une action contre le microbe ; il n'en est pas mort un seul tuberculeux de moins.

La tuberculose peut être considérée comme une maladie qui naît et se propage suivant deux modes pathogéniques : l'*inoculation primitive* et l'*autogenèse*.

Il n'y a aucune raison (sauf la mode et un certain respect humain) d'abandonner les vues de Pasteur sur l'autogenèse. Nous les avons étudiées dans le chapitre sur l'Historique.

L'autogenèse n'exclut pas la contagion (1). Elle entre en jeu quand les micro-organismes, de saprophytes deviennent pathogènes sous l'influence de facteurs divers, c'est à dire quand leur

---

1. KELSCH. *Bull. Acad. Méd.*, 1910, n° 1.

R. BRUNON. La Tuberculose pulmonaire. 6

virulence s'exalte. C'est là l'enseignement de Pasteur. Il a été supplanté par la théorie allemande du développement continu qui ne conçoit pas une atteinte de tuberculose sans qu'une autre ne l'ait précédée chez le même malade ou chez un autre.

La doctrine du développement continu implique l'invariabilité, la permanence de la virulence des germes. La doctrine de Pasteur admet au contraire que la virulence est un attribut temporaire et contingent des microbes. En découvrant que les virus étaient en état de variation incessante, qu'ils perdaient ou récupéraient alternativement leurs aptitudes pathogènes, Pasteur a révélé une des lois fondamentales de la pathogénie.

Les Allemands se sont complu dans les abstractions des analyses de laboratoires sans égard pour les leçons de choses que nous recevons des milieux humoraux de l'organisme.

Ils ont réduit l'étiologie et la prophylaxie à l'étude d'un germe. Pasteur avait vu la complexité des choses. Les Allemands ont simplifié la pathogénie, et leur devise est la devise générale depuis un demi-siècle. La méthode expérimentale est impuissante, avec ses seules ressources, à résoudre les problèmes de l'étiologie. L'énergie de la graine et l'aptitude du terrain sont soumises à des variations qui ont une part considérable dans l'origine et l'extension des maladies, et nous ignorons par quels actes intimes notre milieu intérieur exalte la virulence des microbes.

Nos contemporains semblent avoir oublié que Pasteur, dans ses célèbres travaux sur la *flâcherie* des vers à soie, a étudié le problème du terrain et celui des variations de virulence des germes. Il a montré que la flâcherie offrait les plus grandes analogies avec les infections intestinales de l'homme et pour la première fois il a montré un saprophyte devenant pathogène.

Le microbisme latent. — Il explique les faits qui ont servi à fonder jadis la conception de la spontanéité et de l'autoinfection. Les théories actuelles sur les maladies infectieuses admettent ce microbisme latent (Vaillard, pour la fièvre typhoïde), mais le considèrent comme se rattachant à des germes virulents, reliquats constants d'une maladie antérieure. Kelsch, au contraire, ne considère qu'une graine indifférente noyée dans la flore bactérienne de nos cavités ; des facteurs étrangers l'investissent éventuellement et temporairement de la morphologie et de ses fonctions caractéristiques.

L'application de ces principes généraux peut se faire avec fruit à la pathogénie et à l'étiologie de la tuberculose, et voici comment on pourrait conclure à la fin de ce chapitre.

I. — Dans le grand problème de la tuberculose, celui de la contagion n'est pas résolu.

Chez l'adulte des populations civilisées, la contagion n'est pas démontrée, sauf peut-être dans un petit nombre de cas.

II. — Cependant le fait expérimental de l'inoculation est indéniable. L'œuvre de Villemin reste entière.

En clinique, l'extrême diffusion du bacille rend l'inoculation inévitable chez l'enfant.

Mais l'organisme a ses défenses plus ou moins efficaces, de sorte que le mot de Pidoux est près de la réalité : *Le terrain est tout.*

III. — Dans l'opinion courante, les cas de tous les jours se rattachent à une contamination directe plus ou moins récente : c'est là une hypothèse dérivant des recherches de laboratoire. Elle n'a pas reçu la consécration de la clinique. Elle est donc à réviser.

IV. — Dans la grande majorité des cas, la contamination se fait dans l'enfance : tous les enfants y sont soumis.

La contagion initiale est donc inévitable. Son caractère de fatalité lui enlève son intérêt. Tout le monde est porteur de germes et en état de tuberculose latente.

V. — La tuberculose de l'adulte sera *le réveil* d'une première atteinte de l'enfance.

Il y a un grand intérêt prophylactique et social à voir les choses sous ce jour. Telles sont les hypothèses qui paraissent vraisemblables en se basant sur l'observation des faits cliniques.

Tout en professant la plus grande admiration pour Villemin et pour les innombrables travaux qui découlent de sa découverte, on peut conserver l'opinion que ses adversaires de l'Académie n'avaient pas absolument tort.

On critiquera le scepticisme en la matière et on reprochera au sceptique de faire partie d'une infime minorité négligeable. Le reproche, serait-il exact, n'a pas grande valeur, les questions d'ordre médical ne se résolvant pas par le suffrage universel. D'autre part, les sceptiques sont nombreux, mais ils font généralement le silence.

L'immense troupeau des praticiens reste indifférent et un peu railleur devant les discussions passionnées des phthisiologues ;

et il a la notion que la tuberculose, maladie sociale et familiale, n'est vraiment observée que par le clinicien qui suit la famille dans son évolution. Les médecins des hôpitaux, les savants de laboratoires, les spécialistes étudient admirablement la tuberculose ; ils la soumettent à la balance, à la toise, au manomètre, aux rayons X, à l'analyse bactériologique et chimique : mais ne sont-ils pas exposés à perdre de vue le tuberculeux lui-même que seul peut suivre le praticien ?

CHAPITRE IV

L'hérédité. — L'innéité

A propos des lois de l'hérédité, l'homme peut se dire avec modestie qu'il vit dans un mystère insondable. Pour s'en tenir aux *faits* d'observation courante, que voyons-nous tous les jours ? Les enfants ressemblent plus ou moins à leurs parents ; le fils ressemble généralement à la mère, la fille au père ; mais les ressemblances s'étendent aux grands-parents, aux oncles, aux tantes, etc., elles portent sur le physique, le moral, l'intellect ; et toutes ces similitudes s'enchevêtrent dans un lacis inextricable. Pour l'homme comme pour les animaux et les végétaux, l'hérédité découle du mécanisme de la fécondation, c'est à dire de la conjugaison de deux cellules différentes : la cellule mâle et la cellule femelle. Or, dans chaque cellule sommeille tout un enchevêtrement de virtualités, de représentations ancestrales, tout le résumé des impressions subies. L'embryon procède de la fusion de deux patrimoines héréditaires différents.

Hérédité physiologique. — Tout le monde admet donc que les êtres vivants possèdent l'aptitude de transmettre à leurs descendants leurs caractères, leurs propriétés, leurs tendances, leurs prédispositions.

Si l'hérédité physiologique transmet normalement la constitution anatomique et chimique et les aptitudes fonctionnelles (physiques ou mentales), comment ne pas admettre que l'hérédité pathologique transmet, ou les maladies ou l'aptitude à les prendre ?

Dans le premier cas, elle agit en tant que *force conservatrice* des formes et des propriétés ; dans le second, elle se heurte à *l'adaptation* ou *force évolutrice*, qui peut aboutir à la régression de l'individu.

Que l'hérédité physiologique soit étudiée au point de vue individuel, familial ou ancestral, on constate que les modifications anatomiques et les mutilations ne se transmettent pas si l'individu mutilé est déjà avancé en âge (exemple : la circoncision). Mais les troubles fonctionnels consécutifs aux lésions anatomiques sont transmissibles. Point très important. Brown-Sequard sectionne le grand sympathique chez le cobaye et le rend épileptique. Les petits de ce cobaye sont épileptiques, quoiqu'ayant un grand sympathique anatomiquement normal.

Les curieuses expériences de Ch. Féré ont montré que les moindres causes agissant sur l'œuf produisent un poulet monstrueux. Ce même savant a créé un grand nombre de monstruosités en soumettant des œufs de poule à divers poisons volatils : éther, chloroforme, vapeur de mercure ; ou en injectant dans leur intérieur des corps toxiques, des microbes vivants ou des produits solubles de cultures microbiennes.

Ce qui se transmet des progéniteurs aux descendants est essentiellement un mode spécial de mouvement moléculaire (Letourneau).

Ce sont les modifications survenues pendant la vie embryonnaire qui paraissent douées de la puissance héréditaire.

Innéité. — Lucas (1847) (1), Darwin et Hæckel (2) ont remarqué que deux tendances rivales luttent au sein de chaque être organisé :

1º Une loi d'*hérédité* par laquelle la nature s'imite et se répète.

2º Une loi d'*innéité*, par laquelle elle crée et invente.

On a dit que l'innéité de Lucas ressemblait fort à une entité métaphysique de l'ancienne philosophie. Ce serait une énergie s'exerçant sur l'être pendant la vie intra-utérine, et donnant à cet être des caractères qui n'existent pas ou n'existent que passagèrement chez les parents. D'autre part, la doctrine transformiste n'a pas retenu le reproche fait à la théorie de Lucas. Elle nous apprend, dit Letourneau, que la loi d'innéité « se résume en un effort de l'individu pour s'adapter aux conditions de son existence ; et en une sélection nécessaire ayant pour résultat final la survivance du plus apte ».

Des savants contemporains, comme G.-H. Roger, considèrent que l'innéité interviendrait dans les cas où l'individu vient au monde « présentant certaines aptitudes morbides dont le point

<hr>

1. LUCAS. *Traité philosophique de l'hérédité naturelle.*
2. LETOURNEAU. *Hérédité.*

de départ doit être recherché dans des causes accidentelles ayant agi directement ou indirectement pendant la conception ou la gestation ».

L'innéité serait à la pathologie du fœtus ce que l'hérédité est à la pathologie de l'espèce.

Des parents alcooliques donneront naissance à une série d'enfants *héréditairement* tarés. Des parents non alcooliques, mais intoxiqués par l'alcool au moment de la fécondation, produiront un rejeton qui, par *innéité*, aura les mêmes tares ; un autre enfant, conçu à l'état sain, ne les aura pas.

Le cas suivant peut être considéré comme un exemple d'*hérédité* pathologique.

Une femme de Quevilly, près Rouen, âgée de 45 ans, a eu 22 grossesses. 17 enfants sont nés à terme. Il ne lui en reste que 6. Tous les autres sont morts avant le onzième mois. Elle-même est de souche alcoolique. Son père est mort aliéné. Elle eut 14 frères et sœurs. Deux seulement survivent (1).

Dans cet autre cas, on peut faire intervenir l'*innéité*.

Une forte fille de 19 ans a un enfant normal et superbe. C'est l'enfant de l'amour. Elle se marie et épouse un alcoolique. Elle a quatre enfants : le premier, rachitique, marche avec des béquilles. Le second est idiot. Le troisième a une luxation congénitale de la hanche. Le quatrième est normal. Tous sont vivants. Un cinquième est venu mort : il n'avait que quatre doigts à chaque main. C'étaient les enfants de l'alcool.

On remarquera à ce propos que les conditions anti-physiologiques, dans lesquelles s'opère si souvent la fécondation, expliquent que l'aîné des familles est quelquefois anormal physiquement ou psychiquement.

Ce fait n'avait pas échappé à l'admirable sagesse des Anciens : à Carthage, on supprimait l'usage du vin aux nouveaux mariés le jour des noces. A la belle époque de Rome le vin était interdit aux femmes, aux hommes au-dessous de trente ans et aux esclaves.

Hérédité pathologique. — Les travaux de Pasteur ont éclairé quelques points de cette question si obscure.

Dans l'étude de la pébrine des vers à soie, Pasteur a pu suivre l'évolution du germe morbide dans le ver, la chrysalide et le papillon jusqu'à l'œuf. Il a fait la preuve de l'*hérédité du germe morbide* et de sa transmission évidente ou latente.

Dans l'étude de la flâcherie des vers à soie, il a constaté la

1. BRUNON. L'alcool et l'enfant. *Acad. de Méd.*, 14 mai 1907.

transmission héréditaire de la fragilité d'un organe (le tube digestif). Il a fait la preuve de l'*hérédité des caractères acquis en pathologie.*

Une grande partie de la question de l'hérédité pathologique est contenue dans ces travaux de l'illustre savant. Ils aboutissent à cet aphorisme : *Dans l'hérédité d'un être, il y a les acquêts de tous les ascendants.*

En poursuivant l'analyse clinique de l'hérédité, on voit en effet qu'elle est le plus souvent *polymorphe* : un goutteux peut engendrer un goutteux ou un migraineux ou un asthmatique ; un alcoolique peut engendrer un dipsomane ou un épileptique ; un tuberculeux peut, dit-on, engendrer un tuberculeux ou un enfant atteint de mal de Pott, etc. Mais toutes les maladies peuvent présenter de tels exemples.

L'hérédité peut être *hétéromorphe.* Dans ce cas on voit que les manifestations diathésiques se transforment en passant d'une génération à l'autre. C'est le cas de la tuberculose donnant lieu aux accidents de scrofule.

Ce n'est donc pas la maladie qui est héréditaire le plus souvent, mais seulement la *diathèse,* c'est à dire *la disposition morbide.* Le rhumatisme, le diabète, l'obésité, la goutte, la lithiase biliaire ne sont pas héréditaires, comme le croit le vulgaire. Ce qui est héréditaire, c'est le *trouble général de la nutrition,* qui aboutit à une de ces maladies formant dans leur ensemble une famille morbide (1).

Remarquons, en passant, que la diathèse a repris sa place dans la langue médicale contemporaine : la diathèse, *c'est la maladie qui sommeille.* (Debierre.)

L'hérédité dans la tuberculose

I. — *Un phthisique naît d'un phthisique,* a dit Hippocrate. Les Anciens ont décrit de main de maître les fils de phthisiques : enfants venus avant terme avec un faible poids et une taille petite, un squelette étroit et mince, un thorax aplati, une peau fine et molle, des extrémités graciles, un facies pâle, des veinosités transparentes, un pelage prématurément développé, de longs cils, des engorgements ganglionnaires faciles, un aspect malingre.

Landouzy, paraphrasant le vieux dicton de *vir pilosus aut fortis, aut libidinosus, aut phthisicus* a ajouté les expressions

---

1. DEBIERRE. *Hérédité.* Masson, 1910.

imagées de *vir populeus*, *vir rufus*, l'homme long comme un peuplier, l'homme roux d'un blond vénitien.

Tout cela est un peu théorique. Il peut naître de femmes tuberculeuses de beaux enfants, donnant les plus belles espérances. C'est aux alentours de la 12e à la 13e année qu'ils commenceront peut-être à péricliter.

II. — Parmi les modernes, on cite habituellement Sylvius, Fernel, Van Helmont, Fracastor, comme croyant que les enfants des poitrinaires étaient condamnés à mort. Les plus grands noms de la médecine se trouvent parmi ceux qui ont cru avoir démontré cette hérédité. Boerhave passe pour en avoir proclamé la loi. Chomel, Monneret voyaient dans l'hérédité la cause la plus commune de la tuberculose. Louis admettait son rôle dans 10 pour 100 des cas.

Quelques voix s'élevèrent, il est vrai, contre cette notion ; elles restèrent sans écho et la plupart des médecins sont toujours fidèles à la croyance traditionnelle.

Chomel, Gendrin, Monneret, Chauffard sont logiques avec eux-mêmes. Pour eux, la phthisie est l'expression d'une *diathèse* ; ils peuvent donc accepter l'idée de la transmission intégrale de la phthisie. Par définition, la *diathèse* se transmet directement et tout d'une pièce. Elle peut rester latente et sauter une génération. Elle peut tuer grands-parents et petits-enfants et épargner le père et la mère. Aux yeux de ces médecins, c'est le propre d'une diathèse de pouvoir rester latente plus ou moins longtemps et d'éclater tout à coup. Les théories les plus récentes sur l'anaphylaxie nous ramènent vers ces opinions dont on souriait il y a vingt ans.

Notre tournure d'esprit actuelle nous pousse vers les explications schématiques ayant les apparences d'une précision algébrique et nous comprenons mal le langage des vieux médecins. Leur conception de la phthisie, *diathèse héréditaire*, nous paraît vague et trop compréhensive. Les ascendants et les collatéraux étaient incriminés autant que les parents. Il suffisait qu'on connût un parent tuberculeux dans une famille pour qu'on incriminât l'hérédité. C'est dans cet esprit que Leudet a dressé ses statistiques qui font admettre que, sur 214 familles de phthisiques, 108 présentaient des antécédents *indiscutables* ; donc, dans la moitié des cas, la tuberculose serait héréditaire.

Pidoux considérait la tuberculose comme une maladie non spécifique, mais universelle. C'était *un aboutissant* ; le dernier terme des dégénérescences, le goufre où pêle-mêle venaient sombrer tous les déchus. *La tuberculose est une maladie qui finit*. Fatalement, on est amené à considérer que l'hérédité est un de ses principaux caractères.

Au commencement du XIXe siècle, un autre clan de médecins rejetait l'idée de diathèse et la possibilité de sa transmission. Pour ceux-là, l'enfant hérite d'une certaine *prédisposition* et des *imminences morbides* qui conduisent les parents à la phthisie.

Virchow et Niemeyer ne voyaient, chez l'enfant, qu'une prédisposition innée par affaiblissement constitutionnel des parents.

Mais, en somme, qu'on accepte l'hérédité de la diathèse ou l'hérédité de la prédisposition, on a en vue les mêmes faits et tous s'accordent pour accepter l'hérédité de la tuberculose.

III. — Villemin jeta un grand trouble dans ces opinions.

Depuis que la notion de contagion s'est emparée des esprits, beaucoup d'auteurs ont nié purement et simplement l'influence de l'hérédité. Ils ont pensé que les cas considérés comme héréditaires étaient en réalité dus à la contagion. La tuberculose est causée par un bacille, elle ne peut se transmettre que par un bacille. Un enfant est tuberculeux, non pas parce qu'il est né de parents tuberculeux, mais parce qu'il a vécu au contact de parents malades.

La rareté de la tuberculose chez les veaux et chez les animaux jeunes semble montrer avec plus de netteté qu'en pathologie humaine que la tuberculose n'est pas héréditaire au sens propre du mot, c'est à dire qu'elle ne résulte pas d'une infection congénitale intra-utérine ou conceptionnelle.

L'augmentation régulière de la fréquence de la maladie avec l'âge semble prouver que l'infection s'effectue pendant la vie extra-utérine. La maladie a d'autant plus de chances de se produire que l'animal, par le fait même d'une vie plus longue, est plus fréquemment exposé aux causes d'infection. Cette remarque de Straus est importante ; elle vise une contagion qui n'est pas niable, celle qui atteint les individus aux premiers mois de la vie. Mais elle substitue la contagion à l'hérédité.

En Allemagne, de 1888 à 1889, la tuberculose des bovidés a été notée comme :

Très rare au-dessous d'un an : soit 1 pour 100.

10 fois plus fréquente, de 1 à 3 ans.

30 fois plus fréquente, de 3 ans à 6 ans.

40 fois plus fréquente au-dessus de 6 ans.

Il faut n'accepter qu'avec réserve les statistiques étrangères et surtout les interprétations dont elles sont l'objet.

Il n'en fut pas moins un moment où il était de bon ton de nier complètement l'hérédité et de ne croire qu'à la contagion.

Faut-il rejeter les opinions anciennes quand elles cadrent mal avec nos théories modernes ? Ce serait injuste et téméraire. La vérité est que le problème reste toujours aussi complexe, la découverte du bacille n'a pas apporté la solution. Comme il y a cinquante ans, nous nous demandons encore si la tuberculose se transmet directement des parents aux enfants et si les enfants ne tiennent des parents qu'une moindre résistance.

Cependant il y a quand même quelque chose de changé dans les notions anciennes.

Hérédité de graine. — En s'inspirant des travaux de Pasteur, les médecins ont cherché à démontrer que le placenta n'est pas une barrière infranchissable aux ferments figurés. Straus et Chamberland ont montré que la bactéridie charbonneuse traverse le placenta. On sait que la variole existe *in utero*, que la vaccine de la mère peut immuniser l'enfant.

Pour la tuberculose, il y a des faits incontestables où des tubercules renfermant le microbe caractéristique ont été trouvés dans les organes d'enfants morts-nés. *La transmissibité du bacille est un fait indéniable.* Landouzy a admis que le placenta d'une femme tuberculeuse pouvait être virulent. Pour ce même auteur, pour H. Martin et Charrin, les viscères de fœtus né d'une mère tuberculeuse pourraient transmettre la tuberculose.

La tuberculose congénitale est donc réelle. Mais elle a été observée surtout en médecine vétérinaire et chez les bovidés. Dans ces cas de tuberculose congénitale, il est remarquable qu'on trouve les tubercules dans le foie tout d'abord, ce qui explique la marche de l'infection par les veines ombilicales.

Tels sont les faits sur lesquels s'appuient ceux qui admettent l'hérédité vraie et directe de la tuberculose, *l'hérédité de graine.*

Hérédité de terrain. — Mais si la tuberculose congénitale est certaine, elle est d'autre part très rare. Nous venons de dire qu'on l'observait surtout chez les bovidés ; or, si la pommelière est très fréquente chez la vache (environ 16 p. 100), la transmission au veau est extrêmement rare (5 pour 4.000). Elle ne pourrait donc expliquer, dans l'espèce humaine, qu'un très petit nombre de cas.

Si le tuberculeux transmet quelque chose à ses descendants, c'est un trouble fonctionnel, une disposition spéciale qui ne deviendra apparente que sous l'influence d'une cause intercurrente.

« Si les causes des maladies doivent être recherchées en dehors de l'organisme, dit H. Roger, les modalités réactionnelles sont dirigées par les prédispositions, les aptitudes, les résistances qu'ont léguées les parents. Les modifications fonctionnelles provoquées accidentellement se transmettent à la descendance et s'exagèrent souvent dans les générations successives.

Pour notre savant confrère, c'est par un abus de langage que l'on dit la tuberculose pulmonaire héréditaire. Cette hérédité n'est qu'apparente. Elle tient à ce que « les poumons des enfants issus de tuberculeux ont un fonctionnement insuffisant et possèdent une capacité respiratoire inférieure à la normale ».

L'enfant de tuberculeux est atteint de troubles dystrophiques se traduisant par des malformations, des stigmates de dégénérescence et de l'infantilisme : déformation thoracique par dystrophie pulmonaire, poitrine étroite et rétrécie, omoplates saillantes, muscles respiratoires grêles, retard de la dentition, insuffisance de l'ossification, infantilisme, défaut de développement de l'appareil génital, de l'appareil circulatoire et surtout de l'aorte, lobulation du foie et des reins. L'enfant naît donc avec une nutrition vicieuse qui se traduit par le lymphatisme, la scrofule, la chlorose et créera une prédisposition à la tuberculose.

Telle est l'opinion la plus répandue. La grande majorité du corps médical croit à *l'hérédité du terrain*.

Et cependant, si on cherche à se faire une opinion personnelle sur ce problème, on voit que sa solution est obscure. La pathologie expérimentale ne peut encore que présenter des faits insuffisants. Ce qui complique la question, c'est que les recherches cliniques à l'hôpital sont difficiles, les malades ignorant leurs antécédents héréditaires. Les malades de la clientèle les cachent. Seuls, les médecins de famille pourraient avoir des documents sur la question. Leudet fut le type de ces médecins et ses statistiques ont été reproduites partout. A ses yeux, la moitié des cas de tuberculose sont héréditaires, nous l'avons vu.

Il faut tenir compte des dires de Leudet. On remarquera que ses statistiques font intervenir de nombreux facteurs en considérant le rôle pathologique joué par tous les membres d'une famille, depuis les grands-parents jusqu'aux petits-cousins.

Actuellement il nous paraît difficile de dire exactement en quoi consiste la prédisposition. Hérédité anatomique, hérédité fonctionnelle, tout cela est hypothétique et impossible à prouver. Il faudrait pouvoir démontrer que le bacille déposé dans l'organisme lui imprime des modifications transmissibles par hérédité comme les traits du visage ou la couleur des cheveux. Une telle démonstration est impossible.

L'innéité dans la tuberculose

L'application de la loi de l'innéité à la tuberculose expliquerait peut-être nombre de cas, surtout si on voulait accepter la pathogénie de la tuberculose telle que nous l'avons exposée : dans notre état de civilisation actuelle, tout le monde est porteur du germe tuberculeux ; mais, pour être malade et atteint cliniquement de tuberculose, il faut que l'état général de l'individu permette l'état virulent du bacille ; il faut que la diathèse s'éveille ou se réveille. Or, la virulence du bacille tuberculeux peut dormir et rester latente ; elle peut se réveiller : c'est la maladie, — et se rendormir à nouveau : c'est la guérison (apparente et non réelle). Ce mécanisme des choses est incontestable pour la syphilis ; la clinique en possède des exemples qui ont la précision d'une expérience de laboratoire. Il nous paraît vraisemblable que tout se passe comme si pareil mécanisme existait pour la tuberculose.

A la naissance, l'enfant pourra apporter les caractères de race que l'*hérédité* lui donne et les caractères pathologiques qui lui viennent de l'*innéité*.

S'il naît avant l'explosion de la maladie des progéniteurs, il échappera à l'hérédité pathologique : s'il naît pendant les périodes où le virus est latent, il y échappera encore ; s'il naît pendant une période de réveil et d'activité du virus, il sera héréditairement atteint.

Ainsi s'expliqueraient les cas suivants, qui sont d'observation courante :

Dans une même famille, composée de cinq enfants, tous bien portants, un seul, le cinquième, est atteint de tuberculose. Il a été conçu au moment où la santé de son père était nettement compromise. La santé du père se rétablit : deux autres enfants surviennent : ils ne présentent pas de tendance à la tuberculose.

Il ne faudrait pas trop schématiser cette vue des choses de l'innéité. Il n'est pas nécessaire de faire intervenir fatalement la tuberculose des progéniteurs pour expliquer celle des enfants. Il est possible que des états pathologiques complexes et nombreux chez les premiers aient comme aboutissant la tuberculose chez les seconds.

Résumé : en matière d'hérédité, en général, nous n'en sommes encore qu'à la période inchoative ; celle qui rassemble les faits souvent contradictoires.

Pour ce qui touche l'hérédité tuberculeuse, la démonstration clinique ou expérimentale est impossible à faire. La croyance en cette hérédité ne repose que sur des impressions et le médecin doit toujours se méfier de ses impressions.

La division classique en *hérédité de graine* et *hérédité de terrain* a de tout temps satisfait beaucoup d'esprits.

L'hérédité de terrain est indéniable en clinique ; elle contient une part de vérité. Mais encore, il faut distinguer. Faut-il vraiment croire à la *tuberculose fléau des familles* et à une hérédité quasi-fatale ? Non. Il faut, au contraire, débarrasser les familles de cette morbide crainte de l'hérédité, comme il faut chasser la crainte excessive de la contagion.

Il n'est pas prouvé que des tuberculeux engendrent fatalement des tuberculeux. Il est possible que, suivant leur état de santé, ils engendrent des individus qui seront peut-être faibles dans la lutte pour la vie ; mais, d'autre part, la nature dispose de défenses très vigoureuses dans le mode d'éducation de l'individu (1).

Il est à nos yeux une hérédité autrement terrible que l'hérédité tuberculeuse : c'est l'hérédité alcoolique. *Le temps démontrera que c'est dans l'alcoolisme des parents qu'il faut chercher la cause originelle et la cause occasionnelle de la phthisie.* En présence d'un tuberculeux, cherchez et vous trouverez presque toujours l'alcoolisme chronique des parents ou l'imprégnation alcoolique passagère au moment de la fécondation.

CONCLUSIONS

La conclusion modeste, mais bien près de la vérité, est celle-ci : *Il y a des familles plus tuberculisables que d'autres.*

L'hérédité directe n'est pas prouvée par la clinique.
Les enfants d'un tuberculeux sont à surveiller.

L'hérédité ou l'innéité arthritique, ou syphilitique et surtout alcoolique ont un rôle indéniable dans la tuberculisation possible d'un enfant.

---

1. A Sparte, on était parvenu à créer un type humain distinct de tous les autres moralement et physiquement. Il en est de même chez les Anglais nos contemporains.

CHAPITRE V

Valeur primordiale
de quelques causes secondes

(Rôle de l'air confiné)

L'individu ne peut pas éviter l'inoculation tuberculeuse.

Il ne peut pas éviter les conséquences de l'hérédité ou de l'innéité, mais il peut les atténuer.

Il peut éviter l'action des causes secondes qui permettent à la tuberculose de germer. Il peut donc éviter la tuberculose.

Nous n'avons pas pour objectif d'analyser les causes de la tuberculose ; elles sont étudiées dans tous les livres. Je voudrais seulement passer en revue deux points qui me paraissent être d'une valeur capitale : *l'insuffisance de l'aération* et *l'alcoolisme*. A l'insuffisance de l'aération se rattachera l'étude des conditions du *travail* et des conditions du *logement*. A l'alcoolisme s'allie *l'alimentation* insuffisante. Nos remarques viseront l'enfant, l'adolescent, l'adulte étudiés dans l'habitation, dans la ville, à la campagne, dans la nation.

Les causes *secondes* de la tuberculose sont multiples. Elles sont rarement isolées. Le plus souvent on en trouve simultanément plusieurs comme ayant pu agir ; de là, dit Grisolle, la difficulté qu'on éprouve à faire à chacune d'elles la part d'influence qui lui revient.

Ces paroles sont toujours vraies ; cependant il est permis de croire que depuis une trentaine d'années, l'analyse des causes a été poussée plus loin que jadis. L'étiologie, à cette époque, était

un chapitre banal ; aujourd'hui, elle est moins qu'autrefois
« pleine de lacunes et d'obscurités ».

Certes la microbiologie a apporté de brillantes lumières, mais
l'expérience clinique a conservé toute sa valeur.

Le rôle de l'air confiné est signalé comme cause de maladies
dans nombre d'ouvrages du xviiie siècle, mais la masse du corps
médical ne suivit pas ces indications. La question n'était pas
mûre. On n'a commencé à voir l'importance de l'air vicié qu'a-
près l'application de la *cure d'air* aux tuberculeux chez les
Anglais, vers 1840.

Quant à la notion que l'alcoolisme peut engendrer la tuberculose, elle date de Lancereaux : elle fut renforcée par Landouzy
et Hayem dont les formules sont citées partout.

Or, à notre avis, *l'air confiné* et *l'alcool* résument en grande
partie l'étiologie de la tuberculose. Les cas qui échappent
à cette application sont peu nombreux.

Quand on se débarrasse des préjugés d'École et qu'on fait
un effort pour voir simplement les choses comme elles sont,
on est frappé de la vérité des adages dont usaient volontiers
les cliniciens français du siècle dernier. Lancereaux disait
que la tuberculose est la *maladie de la civilisation*. Bouchardat
disait que c'était *la maladie de la misère*.

Ces deux opinions convergent. La civilisation contemporaine,
basée sur un développement inouï de l'industrie, a créé, en même
temps, d'immenses fortunes et une misère spéciale. Et qu'est-ce
que la misère ? C'est l'habitation malsaine, et l'habitation
malsaine, c'est l'air confiné.

D'après Marc d'Espine :

Sur 1.000 décès de pauvres, il y a 232 tuberculeux.
Sur 1.000 décès de riches, il y en a 63 tuberculeux.

D'après Bertillon :

Chez les pauvres, il y a 32 pour 100 de tuberculeux.
Chez les riches, il y a 3 pour 100 de tuberculeux.

(Grancher et Hutinel.)

Mais est-il nécessaire de faire appel aux chiffres en pareille
matière ? N'est-il pas évident que la tuberculose, comme tous
les fléaux, frappe surtout le pauvre et le pauvre de la ville ?

Il y a lieu de mettre en relief l'action de *l'air vicié*, parce que
cette étude peut servir de synthèse à tout ce qui a été dit sur

l'influence de la claustration de l'écolier à l'école et de l'ouvrier
à l'atelier ; sur la sédentarité du riche ; sur l'empoisonnement
du pauvre par un logement sordide ; sur le danger de la vie des
villes comparée à celle de la campagne.

La tuberculose est la maladie de l'air confiné. Voilà un adage
qui avait cours, il y a quarante ans. Il exprime peut-être la plus
grande vérité pratique que l'observation et le bon sens des
médecins ont formulée à propos de l'étiologie de la tuberculose
(avant que l'alcoolisme existât). Les études de bactériologie l'ont
fait oublier ou reléguer parmi les opinions anciennes sur lesquelles
la multitude secoue la poussière de ses souliers.

L'air insuffisant, l'air vicié, l'air ruminé a été signalé avec
verve par le professeur Peter, d'énergique mémoire. Son service
était peut-être le seul à Paris où l'aération fût imposée avec
une discipline draconienne pour le plus grand bien de tous :
malades, élèves et personnel.

Il faut lire les paroles éloquentes de Peter quand il signale la
civilisation moderne comme jetant un défi à l'hygiène : comme
fomentant la conspiration de l'étiolement : comme organisant
la lutte contre la vie. Pour lui, respirer un air impur équivalait
à boire une eau croupie.

Mac Cormac menait le même combat et soutenait que *l'air
prérespiré* dans des logements mal aérés est l'unique cause de
la tuberculose.

Les statistiques de Budd, Ramazzini, Niepce, avaient voulu
prouver que sur 100 religieuses cloîtrées, il y a 80 phthisiques et
ils appuyaient leurs dires sur les opinions de Laënnec et sur le
tableau célèbre qu'il fait d'une grande communauté où toutes
les jeunes religieuses étaient tuberculeuses ; la tourière seule
devait son salut à sa liberté relative.

Il est évident que ces opinions étaient exclusives, mais on
tomba dans l'excès contraire après les travaux de Koch. L'air
confiné était, aux yeux de beaucoup, une chose très vague (et
l'est encore), tandis que la bactériologie apportait avec elle une
lumière éclatante. Avec elle tout se simplifiait et devenait
évident, trop évident. Les choses de la médecine ne sont jamais
ni simples, ni claires, ni évidentes. Elles ont ces apparences
quand nous les simplifions pour satisfaire notre esprit et les
mettre à notre portée.

Cependant l'influence des milieux était tellement frappante
que les deux Écoles, ancienne et moderne, furent obligées de
l'accepter, et aujourd'hui personne ne pourrait nier l'influence
du logement insalubre, de la rue étroite et sordide, de la ville

R. BRUNON. La Tuberculose pulmonaire.

immense et encharbonnée. L'air confiné est une cause de tuberculose acceptée de tous.

Par quel mécanisme agit-il ?
Comment peut-il faire naître la tuberculose ?
Là, les discussions vont renaître.

L'air confiné peut jouer un double rôle :

A. — Une ventilation insuffisante ou une agglomération trop grande d'êtres vivants lui font subir des altérations dans sa composition.

B. — Il contient des germes virulents provenant d'individus malades de tuberculose.

Les Anciens ne voyaient que la première explication. Ils croyaient à l'action pure et simple d'un air nuisible parce que méphitique et contenant des substances nocives inconnues dans leur essence.

La bactériologie voit les choses autrement.

Les deux conditions sont presque toujours réunies, ce qui a fait attribuer à la première une influence nocive qui, en réalité, appartient exclusivement à la seconde. Seule la présence du germe tuberculeux dans l'air peut provoquer la tuberculose chez le sujet sain qui le respire. Assurément l'air confiné contient un peu plus d'acide carbonique et moins d'oxygène ; on peut y trouver de l'oxyde de carbone ou des vapeurs ammoniacales. Il peut être irritant ou vicié : il peut être privé de la lumière solaire. L'homme qui vit dans ces conditions s'étiole et s'anémie, mais devient-il tuberculeux s'il ne reçoit pas d'autrui le germe de la tuberculose ? Rien ne saurait prouver cette génération spontanée. » (GRANCHER ET HUTINEL.)

Rien ne saurait prouver non plus que l'air vicié ne peut pas créer un milieu capable d'exalter la virulence du microbe.

Le bacille à lui seul ne peut pas nous expliquer les faits de tous les jours. Au contraire, la notion ancienne et traditionnelle de l'air vicié chimiquement nous donne satisfaction. Elle nous explique la fréquence de la tuberculose à la ville, comparée à celle de la campagne ; l'absence de tuberculose chez les nomades du désert et ses ravages dans nos populations *claustrées* des écoles, internats, couvents, prisons, casernes, ateliers ou riches appartements. La *contagion* explique tout cela aux yeux des uns, le plus grand nombre. La viciation de l'air l'explique encore mieux aux yeux de quelques-uns dont le nombre augmentera.

Certes il est un reproche que l'on peut faire à l'hypothèse proposée : elle ne comporte pas actuellement de démonstration expérimentale ! C'est une proposition empirique, et la preuve est impossible à faire parce que nous ignorons ce qu'est réellement l'air confiné ou vicié. Mais toutes les découvertes en médecine n'ont-elles pas été précédées par de longues périodes d'hypothèses ?

Opinions anciennes sur l'air vicié. — Nous ignorons ce qu'est l'*air confiné*. Mais il y a à peine cent ans nous ignorions ce qu'était l'*air normal*. C'est le XVIIIe siècle français qui l'a défini scientifiquement. De toute antiquité, l'homme a vu le vent abattre les arbres, renverser les habitations, soulever les flots, supprimer les montagnes, et, malgré quatre ou cinq mille ans d'observations, l'homme ne s'est pas aperçu que l'air était pesant. Il a fallu attendre un praticien de village, Rey, médecin à Bergerac en 1630, pour voir démontrée la pesanteur de l'air (Torricelli en 1643 et Pascal à Rouen, en 1644, ont corroboré ensuite cette découverte de génie).

Pour ce qui touche la composition de l'air et sa valeur chimique, elles ne devaient être définitivement fixées que par l'immortel Lavoisier. En 1772, il donna la théorie de la combustion et de la respiration. Un grand chapitre de la physiologie était dès lors écrit. Lavoisier expliquait les causes et les effets de l'air vicié des mines, des cuves en fermentation et de l'*air confiné* ou altéré, par les corps en combustion ou par la présence d'êtres vivants.

De la suite de Lavoisier sont les noms illustres de Gay-Lussac, Dumas, Regnault, Thomson, Boussingault et Pasteur.

Les travaux modernes, quelque admirables qu'ils soient, ont leur source lointaine dans les observations et les hypothèses géniales de l'antiquité grecque. Les philosophes antiques, par une vue de l'esprit, d'autant plus étonnante qu'elle est en contradiction avec toutes les apparences extérieures, regardaient les différents corps de la nature comme formés d'un très petit nombre d'éléments. Certains philosophes les réduisaient même à un seul, et Anaximandre considérait l'air comme le principe de toutes choses : tout est constitué par l'air, en provient et y retourne.

Empédocle, plus éclectique, synthétise les diverses hypothèses de ses devanciers et admet l'air au nombre des quatre éléments. (Remarquons en passant que le système d'Empédocle, plus ou moins modifié par les Écoles successives, dura jusqu'à Lavoisier !)

Hippocrate connaissait les altérations de l'air et les considérait comme des causes de maladies. Le livre hippocratique sur les milieux est remarquable. Galien a écrit le passage suivant, qui est fort curieux.

« Le meilleur air est celui qui est parfaitement pur... L'air troublé par l'existence de quelque canal, de ceux, par exemple, qui servent à recevoir les immondices d'une ville ou d'une armée, est mauvais. Il en est de même de celui qui est souillé par des matières en putréfaction : animaux, graines, légumes ou ordures... L'air qui est enfermé dans un bas-fond environné de montagnes n'est jamais agité par les vents et est certainement malsain. Dans ce cas, l'air est étouffant et putride à la façon de celui qui est empoisonné dans certains appartements où il se forme de la moisissure par suite de putréfaction et d'absence de ventilation. »

Au moyen-âge, les alchimistes découvrent que l'air alimente le feu, mais qu'il y a aussi un autre air qui l'éteint. Van Helmont crée le mot *gas* (de *Geist*, esprit) pour désigner divers fluides aériformes et en particulier le *gas sylvestre* (l'acide carbonique).

En 1660, Bayle démontre que l'air peut contenir des exhalaisons provenant du sol ou des êtres organisés qui vivent à sa surface.

À la fin du xviie siècle, tout était préparé pour les grandes découvertes du xviiie.

Opinions modernes sur la composition de l'air normal et de l'air vicié. — Les éléments qui entrent normalement dans la composition de l'air sont : l'oxygène, l'azote, l'acide carbonique, l'ammoniaque, l'iode, quelques traces d'hydrogène carboné et une quantité très variable de vapeur d'eau. Ces divers principes gazeux sont à l'état de simple mélange et complètement indépendants les uns des autres.

Dans l'air confiné, on trouvera encore, à l'état de suspension, des myriades de corpuscules solides de nature et d'origine très diverses : poussières inorganiques, débris de végétaux, graines de plantes, graines de pollen et germes de toute sorte étudiés depuis Pasteur et Pouchet par la bactériologie.

Un des principaux résultats de la respiration des animaux est la production et l'exhalation d'une quantité considérable d'*acide carbonique*.

Saussure et Boussingault ont démontré que l'air des grandes villes contient un peu plus d'acide carbonique que l'air des campagnes. Boussingault a estimé approximativement que la respiration de l'homme et des animaux et les foyers de combustion produisent à Paris, en 24 heures, 2.944.641 mètres cubes d'acide carbonique. L'air d'une grande ville deviendrait rapidement irrespirable si la nature ne faisait pas intervenir les courants d'air qui balayent en tous sens l'espace.

Dans les habitations et les lieux clos destinés à des réunions d'hommes, les causes de viciation de l'air par l'acide carbonique sont de plusieurs ordres : les foyers de combustion, les appareils d'éclairage et la respiration de l'homme lui-même consomment continuellement de l'oxygène et produisent de l'acide carbonique.

L'exalation pulmonaire fournit par heure :

9 litres d'acide carbonique **chez** l'enfant de 8 ans
12 — — — chez la femme
20 — — — chez l'homme.

Une altération particulière de l'air est due à l'apparition d'un principe délétère : *l'hydrogène sulfuré.*

Un quinze-centième d'hydrogène sulfuré mêlé à l'air intoxique les petits animaux. On peut se demander si la présence dans l'atmosphère d'une très faible proportion de ce gaz délétère ne joue pas un certain rôle dans l'insalubrité de certains milieux.

Il faut remarquer encore que l'homme et les animaux exhalent par le poumon et par la peau une quantité considérable de *vapeur d'eau* et des *émanations animales* de nature inconnue.

Les preuves de leur présence ont incontestables.

La vie animale est impossible dans une atmosphère non renouvelée, quoiqu'on prenne soin d'absorber l'acide carbonique à mesure qu'il se forme et de restituer l'oxygène à mesure qu'il est consommé.

L'eau obtenue par la condensation des vapeurs émises dans un lieu habité se putréfie rapidement quand on l'abandonne à elle-même.

Un fait assez curieux est le suivant : la première application en France de la ventilation des habitations, eut lieu au Palais de la « Chambre des Pairs » (1) : L'odeur de la salle se trouva immédiatement atténuée mais, à l'extrémité du conduit d'évacuation, l'odeur était tellement infecte qu'il était impossible de la supporter un seul instant. Il fallut même renouveler, au bout de l'année, la tige en cuivre du paratonnerre qui passait à côté de cet édifice et que son altération par l'hydrogène sulfuré, provenant de la salle, avait mise hors de service. (BERTIN SANS.)

Quant aux preuves de la nocivité de l'air chargé de matières organiques, elles sont tellement évidentes qu'il est à peine besoin de les citer. Il faut, à ce propos, distinguer *l'asphyxie* de *l'empoisonnement.*

Dans l'asphyxie intervient une modification dans la composition de l'air (oxygène et acide carbonique).

Dans l'empoisonnement interviennent des substances émanées

---

1. Ce sont deux Français, Nicolas GAUGER (1714) et le Docteur DESAGULIERS (1723) qui, les premiers, appliquent la ventilation à la Chambre des Lords et dans les Hôpitaux de Londres.

de l'organisme. « *Cette intoxication de l'homme par l'homme ou les animaux, cette atteinte de la vie par l'exercice même de la vie, s'est depuis longtemps imposée à l'observation, mais il a été impossible jusqu'alors d'en connaître et d'en isoler la cause.* » Dans notre pensée, c'est là une constatation du plus haut intérêt.

Causes de la souillure de l'air. - L'air confiné est donc un air vicié par des matières organiques.

La cause première de cette viciation est dans le jeu normal de nos fonctions respiratoires et cutanées. Elle serait négligeable, comme elle l'est chez les animaux sauvages et chez l'homme nomade, si les causes secondes n'intervenaient pas par nos habitudes de claustration.

L'air libre est inoffensif. L'air est nuisible quand il est *limité*. Quand l'atmosphère reste largement ouverte, son immensité neutralise ses viciations locales. Dès qu'une partie de cette atmosphère est *restreinte* et isolée du vaste ensemble, elle devient méphitique. Le brassage atmosphérique est une équilibration assainissante. Air immobile, air confiné, air malsain, sont des expressions synonymes (Émile Bertin-Sans).

Hypothèses sur le mécanisme de formation de l'air confiné. - **Sa nature.** - **Sa dose offensive.** — Il est donc acquis que les êtres vivants modifient l'air clos. Comment ?

Par absorption d'oxygène ;
Par augmentation de la proportion d'acide carbonique ;
Par production de vapeur d'eau ;
Par production d'oxyde de carbone ;
Par introduction de matières étrangères.
Ces diverses altérations ont une gravité très différente.

Absorption de l'oxygène. — Elle n'est ni très active, ni très dangereuse. Pas très active, car l'expérience a démontré que 900 auditeurs séjournant une heure et demie dans un espace de 1.000 mètres cubes, enlèvent 1 pour 100 d'oxygène.

Pas très dangereuse, car sur les hauts plateaux des Cordillères, dans les villes de Mexico, Bogota, Potosi, situées à 2.500 mètres d'altitude, la dépression de l'atmosphère équivaut à la perte du quart de son poids. « Cet appauvrissement considérable n'a pas d'influence sur la santé des habitants. »

Augmentation de l'acide carbonique. — Un des premiers auteurs qui se soit occupé scientifiquement de l'air confiné est Gavarret. Il attribue sa nocivité à l'acide carbonique. Claude

Bernard et Paul Bert reprirent les expériences de Gavarret, mais pour les infirmer.

Dans une masse de 10 mètres cubes d'air clos, un homme substituera, en une heure, 15 à 20 litres d'acide carbonique, aux 20 ou 25 litres d'oxygène absorbé ; il y aura de 20 à 25 litres d'acide carbonique dans ce milieu au lieu des 5 litres que contient l'atmosphère libre. Or il en faudrait 1.000 litres pour qu'il fût mortel.

On a donc exagéré le rôle de l'acide carbonique ; on a mis sur son compte des accidents dûs à d'autres corps. Son rôle est insignifiant.

Présence de l'oxyde de carbone (1). — Un des problèmes les plus obscurs de la physiologie est celui qui cherche à élucider le rôle de l'oxyde de carbone et la violence de sa toxicité.

On sait que dans les globules rouges du sang il se substitue à l'oxygène atmosphérique pour former avec l'hémoglobine libre du sang le composé connu sous le nom de carboxyhémoglobine. On connaît le mécanisme des intoxications foudroyantes : on connaît moins et même nous pourrons dire on ne connaît pas les effets lents de ce poison subtil.

N'aurait-il pas une action prépondérante dans les cas d'anémie grave, de névrose, de paralysie, de dénutrition qui étonnent quelquefois le médecin par l'étrangeté de leur marche ? Ne pourrait-on pas admettre par hypothèse qu'il joue un rôle dans la genèse de la tuberculose pulmonaire ?

L'oxyde de carbone est toxique pour l'homme à la dose moyenne de 1,233. Et, d'autre part, on ne sait jamais si l'atmosphère qu'on respire ne contient pas 1.233 d'oxyde de carbone. Il est le produit de la combustion incomplète du charbon. Or, avec les modes de chauffage actuels, avec les modes d'éclairage les plus communs, avec nos habitudes de claustration dans d'immenses maisons encombrées, il est permis de croire que nous sommes presque constamment exposés à l'action de l'oxyde de carbone.

Son action est d'autant plus sûre qu'elle a lieu dans un milieu confiné ; elle est d'autant plus dangereuse qu'elle est lente et graduelle ; elle diminue peu à peu, sans attirer l'attention, la résistance de l'organisme qui s'acheminerait finalement vers la tuberculose.

1. Léon MOURAUX. *Thèse de Lyon*, 1904.
SAMBUC, *Archives d'Anthropologie criminelle*, 15 avril 1904.
Émile-GAUTIER. L'oxyde de carbone, *Le de Dion-Bouton*, 1904.

Tout cela est hypothétique, mais n'a rien d'invraisemblable.

L'expiration rejette-t-elle à l'extérieur des poisons autres que l'acide carbonique ? C'est probable (1). Charrin a entrevu des produits nocifs dans l'air expiré par les tuberculeux. Des résultats encore insuffisants tendent à faire admettre la réalité de ces corps. Dans les cavernes bronchiques il existe des substances qui donnent naissance, par suite de fermentations, à une infinité de produits plus ou moins nuisibles et dangereux.

La question est obscure, mais il n'est pas défendu de penser qu'elle éclaircira peut-être un jour le rôle de l'air confiné dans la tuberculose.

Production de vapeur d'eau. — San Felice, Flugge, Gardenghi n'admettent pas la toxicité de l'air confiné en soi. Ils prétendent que les phénomènes morbides constatés sont dus à l'accumulation de la vapeur d'eau qui, entravant l'irradiation de la chaleur interne, provoque l'accumulation de celle-ci dans l'organisme. Cette théorie n'a pas été confirmée par les faits ; on admet généralement que la vapeur d'eau ne pourrait être nuisible qu'à la longue et si la ventilation était vraiment insuffisante. Les auteurs s'accordent à la considérer comme négligeable.

Introduction de matières étrangères d'origine minérale. — Au voisinage des établissements industriels et quelquefois loin d'eux, suivant le régime des vents, l'air contient des substances nuisibles telles que l'acide fluorhydrique, l'acide sulfurique. Elles érodent les vitres des maisons, elles détruisent les armatures métalliques des toits, elles tuent les plantes et arrêtent la végétation des arbres. Comment ne pas croire, en dehors de toute preuve expérimentale, qu'elles n'aient pas d'influence nocive sur les humeurs et les poumons de l'ouvrier habitant près de l'usine ?

(On peut dire de suite que la Société n'est pas armée contre un tel défi jeté à la nature. Il n'y a rien à faire que des procès « privés ». Les usines payeront les dégâts matériels mais elles continueront à déverser dans l'atmosphère et le sous-sol les substances chimiques qui tuent l'homme.)

---

1. CHARRIN. Conception de la pathologie expérimentale. *Revue scientifique*, mars 1905.

Introduction de matières étrangères d'origine animale

L'anthropotoxine de Brown-Sequard et d'Arsonval. —
Ces matières organiques sont des exhalations animales. Là est
un des points importants qui nous occupent. Ces matières sont
rejetées au dehors par les échanges de l'hématose. Elles sont mal
définies chimiquement, mais on sait que leur activité physiologique et morbide est indiscutable. Leur nature est inconnue :
matière putrescible et putride, ptomaïne. La nocivité de ces
matières organiques est directe et dépend d'elles-mêmes, ou bien
elle est empruntée aux matières organisées qui les accompagnent
ou qui s'y ajoutent, s'y développent, s'y transforment et s'y
multiplient.

Brown-Sequard et d'Arsonval ont publié sur l'air confiné des
travaux importants (1). Pour eux, *l'air expiré par l'homme et
par les mammifères contient un poison extrêmement puissant,*
même à une dose très minime. Ce poison pulmonaire est de nature
chimique ; volatil, il appartient à la classe des alcaloïdes organiques (leucomaïnes, ptomaïnes). Il jaunit l'acide sulfurique
concentré ; il réduit le nitrate d'argent ammoniacal et le chlorure d'or. Ces caractères démontrent sa nature organique.

La persistance de la toxicité du liquide de condensation des
vapeurs pulmonaires après ébullition en vase clos démontre que
ce poison n'est pas un microbe.

Injecté dans les vaisseaux ou dans le tissu cellulaire du lapin,
ce liquide produit les symptômes suivants : ralentissement de
la respiration, inhibition de la respiration costale, tachycardie
et affaiblissement du cœur, abaissement de la température, convulsions des membres inférieurs ; diarrhée, adynamie, parésie
générale.

A l'autopsie, on trouve : congestion de tous les viscères et, en
particulier des poumons, qui peuvent être le siège de foyers
hémorrhagiques. Emphysème pulmonaire. Pas d'infarctus.

Il faut espérer que ces beaux travaux seront repris quand
les esprits seront moins accaparés par la microbiologie pure.

Peut-être la chimie trouvera-t-elle la clef du mécanisme de la
tuberculose que la bactériologie crut un moment avoir en main.

Influence de l'air vicié sur la vitalité des microbes. —
M. Trillat a proposé une théorie mixte qui fait intervenir et des

1. *Soc. de Biologie*, 1887, p. 814 ; 1888, p. 33.
MARCOU. *Thèse Paris*, 1910.

facteurs chimiques et des microbes. Dans un travail lu à l'Académie de Médecine (1), il veut démontrer que l'air expiré contient des gaz qui exercent une action conservatrice sur les microbes en suspension dans cet air.

Ces gaz proviennent de la décomposition de matières organiques d'origine végétale ou animale. L'auteur émet l'hypothèse que ces souillures de l'atmosphère constituent un milieu très favorable à la conservation des germes pathogènes ; et, par suite, à la propagation des épidémies. Les expériences ont porté sur les bacilles de la diphtérie, de la fièvre typhoïde, de la peste.

Ces idées nous ramènent vers celles des vieux auteurs qui incriminaient les miasmes.

Peut-on doser le poison pulmonaire ? — Actuellement ces recherches n'offrent pas un grand intérêt. Elles ont été faites cependant et dérivent des considérations suivantes :

L'absorption d'oxygène ;

L'émission d'acide carbonique ;

L'exhalation de matières animales :

Sont trois faits solidaires et parallèles :

Donc, si on mesure l'un on aura la mesure des autres. La quantité d'acide carbonique donnera la mesure des matières animales. Et Pettenkofer a voulu établir que si l'air confiné, contaminé par une respiration animale, contient 1/1000 d'acide carbonique, il contient des matières organiques à une dose de 50 centigrammes par 10.000 mètres.

Ces chiffres sont sujets à caution. Ce qui intéresse le médecin c'est de savoir que, très probablement, *un air clos est vicié dès qu'il contient une parcelle de matière exhalée d'un organisme animal*. Cette nocivité s'accroîtrait rapidement, et comme en progression géométrique, avec l'usage. Très insignifiante tout d'abord, elle finit par être considérable.

Si ces données sont exactes, l'air confiné est vicié non seulement parce qu'on y a respiré *pendant un certain temps*, mais encore *parce qu'on y a respiré*. Les matières organiques seraient nuisibles en toute proportion et assimilables aux agents infectieux ou contagieux qui sont dangereux plutôt par la qualité que par la quantité.

Il n'y aurait donc de réellement sain que l'atmosphère libre du dehors et loin du contact de l'homme. De là, la paraphrase célèbre : *pour qu'il y ait assez d'air, il faut qu'il y en ait trop.*

1. Séance du 12 avril 1910.

Matières odorantes. — Tout le monde connaît l'odeur d'une chambre non aérée pendant la nuit.

Les matières odorantes ajoutées à un air confiné sont l'ammoniaque, l'hydrogène sulfuré, etc.

Elles ne jouent qu'un rôle fort médiocre dans la nocivité de l'air. Les substances redoutables de cet air n'ont pas d'odeurs sensibles. Un air odorant n'est pas forcément vicié ; un air peut être vicié et n'être pas odorant.

Richardson accusa l'ammoniaque d'être le poison en cause ; mais il fut démontré que l'absorption d'ammoniaque, au fur et à mesure de sa production, ne privait pas l'air vicié de son pouvoir toxique.

Rôle spécial des émanations animales. — Deux ordres de faits sont à considérer :

Les premiers visent le nombre des individus respirant dans un même milieu.

Les seconds visent la variété à laquelle ces individus appartiennent dans la série animale.

1° *Le méphitisme est en rapport avec le nombre des individus qui contaminent l'atmosphère :*

```
500 personnes souilleront l'air d'une salle de 5.000 mètres cubes
      plus que :
  5 personnes      —           —          —      50 mètres cubes
      plus que :
  1 personne       —           —          —      10 mètres cubes
```

Plus le nombre d'habitants augmentera, plus il y aura de chances, pour que l'un d'eux apporte les ferments aptes à féconder le *marais* de l'*air atmosphérique*, le *milieu de culture*.

Il arrivera probablement que plusieurs individus apporteront des substances de nature et de nocivité différentes. De là, une cause d'aggravation dans le méphitisme, car on sait que le *mélange* de substances putrides diverses favorise et active les phénomènes de putréfaction.

2° *Le méphitisme est en rapport avec la variété des êtres vivants qui contaminent l'atmosphère.*

Sur ce point, je citerai les hypothèses de mon savant collègue, M. Guerbet.

« Tout être vivant, dit M. Guerbet, crée autour de lui, grâce aux produits de son activité cellulaire, un milieu particulièrement toxique jouissant d'une sorte de spécificité. »

Cette assertion pourrait être basée sur les faits d'expérience suivants :

En bactériologie, certaines espèces microbiennes, le bacille typhique, par exemple, élaborent, dans le milieu de culture où elles vivent, des produits qui entravent le développement d'autres cultures typhiques. Mais ces produits ne s'opposent point à la croissance d'espèces différentes, le colibacille, par exemple. C'est ce qu'on appelle les *milieux vaccinés*.

Un fait analogue est connu en agriculture : une terre qui a porté du trèfle pendant quelques années, devient incapable de produire de nouvelles récoltes de trèfle ; et cependant, le sol s'est enrichi d'éléments azotés, puisque le trèfle, comme toutes les légumineuses, fixe l'azote de l'air dans la terre. La terre ne s'est donc pas appauvrie, tout au moins en substance protéique. D'ailleurs, elle est capable de donner des récoltes florissantes d'un autre végétal. On serait donc tenté de croire que les cultures successives de trèfle ont enlevé au sol une substance qui est nécessaire à la croissance de cette plante. Il semble n'en être rien ; car, quels que soient les engrais ajoutés, le trèfle ne croît plus ; et, d'autre part, si la terre a porté une année seulement un autre végétal, elle est redevenue propice à la culture du trèfle.

Ce phénomène semble donc bien être dû à une *sécrétion particulière* du trèfle, toxique pour lui-même et sans influence sur toute autre plante. C'est d'ailleurs la théorie adoptée par les Américains, qui ont beaucoup étudié la question.

Des phénomènes analogues ont été constatés en ce qui concerne la culture de l'asperge.

Les animaux peuvent nous fournir un autre exemple qui semble venir à l'appui de cette théorie. J'ai eu l'occasion de faire l'expérience suivante sur les cobayes et des lapins : mettons dans une caisse aérée, au minimum, — mais disposée de telle sorte qu'on puisse chaque jour enlever les déjections, — une douzaine de lapins. Dans une autre caisse identique, une douzaine de cobayes. On peut arriver à placer ces animaux dans un air confiné tel que ceux-ci dépérissent et meurent en un temps plus ou moins long.

Dans une deuxième expérience, sans changer les conditions d'aération, transportons 6 lapins dans la caisse de cobayes et 6 cobayes dans celle des lapins ; nous obtenons une survie des animaux très appréciable par rapport à l'expérience première. Et cependant les échanges respiratoires n'ont pas été sensiblement modifiés. L'acide carbonique, l'ammoniaque, les gaz putrides communs aux espèces, sont restés dans des proportions sensiblement identiques.

On est tenté d'induire de ces faits que les cobayes secrètent un produit toxique pour le cobaye ; et que les lapins agissent de même vis-à-vis des lapins.

Enfin un dernier fait semble encor donner raison à cette hypothèse. Il est moins pénible à l'homme de passer la nuit dans une étable mal aérée et remplie d'animaux, que de dormir dans une pièce, également mal aérée, avec un certain nombre d'individus de son espèce.

Les produits toxiques secrétés par les bestiaux, s'ils sont toxiques pour ceux-ci, le sont peu pour l'homme. Au contraire les produits toxiques émanant de l'homme, sont éminemment toxiques pour l'homme : *Homo homini lupus.* »

L'hypothèse ingénieuse de M. Guerbet ne permet pas de dire quelle est la nature de ces produits toxiques spécifiques ; mais elle répond bien aux remarques cliniques et elle sera peut-être le point de départ de travaux qui éclaireront la question.

Considérations empiriques

De tout temps, l'air vicié a été considéré comme étant capable de créer un état pathologique spécial. On trouve la trace de cette opinion dans les Écoles grecques primitives. Hippocrate faisait aérer les chambres des malades et disposer autour d'eux des branchages couverts de rosée. Pour ménager la pureté de l'air il faisait enlever les couvertures et peaux de bêtes dont on accablait les fébricitants.

L'utilité de ménager des espaces libres dans la maison et dans la ville a été plus ou moins bien reconnue au cours des siècles et cependant il y a certainement un rapport entre les terribles épidémies du moyen âge et le resserrement des villes de l'époque dans les limites étroites des fortifications féodales.

Ce sont nos contemporains qui ont admis que l'état pathologique créé par l'air confiné peut conduire à la tuberculose. Cette notion prit corps au xviiie siècle et néanmoins l'étiologie de la tuberculose restait noyée dans le fatalisme.

Dans la seconde moitié du siècle, et avec Noël Guéneau de Mussy, Pidoux, Chauffard, Hérard, *l'étiologie* de la tuberculose commença à être étudiée au point de vue général. C'était l'époque des *miasmes*. Noël Guéneau de Mussy, dans sa réponse à Villemin, appelait « de tous ses vœux » le moment ou la tuberculose serait étudiée comme maladie des hommes réunis en société.

Ce sont surtout les Anglais qui ont délimité la question. En dignes fils de Sydenham, ils ont vu quel parti on pouvait tirer, dans la médecine pratique, de cette notion que *l'air déjà respiré est un poison.* Avec leur sens clinique, ils se sont efforcés de faire admettre le rôle de l'air confiné et ils n'ont jamais cessé de considérer l'aération comme le principal agent du traitement dans la tuberculose.

La *loi de Mac Cormac* (de Belfast) était intransigeante : « *La tuberculisation se trouve là où l'air a déjà été respiré. Elle est impossible là où l'air est pur.* » Pour Mac Cormac, l'air confiné engendre la consomption.

Bennet de Londres(1), élève de Paris, se montre plus mesuré, mais il est bien Anglais dans ces remarques pratiques :

L'homme fait 20 inspirations et respirations par minute, soit 1.200 par heure, soit 28.000 par 24 heures en chiffres ronds. Deux personnes dans une même chambre donnent 28.000 respirations en 12 heures. Or chaque respiration expulse 500 centimètres cubes d'air (un demi-litre). Un homme expulse 450 litres d'air vicié par 24 heures. Donc, étant donné une chambre de moyenne grandeur, habitée la nuit par deux personnes, les fenêtres étant fermées, 900 litres de gaz délétère sont déversés dans son atmosphère.

Dans une salle non ventilée et contenant 100 personnes, chaque « bouffée d'air » inspirée par chaque personne, s'est promenée dans les recoins les plus intimes de quelques autres personnes qui peuvent être atteintes de toutes espèces de maladies.

En France, Michel Peter s'est fait, en 1882, le défenseur des idées anglaises sur ce point. Pour lui, l'organisme humain est le réactif de l'atmosphère : il répond par la maladie à telle qualité nuisible de l'air(2).

A cette époque, la découverte du bacille de la tuberculose fit sombrer la vieille théorie des *miasmes.* Elle accapara tous les esprits. Ce fut tout à la fois un bien et un mal. La pathologie de laboratoire, allemande dans ses tendances, se substitua à la clinique française et anglaise. On ne parla plus d'air confiné.

S'il fut encore incriminé, c'est qu'il était considéré comme servant de *véhicule* aux bacilles de la tuberculose. La contagion directe par l'action directe du bacille remplaça tout. Les recherches sur l'influence délétère de l'air ruminé furent abandonnées. Les travaux de Brown-Sequard et d'Arsonval, ceux de Wurst sur les poisons chimiques de l'air ne furent pas contrôlés. La littérature contient peu de chose sur ce point depuis 1887. Le règne du microscope et de la bactériologie fut tyrannique et intolérant.

Il est certain que l'air peut charrier des bacilles et qu'une

---

1. BENNET. *On the treatment of pulmonary consumption.* Londres, 1871, et *Recherches sur le traitement de la phthisie pulmonaire.* Paris, Asselin, 1874.
2. Michel PETER. *Leçons de clinique médicale,* II, p. 61.

inoculation peut se faire par cette voie. Mais il n'est pas moins certain que l'air confiné est nuisible par sa composition chimique même ; et il est possible qu'il puisse contribuer à engendrer la tuberculose en créant un terrain spécial. La preuve expérimentale de cette hypothèse ne peut pas être faite actuellement, mais l'observation clinique de tous les jours montre que la proposition est exacte. A propos de chaque cas de tuberculose, il faudrait donc rechercher dans quel milieu a vécu le malade. Très souvent, on verra ce malade confiné habituellement dans une atmosphère viciée par des émanations humaines. Les cas qui échappent à ce critérium sont l'exception. Ceci est tellement vrai qu'un médecin qui est à même de suivre dans la vie les membres de sa clientèle pourra prévoir les maisons et les familles où une tuberculose éclatera probablement tôt ou tard. Il s'agit toujours des familles à vie claustrée : les enfants au berceau ont été enfouis sous les rideaux et les couvertures ; ils sont restés enfermés pendant les hivers par peur du froid. S'ils sortaient, ils étaient couverts de pelisses et de cache-nez. Adolescents, ils ont été internes dans un lycée ou dans un pensionnat. Les jeux violents et les sports leur ont été interdits par peur des refroidissements. Toute la famille vit les fenêtres closes. Pour elle, le froid est la cause principale des maladies ; ce qu'il importe d'éviter avant tout, c'est le *refroidissement*.

Dans une famille de gens robustes (le père est mort à 77 ans, la mère à 87 ans), il y eut trois enfants : le premier est un homme d'une santé exceptionnellement solide, il a parcouru le monde sans le moindre accident : le second est mort d'un cancer à 60 ans ; le troisième, venu tard, particulièrement choyé, a été « élevé dans du coton » avec une incroyable peur de l'air. Il est mort à 18 ans d'une pneumonie du sommet.

Sa mort a toujours été attribuée à un refroidissement. On a redoublé de précautions autour d'un de ses neveux, né au moment de cette mort : l'enfant a été tenu, dès sa naissance, loin du froid, de l'air, de la lumière ; il est mort de la méningite tuberculeuse à 18 mois.

Ces faits sont innombrables en France, il serait fastidieux de les multiplier ; mon opinion est que, presque toujours, si on veut bien chercher, on trouvera associé aux autres causes et ayant une action prépondérante, l'air corrompu.

La peur de l'air et la peur du froid sont la cause de mille maux en France.

Un autre genre de preuve pourrait être tiré de l'influence étonnante de l'aération méthodique. La fenêtre ouverte, la vie en plein air, font des miracles tous les jours. Ils en feraient bien davantage si le peuple était plus croyant, mieux éduqué. La vie anglaise depuis quatre-vingts ans, l'hygiène allemande depuis

quarante ans, nous offrent les preuves les plus frappantes de
ce que j'avance. Nous reviendrons sur ces points. Je considère
qu'un des faits les plus curieux de la pratique est celui qui vise
l'efficacité progressive de l'aération, chez un malade donné, à
mesure qu'on le fait passer de la grande ville dans la petite
ville ; de la petite ville dans la banlieue ; de la banlieue dans la
bourgade ; de la bourgade à la vraie campagne ; la vraie campagne où la maison est isolée des autres et où l'atmosphère est
brassée librement par les vents salutaires.

Les bienfaits de l'air pur prouvent la nocivité de l'air vicié.

Toutes choses égales, ce sont les peuples à vie confinée qui
fournissent le plus grand nombre de tuberculeux : ce sont les
populations latines. La tuberculose diminue du Sud au Nord
aussi bien en Amérique qu'en Europe (Grisolle).

Elle se raréfie à mesure qu'on l'observe chez les populations
anglo-saxonnes de l'Europe qui ont pris l'habitude de la vie
au grand air et des exercices physiques. Le mouvement, l'aération, la propreté, l'indifférence au froid augmentent les chances
d'éviter la tuberculose. L'immobilité, la claustration, la malpropreté, l'air impur y prédisposent et y conduisent.

Il en est de même chez les animaux et en particulier chez
ceux que la servitude astreint à la stabulation. La tuberculose
est extrêmement répandue chez les bovidés et chez les porcs.
La liberté en plein air, pour ces animaux, supprime la tuberculose
rapidement dans une même exploitation. On peut en dire autant
des animaux de laboratoire. Ce sont des réactifs très sensibles
aux diverses maladies expérimentales créées dans les laboratoires. Le rat des champs et le lapin de garenne se moquent
des poisons qui tuent leurs congénères confinés dans les laboratoires.

Exemples cliniques. — De ces considérations, il résulte
qu'il y a une grande utilité pour le médecin à relever avec soin
tous les cas où l'air confiné sera susceptible de jouer un rôle. Ils
sont extrêmement nombreux, peut-être en France plus que
partout ailleurs, chez les riches comme chez les pauvres. Ils n'ont
peut-être pas été notés avec tout le soin nécessaire, l'attention
étant attirée ailleurs.

Les exemples abondent. Je vais en rapporter quelques-uns
qui m'ont plus vivement frappé :

1. — Cas d'un étudiant en médecine, ancien élève en pharmacie. Normand
de forte race, sorte de colosse ayant fait trois ans de service dans les cuirassiers. A Paris, il avait conservé ses mœurs de paysan et vivait dans une
chambre sous les toits avec une lucarne qui n'ouvrait pas.

Il revint de Paris avec des lésions tuberculeuses avancées. Quand il eut de la fièvre, il fut obligé de prendre le lit et s'installa dans une petite chambre pouvant à peine contenir le lit. Inutile de dire que la fenêtre était hermétiquement close. De connivence avec la vieille Sœur du service, on me laissa ignorer le plus longtemps possible la chambre du malade « de peur que je fasse ouvrir la fenêtre» .

II. — Jeune magistrat tuberculeux depuis plusieurs années. A toujours vécu dans la croyance que le froid engendre les maladies de poitrine. A toujours eu soin de faire agencer des doubles fenêtres dans ses diverses résidences. Depuis qu'il est malade, il redouble de précautions. Quand il est obligé de sortir, et lorsque la rue qu'il suit va en couper une autre perpendiculairement, il se fait précéder de quelques pas par sa femme. Elle devra lui dire s'il y a un courant d'air dans la rue qu'il va traverser. Si le courant d'air existe, il s'arrête et attend. Sinon il passe.

III. — Superbe jeune fille de 15 ans. Elevée à la campagne en plein air. Sa santé et sa gaieté font plaisir à voir. Pour passer son brevet, on la met au couvent, dans une grande ville. Là elle devient chlorotique. Je la vois aux vacances, pâle, bouffie, triste. L'année suivante, je suis appelé d'urgence au couvent, je constate un épanchement considérable à droite. Tuberculose pulmonaire à marche rapide. Mort.

IV. — Jeune homme de 24 ans. Remarquablement robuste. Très sobre, très sage. Garçon exceptionnel. Ne pense qu'à son travail. Claustré à Paris dans une maison religieuse pour préparer une grande école ; il y vit comme un moine, sans aucune préoccupation d'hygiène. Classes, études, réfectoire, dortoir, encombrés et sans aération. A la fin de la seconde année, grand épanchement pleural, bactériologiquement tuberculeux. Après un an de traitement, guérison probable.

V. — Fille unique de parents robustes, riches paysans non alcooliques. Santé excellente jusqu'à 15 ans, vie habituelle en pleine campagne. De 15 à 18 ans, vie au couvent. Tuberculose pulmonaire à marche rapide. Mort à 18 ans et demi.

VI. — Jeune homme de 25 ans environ. Père alcoolique, mère robuste, deux sœurs en bonne santé. Vie absolument confinée dans un bureau proprement tenu, mais sans air et sans lumière. Poussée subite de tuberculose pulmonaire avec fièvre pendant deux mois. Guérison après deux ans de traitement en plein air.

VII. — Fille de 20 ans, l'aînée de six enfants. La famille est le type de celles où on a peur de l'air. On vit à la campagne, mais jamais on n'ouvre les fenêtres pendant l'hiver. La fille aînée est atteinte de tuberculose pulmonaire à forme très lente ; un de ses frères a une coxalgie. Un autre a un mal de Pott.

VIII. — Autre maison à air confiné. Les domestiques y font le ménage sans ouvrir les fenêtres. Il y a quatre enfants : deux filles et deux garçons. Trois sont bien portants. L'aîné est tuberculeux. Depuis trois ans, il est clerc dans une étude encombrée, surchauffée, mal éclairée et mal tenue.

IX. — Homme de trente ans environ. Tuberculose du 2e degré au sommet droit. Père alcoolique. Mère bien portante. Deux sœurs en bonne santé. — Hémoptysie au moment du baccalauréat. Usage de l'absinthe depuis la sortie du collège. Clerc d'avoué depuis dix ans dans une étude mal tenue et où le gaz n'éteint jamais pendant l'hiver.

R. Brunon. La Tuberculose pulmonaire. 8

Habitudes françaises. Leur routine. — Les cas où l'air confiné joue un rôle probablement très actif sont plus nombreux en France que chez les nations voisines. Pourquoi cette prédilection de la France pour la claustration ? Pourquoi des habitudes sociales invétérées nous poussent-elles à craindre le grand air ?

C'est un vice des nations latines. Il peut paraître assez paradoxal de dire que dans les pays du Nord, pays froids, brumeux, sans lumière, les hommes aèrent leur habitation, tandis que dans les pays du Midi, pays chauds, secs et ensoleillés, les hommes ont des logements à air confiné.

Dans le Midi, la vie est extérieure ; on craint le soleil, la chaleur, la lumière excessive, les mouches, les moustiques et la poussière : on ferme les volets et les fenêtres.

Dans le Nord, on vit à l'intérieur ; il faut donc que le *home* soit sain ; on le chauffe et l'on aère, on ouvre toutes les baies à la lumière.

Les mœurs du Midi sont plus ou moins une émanation de celles de l'Orient ; la propreté est négligée pour la maison et l'habitant. Joignons à cela la malpropreté ambiante de la rue ; les villes de deuxième ordre, comme Orange, Carcassonne, Aigues-Mortes, Arles, Tarascon, etc., ont un sol couvert d'immondices. Les hommes du Nord, Danois, Norvégiens, Hollandais, ont, par atavisme, l'habitude de la propreté. Ce sont les Anglo-Saxons qui ont appris aux Occidentaux à se laver et à ne pas craindre la fraîcheur de l'eau et de l'air : nos ancêtres, les Gaulois, avaient enseigné aux Romains l'usage des bains froids.

En France, nous sommes plus Néo-Latins que Celtes, nos mœurs sont latines, c'est le Midi qui régente Paris et Paris qui régente la France. Une longue habitude des siècles a façonné notre éducation dans le sens latin. C'est le couvent et le lycée qui ont formé les générations. Au couvent, l'esprit de « modestie » et de mortification pousse à négliger le chauffage et par conséquent les ablutions corporelles et l'aération de l'habitat. Nos lycées ont conservé les mœurs monacales sur ce point ; et, depuis leur création sous l'Empire, le temps nous a manqué pour les réformer sérieusement. Notre jeunesse vit dans l'immobilité et l'air confiné et, comme tous les gens qui s'intoxiquent lentement, elle ne s'en aperçoit pas.

De ces mœurs scolaires ont découlé pour la nation tout entière une foule de préjugés sur le froid, l'habitude d'une vie plus ou moins close et la négligence pour l'hygiène en général. De là aussi, l'indifférence de l'Etat, des pouvoirs publics et des patrons pour l'hygiène des ateliers ouvriers, des bureaux d'employés et des administrations en général.

Dans la France contemporaine, les idées anglaises sur les

dangers de l'air vicié n'ont fait des adeptes que très lentement. Le Français est aérophobe. La peur du froid, la peur de l'air, la peur du refroidissement sont constantes chez lui. Une grande sensibilité au froid est la conséquence d'une éducation mal comprise et d'un préjugé. Tout ce que Jean-Jacques Rousseau a pu dire là-dessus a été inutile. « L'haleine de l'homme est mortelle à ses semblables ; cela n'est pas moins vrai au propre qu'au figuré. » « Les villes sont le gouffre de l'espèce humaine : au bout de quelques générations, les races périssent ou dégénèrent », etc. (1). « En général, on habille trop les enfants et surtout durant le premier âge. Il faudrait plutôt les endurcir au froid qu'au chaud : le grand froid ne les incommode jamais quand on les y laisse exposés de bonne heure. »

Si on se donnait la peine de collectionner tous les faits de la pratique quotidienne qui montrent l'extraordinaire force des habitudes de claustration, on pourrait nous mettre sous les yeux des exemples invraisemblables, mais utiles à connaître.

Pour le nouveau-né, les rideaux au berceau existent partout en France, malgré ce qu'on a pu dire ; plus ou moins épais, mais toujours fermés, par peur des filets d'air qui passent entre les portes ou les rainures des fenêtres.

Je dois à l'obligeance d'un confrère la photographie d'un jeune garçon de dix ans dont la face est recouverte d'une épaisse voilette noire pour le garantir du froid et lui éviter des bronchites. Dans cette famille, un enfant, atteint de rougeole, est mort de broncho-pneumonie. On met cette broncho-pneumonie sur le compte du froid, sans se douter qu'elle a été plus vraisemblablement causée par la claustration hermétique au moment de la rougeole.

En 1888, j'ai vu à Rouen traiter la rougeole, non seulement par les fenêtres fermées, mais encore par l'application de tentures de laine sur les portes et le collage de bandes de papier aux rainures des fenêtres.

En 1893, je fus envoyé avec mon collègue Cerné par le Conseil d'hygiène, pour étudier une épidémie de fièvre typhoïde dans une commune voisine de Rouen. A la mairie, nous rencontrâmes l'instituteur : il était très désireux de nous montrer son école toute neuve. Les salles de l'école étaient spacieuses et « hautes de plafond », mais les fenêtres étaient à 1m.50 du sol pour empêcher de voir de dedans en dehors, et « réciproquement » ; l'espagnolette était à plus de 2 mètres de hauteur ; il fallait une échelle pour y parvenir. Le maître d'école admirait la prévoyance de l'architecte qui avait pris des précautions *pour qu'on n'ouvrît pas facilement les fenêtres*.

Voici l'observation d'un enfant de trois ans dont la famille habite une petite ville voisine de Rouen.

A l'âge de quinze mois, bronchite et coqueluche. *Est resté trois mois dans sa chambre avec une nourrice. Les fenêtres n'ont jamais été ouvertes, même cinq minutes, me dit la mère.*

Au moment où je le vois (15 avril 1903), il a dix-huit mois ; il est d'une pâleur extraordinaire.

____

1. *Emile*, I, 56.

Je conseille des sorties quotidiennes, deux heures le matin, quatre heures l'après-midi, la fenêtre entr'ouverte la nuit.

L'année suivante, l'éducation de la mère est faite. Au lieu de l'habiller devant le feu, on l'habille maintenant sans fermer les fenêtres. « Mais, me dit la mère, *c'est le seul enfant de la ville qui sorte pendant l'hiver.* » L'enfant est transformé ; il est superbe.

En novembre 1910, j'ai été appelé à donner des conseils à une mère de famille qui vint me voir accompagnée de son médecin. Il s'agissait d'une petite fille de trois ans et demi, pâle, maigre, dyspeptique et dont la santé faisait le désespoir de la mère.

Cette dame a déjà perdu un enfant de broncho-pneumonie et comme elle est persuadée que cette maladie a été causée par le froid, elle enferme ses enfants tout l'hiver. La fillette pour laquelle on consulte n'a jamais marché ; elle ne s'est jamais servie de ses jambes, elle n'est jamais sortie que dans sa voiture « où elle a plus chaud ».

Habitudes anglaises. Leur réforme. — Voici ce qu'en dit Bennet.

« Cette erreur fatale était poussée à un degré insensé par beaucoup de médecins et elle l'est encore aujourd'hui (1874) dans beaucoup de pays, et surtout en Allemagne et dans le nord de l'Europe. Les fenêtres étaient hermétiquement fermées et du papier collé sur les fentes. Les portes étaient souvent doubles et l'on fermait l'une avant d'ouvrir l'autre. Les parents sains du malade regardaient comme un devoir pénible d'être forcés de rester dans une atmosphère empoisonnée par la respiration et les émanations du malade.

D'autre part, les malades souffraient de suffocation par manque d'air et mauvaise qualité. On traitait cette dyspnée factice par les opiacés au lieu de la faire cesser en ouvrant le fenêtre. »

Mais depuis trente ou quarante ans, les mœurs ont évolué chez nos voisins du Nord et de l'Est. Leurs progrès ont été formidables. Ils ont mis en pratique les prédications de J. J. Rousseau et de quelques-uns de ses contemporains. Ils sont actuellement nos maîtres en matière d'hygiène sociale.

Les précurseurs du XVIIIᵉ siècle. — Lavoisier fut un des premiers à se préoccuper de la nocivité de l'air dans les hôpitaux. Avec Bailly, il avait proposé en 1786 la ventilation méthodique des hôpitaux. Ce fut sans résultat. « *La chambre la plus aérée ne peut l'être qu'autant qu'on ouvre les fenêtres* ; et lorsque le froid se fait sentir nous savons bien qu'elles restent toujours fermées dans les hôpitaux, quoiqu'on ordonne de les ouvrir à certaines heures ».

On dirait que ceci a été écrit hier.

Voici quelques remarques écrites par Tissot, en 1767. Je les cite parce que ce judicieux épidémiologiste était en avance de plus d'un siècle sur son temps. Les idées sur l'air nocif, devaient paraître bien hardies à ses contemporains ; elles n'eurent d'ailleurs aucune influence sur eux. Le temps n'était pas encore venu où elles pouvaient germer et fructifier.

« J'ai trouvé l'air si mauvais dans plusieurs chambres de malades que je suis persuadé que si ceux qui les habitent n'allaient pas souvent au grand air, ils périraient tous en peu de temps. Il est aisé de prévenir les maux que cette cause produit en ouvrant journellement les fenêtres. Cette précaution si simple aurait les plus heureux effets. »

Dans un autre chapitre (1), il dit :

« Les gens instruits devraient se faire un plaisir de faire comprendre au peuple, dans les fréquentes occasions qui s'en présentent, que l'air nous étant plus nécessaire que l'eau ne l'est au poisson. dès qu'il cesse d'être pur, notre santé souffre nécessairement, et rien ne le corrompt plus promptement que les vapeurs qui sortent du corps de plusieurs personnes renfermées dans une petite chambre qu'on n'aère point. Il n'y a qu'à vouloir ouvrir les yeux pour sentir le danger de cette conduite. »

A propos de l'efficacité de la fenêtre ouverte et de la crainte de l'air chez beaucoup de personnes, il dit des choses qui semblent avoir été observées de nos jours chez nos contemporains.

« Ces malades (ceux qui toussent) redoublent leurs précautions pour se préserver de l'air froid et tous leurs soins sont autant de moyens efficaces pour rendre leur santé plus faible ; et cela est d'autant plus sûrement que la *crainte de l'air* assujettit nécessairement à une vie sédentaire qui augmente tous leurs maux. Ils n'ont qu'un moyen de guérir, c'est de se familiariser avec l'air, de fuir les chambres chaudes, de diminuer peu à peu leurs vêtements, de coucher au froid, de prendre beaucoup d'exercice. »

C'est d'un admirable bon sens. Mais combien de temps faudra-t-il pour le faire partager par la masse du « peuple » ?

A propos des maladies de langueur, Tissot signale la révolte du malade à qui on conseille l'aération, puis l'habitude rapide qu'il prend de vivre à l'air.

« (Ces malades) doivent fuir l'air chaud et l'air renfermé... Après la sobriété, les deux moyens efficaces de rétablissement pour eux, c'est de vivre beaucoup en plein air et de prendre beaucoup de mouvement.

Je sais que souvent ces personnes craignent l'air, vivent renfermées et font d'une chambre bien calfeutrée un tombeau dans lequel elles végètent fort misérablement, enveloppées de pelisses d'un bout de l'année à l'autre...

Elles se révolteront en entendant proposer le genre de vie que je viens de décrire ; mais je ne leur demande que le courage d'en faire un essai. J'ose assurer qu'au bout de quelques semaines, elles ne penseront plus à le quitter. »

Tissot préconisait la *cure d'air* cent cinquante ans avant qu'elle

1. TISSOT. *Avis au peuple*, p. 30.

fût appliquée aux maladies de poitrine. Il se contenta de donner des conseils ; il n'alla pas jusqu'au pragmatisme des choses et jusqu'à l'action. Nous verrons quelle terrible répercussion eut, sur le médecin anglais Bodington, l'audace d'appliquer ces principes dans la pratique.

Plus près de nous, Bennet, le créateur de Menton, disait en 1871 :

Dans la vie des villes, l'air atmosphérique est le plus souvent délétère, de mauvaise qualité, et cette condition est pour moi une des causes les plus importantes et actives de la phthisie. »

Dans un autre passage de son livre (p. 37), il dit : « Théoriquement, la valeur de l'air pur *de l'aliment atmosphérique* est universellement acceptée par les médecins de tous les pays. Pratiquement elle est presque constamment négligée. La plupart des médecins, aussi bien que leurs malades, semblent ignorer le fait important que les besoins de la respiration sont si grands qu'une ou deux personnes en très peu de temps consomment et vicient tout l'air contenu dans une chambre de dimension ordinaire. L'oubli de cette loi fondamentale de l'hygiène est tellement universel que les personnes qui ne dorment pas dans une chambre à fenêtres fermées font exception.

La règle est de dormir dans un air confiné. »

Prophylaxie de l'air confiné. — Trois moyens de puissance inégale sont à employer pour combattre l'altération de l'air clos.

La ventilation.

Le cubage.

L'aération.

La ventilation imprime à l'air un renouvellement continu par des moyens mécaniques ou autres. Théoriquement, c'est un procédé qui paraît efficace. Il fut appliqué pour la première fois en Angleterre, en 1723, par deux Français déjà cités, Nicolas Ganger et Desaguliers, docteur en médecine. Les bâtiments du Parlement, les palais, les hôpitaux, les casernes et les prisons furent ventilés. Lavoisier et Bailly, en 1786, se proposèrent de ventiler les hôpitaux de Paris.

Pratiquement, ce mode de prophylaxie est illusoire. Il fut appliqué jadis à Beaujon et à Necker ; la dépense fut énorme et la mortalité plus grande que dans les hôpitaux ventilés par l'ouverture des fenêtres. Il n'est pas seulement illusoire, il est dangereux par la fausse sécurité qu'il donne.

Le cubage atténue, dans des proportions infimes et cependant utiles, l'écart des dimensions entre l'atmosphère libre et la fraction d'air qu'on en sépare. Aussi illusoire et aussi trompeur que la ventilation.

L'aération consiste à remplacer la masse d'air utilisé par une masse égale d'air neuf. Ce moyen est le seul qui mérite l'attention des médecins et ses résultats peuvent être merveilleux.

Conclusions

I. — Une des conditions à remplir pour *éviter* la tuberculose, c'est d'éviter l'air confiné.

Il est probable que cet air contient un poison animal non encore isolé par la chimie.

Le rôle de ce poison paraît être considérable. Il créerait une anémie spéciale prémonitoire de la tuberculose.

Cette hypothèse est corroborée par l'influence thérapeutique d'un air pur.

II. — La notion du danger d'un air confiné et de l'efficacité de l'air pur est récente. Elle remonte à moins d'un siècle.

Son application a fait de grands progrès dans les pays du Nord de l'Europe depuis quarante ans. Elle est plus lente en France.

III. — De grandes réformes sont à faire dans l'hygiène sociale, et surtout dans l'hygiène de l'enfance, par l'air et le mouvement considérés comme moyens de renforcer les résistances de l'organisme à l'agent infectieux de la tuberculose.

CHAPITRE VI

Rôle du logement

Le développement formidable de l'industrie fait affluer les hommes dans les villes ; et la tuberculose est la maladie des villes.

Par quel mécanisme la ville crée-t-elle la tuberculose ? Il est hors de doute qu'une des causes d'infection, et une des principales, est représentée par le *logement insalubre*. Depuis fort longtemps, on l'incrimine sans que de grands efforts aient été faits chez nous pour obvier à son influence (1).

C'est surtout le logement du pauvre qu'il importe de signaler. Il est dangereux :

Par son exiguïté ;

Par sa situation urbaine ;

Par sa malpropreté.

Plus la ville est grande, plus sera restreint le logement du pauvre. Il sera situé soit dans la banlieue, soit en ville, dans une de ces immenses maisons, sortes de « familistères » construits par la spéculation et n'ayant nullement pour but de développer la famille. La spéculation a fait élever considérablement le prix des terrains et poussé les propriétaires à bâtir des maisons de rapport inconnues de nos pères et dont le caractéristique est la superposition de nombreux étages.

Il faut avoir été médecin visiteur des dispensaires pour se faire une idée de ce qu'est le logement de certaines familles pauvres. Il n'est pas rare de voir six, huit à dix personnes logées dans une chambre unique, mal aérée. Le désordre et la malpropreté y sont repoussants. On y cuisine, on y mange, on y dort.

1. Laisant. Niches à hommes. *Revue médico-sociale*, 10 juillet 1910, n° 2.

Les malades y toussent, y crachent et y créent des foyers d'infection. Ces taudis sont quelquefois sans fenêtres. M. Hippolyte **Maze** a dit qu'il y avait en France 200.000 maisons sans fenêtres.

Les logements ouvriers ne sont pas seulement nocifs par leur exiguïté ; ils le sont encore par **leur situation** dans les parties les moins saines de la ville. Ils forment par leur réunion les quartiers « populeux », situés généralement à l'Est des grandes villes. C'est Suburre, c'est le Ghetto.

Ce qui renforce l'insalubrité du logis, c'est sa malpropreté. L'ouvrière des villes n'a pas le temps et, souvent aussi, pas le courage de tenir la maison propre. D'une manière générale, le logis ouvrier en ville est devenu une source d'infection. La culture des germes de nombre de maladies y crée un terrain propice au bacille de la tuberculose. Remarquons en passant que la malpropreté de la maison va de pair avec celle de l'individu. Il est fâcheux d'être obligé de constater que l'ouvrier français est, sous ce rapport, très inférieur au compagnon anglais ou à l'allemand.

Mais il n'y a pas que l'ouvrier indigent et négligent qui ait un logement insalubre où on devient tuberculeux dans un air confiné. Nombre de gens peuvent être contaminés par leur séjour forcé dans les écoles, les ateliers, les bureaux, les études de gens de loi, les bureaux de postes, les bureaux d'administration, les voitures de chemin de fer.

Aucune préoccupation d'hygiène pratique n'est intervenue dans l'agencement de ces locaux.

Il y a plus. Des maisons construites hier et de façade superbe peuvent être des foyers de tuberculose. Dans telle maison, le magasin est spacieux, mais la salle à manger du commerçant n'a pas de fenêtres ! Dans telle autre, les employés passent tout le jour dans des sous-sols, les domestiques y sont logés dans des mansardes sans fenêtres. La plupart des boutiquiers à Paris sont mal logés ; tout a été sacrifié à l'installation commerciale.

Dans les quartiers riches, la maison sera encore dangereuse par surpeuplement et par l'habitude de ses habitants de vivre enfermés par peur du froid.

Voilà ce qu'on a dit et répété sur le logement insalubre, et certes, il y a une part de vérité, mais deux points sont particulièrement intéressants à noter :

La propreté du logement ;

La situation en ville.

L'espace, la lumière, l'air, le soleil sont indispensables ; mais, feraient-ils défaut, si la propreté règne dans le logis il aura moins de chance d'être nocif. Au contraire, aurait-il toutes les qualités, s'il n'est pas propre, il sera dangereux. Telle vieille maison du xve ou du xvie siècles, comme on en trouve encore en province, rabougrie et misérable d'aspect, mais tenue proprement, sera beaucoup moins dangereuse, au point de vue hygiénique, que le palais voisin, vaste bâtisse luxueuse, mais dont les fenêtres restent closes. Je résumerais volontiers ma pensée sous cette forme : *Le logement n'est insalubre que par l'incurie, le désordre et la malpropreté de ses habitants qui y créent l'air confiné.*

Voici un exemple tiré du rapport de M. Triboulet chargé d'une mission au Canada :

Les Canadiens de la province de Québec étaient au nombre de 60.000 lors du traité de Paris, en 1763. Ils sont aujourd'hui au nombre de 2 millions. Cette prospérité n'empêche pas que la tuberculose soit fréquente au Canada, et voici comment M. Triboulet explique cette fréquence.

La surface totale du Canada serait suffisante pour recevoir une population de 100 millions d'habitants. Or, elle n'en possède pas encore 6 millions. Il n'y a donc pas surpeuplement. Comment expliquer la fréquence de la tuberculose et la notion étiologique de *l'encombrement*.

D'après M. Triboulet, la maison du colon canadien possède de nombreuses fenêtres et comprend un nombre de pièces qui peut répondre aux exigences des familles les plus prospères. Mais toute la maisonnée s'entasse, été comme hiver, dans une pièce à tout faire, cuisine, salle à manger, salle d'étude, etc., en sorte que, logés en apparence comme des bourgeois, les Canadiens français vivent en réalité en milieu confiné comme dans les pires logements ouvriers. En été, par crainte du soleil et de la poussière, la maison reste soigneusement fermée ; en hiver, le froid rigoureux semble justifier les clôtures hermétiques ; et, au total, la maison du colon canadien est privée de tout moyen d'assainissement.

Et voilà comment, avec un cube d'air incomparable, le Canadien arrive à restreindre de la manière la plus fâcheuse son champ respiratoire (1).

Revenons au logement européen et particulièrement au logement français.

La situation urbaine est une cause d'insalubrité. C'est un point important dans la question qui nous occupe. La comparaison entre la ville et la campagne est très instructive. Dans les villages de France, en voit des chaumières qui présentent tous les défauts du logement ouvrier : la chambrette peut à peine contenir le lit ; le sol est de terre battue ; les lucarnes remplacent les fenêtres ; la propreté y est inconnue, etc., et cependant l'habitant échappe aux infections ; s'il ne buvait pas, il ne serait jamais malade ;

____

1. Hérard. *Bull. Acad. Médecine*, 1907, p. 147.

la tuberculose est rare chez lui. On peut prendre comme exemple les résiniers des Landes : ils habitent des cabanes misérables et sordides, et cependant Jean Hameau, Pereyra, Aug. Lalesque, G. Hameau ont signalé l'état de santé et l'extrême rareté des affections pulmonaires chez ces résiniers dont les familles habitent constamment la forêt des Landes. Sur 1.200 malades, Aug. Lalesque n'a vu que 3 phthisiques, malgré la misère et l'absence d'hygiène (1855). Aujourd'hui encore, la cabane du résinier ignore la tuberculose en dépit des contacts prolongés et fréquents avec la population régionale et les grandes agglomérations humaines par nécessité du service militaire (1).

A propos de la nocivité du logement urbain, il faut remarquer que l'Haussmannisation des villes n'a pas eu d'influence sur la diminution de la tuberculose en France.

Notre système français de démolition à outrance ne nous donne que les apparences d'une hygiène meilleure.

Au XVIIIe siècle, la mortalité par tuberculose était à Paris de 20 pour 100 de décès de causes diverses. Elle n'a pas changé au XIXe siècle.

De 1861 à 1870, la mortalité par tuberculose à Paris était de 40,12 pour 10.000 habitants.

En 1897, elle s'élève et atteint 47,05 pour 10.000.

Donc, en dépit de profondes transformations opérées dans tous les quartiers de Paris, nos bénéfices ont été nuls sur le terrain de la tuberculose.

Du temps de Laënnec, la Bretagne n'avait que 2,5 décès tuberculeux sur 100 décès. Or les départements formés par cette même Bretagne ont actuellement 13 à 15 décès tuberculeux par 100 décès. Là aussi, les grands travaux des villes n'ont pas eu d'influence sur l'abaissement de la mortalité tuberculeuse.

Une vieille maison, quel que soit son âge, sera salubre si elle reçoit largement la lumière, si elle est tenue proprement et si elle n'a qu'un étage. Une maison moderne, quelque somptueuse qu'elle soit, sera insalubre si elle oblige les hommes à s'accumuler dans ses sous-sols, dans ses mansardes et dans ses multiples étages. Cette même maison moderne sera une cause de maladie dans son voisinage en obstruant l'air et la lumière, en faisant écran devant les autres maisons plus modestes. Les anciens logis de nos pères avaient deux étages au plus, deux ou trois fenêtres à chaque étage et recevaient une famille. Ils ont été remplacés par d'immenses bâtisses dont chaque étage loge plusieurs familles.

1. Les Cures forestières par F. LALESQUE, *IIIe Congrès international de phusiothérapie*, mars-avril 1910.

Nos villes auraient pu, comme en Angleterre, s'étendre en surface ; elles se sont élevées en hauteur au grand dommage de l'hygiène générale. Sur une surface couverte par une maison de 6 ou 8 habitants au XVIIe siècle, s'élève maintenant une bâtisse avec 25 ou 30 locataires.

Il faut remarquer qu'en élargissant les rues, on élevait parallèlement les maisons plus haut et on supprimait le jardin que beaucoup de maisons au XVIe siècle possédaient sur les derrières. Ces jardins, par leur réunion, créaient un vaste espace ouvert au soleil et à l'air. La spéculation a couvert ces terrains de bâtiments obstructeurs qui enlèvent l'air.

Il y a là un point capital.

Ce sont les Anglais qui ont démontré pratiquement et depuis longtemps que *la mortalité par tuberculose dans une ville d'ouvriers est en raison directe du nombre des étages des maisons.* Les mesures énergiques qu'ils ont prises pour éviter cet encombrement ont contribué à obtenir une diminution des cas de tuberculose. On sait que ce chiffre s'est abaissé, en Angleterre, dans une proportion de 45 pour 100 environ.

Laissant de côté les chiffres, le point intéressant c'est le recul de la maladie devant l'effort de l'homme.

En Allemagne. — Il faut observer les mœurs allemandes comme on étudie, en histoire naturelle, celles des oiseaux de proie les plus féroces ; elles peuvent quelquefois servir de modèles aux hommes.

Après avoir dilacéré et dévoré le cadavre et les viscères du chameau ou du cheval abandonné par la caravane, les vautours, en bandes, vont se purifier avec le plus grand soin dans le fleuve.

Krupp, le plus grand ouvrier des œuvres de mort, fut le promoteur des plus ingénieuses mesures de prévoyance et d'hygiène sociales. Ce qui a été fait en Allemagne est remarquable. L'effort a été grand et les résultats appréciables.

Après 1871, ils ont organisé les assurances contre la maladie, contre l'invalidité et la vieillesse ; contre les accidents du travail.

L'assurance contre la maladie (Lois d'Empire du 15 juin 1883 et 10 août 1892) est obligatoire pour tous les ouvriers dont le salaire est inférieur à 2.500 francs. L'assurance contre l'invalidité a son effet à la 26e semaine de la maladie : c'est un prolongement de l'assurance contre la maladie. Son intérêt est que le malade récupère la santé le plus tôt possible ; aussi ne néglige-t-elle rien dans ce sens. C'est elle qui a organisé des hôpitaux et des sanatoria en grand nombre. L'assurance-invalidité a produit en Allemagne ce résultat inattendu de faire diminuer le chiffre des décès par affections chroniques et notamment par tuberculose pulmonaire.

Avant sa création, les ouvriers atteints de ces affections étaient abandonnés, au point de vue indemnité, par des caisses de maladie dont ils grevaient lourdement le budget. L'assurance-invalidité les prend à sa charge, les soigne et souvent les rétablit. On a calculé que, pendant la période de quinze années qui suivit sa mise en vigueur, les cas de phthisie avaient diminué de 36,6 p. 100.

Soyons réservés dans l'appréciation des chiffres, mais n'en remarquons pas moins l'organisation allemande (1).

Les règlements d'hygiène exigent que les patrons entretiennent des vestiaires et des lavabos pour les ouvriers. Vestiaires et lavabos sont spacieux et pratiques. Les règlements sont appliqués ; l'Ecole fait, à ce propos, l'éducation de l'enfant ; l'esprit de discipline fait le reste. En Allemagne, le travailleur a des vêtements et des mains propres au sortir de l'usine, dans la rue, dans les tramways.

L'Etat s'est préoccupé de créer des logements ouvriers et il a décidé :

1º D'entraver la spéculation des terrains ;

2º De faciliter par un appui spécial, la construction des maisons ouvrières, et de favoriser notamment la formation de sociétés soit particulières, soit communales, ayant en vue la construction de logements à bon marché.

3º De créer, dans les villes importantes, un *office de l'habitation* destiné à surveiller la construction des immeubles et de veiller au respect des règlements d'hygiène en matière d'habitation.

De nombreuses sociétés se formèrent pour construire des maisons. *L'association rhénane pour le développement de l'habitation ouvrière*, dont le siège est à Dusseldorf, est le type. Cette association rendit les plus grands services à une foule de sociétés particulières, à des associations coopératives ouvrières qui, faute d'expérience et de conseils, se seraient débattues dans les pires difficultés.

Le ministère de l'Intérieur se fit accorder successivement 2 millions en 1901, 4 millions en 1902 et 1903, 5 millions l'année suivante. Ces sommes sont couvertes par des emprunts. Elles ne servent pas seulement comme prêts aux sociétés pour la construction des maisons, l'Empire en utilisa une partie pour acheter des *terrains* qu'il prêta aux sociétés sous forme de bail.

Dans les maisons ouvrières, le cube d'air et la superficie des pièces sont fixées d'une façon satisfaisante : 10 mètres cubes sont exigés par adulte et 5 mètres cubes par enfant de moins de

---

1. DELABROUSSE. Les œuvres d'assistance et de prévoyance sociales en Allemagne. *Normandie médicale*, 15 mai 1910.

A. KŒCHLIN. *L'industrie cotonnière en Allemagne*. Paris, Pelletier.

dix ans. De même 4 mètres carrés de superficie au moins doivent être ménagés à chaque adulte ou enfant de plus de dix ans. Les personnes non mariées, de sexe différent et particulièrement les enfants de plus de quatorze ans, doivent coucher dans des pièces distinctes.

A Dusseldorf, les règlements de police en matière de construction disent que « personne ne peut, sans autorisation préalable de la police locale, emménager, même à titre de propriétaire ou de possesseur ; ni admettre une famille à titre de locataire, dans des logements situés dans les maisons habitées ou destinées à être habitées par deux familles ou davantage, lorsque ces logements ont été désignés par la police comme *non appropriés* à l'habitation ou comme encombrés ».

Les établissements de convalescence et de repos rendent d'immenses services ; ils ont été créés par les compagnies d'assurances. Ils sont installés à la campagne, en vue de la cure d'air ; ils reçoivent chaque année 50.000 personnes ouvrières.

L'œuvre de Frédéric Krupp est le modèle de toutes les œuvres patronales allemandes. Formidable, elle montre ce que peut faire, pour des ouvriers, un patron philanthrope et généreux. Il faut voir les ouvriers à la sortie des ateliers. « Tous sont propres, bien vêtus. Et cette propreté étonne chez des hommes qui, pendant toute une journée de travail, ont vécu dans la poussière des scories, la fumée et la suie. Mais tous les ouvriers de Krupp prennent une douche en quittant l'atelier, et, pour rentrer chez eux, revêtent des habits propres. La sortie des ouvriers s'opère sans cris, sans agitation. L'ouvrier allemand a dans la rue l'ordre et la discipline qu'on lui a enseignés à la caserne (2). »

La maison Bayer, à l'imitation de Krupp, a organisé l'hygiène de ses ouvriers. Ils sont au nombre de 5.000, dit M. Delabrousse.

---

1. E. Fuster. *L'habitation ouvrière et les pouvoirs publics en Allemagne.* Berger-Levrault, Paris.

2. Parmi les revendications des « cheminots » de la Compagnie du Nord qui ont fait grève le mardi 11 octobre 1910, figurent les suivantes :

7° Hygiène. Qu'une circulaire interdisant l'entrée dans les foyers chauds soit affichée dans tous les dépôts.

Que l'allumage des machines se fasse sous les cheminées des rotondes.

Dans les remises où il n'y a pas de cheminées, que l'allumage soit interdit.

Que les bains-douches soient à la disposition des agents. Que les réfectoires soient accessibles aux agents qui, à cause de l'éloignement, ne peuvent rentrer chez eux pour prendre leur repas.

Que les fosses soient nettoyées et désinfectées.

Que des coffres à vêtements soient à la disposition des ouvriers. Qu'il soit accordé cinq minutes pour le nettoyage des mains.

Dans chaque partie de l'usine, il existe un double vestiaire pour les hommes et les femmes ; chaque vestiaire comprend deux pièces. L'une est aménagée en salle de restaurant, l'autre en salle de bains, avec douches, lavabos.

Un restaurant est bâti dans l'usine, — pour les ouvriers célibataires ou ceux qui demeurent trop loin pour apporter leurs repas, — et moyennant une somme modique, les ouvriers prennent leur repas de midi pendant les six jours de la semaine.

Il existe également dans l'usine une pension réservée aux jeunes gens. Elle comprend une salle de restaurant où le déjeuner, dîner et souper, reviennent à 1 fr. 20 par jour (en 1910) ; des salles de réunion où les jeunes gens peuvent jouer, lire, fumer : les jeunes filles peuvent causer et recevoir même, si elles le désirent, des leçons de couture, repassage, cuisine, tenue de ménage ; des dortoirs propres et coquets, où chaque pensionnaire a en face de son lit une armoire et une chaise. Dans ces dortoirs, tout le monde est couché à 10 heures ; les pensionnaires sont *obligés de prendre deux bains par semaine.*

La maison Bayer a également fait construire des logements ouvriers ; ce sont des maisonnettes en briques, avec jardin, dont la location ne dépasse pas 110 marks par an.

Enfin à l'usine sont annexés une maternité pour les ouvrières de l'usine qui deviennent enceintes et une clinique où des médecins attachés à la maison donnent des soins gratuits au personnel.

Aux Allemands appartient la création des *jardins d'enfants*, des *cantines scolaires*, des *colonies de vacances* et des *écoles de plein air* inventées par les Français, et Grancher en particulier.

C'est l'empereur qui a fait l'Allemagne propre, attentive aux conseils de l'hygiène, disciplinée. Il s'est fait l'apôtre d'un socialisme pratique et pondéré.

Ce malfaiteur couronné fut le bienfaiteur de sa patrie en matière d'hygiène. La classe ouvrière le paya d'ingratitude parce que ses desseins, au lieu de s'inspirer à la française, de l'avenir de l'humanité, ne visaient que l'intérêt étroit d'une caste ayant besoin de « matériel humain » pour mettre à sac la « belle France », « le pays où l'on vit bien ».

Conclusions

I. — Les œuvres d'assistance et de prévoyance sociale garantissent les classes laborieuses contre la maladie.

II. — Les règlements d'hygiène doivent protéger la santé de l'ouvrier et à l'usine et dans sa demeure ; les conseils donnés par les Pouvoirs publics ou les sociétés philanthropiques doivent éveiller et développer chez ce peuple l'idée de la sobriété, le goût de la propreté et du confort.

L'erreur à éviter en France, c'est de vouloir adapter à notre peuple la réglementation à outrance de l'Etat allemand providence. Il est possible que ses résultats soient plus apparents que réels. Cependant il est bon d'ouvrir les yeux sur les qualités incontestables de l'ennemi.

Ce que l'Etat a cherché à faire en Allemagne, l'initiative privée l'a commencé depuis longtemps en Angleterre.

L'initiative privée en Angleterre. L'habitation hygiénique. — De tout temps, le peuple anglais, plus peut-être que tous les autres peuples, s'est préoccupé de l'hygiène de l'habitation. En ce qui concerne la classe aisée, son habitude de résider loin des centres manufacturiers la protège contre les conditions d'insalubrité dues aux agglomérations. Quant à la classe pauvre, bien qu'un mouvement d'exode se dessine, elle ne peut encore abandonner les villes industrielles ; et celles-ci récèlent dans leurs vieux quartiers une misère que nous ne soupçonnons pas en France.

Les pouvoirs publics se sont émus ; les autorités sanitaires, les municipalités ont demandé des lois au Parlement.

Le *Housing of the working classes Act* 1890 renfermait à peu près toutes les mesures les plus urgentes que pouvaient exiger les municipalités.

Le *Housing town planning Act* 1909 est venu combler les dernières lacunes de l'Act de 1890 ; et aujourd'hui, la législation anglaise ayant trait à la salubrité des logements ouvriers est admirable. Grâce à ces lois, durant ces dernières années, des quartiers entiers ont été transformés dans les villes manufacturières.

A Manchester, le comité sanitaire de la cité se réunissait chaque mois, avant 1914, examinait les rapports des inspecteurs d'hygiène et ordonnait la fermeture des immeubles insalubres ou leur démolition. La municipalité de Manchester a construit ainsi, en remplacement d'immeubles malsains, des maisons claires, aérées, destinées à la classe ouvrière, à des prix de location très bas : l'ouvrier pouvait avoir, en 1913, une chambre pour 150 à 180 francs par an, et un appartement de trois à quatre chambres pour 300 à 400 francs.

A Liverpool, un quartier populeux a été complètement démoli et reconstruit. Les sacrifices faits par la municipalité ont permis de créer des logements à des prix en rapport avec la condition des habitants. Le loyer annuel le plus minime était de 103 francs ;

pour 250 francs, l'ouvrier et sa famille pouvaient avoir un appartement comprenant une pièce commune, deux chambres à coucher, une cuisine.

Ce quartier est un des plus pauvres de la ville. Les habitants du quartier, avant 1902, étaient sales, tenaient mal leur chambre ou appartement ; il a suffi de changer les mauvaises conditions d'habitation de ces misérables pour développer en eux le goût de la propreté personnelle et domestique.

Leur mentalité même a subi de profondes modifications : avant la reconstruction, ces ouvriers dépensaient une grande partie de leur gain au cabaret, où ils allaient chercher l'oubli de leur misère ; aujourd'hui trouvant le confortable chez eux, ils y apportent leur salaire.

Avant 1902, la mortalité globale de ce quartier s'élevait à 40 p. 100. En 1910, c'est à dire huit ans après la reconstruction, elle n'a pas atteint 27 p. 100 et il est nécessaire de bien spécifier que la population n'a changé ni en qualité ni en quantité.

Garden cities. — Ce sont des villes ou des villages créés sur des landes ou des terrains destinés jusque là à la culture. Dans ces cités, toute la famille possède sa maison entourée d'un jardin.

En 1899, se créa la *Garden City Association*. Elle avait pour but de préconiser, par des conférences et des brochures, les bienfaits de l'exode des villes, de la vie au grand air ; d'aider par ses conseils avisés les comités financiers qui voudraient se former pour créer des *Garden Cities* ; de provoquer au Parlement des lois favorisant le développement de ces dernières.

Cette société était assez riche en 1913 pour mettre en vente à un prix très accessible au public, de somptueuses brochures où elle chante la louange des cités-jardins et frappe l'imagination à l'aide de photographies suggestives prises dans les plus jolis coins de nouvelles *Garden Cities*. Le peuple anglais adore les arbres, les fleurs, la verdure ; et, certes, l'influence de ces brochures doit être considérable.

Sous l'influence de la *Garden City Association*, de puissantes associations financières se fondent et, en six années, il en est plus de vingt qui construisent dans toute l'Angleterre et l'Ecosse, un nombre considérable de Garden Cities plus ou moins importantes.

Ce groupement financier qui, en 1906, possédait un capital en immeubles et en terrains de 2 millions 200 000 francs, voit ce capital dépasser 20 millions de francs en 1910.

Pendant cette évolution financière, la *Garden City Association* crée des ramifications prospères à Manchester, à Liverpool, à Newcastle, dans l'est et dans l'ouest de l'Ecosse.

Cette association est devenue un véritable bureau d'information international : elle s'est mise à la disposition de tous les pays. En Allemagne, en Russie, des associations se sont fondées sur son exemple : en Italie, en Suède, en Roumanie, en Serbie, en Turquie, on étudie la question des maisons ouvrières d'après le système anglais.

Dans ces créations nouvelles, de vastes espaces sont réservés à ce que les Anglais appellent des *Commons*, grandes pelouses naturelles, accidentées, souvent boisées, inaliénables et destinées à la promenade et aux jeux des habitants (Golf, tennis, cricket, football).

« Le caractère champêtre naturel a été conservé à ces *Commons*. D'ailleurs les *Garden Cities* ont obtenu l'autorisation de construire de telle sorte que les arbres, les sites naturels, peuvent être respectés et c'est là une mesure admirable.

Tandis que, dans la plupart des villes anglaises, une symétrie fâcheuse, un alignement au cordeau des maisons, affectent l'œil désagréablement, il n'en est pas de même dans les Garden Cities : la présence d'un ruisseau, d'un bel arbre, incite les architectes à dévier de la ligne droite, et les haies naturelles sont souvent conservées.

Le culte, bien anglais, du gazon et des fleurs, donne au voisinage immédiat de la maison un aspect infiniment agréable.

Chaque cottage (il en existe environ 1.400) possède un jardin plus ou moins important. Les maisons sont plus ou moins luxueuses ; toutes comprennent en principe une chambre commune, deux ou plusieurs chambres à coucher, une cuisine, une salle de bains.

Le loyer des cottages les plus modestes s'élevait à 280 francs par an, en 1913. La société propriétaire paie les impôts pour les maisons au-dessous de 5)0 francs de loyer.

Au point de vue financier, l'affaire est excellente ; elle a pu donner 4 p. 100 à ses actionnaires. » (Guerbet).

Une dernière remarque.

Dans ces cités, il n'est en général toléré aucun cabaret. A Leitchworth, à Bordesly-Green, près de Birmingham, à Bourneville-Village, à Levenschulme près de Manchester, les habitants consultés décidèrent qu'aucune licence de débitant ne serait accordée.

Il faut lire ce que mon savant collègue Guerbet a écrit sur l'hygiène de l'habitation chez les Anglais. L'œuvre de l'Angleterre est admirable ; hâtons-nous de l'imiter. En France, quelques louables efforts ont été tentés, mais trop timides et trop isolés. Pendant que nous délibérons, la tuberculose et l'alcoolisme s'étendent de plus en plus chez nous.

Nous ignorons ce que la Grande Guerre a dû modifier dans les importantes transformations apportées en Allemagne et en Angleterre au logement ouvrier. Nous savons quelle perturbation elle

il est vraiment une cause de maladies infectieuses ; chez les
adeptes des sports pratiqués sans méthode. Mais, dans les circonstances habituelles de la vie, l'ouvrier a toujours le moyen de
lutter contre le surmenage physique.

Il en est autrement du surmenage intellectuel. Il est réel dans
certains cas et il devient une cause, non négligeable, de tuberculose lorsqu'il s'associe aux émotions morales dépressives. Il n'est
pas rare de voir une tuberculose éclater chez des jeunes gens
surmenés et déprimés par les concours des écoles ou les examens
du baccalauréat. Une grande émotion peut être le point de départ
d'une hémoptysie qui inaugurera la marche d'une tuberculose.

Le surmenage intellectuel des hommes de cabinet, joint à une
vie sédentaire, conduit à la tuberculose avec ou sans diabète.

Dans toutes ces circonstances, il s'agit de cas isolés, intéressants,
certes, pour le médecin, mais n'ayant pas cependant la valeur
sociale de cas observés dans la masse du peuple considéré en général. C'est bien à propos de ces derniers qu'on peut dire : ce n'est
pas le travail lui-même qui est une cause de maladie, mais bien
les *conditions du travail*. Or, si l'ouvrier peut se défendre contre
le surmenage, il est mal armé contre les mauvaises conditions du
travail qui lui sont imposées par l'usage. Il est hors de doute qu'à
notre époque, le travail est mal réglé et mal réglementé. Il l'était
mieux au moyen-âge ; il l'était trop dans l'ancien régime ; pas
assez après la Révolution ; et, de nos jours, il tend à reprendre
la réglementation de l'ancien régime. Des exigences trop étroites
enserrent l'écolier, l'ouvrier, l'ouvrière, l'employé : ils sont tous,
dans une même journée, trop accaparés par le travail. Il ne leur
reste pas le temps nécessaire pour le repos, pour le loisir et pour
les soins de l'hygiène.

Les statuts des corporations, au moyen-âge, faisaient contre-
poids à l'accaparement de l'ouvrier ; ils ont été délaissés et oubliés. Quand on a voulu les remplacer par les lois dites ouvrières,
on a soulevé de vives protestations. Cependant ces lois étaient
nécessaires. Si elles blessent des intérêts, c'est qu'on n'a pas su
prévoir et prévenir. Beaucoup de pays se sont préoccupés de la
réglementation du travail. La France était, il y a quelques
années, fort en retard sur ce point : on abusait du travailleur,
sans profit pour personne d'ailleurs, car c'était au détriment de
la qualité du travail.

Il n'entre pas dans mon plan de passer en revue les professions
où le surmenage peut être une cause de tuberculose. Je tiens à
voir les choses en général, laissant, à chacun, le soin d'analyser
les faits particuliers.

Au point de vue social, c'est la classe des manouvriers qui nous
intéresse le plus, parce que c'est elle qui fournit le plus de vic-

times à la maladie. Deux grandes catégories d'ouvriers sont à considérer :

1° Les ouvriers agricoles.

2° Les ouvriers de l'industrie.

Ouvriers agricoles. — Le travail des champs est dur, mais il n'engendre pas de maladies. Il est au contraire souvent un moyen de prophylaxie et de traitement parce que c'est un travail de *plein air*. Les classiques latins l'ont chanté comme source de bonheur, et ils avaient raison. Il est remarquable que, malgré les abus de l'alcool, le paysan normand, — pour parler de ceux que je connais le mieux — est rarement tuberculeux.

Dans les pays de montagne, tout le monde a vu le paysan habiter le même taudis que les animaux ; se nourrir maigrement de laitage et de châtaignes, et n'être pas touché par la tuberculose. Le travail rural est réglé par la saison, par la température, par les besoins de la terre elle-même ; or, elle se repose après avoir travaillé. Le travail peut exiger une grande dépense de force à certains moments : mais il laisse de grands repos dans certains autres. Sa variété est une de ses qualités. Il est réglé aussi par le tempérament du paysan, qui est d'une lenteur atavique dans ses actes. Cette lenteur représente un moyen de défense contre l'activité fébrile et le nervosisme des gens de la ville.

Au milieu de toutes ces considérations, il est un fait pratique très important à signaler, c'est la propension de l'homme des champs à émigrer à la ville, attiré par une élévation trompeuse de salaire et par des avantages illusoires. Les campagnes se dépeuplent. Or l'individu de tout âge, déraciné et transplanté de la campagne à la ville, sera toujours menacé de tuberculose. Quel est le médecin qui n'a pas dans sa mémoire nombre de faits de cet ordre ? L'insuffisance des salaires à la campagne joue donc un rôle important dans le développement de la tuberculose, maladie sociale, en poussant le villageois à l'émigration vers la ville.

Voici quelques faits :

Dans la riche Normandie, avant 1918, un premier charretier gagnait 450 francs par an. Et dans les grandes exploitations, il n'y avait qu'un premier charretier sur vingt ouvriers agricoles.

Un « homme-année », comme ils disent, c'est à dire un journalier qui n'est là que les jours de labeur ; ou bien qui va et vient, ici ou là, selon l'occurrence du travail, était nourri et gagnait 1 fr. 50 par jour ; le plus *généralement*, 1 fr. 25 ou 1 fr. 10 ou 1 fr.

Laissons de côté les autres domestiques dont les gages sont inférieurs naturellement.

Supposez maintenant que ce charretier, ce journalier, soit

marié, père de deux ou trois enfants et même plus, ce qui arrive fréquemment, comment voulez-vous qu'avec de si maigres ressources il puisse subvenir aux besoins de sa maison, de sa famille : loyer, alimentation, vêtements, etc.

Dans la note suivante, on verra la situation peinte par un homme qui n'est ni patron ni ouvrier. Le tableau qu'il fait de la vie agricole avant la guerre mérite notre attention. Il touche à un des points importants de la *question sociale* :

« ...L'ouvrier jeune fonde un foyer : il s'installe sous le chaume dans deux ou trois pièces aux lambris « en torchis », au parquet de terre nue. La famille vient. Il fait bonne contenance tout d'abord, se restreint, se prive, redouble de courage, puis se fatigue, s'étonne et est bientôt déconcerté. Il avait rêvé de trouver, en rentrant de sa journée, du calme, du repos, un peu d'affection et de distraction !... Que trouve-t-il ? Du bruit, des cris, des pleurs entre des murs noircis, près d'une femme que les soucis, les privations et les maux des siens ont rendue peu aimable.

La cabaret, c'est sa bibliothèque, son musée, son théâtre, son Parlement !... C'est pour lui la pièce éclairée à la place de la pièce sombre. Là, il est servi au lieu de servir ; il commande au lieu d'obéir ; là il cause et il chante au lieu d'entendre des reproches et des pleurs ; là, il rit, et se délecte au lieu de se priver et de gémir. Là encore il rencontre les gros bonnets du bourg qui lui serrent chaleureusement la main, les puissants du jour qui affectent de traiter avec lui, d'égal à égal, les questions du jour et qui s'empressent de lui offrir une tournée pour le mettre de leur avis.

Si, comme il y a soixante ans, si, comme au temps du tissage, à la main, il pouvait travailler à son foyer avec sa femme, ses grands et même ses petits enfants qui tournaient le rouet !...

Dans ce temps-là, il entrait 1.200 francs, 1.500 francs, 1.600 francs et même plus de salaire dans sa chaumière (1).

Ses fils, au lieu d'être disséminés à droite et à gauche, étaient là tout près : il les voyait tous les jours, causait avec eux et s'en récréait. Son foyer, alors, avait de l'intérêt, du charme, de l'attrait.

Mais aujourd'hui, son foyer, qu'est-il ? Un lieu bruyant ou solitaire, encombré ou détérioré : bruyant et encombré dans les premières années de son ménage, solitaire et détérioré dès que ses enfants ont grandi... et c'est là qu'il faut qu'il demeure, qu'il reste, qu'il vive ! sans compagnie et sans lecture, sans lumière et sans sourire quand le café est à sa porte ! Il faudrait être un héros ; et il n'est qu'une victime d'un état social mauvais, d'une économie politique sans entrailles. »

Et alors, il descend à la ville. Il se fera chauffeur, charretier d'usine, camionneur au chemin de fer, homme de peine, commissionnaire, etc. Ce sont ses semblables qui encombrent les salles d'hôpital où ils forment dans les services de médecine ces départements de *tousseurs* devant lesquels la médecine est impuissante et qu'il est si douloureux de passer en revue chaque matin. Ces tuberculeux forment la tribu si nombreuse des *déracinés*. La non-

1. Voir le rapport présenté à la *Société d'Agriculture de l'arrondissement d'Yvetot*, 16 janvier 1909.

accoutumance au milieu urbain les rend presque fatalement victimes de la maladie, alors que les gens de la ville ont une sorte d'immunité.

Il y a toute une filiation d'incidents sociaux à analyser quand on veut étudier la prophylaxie de la tuberculose. Une étude purement limitée à l'hôpital ou au laboratoire serait vraiment « une méditation sur la mort », et rien de plus.

Comment faire éviter la tuberculose à ces paysans ? Comment les retenir aux champs ? Ceci est hors du cadre de nos études, mais on peut dire que la tuberculose reculera le jour où les conditions économiques et les moyens de transport permettront le mouvement contraire, celui de la ville à la campagne, le retour à la terre. Ce jour-là est peut-être moins loin qu'on ne pense. Il surgira quand on aura trouvé le moyen pratique de transporter la force industrielle dans les campagnes et de faire revivre le métier de famille se substituant aux métiers de l'industrie des villes.

Ouvriers des villes. — 1º L'OUVRIER DE L'INDUSTRIE. — Le type de l'ouvrier victime de la tuberculose, c'est l'ouvrier de l'industrie et cependant il faut encore faire des catégories.

Dans l'ancienne industrie, nous avons vu le métier installé dans la chaumière. Il était familial. Le père allait du métier au jardinet qu'il cultivait. La mère le remplaçait au métier tout en tenant le ménage et en élevant les enfants. Les enfants aidaient aussi au travail industriel. Ce fut l'âge d'or ; il dura peu.

La vapeur a révolutionné cet état de choses. L'industrie moderne a attiré l'ouvrier dans les faubourgs des villes. Elle ne lui a pas reconstruit un foyer après avoir détruit l'ancien. Elle a ruiné la famille et créé des conditions nouvelles de travail, en négligeant toute préoccupation d'hygiène. Elle *a imposé le travail à la femme hors de chez elle.*

Quand la civilisation aura fait des progrès, elle citera avec étonnement le xixe siècle, celui de la vapeur, de l'électricité et de la machine, comme ayant arraché la femme au foyer et lui ayant imposé ce devoir irréalisable de travailler au dehors et d'élever ses enfants au dedans. Nos calculs ne changeront pas la nature des choses. La femme est faite pour la maternité. En dehors de ce rôle physiologique, tout sera cause de malformations physiques et morales, de maladies et de dégénérescence.

D'une manière générale, on a abusé de l'ouvrier. Il y a quelques années, dans une riche vallée industrielle, certaines filatures faisaient travailler seize heures par jour et occupaient une partie du dimanche au nettoyage des métiers. Il y a trente ans, dans nombre de filatures de laine du Nord-Est de la France, le programme de la journée d'un ouvrier ou d'une ouvrière était le suivant :

Début du travail a 4 h. 1/2 du matin en été, à 5 h. en hiver.

Fin du travail à 6 et 7 h. du soir, soit une journée de 14 heures et demie.

Elle était divisée en quatre parties par trois repas :

30 minutes : vers 7 heures du matin.

1 heure : de 11 h. 1/2 à midi 1/2.

30 minutes : de 3 heures à 3 h. 1/2 ;

soit douze heures et demie de travail et deux heures de repos. Et à cette époque la machine produisait moins, l'ouvrier travaillait moins vite. Aujourd'hui il faut suivre la rapidité du métier. L'industriel admire la puissante machine obéissant à la main de l'homme. Le médecin voit l'homme esclave de la machine.

Mais la Grande Guerre est intervenue; et aussi la loi de 8 heures selon le rêve socialiste : 8 heures de travail, 8 heures de repos, 8 heures de loisir. Illusion puérile.

Les salaires de l'ouvrier sont maintenant élevés. Est-il plus heureux ? Est-il mieux armé contre la maladie ? J'en doute. A l'abus esclavagiste des 12 heures de travail a fait place l'abus démagogique des 8 heures. Et cette loi contribue à élever le coût de la vie, ce qui rend illusoire l'élévation des salaires.

Un homme était plus heureux à la campagne, avec 3 francs par jour et la liberté, qu'à la ville actuellement avec 9 francs et une réglementation intempestive.

2⁰ L'ouvrier en chambre. — Il y aurait beaucoup de choses à dire sur le « surmenage « de l'ouvrier, et surtout de l'ouvrière en chambre, l'ouvrière de la couture, la lingère, etc. Il y avait de ces femmes qui peinaient pendant tout un jour pour gagner 60 centimes.

C'est l'exception. Mais tout le monde sait que les charmants travaux d'aiguille qu'on admire aux vitrines des magasins ne rapportent qu'un gain minime à l'ouvrière, à l'artiste. Travail excessif, sédentarité, salaire insuffisant, misère, inanition ou découragement et inconduite, voilà les étapes de ces femmes pour arriver à la tuberculose.

Résumé

Encore une fois, ce n'est pas tant le travail lui-même qui est en cause ; que les mauvaises conditions du travail entraînant l'encombrement dans les ateliers, la claustration et l'immobilisation quotidiennes ; contaminant l'ouvrier dans la ville ou dans la banlieue des grande villes ; détruisant la vie de famille ; abandonnant les enfants à eux-mêmes ; supprimant le foyer et les repas en commun ; n'organisant pas le loisir employé à la culture physique et morale ; enfin poussant l'ouvrier au cabaret.

Cet ensemble entraîne la misère. Il représente des facteurs multiples et enchevêtrés ; et qui sont les vrais facteurs de la tuberculose. C'est ainsi qu'il faut comprendre sa pathogénie si on veut s'opposer à sa marche envahissante.

Nous sommes loin de la notion simple du bacille seul responsable.

Il y a autour de nous des pays qui ont fait de grands efforts pour modifier cet état de choses. Ils ont obtenu des résultats incontestables. Il est hors de doute que les précautions prises par l'Angleterre, il y a quatre-vingts ans, ont joué un grand rôle dans le développement de l'hygiène chez l'ouvrier. Elle a vu la tuberculose diminuer chez lui. L'Anglais a su alléger le travail sans nuire à la production. Le travailleur anglais commence le travail plus tard et le finit plus tôt qu'en France. Il a pris l'habitude de travailler avec discipline, rapidité et méthode. Un ouvrier de filature en Angleterre conduit plus de métiers qu'un ouvrier français. Chez nous, une mauvaise distribution du travail a fait prendre à l'ouvrier l'habitude de perdre du temps : il commence dix minutes après l'heure fixée, il finit dix minutes avant. Il est victime lui-même de sa propre nonchalance, et comme tous les intérêts sont solidaires, en nuisant à l'intérêt du patron il nuit aux intérêts de l'industrie et à ses propres intérêts.

La loi anglaise sur le repos du dimanche est admirable. C'est la sauvegarde des petits. C'est une soupape ouverte aux revendications trop violentes, c'est un gage donné aux préoccupations très légitimes d'hygiène sociale. Il est extraordinaire qu'en France une semblable loi rencontre tant de résistances et tant de dérogations.

J'en dirai autant de la *semaine anglaise*. Le travail finit le samedi après-midi pour ne reprendre que le lundi matin. C'est une liberté donnée à l'ouvrière pour soigner la maison et les petits ; c'est une détente morale, c'est le repos réel du dimanche et la journée passée en plein air.

Je considère que ces deux mesures entrées dans les mœurs anglaises sont d'une importance capitale dans la lutte contre la tuberculose. Il est fâcheux que nos législateurs aient rendu difficile l'adoption de la semaine anglaise. Chez nous trop souvent elle conduit à « *faire le lundi* ». La morale et l'hygiène n'y gagnent pas.

On parlera plus loin du surmenage scolaire.

Dans le monde civilisé du xxe siècle, le travail est mal organisé. Théoriquement, il devrait être une source de joie et de santé. Pratiquement, et surtout depuis la deuxième moitié du xixe siècle, il est une cause importante de maladies mentales et physiques, et, en particulier, de tuberculose pulmonaire.

La réglementation par les lois ne représente qu'un palliatif. La transformation par les mœurs ne sera efficace qu'après le retour du travailleur à la campagne, à la terre et à une vie plus près de la Nature.

Une ère nouvelle s'ouvre avec la Grande Guerre. Il faut simplifier et alléger la vie.

CHAPITRE VIII

Rôle de l'alcoolisme

Pour le médecin qui observe les faits cliniques, l'alcoolisme intervient comme cause seconde chez la moitié au moins des tuberculeux.

L'alcoolisme engendre la tuberculose directement sur le même individu ou indirectement sur la descendance de l'alcoolique.

Voici deux exemples sur des centaines de cas :

Homme de 48 ans. Il tousse depuis six mois. Aux deux sommets et à la base droite, râles sous-crépitants. Laryngite depuis quatre mois. Amaigrissement considérable : perte de deux kilos le dernier mois. Albuminurie minima. Depuis son enfance, il fume, il prend du café et de l'eau-de-vie. Habituellement deux cafés par jour et souvent de l'absinthe. Pendant vingt ans, il fut tisserand chez lui, à la campagne.

Depuis huit ans, il est ouvrier tisseur dans un grand établissement urbain. Il s'occupe activement de politique et avoue que, de ce fait, les occasions d'aller au cabaret sont plus fréquentes que jamais. C'est un Normand de forte race, une manière de colosse. Il n'en a pas moins une forme de tuberculose à marche rapide.

Voici un autre homme âgé de 42 ans. Débitant depuis 15 ans. L'an passé, il eut quatre petites hémoptysies. Actuellement toux et expectoration. Râles sibilants aux deux sommets, sous-crépitants fins dans le lobe supérieur droit et en arrière.

Il a pris un fonds de commerce qui périclitait et « pour remonter la clientèle, il a trinqué pas mal ». Lui aussi est un colosse. Il mesure 1 m. 80 ; sa circonférence abdominale est de 1 m. 20. Depuis deux ans, il ne boit plus. Il est trop tard. Sa vie est gravement compromise.

Lorsque pendant trente ans, l'observation journalière a montré des cas semblables, on est porté à admettre la filiation de l'alcoolisme et de la tuberculose. Les objections des théories du jour pèsent peu à côté des faits cliniques, et les statistiques elles-mêmes perdent de leur éloquence.

Historique. — Ce sont Magnus Huss et Lancereaux qui ont étudié les premier, systématiquement, les rapports de l'alcoolisme et de la tuberculose (1). Magnus Huss ne croyait pas à l'influence de l'alcool. Au contraire, il pensait que l'usage de l'alcool était capable d'arrêter la dyscrasie tuberculeuse, parce qu'il avait vu souvent des tubercules guéris chez les buveurs.

Aujourd'hui, on peut mieux apprécier ces faits. On sait combien sont nombreux les cas de tuberculose pulmonaire guéris spontanément. La puissance curatrice de la Nature peut guérir certains tuberculeux quoiqu'ils soient alcooliques. Il y a une infinité de degrés dans l'alcoolisme, suivant la nature de la boisson habituellement absorbée ; il y a une infinité de circonstances qui augmentent ou diminuent la résistance de l'organisme aux intoxications et aux infections. Il ne se trouverait plus personne pour soutenir que l'alcool est un médicament utile à la prophylaxie de la tuberculose.

L'Américain Bell, de New-York, démontra, en 1859, que l'opinion de Magnus Huss ne reposait sur aucune base solide et il admit que dans aucune période de la maladie, l'alcool ne modérait les effets morbides des tubercules sur l'économie. Tout au contraire, l'usage des liqueurs prédispose aux affections tuberculeuses.

L'Américain N. S. Davis, analysant 210 cas de phthisie pulmonaire, ne trouve que 51 cas où l'abstention a été complète et 159 cas dans lesquels il y avait usage quotidien plus ou moins régulier d'alcool avant l'apparition des signes de la tuberculose.

Kraus, de Liége (1862) admet que l'alcoolisme contribue puissamment au développement de la phthisie granuleuse « si toutefois il ne l'engendre pas complètement, au moins dans un certain nombre de cas ».

Launay (du Havre) observa les mêmes faits.

Lancereaux (1869) rapporte 15 cas où la relation de cause à effet entre l'alcolisme et la tuberculose ne peut faire de doute. Ils visent tous des hommes robustes âgés de trente à cinquante ans, adonnés à des travaux rudes. Lancereaux admettait que l'alcool causait surtout une forme spéciale de tuberculose : la phthisie granuleuse. Pendant quarante ans, il n'a pas cessé de répéter, mais en vain, que l'alcoolisme engendre la tuberculose (2). Dans 2.392 cas de tuberculose observés dans les hôpitaux de Paris, il note comme causes :

Alcoolisme	1229 fois (899 hommes, 330 femmes)
Aération, alimentation insuffisantes	963 —
Maladies débilitantes	200 —

Le même auteur admet que 50 pour 100 des alcooliques meurent phthisiques. Ce sont en général des travailleurs robustes, vivant en plein air : terrassiers, charretiers, camionneurs, cochers. Puis des marchands de vin, des garçons de café, des forgerons, des chauffeurs, des cuisiniers et cuisinières, des blanchisseurs, blanchisseuses, des infirmiers, des peintres en bâtiment.

1. LANCEREAUX. Alcoolisme in *Dictionnaire* de DECHAMBRE.

2. E. LANCEREAUX. — Effets comparés des boissons alcooliques et leur influence prédisposante à la tuberculose. *Bull. Acad. Méd.*, nov. 1885.

Ibidem. — *Bul. Acad. Méd.*, 1895.

Ibidem. — Prophylaxie de la tuberculose. *Bull. Acad. Méd.* Avril 1901.

Ibidem. — Sur la prophylaxie de la tuberculose pulmonaire. *Bul. Acad. Méd.* Janvier 1890.

Ibidem. — Distribution géographique de la tuberculose. *Congrès de Géographie*, Paris, 1875.

MM. Landouzy, Hayem, Faisans, Letulle et beaucoup d'autres, depuis quelques années, apportent leur contingent de faits. M. Letulle trouve sur 717 tuberculeux 80 p. 100 d'alcooliques.

Sur 252 phthisiques, à la période des cavernes, observés par Jacquet dans les hôpitaux de Paris, 180 étaient alcooliques avant les premiers symptômes de la maladie. C'est une proportion de 71,42 p. 100. Ces chiffres sont au-dessous de la réalité : Dans son propre service d'hôpital, sur 21 phthisiques, Jacquet trouve 20 alcooliques ; 19 l'étaient pour leur propre compte, 1 l'était par hérédité. Dans un dispensaire de Paris, sur 32 hommes tuberculeux, 26 étaient alcooliques, 5 seulement descendaient de parents tuberculeux. M. Triboulet, au Congrès de 1905 dit : « Il y a en France une équation entre la consommation de l'alcool et le nombre de phthisiques ».

A la clinique médicale de l'Hôtel-Dieu de Rouen, sur 42 tuberculeux entrés à la salle des hommes en 1908-1909 et 1910 tous, sans exception, étaient alcooliques avant l'apparition de la tuberculose.

Tous les cliniciens ont été frappés de l'extrême fréquence de la tuberculose chez les alcooliques (1).

Rôle de l'hérédité de l'alcoolique. — Non seulement l'alcoolisme engendre la tuberculose chez le même individu, mais encore il agit indirectement par hérédité ou innéité. L'alcoolique donnera naissance à un être qui aura des chances de devenir tuberculeux. Dans ce deuxième ordre de faits, on ne rencontrera pas la même précision que dans le premier, parce que toutes les questions d'hérédité sont encore fort obscures. Cependant, si nombre de familles sont plus tuberculisables que d'autres, il est probable que c'est l'alcoolisme du père et souvent des deux générateurs qui joue le rôle étiologique principal.

Exemples :

Père et mère alcooliques. Le père devient tuberculeux : 17 enfants, 10 sont morts en bas âge : sur 7 vivants, 4 sont devenus tuberculeux.

Père alcoolique. 8 enfants, 3 morts en bas âge ; 5 vivants, tous tuberculeux (Jacquet).

L'union française pour le sauvetage de l'enfance signale dans

1. FERNET. *Acad. Méd.*, not, 1907.
L. JACQUET. Préface de CLEMENCEAU. *L'alcool.* Masson, 1912.
J. BERTILLON. *L'alcoolisme.* V. Lecoffre. Paris, 1904.

son rapport de 1901 que sur 42 enfants tuberculeux, 31 ont une hérédité alcoolique (1).

Dans le service des enfants malades, à l'Hospice Général, j'ai recueilli le fait suivant, en avril 1908 :

La famille C... se compose du père, de la mère et de onze enfants. Le père boit 7 ou 8 absinthes par jour, « ce qui le rend comme fou ». La mère est laveuse.

Ils ont eu onze enfants, dont cinq seulement sont vivants :

Le premier est mort à quatre ans et demi (méningite).

Le second, mort à deux ans et demi (broncho-pneumonie).

Le troisième est vivant.

Le quatrième, fille, morte à trois ans de la rougeole.

Le cinquième, mort-né.

Le sixième est âgé de dix-huit ans : il est entré à l'hôpital pour tuberculose pulmonaire.

Le septième a été soigné dans mon service pour tuberculose pulmonaire.

Le huitième, fille de onze ans, normale.

Le neuvième, mort-né.

Le dixième, fille de cinq ans, entrée dans mon serice pour scarlatine. Tuberculose probable

Le onzième, fille, morte à neuf mois. Diphtérie.

Total : onze enfants, cinq vivants. Sur les cinq vivants, deux tuberculeux avérés et un tuberculeux probable. Sur les sept morts, trois tuberculoses probables.

L'observation suivante pourrait être intitulée : *Histoire naturelle d'une famille sous le second Empire et la troisième République.*

Le pauvre petit X... était un enfant abandonné ; sa mère était marchande des quatre-saisons, et il fut recueilli par de braves gens du voisinage. Le soir, quand il avait trop froid, il allait aux cours publics. L'idée lui vint d'entrer comme laveur de bocaux au cours de chimie. Là il apprit à lire et à écrire et quelques années plus tard, il devenait Préparateur.

Cet enfant du ruisseau était un inventeur. La manipulation des produits chimiques lui donna l'idée d'inventer une liqueur. Cette création lui apporta la fortune, une très grosse fortune : mais, comme il s'abreuvait journellement de son Elixir, il mourut alcoolique et tuberculeux.

Il avait eu cinq enfants. L'aîné fut une fille, morte en bas âge : le second, alcoolique comme son père, mourut aliéné ; le troisième mourut de tubercu-

1. Il serait intéressant de rechercher les antécédents pathologiques des poitrinaires célèbres. La « Dame aux Camélias », Marie DUPLESSIS, de son vrai nom Alphonsine PLESSIS, est née à Nonant (Orne). Son père, Jean-Marin PLESSIS, originaire du canton de Briouze en Normandie, était un ancien colporteur. Il avait la réputation d'un ivrogne sujet à des crises de délirium tremens. C'est au cours d'un de ces accès d'alcoolisme aigu qu'il mit le feu à sa maison pour y brûler vives sa femme et sa fille. (*L'Intermédiaire des Chercheurs et des Curieux*, LXII, 414.)

lose pulmonaire ; sur le quatrième, nous sommes sans renseignements : le cinquième est mort alcoolique et tuberculeux comme son père et son frère.

Donc : un père + 3 fils = quatre morts par l'alcool.

Un de ces fils eut neuf enfants. Sept sont morts : deux en bas âge et cinq avant la vingtième année. Sur ces cinq morts, trois sont attribuables à la tuberculose (pulmonaire ou osseuse).

Si l'*alcool de consommation* n'avait pas existé, la France eût conservé un homme d'une très haute intelligence et onze de ses descendants.

Dans cette famille, composée de 17 personnes, six sont mortes de tuberculose. Les femmes furent indemnes, ce qui est un échec pour la contagion.

Il serait facile mais fastidieux de multiplier les faits semblables au précédent. On peut dire qu'en médecine on ne trouve que ce qu'on cherche. Si on veut revenir aux anciennes méthodes d'observation clinique, et si l'on applique ces méthodes à l'étude de l'étiologie de la tuberculose dans la classe ouvrière en particulier, on ne pourra pas douter qu'un lien étroit unit l'alcool à la phthisie. Il est curieux de voir combien la microbiologie pure a accaparé les esprits et a fait négliger l'observation clinique depuis 1882 et la campagne allemande en faveur du bacille.

Actuellement, les savants en sont arrivés à dire : « Ne parlez pas trop de l'alcoolisme de peur de dévier l'attention exclusive qu'on doit au microbe. »

C'est un des plus beaux exemples qu'on puisse citer de la déformation qu'entraîne la spécialisation dans les travaux purement techniques.

Données statistiques. — La clinique ne doit pas abuser des statistiques. Nombre de causes rendent souvent leurs conclusions plus illusoires que réelles. Cependant tout le monde cite les statistiques anglaises issues d'un service remarquablement organisé qui permet de classer les décès par causes, par âge et par profession.

T. D. Lister a publié des statistiques sur la proportion pour 100 de la mortalité tuberculeuse par profession (1).

Médecins	6,8
Ecclésiastiques	10,2
Avocats	11,8
Chefs de trains	14,3
Marchands de vin	15
Aubergistes	15
Cochers de fiacre	26
Garçons d'hôtel	32

1. *Congrès International des maladies professionnelles.* Bruxelles, 1910.

Ces quelques chiffres sont intéressants ; ils sont pris dans les professions non exclusivement sédentaires. L'auteur fait remarquer que, dans le commerce des spiritueux, la mortalité par tuberculose est, chez les employés, double de celle des patrons, à cause de l'infériorité du logement et du régime alimentaire chez les employés.

Jacquet rapporte une partie de l'échelle mortuaire par tuberculose. Sur 6.000 sujets de chaque profession indiquée, on trouve :

Clergymen.............. 67 morts par phthisie
Médecins. 105   —
Cabaretiers.............. 314   —

Garçons de cabarets :

Districts agricoles........ 352 morts par phthisie
Districts industriels........ 357   —
A Londres............... 607   —

Mortalité tuberculeuse à Rouen. — La ville de Rouen est particulièrement intéressante à étudier dans le cas qui nous occupe. La mortalité par tuberculose y est extrêmement élevée.

Voici, d'après mon collègue M. Guerbet, les chiffres de mortalité par tuberculose dans les principales villes du globe en 1913.

Copenhague	1,05	Varsovie	2,03	Munich	2,90
Amsterdam	1,60	Stockholm	2,04	Dublin	3,03
Londres	1,70	Madrid	2,04	Lyon	3,04
Rome	1,75	Christiania	2,05	Lisbonne	3,05
Glasgow	1,80	Buenos-Ayres	2,10	Buda-Pesth	3,05
Hambourg	1,80	Milan	2,10	Vienne	3,06
Edimbourg	1,80	Berlin	2,20	St-Pétersbourg	3,20
Bruxelles	1,80	Batna	2,20	Paris	4,10
Naples	1,97	Leipzig	2,20	**Rouen**	5,12
New-York	2,02	Moscou	2,90		

Il faut faire des réserves sur certaines statistiques étrangères qui ne sont peut-être pas parfaitement sincères. Il n'en est pas moins vrai qu'à Rouen il meurt plus de tuberculeux qu'à Lyon ou à Paris ; deux fois et demie plus qu'à Berlin et trois fois plus qu'à Londres.

Parmi toutes les villes importantes du monde, c'est à Rouen qu'on meurt le plus de tuberculose.

On accordera que les causes d'insalubrité ne sont pas plus nombreuses à Rouen qu'à Lyon ou à Paris. Mais l'alcoolisme y sévit incomparablement plus que partout ailleurs. N'a-t-on pas le droit alors d'attribuer cette formidable morbidité tuberculeuse à l'alcoolisme ?

Comparons avec ce qui se passe en Norvège et en Suède : le gouvernement prend des mesures énergiques contre l'alcool ;

le plus grand nombre des débits disparaît. Conséquence : *la mortalité par tuberculose tombe au-dessous de* 2 p. 100.

L'alcoolisme sévit à Rouen plus que partout ailleurs. Voici la preuve :

Voyons ce qu'est la consommation de l'alcool à Rouen. Les chiffres qui suivent ont été calculés d'après les quantités imposées :

Consommation de l'alcool à Rouen

1825	Moyenne par habitant	7 litres	56
1835	—	—	7 —	39
1845	—	—	10 —	85
1855	—	—	8 —	88
1865	—	—	10 —	14
1875	—	—	12 —	47
1885	—	—	15 —	02
1895	—	—	15 —	42
1898	—	—	. 17 —	09

Nous verrons qu'il y a lieu de considérer la tuberculose comme une complication presque fatale de l'absinthisme. Or, la Seine-Inférieure est un des départements qui consommaient le plus d'absinthe.

Voici quelques chiffres sur la consommation à Rouen.

1882	433 hectolitres.
1892	1.020 —
1902	4.403 —
1905	6.049 —

Ces chiffres sont extraits d'un tableau que je dois à l'obligeance de l'Administration des Contributions indirectes.

En présence de ces tableaux qu'il serait fastidieux de multiplier, n'est-il pas rationnel de voir un lien entre l'alcool et la mort par tuberculose ?

Alcoolisme et Tuberculose à Paris et en France. — La Normandie et la Bretagne n'ont pas seules le monopole de cette effrayante intoxication. Dans le xviiie et le xixe arrondissements de Paris, la tuberculose sévit avec une intensité spéciale malgré les constructions nouvelles ; mais dans ces arrondissements, l'alcoolisme joue un rôle aussi fâcheux que prépondérant (Duguet).

Dans les arrondissements où les logements sont particulièrement insalubres (xiie et xve arrondissements), pourquoi la tuberculose est-elle deux fois plus fréquente chez les hommes que chez les femmes ? Parce que l'alcoolisme est plus répandu chez les hommes, « cela ne paraît plus douteux ».

Qui dit : *tuberculose* dit donc presque forcément aujourd'hui *alcoolisme* (1).

De ces opinions émises par M. Duguet en 1906, est à rapprocher celle émise par M. Jacques Bertillon en 1910 (2).

Une première preuve de l'influence de l'alcool sur la fréquence de la phthisie est fournie par la statistique de la mortalité par profession. M. Jacques Bertillon compare les cabaretiers avec les autres boutiquiers : même mode d'existence, même logement mauvais, même sédentarité, mêmes émotions commerciales. Cependant sur 100.000 boutiquiers et cabaretiers de 25 à 35 ans meurent de phthisie : 214 boutiquiers et 465 cabaretiers.

Le chiffre de mort des débitants est le double de celui des boutiquiers ordinaires.

Autre preuve tirée de la fréquence de la tuberculose chez l'homme. Dans le jeune âge, jusque vers 15 ans, tant que les deux sexes sont également sobres, ils présentent des chiffres analogues. A l'âge adulte, les hommes contractent la maladie deux ou trois fois plus souvent que les femmes. Or il est avéré que l'homme est plus buveur que la femme.

A Paris, sur 100.000 vivants de chaque âge et de chaque sexe, il meurt de tuberculose en moyenne :

> 400 femmes de 30 ans,
> 542 hommes de 30 ans,
> 413 femmes de 40 ans,
> 842 hommes de 40 ans.

A Berlin :

> 205 femmes de 30 ans,
> 299 hommes de 30 ans,
> 153 femmes de 50 ans,
> 433 hommes de 50 ans.

M. J. Bertillon a publié deux cartes extrêmement intéressantes : l'une donne le *tableau de la consommation de l'alcool en France en 1906* et l'autre donne *le tableau de la phthisie pulmonaire en France la même année*.

La première carte indique la limite septentrionale de la culture de la vigne. Au nord de cette ligne, on boit d'énormes quantités

---

1. Duguet. Rapport général au Conseil d'Hygiène de la Seine en 1906. *Bull. Méd.*, 1910, p, 798.

2. *Archiv. anthrop. criminelle* 1910, n° 195.

d'eau-de-vie, de 5 à 12 litres d'alcool pur par tête d'habitant et par an. Au sud de cette même ligne, on boit du vin et seulement 1 ou 2 litres d'alcool.

La seconde carte, celle de la tuberculose, montre, comme celle de l'alcool, un groupe de départements *noirs* (Nord et Est), et dans le Centre et le Midi, la maladie beaucoup plus rare.

Il apparaît donc que *c'est l'eau-de-vie qui règle la distribution de la phthisie en France.* Les 28 départements du Nord et de l'Est donnent 42.190 décès par tuberculose. S'ils cessaient de boire de l'eau-de-vie et s'ils la remplaçaient par le vin, ils n'auraient plus que 25.500 morts. Ce serait une économie de 16.500 vies françaises.

Influence de la nature de l'alcool ingéré. — La nature de l'alcool consommé joue certainement un rôle important dans la genèse de la tuberculose. Il est sûr qu'il n'y a pas de comparaison à établir entre l'alcoolisme lié à l'abus des boissons *fermentées* et l'alcoolisme causé par l'usage des boissons *distillées* ou des liqueurs à essence, comme l'absinthe ou les similaires. Il y a trois types de buveurs qui seraient très différents les uns des autres si, la plupart du temps, chacun d'eux n'empiétait pas sur le domaine de son voisin.

Ces types sont :

Le buveur de vin, de bière ou de cidre.
Le buveur d'eau-de-vie.
Le buveur d'apéritifs quelconques.

Buveurs de boissons fermentées : vins, cidres, bières. — L'abus de ces boissons peut-il conduire à la tuberculose ? Leur rôle exclusif est difficile à démontrer parce que généralement les buveurs de vin, de bière ou de cidre ne se contentent pas de ces boissons. Il n'en était pas ainsi il y a seulement quatre-vingts ans : on trouvait encore des buveurs de cidre et de vin qui ne buvaient pas d'eau-de-vie, et la tuberculose était rare dans les milieux ruraux. Aujourd'hui, en France, le *buveur*, pris comme terme général, boit de la bière ou du cidre, suivant la région de la France où il habite mais il boit de plus des eaux-de-vie et des apéritifs. Voici un exemple :

Un cafetier d'une petite ville de Normandie avait pris l'habitude de ne boire avec ses clients que du vin blanc. Il en consommait six à sept litres par jour. Quand je le vis pour la première fois, il présentait les signes d'une cirrhose avec ascite. Il se soumit très docilement au traitement, mais après quelques mois survinrent des accidents tuberculeux aux deux sommets et la marche fut rapide.

(En passant, je dirai que sa femme et sa fille sont encore aujourd'hui

indemnes de tuberculose tandis que son fils, clerc d'avoué à Rouen et buveur
d'absinthe, est tuberculeux.)

Depuis plusieurs années, cet homme voyant sa santé altérée, ne consommait
plus que du vin ; mais, antérieurement, il avait bu beaucoup d'eau-de-vie
et d'apéritifs.

La nocivité des boissons *fermentées* est moindre que celle des
boissons *distillées*. On peut donc dire que toutes les boissons spi-
ritueuses n'ont pas une action équivalente dans l'étiologie de
l'alcoolisme et de la tuberculose pulmonaire, complication de
l'alcoolisme.

En général, il est possible d'évaluer leur degré de nocivité par
l'état de concentration de l'alcool, mais, à concentration égale,
leurs effets ne sont pas encore identiques. Le vin, le cidre, la
bière ont des effets très différents de ceux des eaux-de-vie. Ces
dernières créent un alcoolisme spécial, plus dangereux que celui
du vin. Un Germain buveur de bière a moins de chances de devenir tuberculeux qu'un ouvrier parisien maigre, sec et buveur
d'eau-de-vie ou d'apéritifs.

**Les boissons fermentées chez les Anciens et les Primi-
tifs.** — Ce que nous pouvons savoir sur l'ivrognerie dans l'antiquité et chez les peuples primitifs semble corroborer cette opinion. La tuberculose est une maladie de la civilisation moderne
mais l'abus des boissons fermentées est aussi vieux que le monde
et le monde a progressé quand même. Les Indiens et les Chinois
les connaissaient depuis un temps immémorial. L'ivrognerie était
fréquente chez les Assyriens (1) et plus tard chez les Grecs et les
Romains de la décadence (2). De tous temps, les Germains ont
été de forts buveurs.

Les Gaulois furent attirés en Italie par leur goût pour le vin.
Ils fondèrent la Gaule transpadane et l'État des Insubriens à
la suite de cette invasion. Ils devaient plus tard importer en
Gaule de grandes quantités de vins. Après la prise de Rome et
après celle de Delphes, ils durent leur défaite à l'influence
dépressive des vins capiteux du pays. M. Jullian fait à ce propos
de curieuses remarques sur nos ancêtres.

1. BRUNON. *La stèle d'Hammourabi*. Rouen, Wolf.
2. DUPOUY. *Médecine et mœurs de l'ancienne Rome d'après les poètes
latins*. J.-B. Baillière, 1885. — MÉNIÈRE. *Études médicales sur les poètes
latins*. Germer Baillière, 1858. — LANCEREAUX. Art. Alcoolisme. *Dict.*
DECHAMBRE. Les poètes latins et Sénèque ont décrit tous les signes de
l'alcoolisme : tremblement, anesthésie, vertiges, bourdonnements, délire,
dyspepsie, ictère, ascite, anasarque et cachexie. Ils ne connaissaient pas
spécialement la phthisie qu'HIPPOCRATE cite cependant à plusieurs reprises.

L'appétit de ces gros corps étonnait les Romains et les Grecs qui furent longtemps très sobres : ceux-là se gorgeaient de viandes comme des bêtes fauves toujours affamées. Leur goinfrerie énorme et malpropre les faisait ressembler au Cyclope d'Ulysse que les mythographes finirent par leur donner comme ancêtre. Comme lui aussi, ils étaient d'incorrigibles ivrognes. La chaleur et l'action déterminaient chez eux un besoin irrésistible de boire : ils oubliaient tout, et leur sûreté même, pour ces longues beuveries dont on ne se déshabitue jamais un homme du Nord. Et comme, sur les terres qu'ils pillaient, un vin fort capiteux fut leur boisson et d'autant plus dangereuse qu'elle leur était plus nouvelle, chaque expédition vers le Midi devenait pour les Gaulois l'occasion d'ivresses formidables : ce qui assurait à leur adversaire un avantage de plus : quand les Celtes cuvaient leur vin, les Grecs et les Romains n'avaient que la peine de les saigner. Et ces hommes qui, dans le premier élan de leur course, paraissaient des demi-dieux augustes et indomptables, finissaient par devenir plus faibles que des femmes, plus veules que du bétail (1) ».

Près de notre temps, nous voyons nos vieux historiens Dutertre, Labat de Rochefort décrire l'ivrognerie des peuples de civilisation inférieure. Il s'agit toujours de l'abus de liqueurs obtenues par fermentation.

Les Indiens de l'Amérique du Nord fabriquaient ces liqueurs d'après des recettes fort anciennes. Ceux du Mexique s'enivraient avec l'eau de canne à sucre fermentée, sorte de rhum ; le *pulqué*, extrait de l'aloès ; les *chica* ou bières d'ananas, de maïs, etc. Les lois indiennes punissaient de mort ceux qui abusaient des boissons avant l'âge de 60 ans. Les Espagnols ont supprimé ces lois. Puis les gouvernements espagnols ont accaparé le monopole de la fabrication et ont empoisonné les Indiens avec des eaux-de-vie d'Europe dont ils ont rendu la vente obligatoire (comme leurs ancêtres avaient rendu obligatoire pour les Indiens l'achat, au poids de l'or, de lunettes et de bas de soie).

Au moment de la conquête, les Caraïbes buvaient le jus de la patate fermentée. Les Tahitiens ne connaissaient autrefois qu'une seule boisson enivrante qu'ils préparaient en mâchant la racine fraîche d'ava et en délayant ensuite dans l'eau ses tissus déchirés et imprégnés de salive. En 1796, les Européens leur apprirent à faire fermenter les fruits du pays, les oranges, la pomme cythère, l'ananas. Ce fut un premier pas. De sporadique, l'ivrognerie devint épidémique.

Chez les Anciens, il est vraisemblable que la tuberculose était loin d'être aussi répandue qu'aujourd'hui, et, pour les peuplades sauvages, on s'accorde à dire que la phthisie a suivi une marche

1. Camille JULLIAN. Tempérament moral des Gaulois in *Histoire de la Gaule*. I. 342.

envahissante parallèle à celle de l'eau-de-vie (l'eau-de-feu des Peaux-Rouges).

Il importe de distinguer entre l'ivrognerie et l'alcoolisme. L'ivrogne de jadis buvait du vin et ses excès étaient périodiques. L'alcoolique boit surtout de l'eau-de-vie ou des apéritifs et « s'imbibe » tous les jours.

Là est le danger.

C'est au xie siècle que les Arabes créèrent une nouvelle liqueur par la *distillation* du vin. Ce fut *l'alcohol*, regardé d'abord comme un poison, puis comme un remède (*aqua vitæ*) et au xvie siècle comme une panacée.

L'extraordinaire diffusion des boissons distillées a donné naissance à l'alcoolisme. Le mot a été créé par Magnus Huss et la maladie est relativement nouvelle. A l'ivresse intermittente des Anciens et des Primitifs de l'Amérique et de l'Océanie, nous avons substitué l'alcoolisme par intoxication quotidienne. La première ne pouvait avoir qu'une maigre influence sur leur santé ; le second les a conduits à la misère physiologique et à la mort. Aujourd'hui les peuples sauvages, comme les nations civilisées, sont soumis au terrible fléau en partie responsable du développement de la phthisie chez les uns comme chez les autres.

Dans le livre qu'il a publié après ses communications à l'Académie (livre qui n'ajoutera rien à sa gloire), Villemin fait des efforts pour démontrer que les Européens ont apporté à tous ces peuples la tuberculose par voie de contagion. Mais il ne remarque pas, dans son plaidoyer, que nous avons apporté en même temps, d'abord les eaux-de-vie de vin, puis l'alcool industriel, puis enfin les apéritifs, les amers, les absinthes.

Straus ne mentionne que pour mémoire l'alcoolisme. Il n'en est pas moins vrai qu'on a peu de chances de se tromper en considérant comme parallèles et liés par un lien de causalité, le développement de la tuberculose et celui de l'alcoolisme chez ces peuples en voie de disparition (Indiens Peaux-Rouges, Tahitiens, Tasmaniens, et, nous pourrions ajouter Normands.

Buveurs de boissons distillées

Eaux-de-vie, amers, apéritifs. — L'action de l'alcool sur l'organisme est loin d'être simple. Elle est encore peu connue, malgré les beaux travaux de Lancereaux. On fera sûrement des découvertes très fructueuses lorsque le courant des idées aura poussé les travailleurs dans ce sens.

Dès maintenant on peut dire cependant que l'action si particulière des boissons alcooliques à base d'eau-de-vie est en rapport avec la nature et la proportion des matières autres que l'alcool qui entrent dans la composition de la boisson. L'action de ces substances s'ajoute à celle de l'alcool. Il est certain que les différentes espèces de spiritueux ont une action élective sur tel organe ou en faveur de telle diathèse. Les boissons fermentées, vin, cidre et bière, agissent sur les appareils digestif et urinaire. Les eaux-de-vie et l'absinthe agissent sur le système nerveux. C'est là une première étape du poison. Dans une deuxième étape interviendront la misère physiologique, la dénutrition et la tuberculose.

L'observation clinique de tous les jours démontre le rôle prépondérant des boissons *distillées* et des boissons *à essences* dans le développement de la tuberculose pulmonaire.

Boissons hygiéniques

On ne saurait trop condamner l'hypocrisie de cette appellation. Elle a été inventée pour tromper le peuple. Une boisson alcoolique, fermentée ou distillée, ne peut pas être hygiénique. La seule boisson hygiénique c'est la boisson des animaux, c'est l'eau. Le vin et la bière créent l'alcoolisme avec répercussion sur le rein, sur le foie et finalement sur le poumon. On ne peut pas dessiner des frontières entre le vin et la bière, entre les rénaux et les hépatiques; la tuberculose les réunit sous sa puissance internationale.

Comment l'alcoolique devient-il tuberculeux ? — Avant de se demander comment un alcoolique devient tuberculeux, il faut chercher à savoir comment on devient alcoolique. Pour comprendre cette filiation, il faut voir l'alcool préparer, dès l'enfance, le terrain du bacille tuberculeux. Voilà pourquoi, sans sortir de notre sujet, nous allons étudier l'alcoolisme chez l'enfant, chez la femme, chez l'ouvrier des villes, chez le paysan et chez le bourgeois.

Nous pourrons alors poser la question principale : Comment l'alcoolique devient-il tuberculeux ?

Mais d'abord, je citerai un fait clinique qui, dans sa brièveté, synthétise cette double question : Comment devient-on alcoolique ; comment l'alcoolique devient-il tuberculeux ?

Il s'agit d'un homme de 38 ans, entré à l'Hôtel-Dieu de Rouen dans le service de la clinique, en février. C'était un manouvrier robuste, un Normand de la forte race. C'est maintenant un phthisique à la période cachectique ; il va mourir prochainement. Voici son histoire sociale : à l'âge de 23 ans, il est entré comme charretier-livreur dans une grande maison de commerce à Rouen. Dans son enfance et pendant une année de service militaire, il a été sobre. Comme livreur, il visite tous les jours soixante clients, autant de consommations offertes et acceptées forcément : vermouth et cassis, café avec eau-de-vie, amer Picon.

C'est un bon travailleur ; il a toujours fait très bien son service et cependant son patron lui faisait remarquer qu'il ne se souvenait pas l'avoir vu une seule fois rentrer dans son état normal : «Vous vous tuerez», a-t-il ajouté.

Cet homme gagnait 4 francs par jour. Il constate lui-même que si les clients lui avaient donné une gratification de 0 fr. 10 au lieu d'une consommation, il aurait pu rapporter plus de 6 francs chaque soir chez lui. Depuis plus de deux ans, « il ne mange plus, il n'est soutenu que par ce qu'il boit ».

C'est un homme intelligent, sympathique ; il raconte son histoire avec des larmes dans la voix ; il se sent perdu et sait que l'alcool l'a amené là où il est.

Les clients, le patron, la société ont-ils fait leur devoir devant ce brave homme ? L'indifférence et l'égoïsme du public ne sont-ils pas la cause indirecte de la perte de cet ouvrier et de sa famille ?

Par quel mécanisme l'alcoolique devient-il tuberculeux ? L'alcool agit sur l'estomac, le foie, et aussi, directement, sur le poumon. M. G. Lemoine a étudié, un des premiers, l'action de la cholestérine. La cellule hépatique forme la cholestérine et des éthers cholestériques. Or, la cholestérine possède un pouvoir antitoxique, c'est un contre poison des toxines. Si l'alcool frappe la cellule hépatique, il tarit la source de la cholestérine, il détruit le contrepoison, il donne toute liberté aux poisons, il diminue et supprime la résistance de l'organisme.

L'alcoolisme chez l'enfant. -- L'hérédité joue un rôle très important dans le développement de l'alcoolisme. La localisation spéciale de ses troubles aux éléments nerveux explique leur tendance à se propager par hérédité. Non seulement les enfants hérédo-alcooliques sont petits, malingres et porteurs de tares plus ou moins graves ; mais encore ils sont enclins à boire dès le jeune âge, et, par anaphylaxie, ils sont moins résistants que leurs parents aux accidents qu'engendre l'intoxication par l'alcool.

Une femme de 45 ans a eu 22 grossesses : 17 enfants : 5 sont nés avant terme, 17 sont nés à terme. Mais il n'en reste que 6 vivants. Le mari de cette femme est alcoolique, son père l'était également. Elle eut 14 frères et sœurs ; 2 seulement vivent.

Ces deux générations d'alcooliques ont produit 36 enfants, 9 seulement sont vivants.

L'hérédité alcoolique entraîne chez les enfants une faiblesse congénitale et un infantilisme. Cette dégénérescence prédispose aux maladies et en particulier, à la tuberculose. Il est hors de doute que les conséquences de l'alcoolisation des enfants sont multiples, mais une des plus frappantes est l'hypotrophie générale et l'abaissement de la taille. Les conseils de revision donnent sur ce point des renseignements indiscutables. Voici, à ce propos, un des documents les plus typiques :

1. Brunon. Les femmes et l'alcoolisme. *Bull. Méd.*, n° 56, 19 juillet 1911

Le père de famille est vitrier. Il gagnait 3 fr. 50 par jour avant 1918, et les buvait. Il est fils d'alcooliques ; sa mère est morte dans le delirium tremens. Quand il sort le lundi avec ses enfants, il les fait boire. La mère est âgée de 38 à 40 ans. Elle est relativement sobre. Ils ont eu 12 enfants, 9 sont vivants, dont 4 filles ; un treizième va venir. La mère et les enfants vivent de secours. Le père n'apporte rien de son salaire. La maison est d'une saleté repoussante. Les enfants se promènent couverts de loques et se couchent pêle-mêle, comme des rats, dans un coin de la chambre. Quand la mère sort, elle enferme le pain, de peur que les enfants en mangent trop.

Le garçon n° 1 a 18 ans, il mesure		1^m45
— n° 2 a 16 ans,	—	1^m35
— n° 3 a 14 ans,	—	1^m37
— n° 4 a 7 ans,	—	1^m04
— n° 5 a 6 ans,	—	1^m03

Les filles sont moins mal :

La fille n° 1 a 10 ans, elle mesure		1^m24
— n° 2 a 9 ans,	—	1^m12
— n° 3 a 8 ans,	—	1^m08
— n° 4 a 3 ans,	—	0^m84

Le garçon n° 1, 18 ans, ne peut pas gagner plus de 1 franc par jour. Le n° 2, âgé de 16 ans, a l'aspect d'un enfant de 9 ans ; il est entré dans un cirque employé comme enfant acrobate.

Remarquons qu'il y a cent ans, la Normandie était la source principale des régiments de cuirassiers et que les Vosges recrutaient les artilleurs. Aujourd'hui la France est obligée d'abaisser la taille autrefois réglementaire.

En 1914, si l'alcool n'avait pas décimé depuis longtemps nos paysans, les régiments normands eussent été moitié plus nombreux. Et on sait ce que valent les régiments normands ou bretons ! L'Artois avec Notre-Dame de Lorette ; Verdun avec le bois de la Caillette ; on n'a pas le droit de prononcer ou d'écrire ces noms sans saluer.

Avant de naître, l'enfant subit les conséquences de l'imprégnation alcoolique de son père et souvent de ses deux générateurs. Une fois né, s'il est le nourrisson d'une *remplaçante*, il sucera souvent le lait alcoolisé de la nourrice, et s'il est élevé au biberon en Normandie, il tétera du café dès les premiers jours de sa vie. Il y a cinquante ans, ces faits étaient inconnus en France ; on ne les trouvait qu'en Angleterre, en Suisse et en Allemagne. Au dire du docteur Combe, de Lausanne, certaines nourrices suisses auraient encore l'habitude de donner aux nourrissons quelques cuillerées de grog ou d'eau de Cologne pour les faire dormir et avoir elles-mêmes une nuit tranquille. En Normandie, il n'est pas rare de voir les femmes de la campagne donner du café et de l'eau-de-vie dans le biberon. Ces femmes vont travailler au dehors ; l'enfant reste seul dans son berceau ; sous l'oreiller, au chaud, on dépose la bouteille au long tube de caoutchouc, et, de lui-même, l'enfant prend la tétine et la porte à sa bouche. Il se grise, et, grâce au lourd sommeil, il n'attire pas l'attention des voisins.

D'après mon confrère, M. Tourdot (1), dans la moitié des familles ouvrières à Rouen, on donne du café et de l'eau-de-vie aux enfants, dès l'âge de 6 à 8 mois. Une femme honorablement connue comme élevant les enfants avec soin, avait l'habitude de leur donner du cognac à la cuiller, le soir, pour les endormir. C'est au troisième décès que notre confrère put découvrir la cause de la mort.

Dans ce milieu ouvrier, l'eau-de-vie est le premier remède que l'on donne à l'enfant dès qu'il est malade, et, en particulier, dès qu'il a des convulsions !

Chez les riches, les nourrices peuvent faire abus de vin et de bière parce qu'on s'imagine que la santé de l'enfant en bénéficiera ! Un litre de vin par jour, de la bière à discrétion et des vins médicamenteux dits toniques entrent souvent dans le régime de la nourrice.

Dans l'Ouest, le Nord et l'Est de la France, c'est le café qui a été l'introducteur de l'eau-de-vie auprès de l'enfant. Il a remplacé la soupe traditionnelle en France dans toute la classe ouvrière. Le père au régiment a contracté l'habitude du *jus* du matin. La mère accaparée par le travail de l'usine, ne trouve pas le temps de préparer la nourriture de la famille.

Ici, nous touchons à un des points les plus importants de l'histoire de l'alcoolisme et de la tuberculose chez l'ouvrier.

Je ne cesserai de répéter que l'alcoolisme et la tuberculose ne sont pas des maladies de laboratoire, mais des *maladies sociales* dont le médecin clinicien peut seul apprécier justement les causes.

Or, le grand mouvement industriel contemporain est en partie cause de l'alcoolisme et de la tuberculose chez l'ouvrier.

Le travail de la femme a détruit le foyer et dissocié la famille. L'homme va au cabaret ; l'enfant est aux prises avec toutes les tentations de la rue ; la femme perd tous les jours les qualités de ménagère qui avaient fait de la Française une femme unique au monde. Aujourd'hui la maison ouvrière est mal tenue et sans feu ; on s'entasse dans un taudis pour la nuit, on prend ses repas et on boit dehors. Le matin, à la première heure, l'homme

---

1. BRUNON. L'alcool et l'enfant. *Bull. Acad. Méd.*, mai 1907.

prendra le vin blanc chez le débitant, et, pour l'enfant, la femme trouve le café plus facile à préparer que la soupe. Dans la région normande, tout au moins, femmes et enfants commencent la journée avec un grand bol de café. Or le café ne se prend pas *vierge*, et, dès les premières années, l'enfant prendra un mélange de café et d'eau-de-vie.

C'est ainsi que se forme, aux premiers pas de la vie, une accoutumance, un appétit spécial auquel l'enfant ne pourra pas résister à mesure qu'il avancera en âge.

Quand il aura quinze ou seize ans, aux habitudes de l'enfance, à l'exemple de la famille, viendra s'ajouter le respect humain. Il n'osera pas faire autrement que les camarades et deux ou trois fois par jour sonnera pour lui l'heure de l'apéritif.

Ces habitudes ont pour conséquence la diminution de l'appétit et l'attaque du bacille tuberculeux commence.

L'alcoolisme ouvrier. — Nous avons vu que, dès le matin, l'ouvrier prend de l'eau-de-vie ou, à Paris, du vin blanc pour « tuer le ver ». Il s'arrête dans plusieurs des nombreux débits ouverts sur la route. Dans la matinée, la bouteille entrée en fraude circule de l'un à l'autre dans l'atelier jusqu'à épuisement. A onze heures ou midi, sortie précipitée des ateliers. Le débitant a préparé à l'avance un nombre suffisant de verres d'apéritifs et le consommateur ne perd pas une minute ; il avale rapidement. En prenant l'apéritif, l'ouvrier ne fait qu'imiter la classe bourgeoise qui encombre la terrasse des cafés à l'heure verte.

Après l'apéritif, le repas. *Il sera peu copieux.* D'une manière générale, l'ouvrier français mange beaucoup moins que l'allemand ou l'anglais. S'il est buveur, son appétit est encore diminué, ce qui augmentera d'ailleurs les chances de tuberculose.

Chez les ouvriers de l'industrie textile, le repas de midi coûtait 25 centimes avant la guerre, mais on prenait 50 centimes d'eau-de-vie avec du café. — La deuxième partie de la journée est la répétition de la première. Elle se termine à six heures du soir par une pérégrination dans les cabarets qui se trouvent sur le chemin de la maison.

Le samedi soir, jour de paye de la quinzaine, on restera toute la soirée au café pour régler ses comptes, boire et chanter jusqu'à une heure avancée de la nuit, car, ce jour-là, on ne dîne pas. Le plaisir d'avoir de l'argent, la perspective de ne pas travailler pendant deux ou trois jours, le besoin de s'égayer, l'action des alcools ingérés, donnent une excitation spéciale qui ne cessera que le lundi ou le mardi suivants.

Voici la copie de trois feuillets du carnet de dépenses d'un ouvrier couvreur mort à l'Hôtel-Dieu de Rouen des suites d'une fracture du crâne.

7	janvier	Café, eau-de-vie	1	»
10	—	Boisson (cidre et eau)	»	15
	—	3 apéritifs	»	75
	—	2 petits sous, 2 verres	»	50
11	—	1 petit sou	»	15
	—	Café, eau-de-vie	»	90
	—	Café, eau-de-vie	»	40
	—	1 absinthe	»	25
12	—	2 gouttes	»	20
	—	café, eau-de-vie	»	40
	—	3 apéritifs	»	75
	—	café, eau-de-vie	»	80
	—	café, eau-de-vie	»	10
13	—	2 gouttes	»	20
	—	café, eau-de-vie	»	30
	—	2 gouttes	»	20
	—	café, eau-de-vie	»	40
	—	2 verres d'appétit	»	50
	—	1 absinthe	»	25

8.50

Payé le 14 janvier : signé Femme X...

14	janvier.	2 gouttes	»	20
	—	café, eau-de-vie	?	60
	—	2 anisettes, un amer	»	40
	—	2 verres	»	20
	—	2 apéritifs	»	50
	—	café, eau-de-vie	»	60
	—	3 verres	»	30
	—	4 apéritifs	1	»
16	—	4 petits sous	1	»
	—	café, eau-de-vie	1	05
	—	eau-de-vie, café	»	75
	—	café, eau-de-vie	1	05
	—	6 verres	»	60
	—	Eau-de-vie	»	75
	—	Petit sou	»	65
	—	Eau-de-vie, café	»	60
	—	Petit sou, byrrh	»	65
	—	3 petits sous, byrrh	»	25
17	—	3 gouttes	»	30
	—	Café eau-de-vie	»	55
	—	2 absinthes	»	50
	—	2 amers picons	»	50
	—	1 madère, 1 petit sou	»	40
	—	Omelette, pain, fromage	1	10
	—	Boisson, café, eau-de-vie	»	75
	—	2 absinthes, 2 verres	1	20

16.45

La dépense moyenne en boissons alcooliques était, avant

guerre, de 2 fr. 50 par jour; elle était réglée ponctuellement, la signature de la cabaretière le prouve.

L'alcoolisme chez l'ouvrier des campagnes. — Au commencement du XIXe siècle, le cabaret du village végétait ; le cabaretier ne vivait pas de son métier. Il avait une autre profession : agriculteur ou marchand. La tuberculose était inconnue. N'étaient poitrinaires que des hommes ayant fait leurs sept ans de service militaire, et on mettait leur maladie sur le compte des privations de la vie de caserne.

Aujourd'hui, la population rurale a diminué notablement et le nombre des cabarets a doublé ou triplé.

Autrefois, le paysan allait au café le dimanche ou le jour du marché ; il rentrait chez lui un peu gai ; c'était sans conséquences. Aujourd'hui il s'intoxique tous les jours régulièrement. L'apéritif a envahi la campagne et les cas de tuberculose y sont de plus en plus nombreux (quoique beaucoup moins fréquents qu'à la ville). Les moyens de contrôle de ce que j'avance sont à la portée de tous : il suffit de voir ce qui se passe autour de soi et d'interroger les confrères de la campagne ; ils sont unanimes sur ce sujet.

Dans le document suivant, on verra à quel abus de l'alcool est arrivé l'ouvrier agricole sous l'influence de l'habitude et aussi la faiblesse patronale, l'incroyable privilège du *bouilleur de cru* permettant au patron de verser l'eau-de-vie à plein verre, sans bourse délier.

Il s'agit d'« aoûteux » du pays de Caux.

« On se lève à 4 heures et on prend un demi-verre à cidre d'eau-de-vie avec du café.

A 6 h. 1/2, c'est la soupe avec deux œufs frais et du cidre.

A 9 h. 1/2, pain, fromage, beurre, cidre.

Midi, viande et légumes ; café, eau-de-vie, deux petits verres, cidre à discrétion. (Si les verres d'eau-de-vie sont trop petits, on abandonne le travail.)

A 5 heures, pain, fromage, cidre.

A 9 heures du soir, soupe, bœuf ou œufs, confitures, cidre.

Il y a des maisons qui donnent, quatre fois par jour, café et eau-de-vie. La majorité des ouvriers sont peu difficiles sur la nourriture ; « ils ne tiennent qu'à l'eau-de-vie ».

Pendant l'hiver, ces mêmes gens mangent un hareng-saur pour toute leur journée.

L'alcoolisme des classes moyennes. — Depuis quelques années, l'usage des spiritueux a beaucoup diminué dans ce qu'on appelle la bourgeoisie. Les étudiants, les officiers, les gens cultivés boivent moins, contrairement à ce qui se passe en Angleterre et en Allemagne. En France, il se forme une aristocratie nouvelle : celle des gens sobres. Mais l'alcoolisme est encore très fréquent chez les employés de commerce ou de bureau, les voyageurs de commerce, les petits commerçants, les petits industriels qui traitent leurs affaires au café. Dans tout ce groupe, l'alcoolisme revêt une forme particulière parce que les buveurs peuvent se bien nourrir. Le type de ce genre peut être observé chez les mécaniciens et les chauffeurs de chemins de fer. Ces derniers sont des ouvriers gagnant de beaux salaires ; ils vivent bourgeoisement et ne se privent de rien. Vins et boissons sont consommés en route à des endroits déter‑, minés et invariables. Arrivés à destination, les mécaniciens‑ les chauffeurs et les conducteurs du train ont un rendez‑vous dans un café où ils prennent des liqueurs, telles que le cassis, le rhum, le cognac, et quelquefois du vin. Beaucoup de mécaniciens sont alcooliques. Ce sont des *alcooliques gras*, replets, luisants, parce qu'ils mangent bien tout en buvant. La tuberculose sévit d'autant plus parmi ces alcooliques « bourgeois » qu'ils sont pour la plupart immobilisés par leurs occupations, ils ne font pas d'efforts physiques.

Comment l'alcoolique devient tuberculeux. — C'est à Lancereaux que revient l'honneur d'avoir montré le rôle de l'alcool dans la genèse de la tuberculose (1865). Pendant quarante ans, il n'a cessé de signaler le danger à des générations de médecins dont toute l'attention était attirée par les travaux de bactériologie !

Dans cet ordre d'idées, l'influence des doctrines allemandes a été mauvaise.

Trois catégories d'individus sont particulièrement très sensibles à l'action de l'alcool ; ce sont les *enfants*, les *femmes* et les *gens sédentaires*. Les manouvriers robustes qui deviennent tuberculeux sont plus spécialement victimes des apéritifs.

L'alcool agit de deux manières :

1º Par action directe et irritante sur les tissus ;

2º Par action indirecte, par infiltration graisseuse, d'où ralentissement des combustions.

Dans les deux cas, *il crée le terrain* où le microbe se développera.

Absorbé par l'estomac et par l'intestin, l'alcool passe dans le sang de la veine porte, traverse le foie et arrive au cœur droit qui l'envoie aux poumons. Dans les poumons il est en partie éliminé. Une autre partie passe dans le cœur gauche qui le distribue dans toute l'économie.

Dans l'économie, il va irriter le protoplasma des cellules. Il y déterminera des lésions dégénératives et peu à peu modifiera tous les tissus.

Du côté de l'estomac, il crée la gastrite. Dans le foie, le myocarde, les glandes, les muscles et même les os, il cause une surcharge graisseuse et une infiltration graisseuse de leur éléments. De là, un affaiblissement de leurs fonctions. Le rein, le cœur, les artères conservent, au dire de Lancereaux, une intégrité relative, mais cela ne diminue en rien les chances de tuberculose. *Le poumon, tout au contraire, semble ressentir du fait de l'alcool une influence spéciale.*

Chez le buveur, la pneumonie et la tuberculose sont des complications presque fatales.

La tuberculose débute en un point fixe de poumon : c'est *au sommet du poumon droit et en arrière*. Lancereaux explique ce fait en disant que la bronche droite étant plus courte et plus large que la bronche gauche, elle imprime au sommet du poumon droit une activité plus grande ; elle favorise l'élimination d'une plus forte proportion d'alcool et produit par suite une irritation plus intense de ce côté que du côté opposé. La pneumonie chez les alcooliques frappe de préférence le lobe supérieur du poumon droit.

Sur 1.229 cas de buveurs tuberculeux, les lésions pulmonaires prédominent :

    A droite .... 690 fois.
    A gauche .... 268 —
    Egales des deux côtés .... 271 —

Chez l'alcoolique gras et encore capable de se bien nourrir, il survient une insuffisance du foie et du rein liée probablement aux excès d'alimentation azotée.

L'insuffisance hépatique est une expression assez vague ; elle se traduit généralement par une grande lassitude, un accablement, une teinte subictérique, des hémorrhagies, de la fièvre et des urines rares. Avant d'en arriver à ce tableau, le malade reste quelquefois pendant de longs mois avec des signes atténués, puis il arrive à la tuberculose par le même mécanisme que le diabétique. Chez l'alcoolique pauvre et mal nourri, c'est l'inanition qui intervient comme facteur principal. Cette catégorie de buveurs ne mange pas.

Mais qu'il soit riche ou pauvre, gras ou maigre, l'alcoolique est fatalement la victime d'une *dénutrition graduelle* dont l'aboutissant est souvent la tuberculose.

Modes d'action de l'alcool. — Cette action varie suivant :
L'âge du malade ;
Sa prédisposition individuelle ;
La nature et la quantité des boissons ingérées.

D'une manière générale, l'alcool agit insidieusement en amenant :

1º Des troubles digestifs.

2º Des accidents nerveux.

L'appétit diminue, les digestions sont laborieuses ; il y a des pituites et des vertiges le matin au réveil. D'autre part, on note une diminution de la puissance musculaire et de l'aptitude au travail, de la tristesse, une teinte pâle, terreuse du tégument et un amaigrissement lent, mais progressif. La marche de ces accidents est très lente ; elle peut s'étendre sur plusieurs années. Elle variera suivant le degré d'intoxication. Deux cas peuvent se présenter :

Ou le besoin absolu d'alcool n'existe pas encore et le cas est curable.

Ou le besoin est impérieux et le malade s'achemine vers les complications dont la plus fréquente est la tuberculose pulmonaire.

Intoxication par les essences. — Les boissons les plus dangereuses au point de vue de la genèse de la tuberculose, surtout pour le pauvre qui ne mange pas suffisamment, sont les boissons contenant des *essences*, c'est à dire les *apéritifs*, les *amers* et les *absinthes* ou similaires (1).

Lancereaux a signalé en 1879, les lésions particulières causées par les boissons, dans lesquelles l'action d'un *bouquet*, d'une *essence* spéciale s'ajoute à l'action de l'alcool qui sert de véhicule.

L'absinthe est le type de ces boissons. Son action nocive s'exerce spécialement sur le système nerveux : nerfs périphériques, nerfs des membres supérieurs, nerfs des membres inférieurs. Dans le cas qui nous occupe, l'absinthe frappe, entre autres, les nerfs pneumo-gastriques et Lancereaux explique ainsi les lésions pulmonaires et la tuberculose chez les absinthiques. L'accélération du pouls (n. pneumogastrique — nerf *modérateur* du cœur), l'accélération de la respiration et la dyspnée sont des signes cliniques de ces lésions nerveuses.

L'absinthisme est donc un empoisonnement des plus dangereux, parce qu'à l'action de l'alcool il ajoute l'action des essences spéciales ; il produit une dénutrition telle que la tuberculose pulmonaire en est pour ainsi dire la conséquence forcée. Lancereaux a pu dire : « *La tuberculose, complication fréquente de l'éthylisme*

---

1. Depuis la suppression de l'absinthe, des apéritifs aussi dangereux ont fait leur apparition pour la remplacer.

R. Brunon. La Tuberculose pulmonaire.   11

et de l'œnolisme, est un accident pour ainsi dire fatal dans l'absin-thisme. »

A l'étranger. — La question alcoolique montre la situation de la France comme inquiétante.

La Suède, la Norvège, ont entrepris, grâce aux femmes, une lutte vigoureuse contre les débits de boissons. Leurs résultats sont remarquables. L'Angleterre travaille avec beaucoup de succès à développer ses sociétés de tempérance. Elles sont presque toutes confessionnelles et n'en ont que plus de force. L'Allemagne fait un effort « colossal » pour restreindre l'action du débitant d'eau-de-vie. On ne peut pas ne pas admirer la vigueur et la méthode dont l'Empire allemand a fait preuve en cette circonstance, alors qu'en France les membres du Parlement, quelle que soit leur opinion politique, ont à plusieurs reprises rétabli l'incroyable privilège des bouilleurs de cru, au moment du renouvellement des Chambres, et montré une faiblesse coupable devant les débitants.

L'Amérique, depuis 1919, a supprimé l'usage de toutes les boissons alcooliques fermentées ou distillées. En 1923, ses résolutions tiennent toujours. Son effort a été admirable, peut-être excessif. Il faut attendre pour en juger le résultat.

Il est bon de prendre des exemples chez l'ennemi. Voici une note qui émane de M. le Docteur Delabrousse, un de nos élèves les plus distingués. Elle est extraite d'un rapport qu'il fit à la suite d'un voyage en Allemagne en 1910. M. Delabrousse étudiait spécialement les œuvres d'assistance et de prévoyance dans l'Empire allemand.

Il y a quelques années encore, l'alcoolisme faisait de grands ravages en Allemagne. Actuellement, à la suite des efforts combinés de l'État, des municipalités et des sociétés de tempérance, le fléau diminue d'importance et de gravité.

Presque partout, sur l'étendue du territoire de l'Empire, il est défendu de vendre des liqueurs et de l'eau-de-vie entre onze heures du soir et huit heures du matin.

Il est accordé le moins possible d'autorisations pour ouvrir les débits. Les pouvoirs publics viennent au besoin annuler les autorisations données par des municipalités trop complaisantes.

En Bavière, on a réglementé le nombre de débits à 1 pour 600 habitants, hôtels et restaurants compris.

En Saxe, il y avait, en 1893, 14 débits de boisson pour 10.000 habitants ; en 1903, on en comptait seulement 12,1 pour la même quantité de population.

A Munich, la ville fameuse par ses fabriques de bière, la consommation de cette boisson est en décroissance. En 1890, on consommait 487 litres par an et par habitant ; en 1902, cette quantité tombait à 298 litres.

Dans les ateliers, les règlements de police défendent l'introduction des aliments et des boissons en dehors des heures prescrites (8 h. à 8 h. 1/2 du matin, 3 h. 1/2 à 4 h. du soir). De plus, il est absolument interdit d'apporter de l'eau-de-vie à la fabrique. Tout commerce, toute collecte, pour quelque but que ce soit, sont absolument interdits dans les salles et, en cas de récidive, entraînent l'*exclusion immédiate*.

Disons enfin que, dans toutes les cantines patronales, on ne consomme ni liqueurs, ni eau-de-vie. »

Depuis la guerre, la population ouvrière allemande a une existence matérielle difficile. La consommation de l'alcool et de la bière a diminué. Cette pauvreté sera utile aux populations ; elle est souvent une sauvegarde. La tuberculose pulmonaire n'est pas engendrée par les privations de la pauvreté, mais par le vice alcoolique du pauvre.

Conclusions. — L'expérience clinique démontre qu'un des grands facteurs, dans la genèse de la tuberculose, est l'alcoolisme.

Il se prépare dès l'enfance, se développe entre la quinzième et la vingt-cinquième année. Sa marche est généralement lente ; sa complication la plus fréquente est la tuberculose, qui frappe vers quarante ans le buveur, qu'il soit un homme robuste ou un malingre dégénéré.

Combattre l'alcoolisme, c'est combattre la tuberculose.

Dans cette lutte, il faudrait :

1º Protéger l'enfant en poussant l'école à l'avertir des dangers qui le menacent et à combattre des préjugés qui font considérer les boissons alcooliques comme des toniques et des sources de force.

2º Continuer et renforcer cet enseignement chez l'adolescent et dans l'armée.

3º Pour l'adulte, réviser ou abroger la loi qui accorde toute liberté aux débits de boissons. Il est hors de doute que la consommation a augmenté en France depuis cette loi homicide. Il faudrait supprimer l'invraisemblable privilège des *bouilleurs de cru*. Il faudrait alléger la taxe qui pèse sur le vin, le cidre, la bière et prohiber les débits de boissons à *essences*.

Pour restreindre le domaine de la tuberculose, il suffirait de supprimer l'alcool de consommation. On ferait la part du feu en laissant la liberté aux vins, cidres et bières.

Pour voir le rapport entre l'alcoolisme et la tuberculose, il n'est pas nécessaire de faire appel à l'expérimentation. L'expérience clinique suffit amplement. Pour tous ceux qui voudront bien revenir à la méthode française d'observation, pour tous ceux qui auront la patience de faire une enquête méthodique pour chaque cas, il sera évident que alcoolisme veut dire tuberculose.

Dans quelle proportion ? Approximativement, dans la moitié des cas. Mais la statistique n'est pas ici plus utile que l'expérimentation. Le nombre des documents et les documents euxmêmes n'éclairent rien si le jugement ne les relie, ne les enchaîne et ne les fait parler. Un seul cas bien observé est plus éloquent que cent autres enregistrés mécaniquement. Il arrive même que la difficulté de relier les documents, de les enchaîner et de les faire parler augmente avec leur nombre. Certains résultats *scientifiques* obscurcissent la lumière de la vérité. Pour voir clair dans cette question de clinique, il suffit de faire un travail de coordination et de synthèse à large vue avec les « observations » de chaque jour.

La question de l'alcool contient en grande partie la question sociale pour les Français.

La situation géographique ; la richesse du sol ; la douceur du climat ; l'aménité des mœurs ; la culture littéraire, scientifique et artistique ; la variété des races ; l'unité politique ; le bon sens national feraient de la France, sans alcool, la Reine des Nations. Avec l'alcool, elle voit sa population diminuer et ses plus fortes races, comme la race normande, perdre leur haute taille, leur vigueur physique, morale et intellectuelle.

Le développement de la tuberculose et le sort de la France dépendent des vignerons du Midi, des bouilleurs de cru de tout le territoire, des distillateurs, des débitants et des politiciens manœuvrés par toute cette population spéciale.

CHAPITRE IX

Rôle de l'arthritisme

I

Très souvent, l'origine d'un cas de tuberculose reste obscure.
Si on fait une enquête familiale avec soin, on pourra trouver la
clef du problème dans les antécédents personnels du malade ou
dans ses antécédents héréditaires étudiés en tant que vices alimentaires.

L'enfant tuberculeux des classes ouvrières est fils d'alcoolique.
L'enfant des classes aisées est fils d'arthritique. Et, depuis la
guerre, nombre d'enfants de la classe ouvrière vont entrer dans
cette dernière catégorie « bourgeoise ».

Pendant longtemps on a enseigné que l'arthritisme faisait
éviter la tuberculose et qu'il y avait antagonisme entre les deux
états pathologiques. Il faut abandonner cette idée. L'erreur est
venue de ce que la tuberculose de l'arthritique est lente dans sa
marche et laisse au malade un aspect floride. La tuberculose est
souvent un épiphénomène dans l'arthritisme ; c'est le parasite
minuscule fixé sur une plante gigantesque ; mais c'est un parasite qui tue.

L'arthritisme trouve sa place après l'alcoolisme parmi les facteurs de la tuberculose. Mais les deux causes se pénètrent ; leur
séparation est artificielle. L'alcoolisme est une des avenues con-
duisant à l'arthritisme qui aboutit lui-même à la tuberculose.
Il ne faut se servir de ces divisions et subdivisions que pour
l'enseignement et la clarté des choses. Elles sont commodes,
mais purement conventionnelles. Fautes graves de régime alimentaire par excès : telles sont les causes que nous étudions
actuellement sous le vocable arthritisme. Elles ont une action
peut-être dans huit cas sur dix. Sabourin évaluait à 75 p. 100

les cas de tuberculose d'origine alimentaire. Ils expliquent peut-être ces cas encore bien mal connus de *Tuberculose inflammatoire*, auxquels pourraient se rattacher les cirrhoses du foie et les scléroses du rein.

L'observation quotidienne donnera au médecin praticien un très grand nombre de ces cas. Le suivant nous paraît assez typique :

Jeune homme de 16 ans, fils d'une opulente famille bourgeoise. Sa mère l'a élevé « dans du coton », persuadée qu'elle avait elle-même une hérédité tuberculeuse. Il a été suralimenté toute sa vie avec viandes, vins et toniques de toute sorte. Cloîtré dans la maison pour éviter le contact avec ses camarades, pour l'éloigner des jeux où il aurait pu « prendre un refroidissement » ; il a été surchauffé dans ses études afin d'obtenir des succès de collège que sa nature seule ne pouvait lui donner. Vers la seizième année, il a cherché à se libérer de la tutelle maternelle ; et, à la suite d'une partie de canot au cours de laquelle « il se serait refroidi », il a pris une pneumonie du sommet droit qui l'a emporté en six semaines.

Voici une observation dans laquelle l'œnolisme se détache comme vice alcoolique sur fond d'arthritisme.

Homme de quarante-cinq ans d'une santé parfaite. Jamais la moindre maladie. En janvier, pleurodynie à gauche, légère dyspnée d'effort : mais on ne s'arrête pas à ces symptômes.

A l'avant d'une auto : coup de froid. A la suite : épanchement pleural gauche, ponctions (1 litre 334, puis un litre). Lymphocytose.

Après la ponction, la fièvre persiste. La plus petite fatigue la réveille. L'inspiration est légèrement soufflante aux deux sommets. Il n'y a pas de doute sur le diagnostic.

Ce qui est obscur, c'est l'origine.

Le malade est un riche bourgeois issu d'une famille où la vie est opulente et la table bien servie. Le malade lui-même a une cave de premier ordre, commencée avec soin il y a dix ans, augmentée et perfectionnée selon les règles. De plus, trois fois par semaine, il va au cercle et y prend habituellement des vins sucrés.

Voilà un homme qui ne s'est jamais grisé. Il serait bien étonné qu'on lui parlât d'alcoolisme. C'est un type de *vinique*, arthritique, amené à la tuberculose par des insuffisances viscérales et l'insuffisance *hépatique en particulier.*

Autre cas superposable au précédent :

Homme de 30 ans. Santé parfaite. Sobriété parfaite en apparence. Ne boit jamais d'alcool. Prend du café modérément. Ne fume pas. Vie assez active, en plein air, à la campagne.

Les nécessités de la vie l'obligent, après la guerre, à prendre une profession sédentaire. Une alimentation trop riche et l'usage quotidien de vins de toute sorte amènent des accidents sérieux : hémoptysies répétées, fébricule, amaigrissement, etc. La bacillose est infiniment probable. Dans tous les cas le traitement doit être sévère.

II

L'arthritisme est-il de nature acide ou de nature alcaline ? Parmi les plus habiles expérimentateurs, s'appuyant sur les plus probantes expériences, les uns disent oui, les autres disent non. « Les dieux seuls sont fixés sur sa véritable nature ».

La définition de l'arthritisme est donc, actuellement, très difficile ou même impossible. Et cependant, si effrité qu'il soit, l'arthritisme est toujours debout et tient sa place dans l'esprit du médecin praticien.

Vous prenez un animal qui, sans être à l'état sauvage, vit en plein air et en liberté, une vache bretonne, par exemple, élevée dans la lande. Vous la transplantez en Normandie : vous la gorgez de nourriture et l'enfermez dans une étable. En deux ou trois ans, de maigre elle deviendra obèse. Vous en avez fait une arthritique par suralimentation et stabulation. Elle sera primée au concours et sa descendance sera tuberculeuse. Elle-même d'ailleurs, a des chances de l'être, mais elle garde son bon aspect extérieur, comme il arrive généralement dans la tuberculose des arthritiques.

Vous prenez un cheval faisant tous les jours un dur métier chez un commerçant actif ; vous le placez chez un rentier où il sera peu occupé, largement nourri et immobilisé à l'écurie ! il prendra du ventre, deviendra *poussif* et ne pourra plus trotter. Il est devenu arthritique.

Il en est de même pour le chien de berger promu chien de bourgeois.

Le paysan d'Auvergne vit de soupes et de châtaignes. Que les hasards de la vie le transplantent à Paris et fassent de lui un restaurateur avec nourriture riche en viande et en vins, café, liqueurs, tabac, claustration et sédentarité, il deviendra obèse, dyspeptique, diabétique et tuberculeux. Il pourra même être tuberculeux sans passer par le diabète.

Suralimentation et sédentarité ; obésité et insuffisance hépatique : voilà, pour le praticien, les quatre éléments de l'arthritisme en dehors de toutes les théories savantes.

Notons cependant que la théorie la plus récente, celle de Gilbert et Lereboullet, corrobore les idées empiriques du praticien, puisqu'elle fait de l'arthritisme une *auto-infection d'origine digestive*.

La preuve est faite par le traitement. Donnez un régime convenable ; ajoutez une certaine dose de fatigue physique et vous guérirez ou améliorerez votre malade.

L'extension de la tuberculose dans les campagnes peut s'expliquer par l'excès de bien-être entraînant une suralimentation. En 60 ans, la consommation du blé a augmenté de 60 p. 100 ; celle de la viande est passée de 11 kilos à 30 kilogrammes ; la consommation de l'alcool a augmenté de 260 p. 100 et celle du sucre de 500 p. 100.

Il est hors de doute que plus la consommation de viande et d'alcool augmente plus la tuberculose s'étend. Causée par la misère chez les uns, elle est la conséquence de la richesse chez les autres.

Voici l'alimentation du paysan limousin vers 1890 : au lever, soupe à la graisse et aux légumes sans viande. Châtaignes bouillies à discrétion. Vin de raisins secs ou cidre léger. A midi : ragoût de légumes sans viande. Fromage, pain de seigle fait à la ferme une ou deux fois par mois, même boisson. Le soir : soupe sans viande, fromage.

Jamais de café ni d'alcool. Le dimanche : porc salé à midi.

Pendant la moisson : supplément de deux petits repas : petit salé, pain, cidre vers 10 h. Fromage, pain, cidre à 4 h.

Ces populations sont très robustes. Elles ignorent, ou à peu près, la tuberculose. Hommes et femmes sont maigres et secs, leur chevelure est abondante. Les femmes vendaient leur chevelure à la « foire aux cheveux ».

Depuis 1918, les mœurs ont changé. Viandes et conserves aux deux repas. Le vin a remplacé le cidre, l'alcool commence à être pris par les hommes. Café une ou deux fois par jour. On ne mange plus de châtaignes, il n'y a plus de châtaigniers, les propriétaires les ont abattus pour le besoin de l'industrie et des chemins de fer.

Voilà un exemple du « progrès » dans la vie de nos paysans de France. Ils s'acheminent vers l'arthritisme du bourgeois et du riche fermier de Normandie ; et aussi vers la tuberculose qui sévit dans les pays riches et qui était ignorée des vigoureux paysans limousins.

M. P. Carton a écrit sur ce sujet un livre rempli d'arguments cliniques de bon aloi.

Il faut chercher à préciser les limites de l'arthritisme : c'est une intoxication par suralimentation et sédentarité. C'est la conséquence du bien-être ; c'est la rançon de la richesse.

Les fermentations gastro-intestinales ont pour conséquence la formation de produits toxiques acides qui, déversés dans le sang, diminuent son alcalinité. L'abus des viandes, l'usage de l'alcool, représentent les deux facteurs nocifs altérant les organes en général et le foie en particulier. L'*hépatisme* (par parallélisme avec le *brightisme*) est le trouble fonctionnel principal chez l'arthritique et le tuberculeux arthritique. Il englobe la cirrhose hypertrophique avec les congestions hépatiques et l'ictère d'une part ; avec, d'autre part, la cirrhose atrophique et l'acholie.

A ces vues il faut ajouter les troubles de la fonction rénale. Il est bien exceptionnel que *l'albuminurie minima* ne figure pas au tableau. Il faut la rechercher avec soin et le médecin praticien fera lui-même cette recherche. Le rôle vicariant du rein entraîne, probablement, ce trouble fonctionnel. L'albuminurie minima (10 à 20 centigrammes d'albumine) donnera des indications précieuses pour fixer le régime du malade.

La tuberculose pulmonaire est donc souvent l'échéance finale de l'arthritisme. Le vrai début clinique de la tuberculose coïncide avec l'apparition des petits signes de l'arthritisme ; la tuberculose n'éclora qu'après l'épanouissement des phénomènes arthritiques, ces derniers ayant pu poindre chez les ascendants.

L'arthritisme peut préparer le terrain pour la tuberculose par fatigue et usure hépatique ; par alcalinité moindre du sérum sanguin ; par acidité de toutes les sécrétions glandulaires et par diminution de la vitalité de nos cellules.

Dans ces vues, la tuberculose pulmonaire est une maladie entée sur la diathèse arthritique : ce n'est pas la maladie primitive, c'est une complication de cette diathèse.

Nous étudierons avec soin les *trèves* et les *réveils* de la tuberculose pulmonaire. Ils sont dus à des flux et reflux toxiques d'origine alimentaire. Le poumon contient un petit noyau bacillaire latent ; il se fait autour de lui une violente réaction inflammatoire ; elle est due au régime alimentaire.

Donc l'arthritisme peut créer le terrain favorable à la tuberculose. Elle se complique avec lui, elle guérit si on le soigne. Le vrai fléau n'est pas le bacille, mais l'absurde régime alimentaire de l'espèce humaine. La lutte contre le bacille sera toujours illusoire ; la seule qui soit utile est celle qui vise à la réforme de l'alimentation. Il faut une révolution dans nos mœurs.

Prédominance des lésions pulmonaires à droite. — M. P. Carton a donné une explication ingénieuse de ce phénomène qui attire l'attention de tous les médecins et, en particulier, de Lancereaux, Grancher, Pierry, Queyrat, Renon, Lemoine, Barbier, Bezançon. Aucun d'eux, n'a signalé l'explication donnée par M. Carton. La voici : Les apports toxiques congestionnent le foie ; il s'ensuit, par pléthore arthritique, une dilatation des cavités droites du cœur ; l'oreillette droite dilatée comprime les veines pulmonaires ; de là, gène dans la circulation du poumon droit ; il devient moins perméable à l'air ; il s'infiltre et se sclérose. Ainsi s'explique l'affaiblissement des bruits respiratoires à droite. Les lésions pulmonaires d'origine arthritique deviennent des points d'appel pour le bacille et expliquent la prédominance des lésions tuberculeuses à droite.

Lancereaux avait fait la même remarque à propos de l'alcoolisme cause de tuberculose. Or, alcoolisme et arthritisme sont termes bien voisins.

Formes cliniques. — La *forme ulcéro-caséeuse* est la plus fréquente ; ses accidents sont, en général, d'une moyenne intensité. Elle présente à l'observation des poussées congestives péri-tuberculeuses coïncidant avec les écarts de régime ou l'apparition des règles. Ces poussées congestives peuvent avoir leur foyer à distance de l'épine tuberculeuse et à la base du poumon.

Ce sont les « congestions paradoxales de Sabourin ». Elles représentent physiologiquement des réactions défensives de l'organisme.

La *forme spléno-pneumonique* de Grancher et de Queyrat. C'est un type de congestion pulmonaire d'origine arthritique et d'hémorragie interstitielle dans le parenchyme pulmonaire. C'est « l'hémoptysie rentrée ». Là encore on peut voir une réaction organique initiale toxique mais non infectieuse. Ce n'est que secondairement que le bacille s'ensemencera et que se fera la greffe tuberculeuse.

La *forme hémoptoïque*. — Si on élimine les hémoptysies dues à une ulcération vasculaire, on verra que fort souvent l'hémoptysie a pour origine des fautes alimentaires graves ou une excitation médicamenteuse intempestive.

Sabourin croyait à l'origine alimentaire de l'hémoptysie. C'est un symptôme d'arthritisme : une réaction défensive contre la pléthore : elle indique que cette pléthore augmente parallèlement avec l'intoxication hépatique.

Cette notion pathogénique est autrement utile au médecin que celle qui, anatomiquement, fait de l'hémoptysie une conséquence de la forme *alvéolite* de la tuberculose pulmonaire. Ces hémoptysies surviennent chez des arthritiques à bon aspect floride.

Le *traitement* des formes arthritiques de la tuberculose devra se fonder sur un régime alimentaire approprié aux circonstances et à l'individu. Nous reviendrons sur ce point capital et fort difficile à exposer théoriquement. Dans tous les cas, il supprime toute suralimentation.

En résumé, les théories mises en avant par M. P. Carton et nombre d'auteurs semblent cadrer souvent avec les faits. Elles font opposition à l'opinion classique qui établit un antagonisme entre l'arthritisme et la tuberculose. Elles apportent de profondes modifications au régime de suralimentaiton préconisé par les Allemands. Elles rendent d'incontestables services.

On a déjà remarqué que tout ce que nous avons dit dans ce chapitre peut aussi bien s'appliquer à l'*alcoolisme* qu'à l'*arthritisme*. L'un, du reste, ne va pas sans l'autre : il est rare que l'intoxication par les ptomaïnes puisse s'isoler de l'auto-intoxication par l'alcool.

Et leur influence sur le développement de la tuberculose pulmonaire est formidable. L'arthritisme et l'alcoolisme « pourrissent le cœur de l'arbre ; le bacille tuberculeux est la mousse qui pousse dans la pourriture ».

Pour ma part, je suis bien près d'admettre que tout tuberculeux est d'abord un dyspeptique et un hépatique. Les troubles fonctionnels et les lésions gastro-hépatiques priment la localisation bacillaire. Autour de la dyspepsie gravitent la pathogénie, la séméiologie, la diététique et le traitement d'un nombre considérable de cas.

Nous publierons au chapitre *Suralimentation* bon nombre de documents à l'appui de ce qui vient d'être dit.

Rôle de l'hépatisme. — Scientifiquement, le mot *hépatisme* n'a pas grande valeur ; cliniquement, il est extrêmement utile au praticien. Bien des fois déjà, nous l'avons mis en parallèle avec le mot *brightisme*. En phthisiologie, le rôle du foie est considérable. Le foie est la grande barrière des poisons et on sait que les cirrhoses de Hutinel et Sabourin (1881) sont apparentées à la tuberculose.

Le début de la tuberculose, la résistance du malade, la marche de l'évolution dépendront du foie et de son insuffisance.

Cette insuffisance est-elle primitive ? Crée-t-elle les modifications humorales qui permettront le développement du germe ? C'est infiniment probable quand on considère l'alcoolisme et l'arthritisme. Est-elle au contraire consécutive à la tuberculose maladie primitive ?

Il est probable que l'enchaînement des faits est celui-ci : première phase : hérédité alcoolique, syphilitique, arthritique ; maladies infectieuses de l'enfance ; leur traitement intempestif ; régime alimentaire de l'enfant et de l'adolescent. Deuxième phase : insuffisance du foie. Troisième phase : germination de l'agent pathogène.

Conclusion pratique. — Très probablement, on devient tuberculeux pulmonaire par insuffisance primitive du foie.

De là une lumière sur la pathogénie et une action efficace sur la thérapeutique. De là l'importance du régime alimentaire avant, pendant et après toute atteinte de tuberculose.

CHAPITRE X

L'étiologie étudiée chez l'enfant
et chez l'adolescent

Il est parfaitement acceptable que la tuberculose se prépare souvent chez l'enfant par intervention de l'arthritisme tel que nous venons de l'étudier sommairement. L'arthritisme aménage le terrain sur lequel se sèmera le bacille, et la germination apparaîtra sous l'influence de causes multiples intercurrentes.

L'arthritisme commence chez l'enfant dès le premier âge, par la suralimentation. Les enfants élevés au biberon sont presque tous suralimentés. On a cité des doses invraisemblables de un litre de lait à six semaines, deux litres à six mois. On entend quelquefois dire, même à des médecins : Il faut que l'enfant soit « saoul » de lait. Grave erreur. Pendant les chaleurs de l'été, la suralimentation peut tuer les enfants en quelques heures par la diarrhée estivale et le choléra infantile. En toute saison, voici les signes qu'on observe chez un enfant suralimenté : Vomissements fréquents, quelquefois incoërcibles. C'est un moyen de défense de la Nature. Selles liquides, grisâtres, granuleuses, panachées de vert. Dilatation de l'estomac. Gros ventre flasque. Retard dans la croissance. Retard dans la marche. Rachitisme. Accidents cutanés : eczéma, impétigo, sueurs profuses de la tête (l'oreiller est mouillé). Agitation et terreurs nocturnes.
Plus tard, l'enfant sera souvent suralimenté avec des farines et des œufs. On ajoutera un excès de sucre industriel et ainsi se préparera la *débilité arthritique* ayant sa première source dans l'hérédité et causant les broncho-pneumonies si fréquentes chez l'enfant. Plus tard, interviendra l'adénopathie trachéo-bronchique, précédant elle-même les accidents pulmonaires.

Dans la seconde enfance et dans l'adolescence le régime de la suralimentation continuera par l'abus des viandes, du sucre, des boissons alcooliques, des vins et des médicaments *toniques*.

Il n'est pas de sujet plus grave à signaler à l'attention de tous : pouvoirs publics, opinion publique, corps médical. Le médecin français doit appliquer aux enfants de France le mot de Pasteur à propos de la maladie des vers à soie : « C'est la graine qu'il faut sauver. »

Souvent il s'établira une remarquable tolérance de l'organisme qui pourra s'étendre à des années. Cette adaptation aux poisons alimentaires pourra se faire grâce à l'hypertrophie des organes de défense et, en particulier, du foie. Elle pourra sauvegarder, plus ou moins, une ou deux générations ; la troisième se défendra mal ; elle présentera les signes de *débilité par arthritisme* déjà cités. Il ne faudra plus qu'une occasion favorable pour que le bacille pullule, et le sujet sera tuberculeux.

Ainsi disparaissent les générations de gros cultivateurs, de grands industriels, sorties d'une souche paysanne, robuste au siècle précédent, mais ruinée par le bien-être et les habitudes d'intempérance du xixe siècle.

On a dit : la tuberculose est une maladie de l'enfance. Ce n'est pas exact. C'est une maladie qui se prépare dans l'enfance et éclate dans l'adolescence ou la jeunesse. Ganglionnaire d'abord, et souvent cantonnée dans cette étape pour toute la vie, elle pourra devenir pulmonaire chez l'adolescent entre 13 et 20 ans. C'est l'âge des hémoptysies. Hippocrate l'avait remarqué et il ajoute : « La phthisie se déclare surtout entre 18 et 35 ans ».

A propos de l'enfant, nous reviendrons, une fois de plus, sur les idées pathogéniques qui nous semblent les plus vraisemblables. La mise en état défensif du terrain infantile doit être la primordiale préoccupation du médecin. Et la notion du terrain est fondamentale. Son rôle se dérobe en grande partie à l'expérimentation, ce qui ne doit pas empêcher de proclamer que sans sa complicité la contagion est réduite à l'impuissance. « Le consentement de l'organisme a un rôle tout à fait prépondérant », disait Kelsch. Et Savoire ne manque pas de courage en disant : « La tuberculose n'est pas une maladie déterminée par le bacille de Koch, mais un état de déchéance organique qui rend possible le développement de ce dernier. »

Il faut donc, avant tout, chercher la cause qui a favorisé la germination du bacille ; il faut étudier avec le plus grand soin les circonstances qui peuvent rendre dangereuse l'*inoculation initiale* subie au cours des premiers jours, des premières semaines ou des premiers mois de la vie de l'enfant.

Parmi ces causes, et après l'alimentation vicieuse, deux sont capitales et contiennent toutes les autres :

Le manque d'air pur ;

Le manque de propreté corporelle.

Dans la première enfance

A peine né, l'enfant est immobilisé dans un berceau à l'abri de l'air et de la lumière, entouré de rideaux. Et si on est obligé de le sortir hors de la chambre ou de la maison, c'est enfoui dans les châles et les couvertures.

Dans la classe ouvrière, les plus invraisemblables préjugés règnent en maîtres : l'enfant n'est pas lavé ou il est mal lavé, de peur des refroidissements. Sa tête reste couverte de chapelet, ses ongles sont noirs ; on ne les coupe pas de peur de lui faire du mal ou de le rendre voleur ! On lui laisse dans la bouche un *nouet* de linge ou une tétine de caoutchouc qui a traîné partout, sur les meubles, dans les poches ou dans les mains sales de toute la famille. Les préjugés et la routine ont réuni leurs efforts pour accumuler autour de l'enfant toutes les causes de contamination par les germes multiples qui pullulent autour de nous.

Dans la classe riche, les mêmes préjugés règnent sous une autre forme. Le froid reste, aux yeux du plus grand nombre, une cause importante de maladies pour l'enfant. J'ai entendu soutenir dans un milieu médical, que l'air confiné n'était pas nuisible aux petits enfants. De là les habitudes contre lesquelles je m'élève. Voici un fait :

Il y a quelques années, une de mes jeunes clientes était assistée, au moment de ses couches, par une vieille parente qui lui tenait lieu de mère. La vieille dame, Parisienne adulée et peu habituée à la discipline, avait des idées très arrêtées sur les dangers de l'air frais.

De cinq heures du matin, heure de la délivrance, à midi, heure de ma première visite, la chambre de l'accouchée resta dans l'obscurité et dans l'air confiné. Les persiennes étaient closes, les rideaux des fenêtres fermés, fermés ceux du lit de la mère, ceux du berceau, et une grosse lampe brûlait sur la table de nuit. Quand j'entrai, je fus effrayé par cet appareil mortuaire et suffoqué par l'odeur de la chambre.

La vieille dame embusquée dans l'alcôve, m'attendait de pied ferme près de la jeune femme qui n'osait rien dire. J'ouvris tranquillement les rideaux et la fenêtre. Et la vieille dame rentra à Paris.

En 1888, j'ai vu à Rouen traiter la rougeole, non seulement par les fenêtres fermées, mais encore par l'application de tentures de laine sur les portes et le collage de bandes de papier aux rainures des fenêtres. Quand l'hiver est rigoureux, il y a des familles où les enfants sont séquestrés pendant une grande partie de la mauvaise saison.

Riches et pauvres ignorent encore que le but d'une prophylaxie intelligente, c'est de détruire autour de l'enfant, les germes multiples qui pullulent naturellement. Ce sont ces germes qui produiront chez l'enfant les affections du cuir chevelu, des oreilles et des paupières, de la muqueuse buccale et pharyngée, de la peau, du périoste, et des ganglions lymphatiques.

Ces affections exalteront la virulence des bacilles tuberculeux qui n'attendaient que cette occasion pour se révéler. Si l'enfant prend la rougeole, la coqueluche ou une bronchite vulgaire, les chances de tuberculose pulmonaire ou de méningite seront augmentées et la maladie évoluera suivant la faiblesse de résistance de l'organisme.

Voilà comment il faut concevoir la genèse des accidents tuberculeux chez l'enfant ; et la preuve que ce n'est pas une vue de l'esprit, c'est que, si on prend la contrepartie des préjugés populaires ; si on place l'enfant dans de bonnes conditions hygiéniques ; si on l'élève en plein air, en pleine lumière ; si on travaille à éloigner de lui les germes nuisibles par une antisepsie médicale rigoureuse, on obtient des résultats.

Pendant huit ans, j'ai pu faire, dans le service des enfants de l'Hospice-Général, une expérience concluante. Les complications des fièvres éruptives ont été négligeables ; la coqueluche a évolué sans broncho-pneumonie ; elle n'a fait mourir qu'un seul enfant en huit ans. La broncho-pneumonie est inconnue dans le service. *La contagion des maladies a été supprimée*, dans le vrai sens du mot, par une discipline jugée quelquefois draconienne. Les enfants étaient baignés tous les jours ; leurs mains étaient brossées plusieurs fois par jour ; le sol et les murs des salles étaient passés aux linges mouillés chaque matin ; les fenêtres ne fermaient pas, même l'hiver, avec un chauffage suffisant.

De plus, sauf pendant six semaines environ de mauvaise saison, les enfants passaient tout le jour dans l'*Aérium*, baraque en bois installée dans les jardins. Ils y prenaient le repas du midi. Je supprimais ainsi la salle d'hôpital, source de maladies, pour y substituer *la salle de plein air*. Pour cette œuvre difficile une aide précieuse fut celle d'une religieuse, admirable infirmière. Dans l'énoncé de ces faits, ma vue n'est pas obnubilée par l'imagination et j'invoque le témoignage de mes élèves (1).

1. POUSSIN. *Thèse de Montpellier*, 1903.
Normandie médicale, 1902.
BRUNON. Tuberculose des Enfants. *Normandie médicale*, 1903.

Dans les familles, les résultats seront moins bons parce que la discipline sera plus lâche. Mais c'est une question de mesure. Si nous savons parler avec conviction, on nous écoutera et nous rendrons évitable à nos petits malades la tuberculose parce que nous leur aurons, d'abord, évité les maladies qui en sont la préface ou la cause occasionnelle.

Cette manière de voir les choses n'est pas conforme à l'esprit actuel ; elle n'emprunte rien aux savants procédés de la médecine expérimentale. Peu importe si les faits sont exactement observés.

Influence de l'école

J'ai hâte d'arriver au tableau de la vie d'écolier. A tort ou à raison, je crois que les accidents tuberculeux, si fréquents dans l'adolescence, se préparent dans la vie d'école et de collège telle que nous l'avons faite depuis cent ans et aggravée depuis quarante ans.

Grancher avait compté comme enfants menacés de tuberculose dans toutes les écoles primaires de Paris : 14 p. 100 pour les garçons ; 20 p. 100 pour les filles. A Rouen, M. Lecaplain a cité la proportion de 20 p. 100 dans une école de quartier pauvre.

Théoriquement, on peut dire que toute habitation est nuisible par l'air intoxiqué qu'on y respire. Elle sera d'autant plus nuisible qu'elle sera dans une grande ville et habitée par un plus grand nombre de personnes. L'école réunit tous ces attributs.

Les écoles communales sont situées dans les villes ; leurs bâtiments sont étouffés par les maisons voisines ; elles n'ont pas d'espace libre pour les ébats des enfants. Je prends comme exemples trois écoles dans une grande ville de plus de 100.000 habitants :

L'école communale a 400 élèves et ses cours mesurent 704 mètres carrés : chaque élève n'a pas 2 mètres pour se mouvoir.

L'école religieuse a 325 élèves et ses cours mesurent 350 mètres carrés.

L'école laïque a 60 élèves et ses cours mesurent 200 mètres carrés.

Les dimensions des préaux en cas de pluie donnent un mètre carré pour 5 élèves ; nous sommes loin de la formule américaine : *plutôt un terrain de jeux sans école qu'une école sans terrain de jeux.*

Je passe sur beaucoup de détails, mais je tiens à dire que dans les deux sortes d'établissements, écoles ou lycés, et dans toutes les catégories de collèges laïques ou religieux, il règne la même malpropreté administrative.

Les locaux sont insuffisants. Construits et aménagés, pour la plupart aux débuts de la République, ils ne répondent plus aux idées actuelles. Le balayage et l'époussetage s'y font encore à sec.

Les cours de récréations sont exiguës : les enfants ne peuvent que s'y promener comme des prisonniers en file indienne. Les W.-C. sont à réformer, le plus souvent indescriptibles ; ils ne sont jamais accompagnés de lavabos.

Il manque une chambre d'isolement pour les enfants arrivant le matin avec une maladie peut-être contagieuse.

Le mobilier laisse grandement à désirer. Dans les écoles maternelles, les tables sont trop courtes et trop étroites. Les enfants y sont coude à coude et nez à nez. Ils se contaminent par les contacts et par la toux. Les écoles n'ont pas de *terrain de jeux* pour remplacer la cour de récréation trop petite. Nous avons en France un trop petit nombre d'*écoles de plein air* supprimant la salle de classe avec toutes ses causes de contamination, comme l'*Aérium* supprime la salle d'hôpital.

La promiscuité des enfants réunis dans des espaces restreints ; le manque d'air pur dans les classes (par insuffisance de chauffage) : l'étroitesse des vestiaires, l'absence de lavabos confortables ; l'état primitif des W.-C. ; la privation de terrains de jeux hors la ville : voilà les principales causes de contamination à l'école.

Si l'enfant n'y prend pas la tuberculose (dont il porte déjà le bacille probablement), il y prendra les bronchites, les coqueluches, les angines, les fièvres éruptives qui préparent le terrain de la tuberculose.

Dans les collèges et les lycées

Nos lycées sont situés dans les grandes villes pour la commodité des professeurs. N'est-il pas invraisemblable de voir les grands lycées de Paris se réunir dans le Quartier Latin ? Les établissements religieux des siècles passés étaient toujours extra-muros et leur configuration monacale était compensée par l'étendue de leurs vastes jardins, partie intégrante de la campagne voisine. Il en est encore de même aujourd'hui en Angleterre et dans les deux collèges spéciaux de France, l'École des Roches et le Collège de Normandie. Il est absolument inouï que les enfants de la bourgeoisie passent leur vie entre les murs d'un lycée et n'aient, pour s'ébattre, que des cours de prison sans air, sans verdure, sans arbres et quelquefois sans soleil.

Je connais le lycée d'une grande ville du Midi où la cour des *grands* est dénommée par eux « la citerne ».

La promiscuité dans les dortoirs est la condamnation de l'internat. C'est une source de maladies. Les enfants y passent la moitié de leur vie dans un air confiné des plus dangereux. L'aération constante pendant la nuit y est impossible pour plusieurs raisons, et entre autres parce que les familles s'y opposeraient.

La propreté corporelle est négligée à un point invraisemblable. Le collégien français manque généralement de tenue ; souvent il pose pour l'hirsute. La propreté corporelle lui est inconnue, car le lavabo n'existe qu'à l'état rudimentaire dans les collèges et lycées. Il n'existe pas du tout dans beaucoup d'écoles.

L'enfant devrait prendre un bain quotidien.   L'Anglais ne pourrait pas s'en passer. Chez nous, l'enfant ignore la propreté des dents, des cheveux, des mains et à plus forte raison, des pieds ! Il cultive la crasse sur toute sa personne et la communique aux autres, grâce à l'encombrement dans lequel il est confiné.

Les inspecteurs d'école diront que je n'exagère rien. Je suis au-dessous de la vérité. J'ai connu une école où certains enfants appartenant à des familles pauvres avaient les pieds de la même couleur que leurs chaussures. J'ai vu des jeunes filles appartenant au meilleur monde avoir les pieds noirs, les cuisses terreuses et les dents jaunes, malgré tout ce que je pouvais dire.

Dans un grand lycée de Paris, un de mes jeunes clients étonna beaucoup le proviseur quand il demanda un verre à dents. L'organisation de la maison n'avait pas prévu l'utilité de cet ustensile et mon client fut obligé de le déposer, le soir, à terre, sous le lit, faute d'autre place.

Voici les conditions d'hygiène dans un grand collège libre de Paris, et les choses n'ont pas changé depuis la guerre.

250 lits dans un seul et même dortoir, divisé en deux travées par une rangée de colonnes. Sous les 250 lits, 250 pots de chambre, et, au pied des lits, 500 souliers. Sur le lit, les vêtements de l'élève. De cet ensemble se dégage une odeur qui n'a d'égale que celle de la chambrée militaire connue de nous tous. Ce dortoir, exposé en plein midi, est sous les toits. Il est aéré par 20 fenêtres-mansardes qu'on n'ouvre jamais, de peur que les regards des voisines plongent dans ce sanctuaire. Les fenêtres sont garnies de rideaux épais, hermétiquement fermés pendant l'été. Il est expressément défendu de se découvrir la nuit. Ce serait un attentat à la pudeur, et pour le coupable, « la porte » dès le lendemain. Aux portes du dortoir, rideaux-portières pour garantir des courants d'air. Les lits des maîtres sont complètement entourés de rideaux fermés, derrière lesquels ils se déshabillent.

Les élèves sont introduits dans cette étuve immédiatement après le souper, soit à 8 h. 1/4.

Où sont les lavabos ? Ils sont installés dans un autre bâtiment. Pour y accéder, il faut descendre trois étages et traverser une cour. Ils sont représentés par une auge commune surmontée de robinets. Voici la manière de s'en servir : on commence par s'habiller complètement, on se dirige en rang vers les robinets, on prend de l'eau dans le creux de la main droite et on la passe sur le visage. On prend de l'eau une deuxième fois pour la porter

dans le creux de la main gauche. Et c'est tout. Enlève-t-on quelquefois
la chemise pour se laver ? — Réponse : Jamais !...

Et ce collège était si célèbre qu'il fallait s'inscrire des mois à l'avance et
montrer patte blanche pour y être admis. Une fois admis, on pouvait y
avoir les pattes noires !..

Le surmenage scolaire. — Nos méthodes d'enseignement
entraînent une surcharge de travail et ne laissent pas à l'élève
le temps nécessaire aux jeux et aux soins de toilette.

Ce qui est encore plus grave, c'est que cette surcharge de travail cause *l'immobilisation* et la *claustration* des enfants, leur
stabulation. Il y a là vraiment un excès très dangereux. Je ne
crois pas qu'il y ait en Europe une seule nation qui abuse à ce
point de la vie de ses enfants. Je ne crois pas qu'il y ait en Europe
une seule nation où l'enfant accepterait l'existence qui est faite
aux nôtres par l'abus des règlements et des programmes universitaires.

Dans les écoles primaires, les classes sont de 3 heures consécutives. Des enfants de 6 à 12 ans sont immobilisés 6 heures par
jour, sans compter les heures consacrées aux *devoirs* et aux *pensums*. J'aurais de nombreux exemples à citer, dans lesquels on
verrait de jeunes enfants, menacés de tuberculose, renaître à la
vie par la suppression ou la limitation du travail de l'école.

Une jeune fille voit sa santé péricliter. Je l'envoie dans un pensionnat
suisse. L'installation y est simple et propre. Les bâtiments sont situés sur
une colline. Il y a trente cinq pensionnaires. On fait deux promenades par
jour. Trois leçons d'équitation par semaine. Peu de travaux de tête et gra-
dués, sans préoccupation d'examens. On apprend pour apprendre. Les fenêtres sont constamment ouvertes, même la nuit. En été, les deux tiers de
la journée se passent dehors : on travaille toujours en plein air. Ma jeune
cliente qui végétait dans un couvent sans jardin, augmente de 9 kilogrammes
en six mois dans ce pensionnat.

Le surmenage scolaire chez les filles. — La femme exagère tout par nature ; elle est plus consciencieuse que l'homme.
Chez les filles, le surmenage prend souvent des proportions
invraisemblables. La multiplicité des examens, la mode actuelle
qui pousse les jeunes filles à préparer les brevets et le baccalauréat, sont des causes de faiblesse physique chez nombre d'entre
elles.

La visite médicale qui précède l'admission aux Écoles normales permet de constater le mauvais état de santé d'un tiers
au moins des candidates : elles sont pâles, amaigries, déformées,
avec un thorax aplati, une colonne vertébrale déviée. La préparation de l'examen a pris à la pauvre fille tout son temps, toute son
attention, toute sa conscience. Le souci de sa santé n'a pris au-

cune place dans sa vie ; et la famille et le monde universitaire
qui l'ont élevée n'en ont pas eu davantage.

Cette future institutrice, chez laquelle on ne cultive pas la
crainte de la tuberculose, aura plus tard, comme maîtresse, l'in-
souciance et l'indifférence de la jeunesse.

Les documents qui suivent, forment un tableau comparatif de
l'emploi du temps dans les pensionnats de filles : couvent catholique (tel qu'il existait il y a peu de temps), lycée de filles et pensionnat anglais.

COUVENT FRANÇAIS

6 heures. — Lever. En 30 minutes, il faut faire la toilette et le lit. Le
dimanche, on a 45 minutes pour une toilette plus à fond.
6 h. 30. — Prière du matin.
6 h. 45. — La messe.
7 h. 30. — Premier déjeuner.
8 heures. — Etude de leçons. Piano.
9 h. à 11 h. 30. — Classes.
11 h. 30. — Prières.
11 h. 45. — Déjeuner.
1 h. à 2 h. — Travaux de couture.
2 h. à 4 h. — Classes.
4 h. à 4 h. 30. — Collation ; récréation.
4 h. 30 à 6 h. 30. — Classe et étude.
6 h. 30 à 7 h. — Chapelle.
7 heures. — Dîner.
7 h. 30 à 8 h. 30. — Récréation. Coucher.

Les *récréations* qui figurent dans ce tableau sont représentées
par des causeries dans les cours du couvent. Lorsque le temps
est mauvais, les élèves ne sortent pas dans les cours de peur de
rapporter de la boue sur le sol de la chapelle. *Il y a des semaines
d'hiver où toutes les récréations se passent dans une classe fermée.*

LYCÉE DE FILLES

6 heures. — Lever. 30 minutes pour faire sa toilette et le lit.
6 h. 30 à 7 h. 30. — Etude.
7 h. 30. — Déjeuner.
8 h. à 11 h. 30. — Classes de trois heures coupées par une demi-heure de
récréation.
Midi. — Déjeuner.
Midi 30 à 1 h. — Récréation.
1 h. à 1 h. 45. — Etude.
2 h. à 4 h. — Classes avec un quart d'heure de récréation.
4 heures. — Goûter. Récréation.
5 h. à 7 h. — Etude.
7 h. à 7 h. 45. — Dîner. Récréation.

7 h. 45 à 8 h. 30. — Étude. Après de nombreuses réclamations, les grandes
ont obtenu une prolongation de l'étude jusqu'à 9 heures.
9 heures. — Coucher.

La discipline et le modus vivendi sont copiés sur le couvent.
Aux récréations, les jeux un peu violents sont inconnus.

Le jeudi et le dimanche, il n'y a pas de classes. Les études et
les récréations se succèdent. Ce sont les jours où on travaille le
plus. J'ai connu des pensionnaires qui, à l'époque des examens,
se levaient à quatre heures du matin.

PENSIONNAT ANGLAIS (FILLES) INSTALLÉ EN FRANCE

7 heures. — Lever.
7 h. 30. — Etudes de piano, violon, etc.
8 heures. — Premier déjeuner. Courte prière et cantique.
8 h. 30. — *Gymnastique suédoise.*
9 h. à 11 h. — Classes.
11 h. à 1 h. — *Jeux. Promenades. Tennis. Bains de mer.*
1 h. à 1 h. 3/4. — Déjeuner.
1 h. 3/4. — Etudes de piano.
2 h. 15 à 4 h. 15. — Classes.
4 h. 15 à 4 h. 35. — *Toilette pour le soir.*
4 h. 45. — Thé.
5 h. 30 à 6 h. 30. — Préparation des devoirs du lendemain.
6 h. 1/2 à 7 h. 1/2. — *Récréation. Jeux de plein air.*
7 h. 1/2. — Dîner.
8 h. 1/4. — Couture et lecture à haute voix.
9 heures. — Coucher.

Bains tous les jours. — Jeudi après-midi et samedi matin excursions
dans la campagne. En cas de mauvais temps, danses. Samedi après-midi,
cours de peinture et promenade.

Inutile de souligner la grande différence entre le couvent et
le lycée français et d'autre part ce pensionnat anglais.

PENSIONNAT ANGLAIS (FILLES) SAINT-JAMES COLLÈGE
BRIDPORT, DORSETSHIRE

6 h. 30. — Lever.
7 heures. — Etudes de piano, violon, etc.
7 h. 45. — Prière du matin.
8 heures. — Déjeuner.
8 h. 30. — *Récréation. Jeux de plein air.*
9 heures. — Classes.
11 heures. — *Récréation* (Tartines. Lait).
11 h. 1/4. — Classes.
Midi à 1 h. 1/4. — Dîner. Jeux. Amusements divers.
2 h. à 5 h — Cours d'agrément. Peinture. Dessin. Danse. Gymnastique
5 heures. — Thé. Tartines. Cake.
6 h. à 8 h. — Etude. Préparation des devoirs du lendemain.

8 heures. — *Récréation*.
8 h. 30. — Souper léger (pain, fromage, lait).
8 h. 45. — Prière du soir.
9 heures. — Coucher.

Dans ce pensionnat anglais, il y a une demi-journée de congé le *mercredi* et le *samedi*. Elle est employée en promenades, excursions, herborisations, leçons d'aquarelle en plein air. Longues séances d'hydrothérapie.

Je crois que les deux premiers tableaux reproduisent exactement le genre de vie d'une jeune fille française pensionnaire et candidate aux divers diplômes de notre époque.

Je citerai maintenant quelques faits particuliers qui apporteront une certaine précision aux précédents :

Une jeune fille de 18 ans, préparant une grande École, est obligée de se faire la vie suivante pendant dix-huit mois.

5 h. — Lever.
5 h. 30 à 7 h. 30. — Travail.
7 h. 30 à 8 h. — Déjeuner.
8 h. à midi. — Travail.
Midi à 1 h. 30. — Repas et promenade dans la cour.
1 h. 30 à 6 h. — Travail.
6 h. à 7 h. — Repas.
7 h. à 9 h. — Travail.
9 h. — Coucher.

Total : 13 heures de travail, 8 heures de sommeil, 3 heures de repos.

Autre fait :

Une jeune fille, désireuse d'entrer dans une école normale, travaille à l'école de 7 heures du matin à 9 heures du soir, sans la moindre récréation. « Ce serait du temps perdu. » Rentrée chez ses parents le soir, elle travaille jusqu'à une heure du matin. Elle peut arriver à faire 50 problèmes dans une soirée.

Troisième fait visant une fillette de 11 ans.

6 h. 30. — Lever.
7 h. 30. — Départ pour l'école.
8 h. à 11 h. 30. — Classes.
11 h. 30 à midi. — Écriture et leçons.
1 h. 30 à 3 h. 15. — Classes.
4 h. à 4 h. 30. — *Récréation*.
4 h. 30 à 6 h. — Étude.
6 h. à 8 h. — Repas.
8 h. à 10 h. — Travail (4 leçons, 2 problèmes).
Le jeudi matin. — Classe.
Le jeudi après-midi. — Leçons à apprendre.
Le samedi. — *Devoirs plus longs pour occuper le dimanche*.

Cette fillette n'avait comme exercices physiques que le parcours de sa maison à l'école et de l'école à sa maison. En présence d'accidents prémonitoires de tuberculose, j'ai fait supprimer l'école qui a été remplacée par deux heures de travail par jour et quatre heures de marche en deux fois hors de la ville. En un an, la fillette fut transformée et augmenta de sept kilogrammes par le seul changement de vie.

Cette autre fillette est maigre, chétive et pâle. Elle est d'un caractère triste et n'a pas l'entrain de son âge. Sa mère signale son anorexie et son amaigrissement. Depuis 6 mois, en particulier, son poids est descendu à 28 kilogrammes.

L'examen de l'enfant fait noter : une tendance aux angines légères et répétées, des ganglions cervicaux engorgés et formant une chaîne très sensible au toucher, des ganglions inguinaux également développés.

Aux sommets pulmonaires, asymétrie de l'inspiration, qui est rude à gauche et affaiblie à droite.

Les anciens médecins, qui ne demandaient pas au diagnostic une précision trop souvent artificielle, auraient dit, en présence de cette malade : lymphatisme avec crainte possible, pour l'avenir, du côté des poumons.

Ce qui est certain, c'est que, pendant les vacances, l'amaigrissement et l'absence complète d'appétit donnèrent une vive inquiétude à la famille. L'enfant, à cette époque, était incapable de prendre part aux jeux de ses compagnes, « elle se traînait sur les meubles de la maison ».

En octobre, à la rentrée des classes, elle retourne à la pension et y est soumise au régime commun à tous les enfants de son âge.

D'octobre à avril, l'enfant fut soumise à différents traitements ayant pour objectif sa faiblesse, son anorexie et sa pâleur. Par tâtonnements, on chercha la meilleure voie à suivre : suralimentation, toniques, médication hydrothérapique. Beaucoup de choses furent essayées sans résultat.

En avril, on prend la résolution d'enlever l'enfant de l'école et de faire cesser tout travail. Il n'y aura plus que deux heures par jour consacrées à quelques devoirs. Toute la journée sera employée en sorties aux alentours de Rouen, en évitant une fatigue excessive.

Je signale le résultat de cette médication si simple : le poids passe graduellement et méthodiquement de 30 kilogr. 500 à 40 kilogr. 500 en un an.

La fillette est transformée physiquement et moralement. Il a suffi de la libérer de l'école pour la voir renaître à la santé.

Les faits rapportés ici ne sont pas isolés. Dans trois cas observés avec soin pendant plusieurs années, le poids de l'enfant suivait une marche constamment inverse avec celle du nombre d'heures passées à l'école.

Si nos descendants ont la curiosité d'étudier l'emploi du temps dans la journée de nos enfants au XXe siècle, ils s'étonneront probablement qu'à une époque où on parle tant de liberté, on en laisse si peu aux enfants de nos collèges.

Dans les pays étrangers et dans ceux qu'on peut citer comme exemple, les maîtres se préoccupent autant des exercices physiques et de la santé que des études elles-mêmes. En Angleterre, *l'organisation du travail* est très étudiée; elle fait des enfants robustes et gais quand les nôtres sont malingres et tristes.

Tôt ou tard, on en viendra à changer l'état de choses actuel. Il ne peut pas durer. Mais avant qu'il soit modifié, il aura fait beaucoup de victimes.

Le baccalauréat. — A aucune époque, l'école n'a été aussi étroitement exigeante que de nos jours. Voici ce que dit des écoles de l'antiquité M. A. Croiset, le doyen de la Faculté des Lettres de Paris :

L'éducation d'Athènes, celle qu'on peut appeler l'éducation normale du futur citoyen athénien « prenait l'enfant au sortir du gynécée, vers l'âge de six ans, et le conduisait, jusqu'à dix-huit ans, l'âge de l'éphébie. Il n'est pas douteux qu'elle ne fût très supérieure à ce que nous appelons aujourd'hui l'enseignement primaire : c'était à la fois un enseignement primaire et un enseignement secondaire. Elle enseignait les éléments indispensables et contribuait à former l'adolescent, elle lui donnait les premiers outils du savoir et nourrissait son esprit de ce qu'il avait de plus noble et de plus beau dans la tradition poétique du passé.

Le baccalauréat est une plaie française. Son programe est encyclopédique et ne fait appel qu'à la mémoire. Il en résulte que les élèves qui sont les plus distingués par l'esprit et le jugement sont obligés de se surmener pour franchir les obstacles de cette course au diplôme. Tous les ans, on voit pendant les vacances quelque victime de notre système d'études atteinte d'hémoptysie.

Je connais plusieurs cas de tuberculose chez l'adulte qui s'étaient déjà annoncés au moment du surmenage du baccalauréat, surmenage par le travail et par les émotions excessives chez certains jeunes gens.

Les grandes Ecoles. — On peut en dire autant de la préparation intensive aux grandes Ecoles : elle fait de nombreuses victimes par la tuberculose.

Les nations voisines n'ont pas ce mode de préparation intensive et cependant elles ont, comme nous, des ponts et chaussées. Ayons l'œil ouvert sur nos jeunes clients, candidats aux grands concours. Un jour ou l'autre, nous verrons tels d'entre eux touchés par la maladie qu'on aurait pu éviter par une organisation plus sage du travail. On voit des familles s'effondrer d'autant plus profondément dans la douleur qu'on avait fondé de plus grandes espérances sur le pauvre jeune homme.

D'une manière générale, le *travail est mal organisé en France* du haut en bas de l'échelle sociale et dans notre jeunesse en particulier. Notre organisation est livresque et théorique. Il nous semble toujours que, dans la pratique, les règlements donneront ce qu'ils promettent sur le papier. De là un oubli presque absolu des exigences de l'hygiène en général, et particulièrement de l'hygiène de l'enfant et de l'adolescent.

Voici une note émanant d'un étudiant en médecine qui a fait ses études comme interne dans un grand lycée de province.

Ce document me paraît être vrai pour tous les lycées de France, car chez nous, qu'il s'agisse du Nord ou du Midi, c'est toujours le même programme. Le règlement ne tient compte ni des climats, ni des saisons.

Lycée de garçons. — Emploi de la journée

5 h. 3/4. — Lever. 25 minutes pour les soins de la toilette.
Etude jusqu'à 7 h. 1/4.
7 h. 1/4 à 7 h. 30. — Déjeuner du matin.
7 h. 30 à 8 h. — Récréation.
8 h. à 11 h. — Cours séparés par des « récréations » de 5 minutes.
Midi à midi 30. — Déjeuner.
Midi 30 à 1 h. — Récréation.
1 h. à 2 h. — Etude.
2 h. à 4 h. — Cours.
4 h. à 5 h. — Récréation.
5 h. à 7 h. 30. — Etude.
7 h. 30 à 8 h. — Dîner.
8 h. à 9 h. — Récréation en été.
8 h. à 9 h. 30. — Etude en hiver.

Total : 15 heures et demie d'activité, dont 2 à 3 heures de récréation en trois fois, 9 heures de sommeil.

Tous ces chiffres auraient peu de valeur clinique, s'ils n'étaient pas expliqués par quelques détails :

Lever. — A la même heure, en été qu'en hiver. Dimanche et jeudi, jour de repos, le lever n'est pas retardé.

Les candidats aux concours (Polytechnique, Saint-Cyr, Institut agronomique) devancent leurs camarades d'une heure pendant les mois précédant les examens.

On ne veille que très imparfaitement aux soins de toilette. Le nombre des robinets à eau n'est d'ailleurs pas suffisant dans plusieurs dortoirs. Dans les boîtes de toilette fournies par l'administration, la brosse à dents n'était jamais accompagnée, il y a quelques années, de verre et de pâte dentifrice. On n'a jamais fait remarquer à un élève qu'il négligeait les soins de la bouche.

Etude. — Souvent, en hiver, les salles sont surchauffées, et la transition est brusque, à la sortie, dans les couloirs et les cours.

L'aération est souvent défectueuse, surtout quand le répétiteur n'y veille pas, — ce qui est fréquent.

Les *études* sont trop longues et trop fréquentes, le dimanche comme les autres jours. Le silence y est encore obligatoire.

Cours. — *Les professeurs ne se concertent pas entre eux pour la distribution des devoirs et l'élève est surchargé de travail.* Dans les classes inférieures, il s'y ajoute fréquemment des *pensums* décorés du nom de « *devoirs supplémentaires* » par le règlement.

Il est à remarquer également que les élèves de neuvième et ceux de mathématiques élémentaires ont le même nombre d'heures de cours et d'études.

Récréations. — Nombre d'élèves ne prennent aucune part aux jeux. Tout le monde peut voir sous un préau, pendant une heure entière, se promener mélancoliquement des groupes d'élèves.

Les mauvaises conditions du jeu, l'aspect sombre et sévère de la cour enlèvent tout entrain, et toute l'année les élèves passent leurs récréations à en espérer la fin.

En été, on verra, assis sur des bancs de pierre, des candidats, aux examens travailler un livre à la main, au lieu de prendre leurs ébats.

Promenades. — Les élèves y sont étroitement surveillés et ne peuvent pas librement jouer et courir. A partir de la rhétorique, il est permis de l'éviter en restant à l'étude.

Bains. — On ne conduit les élèves aux bains que toutes les six semaines, et les bains de pieds sont d'une malpropreté remarquable.

Dortoirs. — Certains dortoirs sont encombrés. Ce n'est qu'en été, lorsqu'il fait très chaud, que le maître d'études tolère l'ouverture des fenêtres.

Les élèves se couchent immédiatement après le dîner : dans les derniers mois seulement, on leur accorde une heure de récréation après le repas du soir.

Somme toute, les internes des lycées sont surmenés intellectuellement. Par contre, la fatigue physique, indispensable à des adolescents, n'est jamais suffisante.

Cette note est très réservée et j'ai tenu à ne rien changer à sa teneur. On lit entre les lignes le changement qui s'est opéré dans l'esprit de l'Étudiant se remémorant sa vie de collégien.

En parallèle avec les doléances du collégien français, je mettrai une note sur la vie de collège à l'étranger.

PENSION BELGE POUR GARÇONS (CATHOLIQUE)

6 h. — Lever.
6 h. 30. — Messe.
7 h. 30. — Déjeuner.
8 h. 15. — Préparation pour classes.
9 h. 15. — Classes, cours, etc.
11 h. 30. — *Récréation.*
Midi. — Dîner (soupe ou poisson, viande, légumes).
1 heure. — *Récréation.*
2 heures. — Classes, cours, etc.
4 heures. — *Récréation*, jeux, etc.
6 heures. — Vêpres.
6 h. 30. — Préparation pour le lendemain.
8 heures. — Souper très léger (pain et fromage).
9 heures. — Prière du soir.
9 h. 15. — Coucher.
Pas de bains, mais bains de pieds le mercredi et le samedi.

Dans ce collège belge, le travail ne prend que *sept heures* par jour. Les récréations prennent *trois heures* ; l'une d'elles dure *deux heures* consécutives.

Il y a déjà une amélioration sur notre système. Aucun étranger n'accepterait le modus vivendi imposé aux petits Français.

Insuffisance des exercices physiques. — On voit que l'écolier français n'a pas dans sa journée deux heures de vraie liberté consacrées à son éducation physique.

En Norvège, *une salle de gymnastique* et *d'hydrothérapie* est annexée à chaque école populaire.

Chez nous, les heures dites de récréation sont segmentées de telle façon que les enfants ne peuvent pas organiser de jeux.

Il serait désirable que la matinée fût consacrée aux classes ; l'après-midi aux jeux et la fin de la journée à la préparation des devoirs du lendemain.

Il faudrait que les deux ou trois heures consécutives consacrées aux jeux coïncident, suivant la saison ou la localité, avec les heures de *lumière* et de *soleil.*

Il est absurde d'avoir un même règlement pour Lille, Rouen, Marseille et Perpignan.

Nos enfants ignorent, et il semble que nous ignorons l'utilité physique et morale de la fatigue musculaire quotidienne. Nous sommes tellement classiques que nous avons conservé pour le travail physique le mépris qu'avaient pour lui les anciens. Ils en chargeaient les esclaves. Avec le temps, les idées évoluent, et dans un avenir plus ou moins éloigné, chaque écolier, quelle que soit sa situation sociale, sera obligé d'apprendre un *métier manuel.*

Pour le moment, les exercices militaires, les jeux de plein air suffiraient à démontrer à tous l'influence du grand air de la campagne et de l'action combinée de la lumière, de l'air et de *ce je ne sais quoi* qui est fait des émanations de la terre et des plantes.

La comparaison, sous ce rapport, entre la vie du petit Français et celle de l'Anglais du même âge est lamentable. Toute notre jeunesse s'étiole, accablée sous des programmes qui vont sans cesse s'alourdissant.

Il faut dire que, depuis quelques années, le goût des sports s'est grandement développé, et que depuis la guerre le ministre s'est préoccupé de modifier les programmes et l'économie des études en vue de renforcer les « humanités » en modifiant les méthodes. En voyant les choses de haut, la grande réforme serait dans la suppression du baccalauréat ; les études et l'hygiène y gagneraient.

Hygiène alimentaire

Il n'est pas jusqu'à la réglementation des repas que je trouve mauvaise dans nos milieux scolaires.

On connaît l'odeur spéciale du réfectoire d'une école française ; elle indique le peu de soin apporté à la propreté du lieu. Harcelés par une discipline tracassière, ou tout au contraire, abandonnés à eux-mêmes, sans direction méthodique, les élèves mangent à la hâte, sans réserve et sans tenue. Comparez cet état de choses avec les superbes réfectoires des écoles anglaises, luisants de propreté et incitant à la bonne tenue par leur aspect et leur architecture même. Ce sont eux qui ont conservé les traditions des grandes abbayes françaises dont les réfectoires étaient vastes comme des chapelles. Le repas en commun y était pris comme une sorte de communion. C'était un acte sacro-saint précédé et suivi d'un lavage rituel et réel des mains. Nous sommes loin de cet idéal.

N'est-ce pas une faute grave contre l'hygiène que de fixer l'heure du coucher des enfants toute voisine de l'heure du dîner ? C'est ce qui arrive dans nos lycées.

Quel citoyen accepterait l'hygiène qu'on impose à son fils ?

Discipline des moeurs. — Depuis quelques années, les congrès d'hygiène scolaire s'occupent de cette question difficile et délicate entre toutes. Les congrès ont raison et tout est à faire en pareille matière ! Actuellement, parents et professeurs restent dans l'expectative ; ils n'osent attaquer la question et s'en remettent aux événements et au hasard des choses pour éclairer l'enfant.

Le phthsiologue doit se préoccuper de l'éducation sexuelle parce qu'il a y souvent un rapport à établir entre la précocité sexuelle et la fréquence de la tuberculose dans la vingtième année.

Notre système d'instruction comprime l'adolescent dans une vie restreinte : puis, tout à coup, sans préparation et sans initiation, elle le lâche en liberté dans la vie d'étudiant ou d'apprenti.

Quelle indifférence et quelle légèreté dans une question d'importance capitale !

Dans les Congrès, on a parlé de conférences éducatrices. La chose me paraît bien difficile à faire accepter, étant donné les idées et les moeurs actuelles. Pour le moment, la famille seule me paraît avoir qualité pour prévenir le jeune homme des dangers qui le menacent et lui faire peser toute sa responsabilité envers lui et envers les autres. D'autre part un enseignement public donné avec tact ne serait pas inutile s'il restait dans les généralités, considérant l'éducation sexuelle comme un moyen de combattre toutes les excitations (en pensées ou en actes) capabler de nuire à la morale et à la santé de l'individu et de troubles l'ordre social. C'est le cas de rappeler que la morale et l'hygiène ne se séparent pas ; la morale est le frein nécessaire pour modérer l'instinct et maintenir l'individu dans les principes d'hygiène. Le but à poursuivre serait celui-ci : *retarder le plus possible l'éveil de l'instinct sexuel, corriger par l'éducation notre tendance latine à la précocité.*

En France, nos institutions et nos mœurs concourent à faire tout le contraire.

Avant d'instituer un « enseignement » par des conférences dans les pensionnats, il serait peut-être plus pratique de mettre tout d'abord un frein à la pornographie qui a envahi les rues, les vitrines, les théâtres, les journaux. Avec son esprit de *laisser faire*, la France est inondée de documents immoraux fabriqués en Allemagne et répandus par elle pour nous empoisonner.

L'indiscipline des mœurs est-elle plus grande chez les Français, comme le clament les Allemands depuis cinquante ans ? Le Français est fanfaron ; l'étranger est hypocrite. D'autre part, on ne peut pas nier l'influence d'une littérature trop libre, d'un théâtre souvent cynique, d'une presse peu scrupuleuse, d'une administration faible. Joignez à cela le rôle néfaste des internats où la vie est immobile et claustrale, et celui de la caserne où le jeune paysan côtoie les vices de la ville sans direction morale.

De 6 à 13 ans. — Le rôle principal appartient à la famille. Les bons exemples, la vie commune entre frères et sœurs, le choix des lectures, les entretiens familiaux, les pratiques religieuses sont des moyens efficaces. Le rôle de l'école ne peut être que mauvais par la promiscuité, mais c'est un mal nécessaire. Rien ne remplace la famille.

Un enseignement spécial n'est pas à conseiller. Il attirerait l'attention de l'enfant sur des sujets qui doivent rester « à l'arrière-plan de sa conscience diffuse ».

La méthode d'enseignement indirecte sera excellente. Aux maîtres il appartient de pousser l'enfant à dominer ses instincts ; à respecter autrui ; à se préoccuper des intérêts généraux ; à former son propre caractère en vue d'une culture idéale.

De 13 à 18 ans. Education des filles. — Dans les familles aisées la mère suffit à cette tâche ; mais dans les milieux où l'on travaille hors de la maison, la fille est exposée à mille dangers. Il est fort utile de la prévenir des risques que lui fait courir la liberté donnée à ses instincts sexuels. Toute grande ville est un lieu de perdition pour la fille mal gardée. Paris est le Minotaure dévorateur des filles du midi de la France. Si vous étudiez la vie de l'ouvrière dans les ateliers, les patronages, les cercles, vous serez stupéfaits de l'ignorance des jeunes filles à propos des risques que leur fait courir la promiscuité avec les jeunes gens.

Education des garçons. — Le garçon échappe plus ou moins à la famille. L'éducation reçue aura développé chez lui un certain idéalisme ; ou bien elle n'aura pas eu de prise sur l'égoïsme natif du mâle.

Dans le premier cas, le contact des femmes de la famille sera une sauvegarde ; dans le second cas, il n'y aura plus qu'à faire appel à ses intérêts matériels. Et alors, le père, la mère, le médecin auront leur tâche simplifiée par la distribution de la précieuse petite brochure du professeur Fournier : « Pour nos fils quand ils auront 18 ans ».

Mais il est déjà un peu tard pour donner les « quelques conseils d'un médecin ».

En résumé, d'une manière générale, on peut admettre que le jeune Français, élève d'un lycée de l'Etat ou d'un collège libre, est soumis à un régime monacal de quinze heures d'activité (ou d'immobilité !), dont deux heures au plus de récréation morcelée. Nous sommes loin des trois huit.

Dans notre système actuel, les enfants, et surtout les jeunes enfants n'ont pas assez de sommeil.

Les classes commencent trop tôt ; les élèves externes qui demeurent un peu loin du lycée n'ont pas le temps de faire une toilette suffisante et de se laver comme il conviendrait. Les études finissent trop tard, à sept heures. Beaucoup d'enfants ont encore des devoirs à faire chez eux jusqu'à dix heures du soir.

Trop de classes, trop d'études emboîtées les unes dans les autres. Trop de devoirs, trop de cahiers, trop de copies ou de leçons. Trop d'appels à la mémoire. Trop de compositions.

Les récréations devraient être fixées suivant la saison et suivant le climat. *L'enfant devrait être libre aux heures de pleine lumière* et assez longtemps pour organiser les jeux. Il faudrait une récréation de trois heures consécutives au milieu de la journée avec jeux *obligatoires*, exercices physiques, travaux manuels variés, exercices militaires obligatoires et sérieusement organisés.

Les punitions ne devraient être infligées que pour faits graves et prononcées par un Conseil de discipline. Les *pensums* devraient être supprimés et aussi les *retenues de promenades*. C'est un crime que de priver un enfant d'air, de lumière et de mouvement !

Les soins de la peau n'existent pas dans nos établissements actuels ni les soins de la bouche. On semble ignorer que *l'homme doit se laver tous les jours* non seulement « le visage et les mains », comme disent les livres d'éducation, mais *tout le corps*. Pour cela, il faut à chaque élève une chambrette dans laquelle il pourra se mettre nu sans blesser la pudeur (quelque peu ridicule souvent) de ses voisins (1).

Notre collégien est mal tenu, dédaigneux de cette pointe de coquetterie que donne l'habitude des longues ablutions.

L'air, l'eau et les exercices physiques **créent** la santé physique et aussi la santé morale en faisant contre-poids à cette précocité latine que signalait Taine dans ses Notes sur l'Angleterre.

Nos systèmes d'éducation ne se préoccupent pas d'éviter la tuberculose pour les enfants et les adolescents arrivés à l'âge qui est un tournant dangereux dans la vie. Inspirés de théories pédagogiques, ils ignorent la Nature et ses indications.

Il faut regarder ce que font les nations voisines.

L'Anglais a institué, depuis près d'un siècle, la vie au grand air. L'Allemagne a fait de ses écoles et de ses ateliers des écoles d'hygiène.

Quant à l'Amérique, voici ce qu'en dit Landouzy :

« Pour leurs promenades, pour leurs jardins, pour leurs parcs, pour leurs stands, pour leurs terrains de jeux, rien n'est trop vaste. » Ils créent les campagnes fleuries et les forêts ombreuses dans leurs villes. Chicago, Providence, Baltimore, Brooklyn, New-York, Philadelphie, Washington « changent l'or en air pur. » New-York dépense 26 millions pour planter des jardins. Boston emploie 106 millions à l'achat de terrains, dont un millier d'hectares destinés aux terrains de jeux pour les enfants.

Voilà comment les Anglo-Saxons préparent la santé chez les hommes de demain.

---

1. Voici un fait :
Au retour d'une leçon d'équitation, quelques élèves demandèrent au maître d'études la permission de se mettre nus et de faire une lotion sous le robinet. Le maître d'études (qui devait plus tard devenir un de nos confrères) acquiesça sans difficulté. Le censeur survenant, il y eut scandale et le maître d'études fut fortement blâmé de ses théories médicales.

Vue générale des réformes. — Les réformes sociales sont
à faire :

Dans l'hygiène de la mère avant la naissance de l'enfant ;
dans le mode d'élevage de l'enfant et sa protection ; dans le
modus vivendi de l'enfant à l'école, au collège, à la caserne ;
dans le travail mal organisé et les méthodes surannées ;
dans l'ignorance et l'inertie des grandes administrations ; dans
les mesures de police protégeant la santé publique ; dans la lutte
menée contre l'alcool ; dans le mode d'éducation préventive
donnée à tous depuis l'enfance.

DEUXIÈME PARTIE

MODES DE DÉBUT. MARCHE. DIAGNOSTIC.

CHAPITRE PREMIER

Eléments d'un diagnostic précoce

Grancher avait attiré l'attention sur la nécessité d'un diagnostic précoce parce qu'il considérait que le traitement est d'autant plus efficace qu'il est appliqué plus tôt. Il avait cru pouvoir faire un diagnostic précoce par l'auscultation et la recherche des respirations anormales.

Il est tombé dans un excès en voulant corriger un excès contraire. En effet, avant lui, beaucoup de médecins, et non des moindres, ne portaient le diagnostic de tuberculose qu'après avoir entendu des râles sous-crépitants à un sommet.

La vérité pratique est entre les deux manières de voir les choses.

Il ne faut pas se payer de mots, l'expression *diagnostic précoce* est vague et élastique. Cependant conservons-la. Où est le début ? C'est un problème souvent difficile. Chaque malade fait sa maladie sous une forme qui lui est personnelle et suivant ses réactions humorales. Et il faut distinguer entre l'évolution d'une lésion et l'évolution de la maladie.

Pour établir un diagnostic précoce, il faut d'abord tenir compte de l'état général du sujet et des moindres symptômes fonctionnels ; puis on verra s'il y a lieu de rechercher les divers modes d'infection tuberculeuse variant avec le mode d'inoculation, mais surtout avec la qualité du terrain inoculé.

Il faut se débarrasser de cet optimisme si agréable qui vous pousse à ajourner une décision à prendre et une responsabilité à encourir. On accuse certains médecins d'être hantés par l'idée de tuberculose. Ils sont dans le vrai.

Nous laisserons de côté, pour le moment, la question des septicémies tuberculeuses et des tubercules atypiques. On admet que l'infection tuberculeuse peut ne pas entraîner la formation de tubercules (Arloing)(1), mais ces considérations ne sont pas faites pour faciliter le diagnostic !

Nous nous contenterons de réduire la question aux points suivants qui importent au médecin praticien :

1° Le virus pénètre plus ou moins silencieusement dans l'organisme et produit d'emblée des lésions au point où il s'installe : c'est la *tuberculose classique.*

2° Si les bacilles virulents rencontrent un organisme en état de défense, ils se fixent dans un organe ou dans un ganglion ; ou encore, si les bacilles ont une virulence atténuée, ils se fixent finalement dans le foie et dans la rate et y produisent des lésions microscopiques. Dans ces deux cas, *la tuberculose est latente ou dissimulée.*

3° Les bacilles atténués se fixent dans les organes sans produire de lésions : *la tuberculose est occulte.*

Les tuberculoses latentes, dissimulées, occultes, sont certainement fréquentes. De là la nécessité de penser à un diagnostic précoce et de soupçonner la tuberculose chaque fois qu'on observe des troubles généraux non justifiés par l'examen du malade.

La pratique de l'hôpital, du dispensaire ou de la médecine militaire doit être nettement séparée de celle du médecin de famille. L'enquête familiale ou individuelle sera forcément incomplète à l'hôpital. Le médecin de ville est beaucoup mieux placé pour le diagnostic précoce des manifestations viscérales dans les grandes diathèses tuberculeuse, syphilitique ou arthritique.

Diagnostic précoce ne veut pas dire diagnostic rapide extemporané. Tout acte médical doit être lent et médité.

En matière de tuberculose le praticien fera d'abord un *dia-*

---

1. **ARLOING**. *Livre jubilaire du prof.* **TESSIER**. Lyon, 1909, p. 8.

gnostic de *présomption*. Après plusieurs semaines ou plusieurs mois d'observation ce diagnostic de présomption équivaudra souvent au *diagnostic* de *certitude* que donnera la constatation du bacille. Telle est la méthode de sage lenteur enseignée par l'école française.

Un certain nombre de médecins, subissant des influences étrangères et réduisant la médecine à une série de techniques, simplifient le diagnostic de la tuberculose : un malade tousse ? On le passe aux rayons X. Il présente une opacité ? S'il ne crache pas spontanément, on le fait cracher artificiellement et on examine ses crachats. On ne dira : « tuberculose » que s'ils sont bacillifères.

Cette simplification n'est qu'apparente. Elle entraîne un trouble et une obscurité dans l'esprit du praticien. La question est de savoir si ces procédés techniques expriment toute la vérité. Et d'ailleurs pas n'est besoin d'être médecin pour les appliquer ; un infirmier, un habile garçon de laboratoire, une infirmière visiteuse peuvent faire cette besogne aussi bien et souvent mieux que le médecin.

Mais cette méthode est condamnable. Et ce serait dangereux de la préconiser ou de l'appliquer devant les étudiants ou les jeunes médecins.

On s'en va répétant que les « anciennes » méthodes sont sources d'erreurs ; que l'hémoptysie, la fièvre, l'amaigrissement et les signes généraux sont des signes trompeurs ; que la percussion et l'auscultation sont des procédés en carence ; qu'ils ne peuvent donner que des signes de présomption ; que cette présomption ne se change en certitude que par l'esprit des médecins, *hantés* par la crainte de la tuberculose. C'est traiter bien légèrement le bon sens si développé chez le médecin français. C'est se montrer soi-même incapable de cette intuition qui fait le médecin et lui permet de peser les impondérables.

Il est sûr que percussion et auscultation ne donnent pas les signes initiaux. Le vrai début n'est perceptible ni à l'oreille, ni à l'écran, ni au microscope ; mais il est perceptible à l'œil nu du médecin. Le faciès, l'état général observé depuis des mois, les signes fonctionnels sont suffisants ; ils ne peuvent tromper que dans les cas de tuberculose arthritique floride, et alors l'erreur est corrigée par l'efficacité du traitement. On croyait s'adresser à l'arthritisme, et il se trouve qu'on s'est adressé en même temps à un tuberculeux. Le traitement fait coup double et le médecin a le temps de parfaire son enquête.

Dans un autre cas avec râles humides après la toux, les chances d'erreur ont encore diminué.

D'ailleurs, en pareille matière, il ne faut pas trop épiloguer ; il ne faut pas chercher le trop fin ; le diagnostic de présomption suffit pour ébaucher discrètement le traitement.

Il va sans dire que le médecin, s'il est prudent, sera réservé sur la valeur absolue de ses moyens d'investigation et que son devoir est d'interroger la radioscopie. Sauf erreur, elle précisera le siège et la profondeur de la condensation ou de l'ulcération du parenchyme.

Il va sans dire que son devoir est de faire intervenir le microscope pour être renseigné sur la nature des sécrétions et par conséquent des lésions, pour déceler le bacille s'il est possible.

Il va sans dire que le médecin doit avoir présentes à l'esprit les causes d'erreur par dilatation bronchique assez fréquente ; par pleurésie interlobaire ; par syphilis pulmonaire, peut-être moins rare qu'on ne croit ; par bronchite chronique et emphysème ; par œdème pulmonaire ; par kyste hydatique exceptionnel ; par appendicite chronique.

En résumé : regarder le malade. Si on le connaît, l'observer dans sa manière de vivre. Si on ne le connaît pas, tenir compte du moindre fait. La manière d'entrer dans le cabinet du médecin, la manière de marcher, de s'asseoir, de parler, de respirer, de tousser donneront déjà une idée préparante.

On l'interrogera avec prudence, juste assez pour le faire parler, sans trop dévier les lignes principales.

On ne négligera aucune des étapes : vue, percussion, auscultation, palpation. Il y a lésion des bronches ou du parenchyme. L'auscultation donnera immédiatement une indication sur la consistance des lésions et sur l'existence des sécrétions. Si on ne trouve pas de bacille on fera appel au laboratoire. La radioscopie fixera le siège des lésions déjà connues.

Mais, au dessus de toutes ces techniques fort utiles, planera le sens du médecin qui seul donnera leur valeur aux constatations anatomiques. Il ne faut pas qu'un parallèle trop serré entre l'auscultation et la radioscopie jette le trouble dans l'esprit du praticien qui n'a pas le laboratoire à sa portée.

D'excellents diagnostics, très judicieux et précoces sont faits, tous les jours, par des milliers de médecins non armés d'appareils. D'ailleurs le diagnostic même précoce ne présente pas les difficultés qu'on a dites pour un médecin vigilant et entraîné.

Le diagnostic par les méthodes de laboratoire. — La présence des bacilles dans les produits d'expectoration est un signe certain, mais il est tardivement apparent.

L'emploi de la tuberculine, malgré de récentes tentatives, peut-il être considéré comme toujours innocent ? Il est permis d'en douter.

Dans tous les cas, l'ophtalmo, la dermo et la cutiréaction présentent des moyens qui peuvent être utiles dans certaines circonstances, mais qui ont le tort d'être trop sensibles. Il suffira d'avoir un ganglion caséeux quelque part pour que la réaction se produise. De là, à conclure à une tuberculose en évolution, il y a loin. Les médecins allemands, qui avaient la facilité de soumettre les jeunes soldats aux injections révélatrices de la tuberculose latente n'ont-ils pas dû y renoncer en raison du nombre considérable de sujets qui y réagissaient ? Des médecins du Parlement avaient prescrit aux médecins militaires « d'employer tous les moyens scientifiques d'investigation et de n'envoyer au régiment que des conscrits dont l'état de santé ne laisse aucun soupçon au point de vue de la tuberculose ». Ils ne se doutaient pas que ce soupçon pesait sur 65 p. 100 des sujets inscrits.

La radioscopie donnera des résultats de premier ordre, si on l'emploie à reconnaître les adénopathies ou les pleurésies. Mais, pour le diagnostic de présomption de la tuberculose, elle donnerait un résultat quelquefois trompeur.

Daremberg et Chuquet ont voulu baser un diagnostic précoce sur l'étude de la température. Le procédé est ingénieux et rendrait service, mais à la condition que les accidents thermiques soient accompagnés de signes d'auscultation.

Le chimisme respiratoire étudié par MM. Robin et Binet demande une installation et des manipulations spéciales qui ne sont pas à notre portée. J'estime que le praticien doit surtout développer les sens dont il aura besoin pour l'exercice de sa profession : l'œil, la main et le bon sens. Apprendre à bien voir et à bien juger ce que l'on voit, palper et ausculter, tel doit être notre but. Il faut remarquer que la clinique seule peut nous indiquer l'évolution de la tuberculose, et c'est là l'important.

Pour corroborer le diagnostic précoce de la tuberculose, on a fait intervenir beaucoup d'autres signes, parmi lesquels je signalerai :

La fébricule, qui demande à être cherchée. Certains petits

signes comme la diminution de l'expansion inspiratoire du
sommet (Ruault), l'amyotrophie scapulo-thoracique (Boix),
l'albuminerie prétuberculeuse, l'odeur des crachats, les pneumo-
graphies de Hirtz et Georges Brouardel, l'abaissement de la
tension artérielle (Marfan), la tachycardie qui peut être un signe
révélateur, selon M. Faisans. Elle serait due à une excitation
du pneumogastrique d'origine centrale et d'ordre toxique. C'est
là un signe de grande valeur (1).

Certes, il ne faut négliger aucun de ces moyens de recherche ;
mais, pour le clinicien, et, jusqu'à nouvel ordre, l'auscultation
reste encore le moyen le plus pratique de dépister la maladie.

1. Louis RÉNON. *Diagnostic précoce de la tuberculose*. Paris, 1906.

CHAPITRE II

Étapes historiques du diagnostic anatomique

« Les Anciens, d'Hippocrate, de Celse, d'Arétée, d'Alexandre de Tralles, de Paul d'Égine jusqu'au moyen-âge, avaient excellé dans les portraits qu'ils ont tracés du phthisique, comme dans la peinture qu'ils nous ont laissée de l'habitus du tuberculeux, de son facies, de ses pommettes saillantes et empourprées, de ses yeux caves, transparents, brillants, de ses sueurs profuses, de sa toux prolongée et de ses crachements de sang « succédant à l'ulcération du poumon (1). »

Les Anciens ne connaissaient que le phthisique ; ils ignoraient le tuberculeux. Les modernes ont étudié le tuberculeux ; les contemporains auraient une tendance à ne voir que le bacillaire, en attendant que toute l'attention se porte sur le bacillémique. L'observation pure et simple du malade, l'anatomie pathologique, la bactériologie, la chimie biologique se seront succédé sans que la question ait fait un progrès sensible au point de vue social. Il est infiniment probable qu'au xxe siècle, Paris voit mourir mille fois plus de tuberculeux proportionnellement qu'il n'en mourait à Athènes 400 ans avant J.-C.

Cependant il y a tout de même quelque chose de changé : le médecin praticien fait effort vers le diagnostic précoce ; il ne méconnaît pas les formes frustes de la tuberculose ; il se méfie des formes larvées ; il a l'œil ouvert sur les *trêves* et les *réveils* de la maladie ; il attache un intérêt particulier à l'étude des causes qui créent le terrain tuberculisable du « prédisposé ».

Les divisions classiques. — Nous vivons à une époque troublante pour le médecin praticien. Les vieilles divisions anatomo-

---

1. Landouzy. Cent ans de phthisiologie. 2e *Congr. tub.* Washington, 1908.

cliniques tendent à disparaître ; les classifications modernes des formes cliniques sont tellement nombreuses et tellement obscures que nous renvoyons aux livres spéciaux pour leur étude.

Avant les grands anatomistes et les grands cliniciens du XIXe siècle, les médecins considéraient la tuberculose chronique comme pouvant se présenter sous trois formes principales : phthisis incipiens ; phthisis confirmata ; phthisis desperata. C'était la sancta simplicitas.

Aujourd'hui, aux descriptions simplistes on oppose, peut-être avec raison, la complexité des faits cliniques et les innombrables « modalités évolutives » de la phthisie chronique. Mais qui nous dit qu'avant cent ans toutes ces théories ne seront pas considérées comme un tissu d'enfantillages ?

Nous disons donc que, incipiens, confirmata, desperata, représentent dans la pratique courante le trépied sur lequel s'appuiera l'observation du médecin.

La phthisie occulte de Bayle. — En 1810, Bayle avait proposé pour les étapes de la maladie une division en *quatre degrés*.

En parlant de la *phthisie commençante*, il dit : « Je crois qu'on devrait admettre avant cette époque un temps où cette maladie serait désignée sous le nom de phthisie occulte ou de germe de la phthisie ; dans plusieurs espèces, avant l'instant où se manifestent les premiers symptômes, il est un intervalle pendant lequel le malade qui a déjà le poumon profondément lésé paraît encore jouir de la meilleure santé. (1) »

Cette *phthisie occulte* représentait une période de préparation. L'idée fut reprise par Grancher qui étudia la période de germe ou de germination.

Dans l'esprit de Bayle, il y avait *quatre* divisions, dont *trois* seulement furent classiques :

A. *Période occulte*, méconnue jusqu'à Grancher.

B. Premier degré : *Phthisie commençante*. Ramollissement des tubercules traduit par la toux et la fièvre.

C. Deuxième degré : *Phthisie confirmée*. Petites cavernes, toux plus fréquente, dyspnée, amaigrissement, fièvre hectique.

D. Troisième degré : *Cachexie*. Expectoration purulente, sueurs nocturnes et diarrhée.

Cette division fut acceptée de tous avant l'invention de l'auscultation et en se basant sur l'évolution clinique.

1. **Bayle**. *Recherches sur la phthisie pulmonaire*, p. 50-53.

Intervention de Laënnec. — Laënnec surgit, et la question devient anatomique.

Il ne considère ni degrés ni périodes cliniques ; il ne voit que des étapes anatomiques :
1º Accumulation des tubercules crus miliaires,
2º Ramollissement des tubercules,
3º Evacuation complète de la matière tuberculeuse.

Non seulement il étudie l'anatomie pathologique ; il est aussi préoccupé d'accorder les signes avec les lésions. Ce fut une œuvre géniale.

Barth et Roger, dans leur célèbre Traité, vont schématiser la question et établir un trait d'union entre les trois anciennes divisions cliniques et les trois périodes anatomiques de Laënnec. Ils considèrent trois degrés :
1er degré : Tubercules crus.
2e degré : Tubercules ramollis.
3e degré : Cavernes.

Période de germination de Grancher. — Grancher part de ce principe que la tuberculose est curable naturellement par ses propres forces (1). De là son étude de l'évolution initiale, car le traitement aura d'autant plus de chances de succès qu'il sera appliqué plus près du début.

Bayle avait admirablement observé que :

« Les poumons peuvent contenir des granulations miliaires transparentes, ou bien quelque autre dégénérescence qui ne gêne pas encore d'une manière notable l'examen des fonctions de cet important viscère... Les tubercules et les granulations miliaires peuvent être en très petit nombre, mais quelquefois tout le poumon en est rempli.
Rien ne décèle encore la lésion des poumons et aucun symptôme ne fait craindre la phthisie. »

Bayle ne connaissait pas l'auscultation ; il ne pouvait baser son opinion que sur les trouvailles d'autopsie. L'absence de signes physiques ou fonctionnels fit oublier son idée très juste et très ingénieuse.
Mais elle fut reprise par Grancher et vivement éclairée par ses travaux ; de là ses efforts pendant vingt ans pour faire préva-

1. *Archives de Physiologie*, 1878.

loir ses opinions sur le diagnostic précoce de la tuberculose par l'auscultation.

La notion actuelle de curabilité et de diagnostic précoce de la tuberculose est d'origine essentiellement française. Elle remonte aux travaux de Grancher.

Ne considérant que *le début* de la tuberculose, cet auteur voit deux grandes périodes dans son évolution :

La période de germination.

La période de conglomération.

Cette division est ingénieuse. Grâce à elle, on voit d'un coup d'œil quel grand intérêt clinique il y aura à observer les malades dans la première période.

Dans la période de *germination*, il faut considérer plusieurs étapes anatomiques :

a) *Les cellules embryonnaires* apparaissent dans le parenchyme. *Les cellules géantes* se forment et existent à l'état isolé.

b) Elles se groupent pour former le *follicule* tuberculeux, c'est le tubercule microscopique.

c) Les follicules fusionnent pour former *le tubercule miliaire*, corpuscule arrondi de 1 millimètre de diamètre.

Dans la période de *conglomération* (la première de Laënnec) :

d) Les tubercules miliaires fusionnent avec leurs voisins pour former *la granulation grise dure*, puis le gros tubercule mou.

e) La période d'excavation n'est pas à considérer ici (1).

Il est très important de se rappeler que des mois et des années peuvent s'écouler entre l'évolution de ces deux grandes périodes de germination et de conglomération.

En résumé :

On peut dire que Bayle avait vu la période de formation des tubercules ; c'est lui qui créa le mot de *tubercule miliaire*.

Laënnec a mis en lumière la période de *conglomération*.

Ses successeurs ont taillé, dans la tuberculose, les périodes d'induration, de ramollissement et de cavernes.

---

1. A propos de la structure du tubercule, il est curieux de remarquer, que, de 1834 à 1854, près de quarante opinions différentes ont été émises sur cette structure (MANDL. *Arch. de Méd.* 1854). Le tubercule a été considéré comme constitué par des fibres, des cellules plus ou moins parfaites, des noyaux ou des cellules abortives incomplètement développées, des cellules atrophiées, des corpuscules spécifiques, des cellules épithéliales, etc.

Grancher, reprenant l'idée de Bayle sur la phthisie *occulte*, avait ajouté la période de *germination* microscopique.

Toutes ces notions n'ont qu'une valeur historique, elles sont à rénover. Ce serait cependant faire injure à la Science française que de ne pas les exposer à la jeunesse étudiante et de ne pas les rappeler aux praticiens.

La pneumonie tuberculeuse

La division de la tuberculose chronique en périodes a prévalu pour plusieurs motifs : elle répond à l'influence historique considérable de Bayle ; sa clarté plaît à l'esprit français ; son utilité est incontestable pour mettre de l'ordre, par un classement méthodique, dans le chaos des bruits respiratoires.

La substitution des théories nouvelles apporte-t-elle une pleine lumière ?

D'autre part, il est juste de dire que ces divisions, pratiquement si commodes, sont des divisions anatomiques ; elles ne cadrent pas avec l'évolution clinique dont l'aspect varie dans chaque cas. En effet, le même poumon peut montrer les lésions de plusieurs degrés ; on assiste, chez le même malade, à une série de poussées quelquefois sub-intrantes, chaque poussée paraissant avoir un substratum anatomique nouveau se surajoutant au précédent. Il y a donc absence de parallélisme entre les divisions anatomiques et, d'autre part, les descriptions cliniques, l'altération de l'organisme, l'état général.

Cela dit, entrons dans le modernisme dont les vues sont peut-être un peu absolues.

Une école de médecins bravant « l'opinion publique » ; désireuse de rompre avec la tradition ; déclarant la guerre à l'orthodoxie ; jette par-dessus bord les trois degrés classiques et considère que ces divisions n'ont plus leur raison d'être.

La tuberculose pulmonaire n'est qu'une succession de pneumonies. La pneumonie est le fond de toute lésion pulmonaire tuberculeuse ; nodules, cavernes, scléroses ne sont que des modes d'évolution de la pneumonie tuberculeuse ; les lésions de la pneumonie sont les premières en date ; au sein des lésions caséeuses

classiques on peut trouver l'*alvéolite* pneumonique, premier stade
de la tuberculose.

Mais prenons la question d'un peu plus haut.

Superposition des descriptions anciennes et modernes

Les lésions de la tuberculose pulmonaire chronique sont toujours plus étendues et plus évoluées que ne le faisait prévoir un
examen clinique quelquefois trop rapide.

De plus, elles sont très complexes. Sur le même poumon, on
trouvera :

A. — Des tubercules nodulaires péri-bronchiques ; des lésions
de pneumonie caséeuse ; des semis de granulations miliaires ;
des lésions d'adénopathie bronchique ; des cavernes.

B. — Des lésions associées ou surajoutées : congestions pulmonaires, emphysème compensateur, splénisation, îlots de sclérose
avec ou sans grumeaux crétacés, laryngite, trachéo-bronchite,
pleurésie.

C. — La pleurésie ne manque jamais, tantôt avec des adhérences molles, fibrineuses ; le plus souvent avec adhérences
fibreuses, solides surtout au sommet où la plèvre peut former
une épaisse membrane en coupole.

(Remarquons que ces lésions de la plèvre sont une cause d'erreurs pour
le médecin : elles donnent une matité qu'on peut croire profonde ; elles
affaiblissent les perceptions auditives ; elles gênent l'expansion inspiratrice ;
elles produisent des frottements confondus avec des bruits pulmonaires.)

Cet ensemble polymorphe prenait aux yeux de Laënnec l'aspect
de deux grandes formes synthétisant l'anatomie de la tuberculose
pulmonaire : *Le tubercules isolés et l'infiltration tuberculeuse.*

Les tubercules isolés comprenaient quatre variétés : tubercules
miliaires, tubercules crus, granulations, tubercules enkystés.

L'infiltration englobait trois variétés : l'infiltration gélatiniforme, grise, jaune.

Là il faut rappeler « la loi de Laënnec « loi d'unicité s'opposant
à la loi de l'école allemande et défendue par toute l'école française : les Piorry, Gendrin, Béhier, Bouillaud, Noël Guéneau de
Mussy, Cadet de Gassicourt, Roger, Peter parmi les cliniciens ;
Louis, Thaon, Grancher, Cornil, Charcot, Letulle, parmi les anatomistes ; Villemin et Chauveau parmi les expérimentateurs.
Jusqu'à ce que l'Allemand Koch ait confirmé ce que Laënnec
avait vu par un trait de génie : La tuberculose est *une*.

L'histologie moderne a cru pouvoir simplifier la classification de Laënnec et elle considère tout particulièrement : la granulation et la pneumonie caséeuse.

A. — Granulation.

(Sont synonymes les termes de *granulation miliaire* découverte par Bayle et adoptée par Laënnec : *granulation tuberculeuse* actuelle.)

L'étude de la granulation est loin d'être facile et claire ; cependant le médecin doit demander à l'histologiste l'identification de cet élément primordial.

Ici, un court historique est indispensable.

En 1801, G. L. Bayle, le premier, fait sortir les *tubercules* du chaos des « phthisies » où se confondaient pêle-mêle une foule de lésions.

Il considère deux espèces de tubercules :

A. Les tubercules non enkystés.

B. Les tubercules enkystés, c'est à dire entourés d'une coque cicatricielle.

Il isole une altération spéciale, rare, la *granulation miliaire* « transparente, luisante ». Il la différencie du *tubercule miliaire*, aussi petit mais toujours « opaque ». Il l'enlève du domaine de la tuberculose. Il la considère comme caractérisant une de ses six phthisies : c'est la phthisie granuleuse.

En 1819, Laënnec réintègre la granulation miliaire dans le cadre des lésions tuberculeuses. Il voit en elle un tubercule jeune condamné à la caséification (alors qu'aujourd'hui on la considère comme un foyer en voie de cicatrisation fibreuse.)

Pendant plus de cinquante ans, la granulation miliaire de Bayle, le tubercule miliaire de Laënnec, seront assimilés l'un à l'autre et considérés comme la lésion prototype de la maladie tuberculeuse.

Il y a confusion : le tubercule miliaire de Laënnec est une altération purement pneumonique ; la granulation de Bayle est une altération du tissu conjonctivo-vasculaire. Elle peut donner naissance à des *tubercules* isolés ou conglomérés en bloc caséeux.

De 1864 à 1870, la période histologique est confuse avec Lebert, Aubin, Luys, Empis, Virchow. C'est l'école dualiste.

Grancher, Thaon, Charcot, 1872 à 1877, rétablissent l'unicité de la tuberculose pulmonaire.

La notion *historique* du tubercule miliaire de Laënnec dominait encore en 1890 avec Grancher et sa « période de germination ».

La découverte du bacille, en 1882, confirma l'unicité de la tuberculose.

A l'avenir, il n'y a plus de confusions possibles. « Granulation « et « Tuberculose miliaire « sont deux types d'altérations absolument différentes : histologiquement, le tubercule miliaire du poumon est un îlot d'alvéolite (broncho-alvéolite bacillaire). C'est un petit foyer de bronchio-pneumonie. La granulation est un *nodule* inflammatoire du tissu conjonctif ; c'est un agrégat de follicules (cellules géantes) primitifs : c'est la lésion initiale par la cellule géante.

La cellule géante elle-même n'est pas une *cellule* mais un petit bloc caséeux, un magma nécrotique caséeux farci de bacilles et entouré d'éléments en voie de désagréagtion formant muraille défensive. C'est le premier foyer bacillaire (1).

Microscopiquement, la granulation a un volume variant de celui d'un grain de millet à celui d'un grain de chènevis, en moyenne cinq millimètres. Elle figure par millions dans un poumon *granulique* ; elle est beaucoup moins nombreuse dans la tuberculose chronique.

Au-dessus de cinq millimètres, et par convention arbitraire, la granulation devient le *tubercule cru, de Laënnec.*

Sont synonymes les termes de : *tubercule cru de Laënnec* et *nodule tuberculeux.* C'est un amas caséeux du volume de deux à trois centimètres. Il personnifie la lésion la plus commune de la tuberculose chronique. Il peut être enkysté dans une coque fibreuse ou farci de grumeaux calcaires : « tubercule de guérison ».

Le tubercule cru « n'est pas toujours, dit Letulle, un conglomérat de granulations multi-folliculaires. Il est souvent une manifestation de la broncho-pneumonie tuberculeuse.

Voilà le fait capital.

Lorsque son origine est pneumonique, c'est parfois un lobule

---

1. LETULLE. *La tuberculose pleuro-pulmonaire.* Maloine. Paris.

caséifié en masse (Letulle) ou c'est un îlot de pneumonie caséeuse plus ou moins étendu. Produit d'une inflammation chronique de nature complexe (Letulle), la tuberculose nodulaire peut reconnaître une origine lymphatique ; et sa diffusion s'explique par la richesse inouïe du poumon en vaisseaux lymphatiques péri-vasculaires, péri-bronchiques, péri-veineux, péri-lobulaires, sous-pleuraux.

De là son siège péri-bronchique, péri-artériel, péri-veineux : de là les embolies bacillifères dans le sang artériel. (Remarquons que Broussais considérait le système lymphatique comme le siège des tubercules).

B. — Pneumonie caséeuse. Pneumonie tuberculeuse

Dans les vues actuelles, le plus grand nombre des processus de la tuberculose pulmonaire sont donc broncho-pneumoniques. La tuberculose chronique est constituée par des foyers de bronchio-alvéolite caséeuse :

« Cette bronchio-alvéolite bacillaire est donc le point de départ, le *primum movens* de la tuberculose chronique du poumon (1). »

Il est bien entendu que, contrairement à l'opinion ancienne, la granulation n'est pas le début du tubercule miliaire de Laënnec; elle est le produit de la réaction du tissu conjonctivo-vasculaire devant l'attaque du bacille de Koch.

Cette granulation n'est pas primitive mais secondaire à un foyer caséeux : les poussées « granuliques » sont simplement épisodiques ; ce sont des complications banales. Il n'y a pas de granulation dans la broncho-pneumonie caséeuse qui devient le fondement anatomique de la tuberculose pulmonaire chronique.

Les lésions de la pneumonie tuberculeuse peuvent revêtir des aspects anatomiques très variés : la splénisation, l'infiltration tuberculeuse de Laënnec, l'infiltration grise, l'infiltration gélatiniforme et même l'œdème pulmonaire (correspondant à l'*engouement* de la pneumonie franche). Toutes ces manifestations sont bâtardes.

Elles peuvent regresser ou se transformer en lésions d'apparence spécifique : nodules caséo-scléreux, cavernes.

Elles évoluent par poussées successives superposées en étages ; tantôt subintrantes, tantôt survenant à des années d'intervalle.

Leur excavation est rapide et explique la rapidité d'apparition des crachats.

On voit donc qu'il faut distinguer. Il y a la pneumonie caséeuse

---

1. Maurice Letulle et Fernand Bezancon. *Presse Médicale*, n° 76, 1922.

classique de Laënnec, d'une part ; et, d'autre part, il y a la pneumonie tuberculeuse dont nous parlons ici.

La première est assez rare et marche rapidement vers la mort. La seconde est la règle mais susceptible de guérison : c'est l'*alvéolite* considérée comme accessoire par les auteurs classiques et, en réalité, lésion principale, aux yeux des modernes. (On peut, néanmoins, se demander comment il est possible de *voir* ce processus puisque le malade ne mourra que plus tard.)

« La poussée évolutive » aurait pour substratum cette poussée de pneumonie pouvant prendre l'aspect d'une « poussée congestive » ; d'une « pleuro-pneumonie » ; d'une « poussée de pleurésie sèche » et, en général, de tout épisode aigu.

Cliniquement, il n'existera quelquefois qu'une simple pleurodynie avec ou sans fièvre. Plus souvent, on notera l'élévation de température, la toux, l'expectoration, une hémoptysie avec submatité, souffle tubaire, doux, bouffée de râles.

L'anatomie microscopique semblait montrer que les lésions alvéolaires sont subordonnées aux lésions bronchiques : Grancher voyait le bacille s'arrêter dans la bronchiole terminale.

Pour les auteurs actuels, le bacille arrive directement dans l'alvéole : d'où l'*alvéolite primitive*.

D'autre part, l'expérimentation semblerait indiquer la prépondérance des lésions vasculaires (sanguines et lymphatiques) dans la formation de la *granulation*, du nodule et des îlots de bronchopneumonie.

D'autre part encore, le microscope, dit Letulle, appuie cette dernière notion : la granulation miliaire naît dans le tissu conjonctif de la paroi de l'alvéole, paroi si riche en capillaires.

Tout cela n'infirme pas l'idée de l'alvéolite, de la pneumonie tuberculeuse primitive. Et quoi qu'il en soit, ce qui importe de savoir, c'est que l'ensemble du lobule est nécrosé ; nécrose caséifiante des épitheliums, disparition du tissu élastique (ce tissu qu'on recherchait avec tant de soin dans les crachats avant la découverte du bacille), disparition des bronches et des vaisseaux. La porte est désormais ouverte à l'extérieur : tous les produits désagrégés se vident par la bronche détruite : et toute caverne, dit Letulle, montre l'ouverture de la bronche à qui sait la chercher.

L'avenir de ce foyer tuberculeux est connu : il peut se résorber ; s'éliminer par fonte caséeuse ; se scléroser.

Il faut se reporter aux traités spéciaux et, en particulier, au magnifique ouvrage de Letulle : *la Tuberculose pleuro-pulmonaire,* pour suivre toutes les étapes sur les admirables planches.

En résumé. Un aphorisme résume tout ce qui vient d'être dit très brièvement et très incomplètement : la tuberculose pulmonaire, aux yeux de bon nombre de phthisiologues contemporains, est une pneumonie ; les lésions folliculaires ne représentent plus que des complications épisodiques et contingentes.

Mais où est l'intérêt pratique de ces vues nouvelles ?

Elles expliquent anatomiquement la marche par poussées successives et l'apparition de foyers plus ou moins étendus, plus ou moins bénins, à aspect clinique d'infection banale. Elles cadrent avec la suite des *trêves* et des *réveils* de la tuberculose.

Elles jettent une lumière sur le mécanisme anatomique des hémoptysies dues à l'hémorrhagie alvéolaire quand elles ne se rattachent pas à l'ulcération d'un vaisseau.

Elles expliquent que les produits d'expectoration peuvent, dès le début, déceler un processus d'alvéolite.

Enfin elles donnent une indication sur le pronostic. Le pronostic de la tuberculose variera non pas avec la *nature* des lésions mais avec leur *étendue*. Il importe moins de savoir s'il y a une caverne que de connaître la superficie et le volume de la partie saine du poumon respirateur.

Il est une remarque terminale qui viendra à l'esprit de tout médecin praticien : Les savants phthisiologues contemporains semblent oublier que l'évolution anatomique des tubercules (en toutes leurs modalités) et l'apparition de l'hémoptysie et le pronostic de la tuberculose sont sous la dépendance de l'état général du malade, de son état humoral dont nous ignorons, en grande partie, les conditions chimiques.

CHAPITRE IV

Évolution suivant les âges

L'évolution de la tuberculose a des allures très différentes suivant qu'on l'observe chez le nourrisson, chez l'enfant, chez l'adolescent, chez l'adulte ou chez le vieillard.

Chez le nourrisson. — Nous avons vu que tout se passait comme si le petit enfant était *inoculé* dans les premies jours, les premières semaines ou les premiers mois. Au premier contact avec la vie il est contaminé par sa mère, sa nourrice, tout l'entourage et les mille objets qui l'approchent.

Laissons dans l'ombre, pour le moment, les voies d'accès et les portes d'entrée du bacille.

L'infection paraît avoir pour point de départ un foyer initial d'inoculation, non pas au sommet, mais à la base d'un poumon. Ce qui importe de constater, c'est que les bacilles prennent d'emblée et rapidement la voie sanguine. Les ganglions ne les arrêtent pas. La maladie revêt la forme de septicémie granulique, tantôt avec accidents de gastro-entérite en apparence banale, tantôt avec accidents méningitiques terminaux.

Donc pas de foyer évoluant vers l'ulcération ; pas d'adénite retardant la marche du bacille ; *pas de tuberculose pulmonaire.*

Finalement, extrême gravité de la maladie et mort rapide.

Voilà les faits. Les explications ne manquent pas, car la pathologie expérimentale n'est jamais à court. Il faut constater seulement que dans les explications, les auteurs ne tiennent généralement pas compte de l'hérédité de l'enfant (syphilis, alcoolisme) alors qu'elle peut jouer un rôle de premier ordre.

L'inoculation est fatale chez tous les nourrissons, et cependant c'est encore le très petit nombre qui meurt granulique.

Chez l'enfant. — Au nourrisson appartenait la forme généralisée ; chez l'enfant apparaît la forme localisée. Les occasions de contamination ne sont pas moindres chez le second que chez le premier, au contraire ; cependant les caractères de la maladie se transforment.

Dans la première enfance, la bacillémie est encore fréquente, mais sous des formes atténuées. C'est l'état muqueux des vieux auteurs, l'état typhoïde de Leudet, la typho-bacillose de Landouzy, premières étapes de la tuberculose pulmonaire.

Le point important, c'est que les ganglions lymphatiques commencent à jouer leur rôle ; et alors apparaissent les adénopathies trachéo-bronchiques ou mésentériques (carreau) ; et aussi les entérites, l'appendicite.

Un peu plus tard, on verra apparaître la tuberculose osseuse, articulaire et broncho-pulmonaire.

La tuberculose pulmonaire chronique vulgaire est encore exceptionnelle.

Le point important c'est qu'il y a une *lésion localisée*. Les bacilles ont élu domicile. La tuberculose peut rester latente et sommeiller pendant plus ou moins longtemps et même toujours. Elle peut se réveiller si l'état général est touché par une des mille causes secondes dont nous avons parlé.

Si la sagesse régnait dans les conseils de famille, c'est à ce moment que la thérapeutique devrait intervenir. Car si la tuberculose n'est pas évitable anatomiquement parlant, elle est facilement évitable cliniquement parlant.

Il y a quelque part, dans l'appareil ganglionnaire de l'enfant, un foyer d'où part un poison dont l'action a sa répercussion sur tout l'individu : c'est l'enfant « lymphatique » de l'ancienne Médecine ; elle le connaissait très bien : il est blond, pâle, à peau blanche, malingre, dyspeptique, nerveux, intelligent.

Vers la dixième année apparaîtra peut-être chez lui la tuberculose pulmonaire chronique de l'adulte.

Si on en faisait un paysan, il pourrait devenir un robuste agriculteur. On en fera un ouvrier de l'industrie ou un candidat au baccalauréat, et il a des chances de mourir.

Chez l'adolescent. — Toutes ces subdivisions sont schématiques. Elles répondent au goût du jour. Cependant elles cadrent assez bien avec la vérité clinique.

Chez l'adolescent, la septicémie n'a pas dit son dernier mot, mais elle prend une forme larvée : c'est l'anémie et la chloro-anémie de la jeune fille ; c'est le chloro-brightisme de Dieulafoy ; c'est l'albuminurie minima peut-être et l'albuminurie orthostatique.

Apparaît alors la scrofulo-tuberculose avec ses manifestations multiples. Elle est issue probablement d'un hybride, syphilis et tuberculose. Se dessine de plus en plus la tendance heureuse à la formation d'un foyer unique : la plèvre, le péritoine, les synoviales. C'est un avertissement de la Nature. La thérapeutique sera encore toute puissante.

Mais vers la seizième ou dix-huitième année, à la suite de nombreuses fautes subintrantes commises contre l'hygiène surgira l'hémoptysie qui est pour les familles un coup terrible dont elles exagèrent le pronostic.

La tuberculose pulmonaire est constituée.

Chez l'adulte. — On voit nettement chez lui la tendance à la localisation pulmonaire et à la localisation du sommet.

Mais le problème est compliqué par l'extrême variabilité des formes caséeuses, fibreuses, granuliques, pleurales. Cette variabilité n'est-elle pas en rapport avec le terrain et les innombrables causes qui le modifient sans cesse avec une versatilité déconcertante ? N'est-il pas évident que le terrain sera fait par la syphilis, le paludisme, le saturnisme, l'alcoolisme, l'arthritisme d'une part ; les maladies infectieuses, la grippe, les broncho-pneumonies d'autre part, et enfin la fatigue, les grossesses, les causes morales déprimantes et peut-être le rôle des glandes endocrines.

Tout ce problème est immense.

Chez le vieillard. — En opposition à ce qui se passe chez l'adolescent, la vieillesse est tolérante. Chez elle, l'état général réagit peu. La bronchite chronique, l'emphysème, les cavernes ne sont pas incompatibles avec une santé souvent fort acceptable.

Mon collègue Lerefait a publié le compte rendu de l'autopsie d'une femme de 99 ans qui portait une caverne en évolution.

C'est la tuberculose chez les vieillards qui montre l'extrême fréquence de la maladie chez l'adulte, l'extrême fréquence des cas de guérison spontanée. Il n'y a, pour ainsi dire, pas d'homme non entaché de tuberculose pulmonaire.

Conclusion. — La tuberculose est une maladie qui se prend dans l'enfance.

La tuberculose de l'adulte est un réveil de la tuberculose de l'enfance.

En somme, si on étudie l'évolution anatomique dans son ensemble, on est amené à suivre la même méthode en clinique. C'est un retour aux descriptions des anciens maîtres alors qu'ils ignoraient la complexité de la science moderne.

Nous nous sommes cantonnés dans l'étude de l'évolution suivant les âges.

Ce qui importe, c'est de savoir :
1º Si les lésions sont en activité ou non ;
2º Si l'état général du malade peut faire les frais de la maladie.

Les idées nouvelles donnent raison aux cliniciens qui disaient : *le terrain est tout.* Il y a en effet des cavitaires dont la santé générale est bonne.

Signes fonctionnels initiaux chez l'adulte.

Il n'est pas sans intérêt de voir comment Barth décrivait le début de la tuberculose dans son discours à l'Académie, en réponse à Villemin (1868). Les faits n'ont pas changé.

« Ici un individu est pris d'une hémoptysie que rien ne faisait pressentir. Le sang s'arrête au bout de quelques jours, mais la toux persiste. Plus tard surviennent des crachats opaques, et le malade va toussant, crachant et dépérissant jusqu'à la mort.

« Là, une jeune fille présente des signes d'embarras gastrique ; elle mange mal, digère péniblement, pâlit, maigrit, et, après quelques mois, survient une petite toux sèche d'abord, accompagnée ensuite de crachats opaques, et dès lors la maladie suit son cours comme dans le cas précédent.

« Ailleurs, c'est un adolescent qui grandit outre mesure, perd de son embonpoint et de ses forces ; et, sans cause appréciable, sans fièvre, il commence à tousser ; quelque temps après, il crache et tombe peu à peu dans le marasme.

« Ailleurs encore, la même toux survient dans le cours d'un diabète ; et cette toux, rare et sèche au début, devient plus fréquente, puis donne lieu à une expectoration opaque, et le dépérissement suit une marche progressive vers une terminaison funeste.

« Dans cette période, les signes physiques sont les suivants : d'abord, aucun phénomène acoustique appréciable ; puis, expiration prolongée, murmure respiratoire saccadé ; plus tard, craquements humides formant des bulles de plus en plus grosses avec mélange de respiration caverneuse. »

Remarquons ce que dit Barth : d'abord rien ; puis *l'expiration prolongée* et la *respiration saccadée* deviennent les premiers signes constatables. Remarquons quelle prééminence il donne aux signes fonctionnels et aux symptômes généraux. Les idées changeront sur tous ces points et peut-être à tort.

Il importe au plus haut degré de saisir les premiers signes de la tuberculose pulmonaire. Mais que faut-il entendre par *début* de la maladie ?

Si l'on prenait les mots dans le sens absolu, la réponse serait impossible, parce qu'un individu peut être porteur, de germes tuberculeux depuis longtemps et n'avoir pas subi la première atteinte de la tuberculose. De plus, il est certain qu'une première atteinte de l'enfance est souvent fruste et guérit spontanément. Enfin, la tuberculose de l'adulte n'est, très probablement, que le réveil d'un accident primitif de l'enfance.

Le véritable début serait donc l'inoculation primitive de l'enfant. Mais, dans la pratique, on désigne par le mot *début* le réveil de la maladie au cours de l'adolescence ou de l'âge adulte. Le médecin ne doit pas se laisser trop vivement émouvoir par les préoccupations doctrinales.

Tous les vieux cliniciens français créateurs du tableau clinique de la tuberculose nous ont appris que la maladie présentait d'abord des signes généraux et fonctionnels parmi lesquels trois ont une importance capitale : *la toux, l'amaigrissement, la fièvre.* C'est le trépied sacramentel.

Il ne faudrait pas qu'un désir excessif de modernisme laissât obscurcir ce tableau. Les grands cliniciens voyaient juste en dégageant d'abord les grands traits. C'est le propre des intelligences compréhensives.

La toux est une petite toux sèche matutinale et vespérale ; elle peut coïncider avec la fièvre.

L'amaigrissement doit être constaté avec la balance ; il faut dresser le graphique des pesées faites deux fois au moins par mois.

D'ailleurs toute famille doit avoir le graphique des poids de chaque adolescent depuis l'enfance. La courbe s'abaisse-t-elle ? même en l'absence d'un autre signe, c'est un avertissement. Il est rare que des troubles dyspeptiques ne marchent pas de pair.

La fièvre est *spontanée.* Elle doit être recherchée avec soin pendant deux ou trois semaines. Il sera dressé un graphique de la température prise sous la langue matin et soir. Inutile de multiplier les applications du thermomètre ; elles risqueraient de troubler le moral du malade et de son entourage.

Provoquée, la fièvre surviendra quelques jours avant les règles, ou à la suite d'une fatigue physique. Une heure de marche élèvera la température d'un demi-degré pendant une heure environ.

Autres signes fonctionnels. — Trois sont importants : l'*hémoptysie*, la *dyspnée*, la *pleurodynie*.

Ces deux derniers sont souvent concomittants. Il ne faut pas négliger le *point de côté* et se retrancher derrière une névralgie intercostale banale. Auscultez, et souvent vous trouvez un foyer de pleurite.

L'hémoptysie peut survenir en pleine santé ; mais le plus souvent elle a été précédée de signes qu'on a négligés : amaigrissement, affaiblissement, anorexie, pâleur. Les adolescents répondant à ce tableau sont légion !

L'hémoptysie n'annonce pas toujours une forme évolutive. C'est un avertissement ; mais il faut en tenir compte pour l'avenir qui reste incertain. Cependant chacun a vu beaucoup de malades chez lesquels l'hémoptysie est restée le signe unique.

Il faut citer encore parmi les signes initiaux : la perte des forces ; l'anémie et la chloro-anémie ; la dyspepsie flatulente, éructante et gastralgique ; la tachycardie avec 100 pulsations ; l'abaissement de la pression artérielle.

Les manifestations initiales peuvent encore prendre l'aspect d'accidents pulmonaires multiples, depuis la congestion et la pleurésie jusqu'à la pneumonie caséeuse.

Bronchite du sommet, très suspecte aux vieux médecins ; et ils avaient raison.

Congestion pulmonaire, trop souvent considérée comme grippale ou a frigore.

Fluxion de poitrine de l'École de Montpellier.

Splénopneumonie de Grancher.

Pneumonie suspendue de Grisolle.

Dans tous ces processus on notera : la pleurodynie, la dyspnée, les râles sibilants, crépitants ou sous-crépitants, le souffle plus ou moins doux, plus ou moins tubaire.

On sera en éveil sur la marche traînante de ces processus. Le pronostic est délicat.

A côté de ces manifestations pulmonaires il faut placer la *pleurésie séro-fibrineuse*, la pleurésie a frigore des vieux auteurs, débutant en effet souvent à l'occasion d'un *coup de froid*. Dans les deux tiers des cas, la guérison survient, mais l'avertissement reste.

Manifestations extra pulmonaires. — Ce sont des accidents de septicémie tuberculeuse aiguë : fièvre muqueuse, embarras gastrique, fièvre continue, fièvre typhoïde, grippe répondant souvent à la typho-bacillose de Landouzy avec absence de symptômes intestinaux, de taches rosées et de séro-diagnostic positif.

L'appendicite chronique trouve sa place ici. Par un mécanisme étrange elle peut marquer le début de la tuberculose pulmonaire. Nous en parlerons plus loin.

Signes physiques initiaux

Il faut d'abord regarder le malade : première opération souvent négligée. Il faut inspecter tout son individu et en particulier le thorax. On notera sa maigreur, son aplatissement, ses déformations, la saillie des omoplates, l'atrophie des masses musculaires, l'asymétrie thoracique, la rétraction des creux sus et sous-claviculaires, sus-épineux.

Ensuite on ira à la recherche des signes fournis par le sommet du poumon ; en avant, sous la clavicule, avec l'oreille légèrement appliquée ; au-dessus de la clavicule, avec le stéthoscope, manœuvre incommode ; en arrière, au tiers interne de la fosse sus-épineuse.

Quelques auteurs ont une tendance à rejeter comme peu utile la recherche des signes sous la clavicule. Ils font remarquer que cette région répond en projection à une zone située à 6 ou 7 centimètres au-dessous du vrai sommet. D'autre part, depuis Laënnec, les cliniciens ont une prédilection pour cette région ; Grancher était de ceux-là.

De plus, pour certains auteurs, le début anatomique ne siège pas au sommet, mais souvent à la base du lobe supérieur. On croyait jadis à un début au sommet alors que c'est tout un lobe qui est malade. Ceci expliquerait la présence des premiers signes sous la clavicule et dans la fosse sus-épineuse.

Remarquons que les bruits normaux ou pathologiques du cœur ne sont pas perçus par l'auscultation sur le point de projection même de l'orifice ou de la lésion. Le mécanisme de transmission des bruits nous est mal connu. On constate seulement le non parallélisme des foyers d'auscultation et des projections anatomiques. Il en est de même pour l'auscultation du sommet pulmonaire. La forme et la structure anatomique de la région sous-claviculaire sont celles qui rapprochent le plus l'oreille du poumon ; les bruits du sommet parviennent à l'oreille probablement parce que le squelette sous-jacent joue le rôle de boîte de renforcement.

L'oreille nue sous la clavicule renseigne pratiquement mieux que le stéthoscope placé au-dessus de la clavicule.

Nous disions donc que notre but était d'explorer le sommet du poumon.

Dans la pratique on peut conseiller de commencer par l'auscultation pour aller d'emblée à la recherche des respirations anormales de Grancher.

Nous supposons que le malade respire bien ou qu'on lui a appris à bien respirer.

Que n'a-t-on pas dit contre les opinions de Grancher ? Nous les discuterons. Ce qui nous paraît indiscutable, c'est que l'inspiration faible et l'inspiration rude, chez l'adolescent, ont une valeur considérable si elles coïncident avec des signes généraux de tuberculose pulmonaire ou d'adénopathie.

Quand on aura ébauché le diagnostic par l'auscultation des sommets on procédera à la palpation et à la percussion.

La palpation renseignera sur l'amplitude respiratoire ; sur les modifications du frémissement vocal. Si on trouve une exagération, l'idée de densification du poumon se renforce.

La percussion est difficile. Assez rares sont ceux qui la pratiquent avec délicatesse, légèreté et élasticité. Il faut faire asseoir le malade *devant soi* pour percuter sous les clavicules et établir le parallélisme du doigt percuté et de la clavicule. Autrement la tête humérale ne permet pas l'application parfaite du doigt.

La percussion sera toujours légère et bondissante ; mais tantôt faible et tantôt forte suivant qu'on veut explorer la surface ou la profondeur. Elle peut se faire sur la clavicule ; elle est impraticable au-dessus ; elle est fort utile au-dessous ; elle ne répond pas alors au sommet, mais au tiers supérieur du poumon ; elle est obscure dans la fosse sus-épineuse matelassée de muscles.

Elle donne comme renseignements : une modification de la tonalité qui est plus élevée ; de la sonorité ; de la sensation tactile « de résistance au doigt ».

On percutera toute la hauteur du poumon en allant des parties sonores vers les parties mates. S'il y a matité, il y a condensation du parenchyme ; et s'il y a concomittance avec une respiration anormale, on possède déjà un petit faisceau de signes en faveur de l'existence d'un foyer.

La vraie matité indique une phase avancée de la maladie. L'auscultation donne des probabilités en faveur d'une période plus précoce.

C'est seulement après un examen consciencieux qu'on s'adressera à la radioscopie.

Tous les signes traduisent un état anatomique anormal ; il faut interpréter leur valeur :

Adénopathie, pleurite, sclérose pulmonaire ?

Lésions anciennes ou en évolution ?

S'il y a des troubles fonctionnels et généraux on est à peu près

sûr du diagnostic tuberculose pulmonaire ; mais on ne se hâtera
pas de prononcer le mot. On prendra tout le temps nécessaire
pour asseoir un diagnostic ferme. Dès maintenant, d'autre part,
on préparera le traitement.

La présence du bacille permettra de corroborer le diagnostic
déjà fait.

Plus tard et plus ou moins rapidement apparaîtront les craquements profonds, après la toux et dans la fosse sus-épineuse.

Évolution des symptômes généraux initiaux

On trouvera dans les traités de pathologie interne les indications nécessaires à l'étude de la marche des accidents. Nous ne
nous arrêterons que sur quelques points.

Chaque tuberculeux fait sa maladie suivant son état digestif,
son hygiène générale, son hérédité, son âge, sa situation sociale,
son traitement et mille causes intercurrentes. Ce qu'il faut répéter,
c'est que la marche de la tuberculose se fait par étapes et poussées successives.

Pour en apprécier la valeur pronostique il ne faut pas trop
s'embarrasser des obscures données sur l'évolution. On s'adressera aux notions classiques : la « médecine de la langue et du
pouls ». Ce sera toujours la bonne méthode avec ses variantes.
On étudiera spécialement l'état du tube digestif et la fièvre.

L'appétit est-il conservé ? Les digestions sont-elles normales ?
On peut espérer un arrêt dans la marche. Le tuberculeux qui
mange peut guérir.

La fièvre est un symptôme grave. Les types fébriles sont nombreux entre la fièvre initiale et la terminale : fébricule, type continu, rémittent, intermittent, hectique avec sueurs et clochers
à 40°.

Parallèlement la tachycardie est la règle ; la constatation des
qualités du pouls est de la plus haute importance.

La fièvre est la manifestation d'un organisme qui se défend
contre une intoxication ; elle montre que la tuberculose est en
voie d'évolution. Aussi longtemps elle persistera, aussi longtemps
le pronostic devra être réservé.

Résumons les signes d'une tuberculose en évolution : contrairement à l'opinion générale nous pensons que la présence de bacilles n'est pas la preuve de l'activité dans l'évolution ; d'autre part, un signe clinique comme l'hémoptysie, la fièvre, la tachycardie suffit, même en l'absence de bacille, à caractériser une période active.

La tuberculose active est une septicémie, on trouverait le bacille dans le sang, 60 fois sur cent (Paterson). Ce dernier signe aurait une valeur capitale.

CHAPITRE V

Les respirations anormales

Grancher admettait une phase de germination évoluant en plusieurs mois et au cours de laquelle la lésion perceptible à l'oreille ne se traduit pas par une expectoration de bacilles.

On tend à rejeter ces idées. Les praticiens jugeront par eux-mêmes si elles répondent aux faits réels.

L'œuvre de Laennec est géniale, mais il n'a pas eu le temps de voir les finesses de l'auscultation. Ne tenant compte que des tubercules *conglomérés*, il lui fallait attendre les *craquements* pour affirmer la tuberculose.

C'est son annotateur Andral qui, en 1837, constata le premier les *légères modifications du bruit physiologique*. A sa suite, les auteurs analysèrent :

La respiration saccadée ;

L'expiration prolongée ;

La respiration râpeuse ;

La respiration granuleuse.

Pour la première fois, les *respirations anormales* étaient étudiées. Correspondent-elles à la tuberculose *en germe* de Bayle ?

Grancher répond affirmativement.

Le signe de Grancher, c'est la *respiration rude*, c'est à dire *l'altération de la douceur et du moelleux physiologiques*. C'est un terme générique englobant les anciennes dénominations de respiration sèche, granuleuse, râpeuse, sibilante.

Rude, rauque, enrouée, voila ses caractères.

C'est d'abord *l'inspiration* qui prend un caractère de *rudesse*, puis c'est *l'expiration*. Un peu plus tard, la rudesse de cette dernière couvrira la première et la respiration sera rude à ses deux temps.

Mais c'est l'inspiration qui s'altère la première.

Un autre caractère est sa fixité. La respiration rude, grave, rauque, doit être *localisée* et *fixée à un seul sommet*, surtout le gauche.

Cette fixité rend le diagnostic plus facile que dans une période ultérieure ; car, plus tard, la respiration, modifiée partout, ne permettra plus la comparaison des points symétriques. Donc :

Une respiration rude et grave, fixe et localisée caractérise la tuberculose au début.

Causes de cette rudesse. — Grancher l'explique par le siège des tubercules discrets au niveau du vestibule de la bronchiole acineuse, là où se forme probablement le bruit vésiculaire. Ces tubercules déforment et rétrécissent les canaux respiratoires ; de là, la sensation de frottement et de ralentissement de la colonne d'air qui correspond à la respiration rude.

Cette respiration anormale existe donc dans la période de formation des tubercules et cette période commence à la naissance des cellules embryonnaires et des cellules géantes pour s'étendre jusqu'à la réunion des follicules. Elle peut comprendre des mois et des années.

Dans la période de conglomération, la respiration va se transformer graduellement. De *rude* et *basse* qu'elle était, elle devient *faible* et *haute*. On arrive ainsi peu à peu au type d'Andral : la respiration est d'abord faible ; l'inspiration faiblit de plus en plus ; puis l'expiration est prolongée, elle couvre les deux temps, elle est voisine du souffle, elle est devenue le principal signe physique.

A ce moment, la note de percussion s'élève, la matité est proche. L'auscultation perd de sa valeur. On passe de la période de germination à la période de conglomération. Les craquements vont apparaître. La période de début est fermée ; c'est la période d'état qui s'ouvre.

Technique. — Pour faire le diagnostic de cette période, il y a une technique à suivre. Il faut ausculter uniquement, exclusivement *l'inspiration*. Il faut faire abstraction de tout le reste. Il faut comparer les deux inspirations, droite et gauche, sous les deux clavicules et dans les deux fosses sus-épineuses.

Ces deux inspirations doivent donner exactement les mêmes sensations d'*ampleur, de douceur, de moelleux.*

Si d'un côté le murmure est plus faible, plus rude ou saccadé, il y a lésion en ce point.

Si, avec ce signe, on constate une défaillance de l'organisme, une petite toux sèche, de la pâleur, de l'amaigrissement, de la faiblesse générale et une instabilité thermique, 95 fois sur 100, c'est une tuberculose en évolution.

Voilà ce que Grancher a enseigné de 1882 à 1890.

En 1905, au Congrès international de la tuberculose, il a complété sa pensée en la modifiant quelque peu d'ailleurs.

Après avoir fait des recherches sur les enfants des écoles et avoir ausculté, avec l'aide de ses élèves, plus de 4000 enfants, Grancher présente la question sous la forme suivante :

Le premier degré classique de la tuberculose est précédé de deux *étapes* : la première a pour caractéristique un signe, c'est *l'inspiration pathologique*. La seconde présente deux signes : l'inspiration pathologique et *l'augmentation des vibrations vocales*.

A. — La première étape est de beaucoup la plus importante : elle présente une *inspiration ou plus faible ou plus rude; et plus basse ou saccadée*. Elle peut avoir un de ces caractères ou tous à la fois.

Grancher admettait autrefois que l'inspiration *rude* et *basse* est la plus fréquente. Il admet maintenant qu'une *inspiration faible* est aussi fréquente, peut-être même plus fréquente. Il a remarqué de plus que cette inspiration faible se rencontre surtout à droite.

B. — La deuxième étape est caractérisée par deux signes physiques ; le second est l'*augmentation des vibrations vocales*.

L'inspiration pathologique indiquait la présence de tubercules discrets. L'augmentation des vibrations vocales indique un *état congestif* augmentant la densité pulmonaire.

Là est la limite du diagnostic précoce. Au-delà commence le premier degré classique avec la submatité et l'expiration prolongée. Ce n'est plus un état congestif, c'est la conglomération des tubercules qui augmente la densité pulmonaire.

Conclusion de Grancher. — Le premier symptôme physique de la tuberculose pulmonaire (ou ganglio-pulmonaire, ajoute-t-il), est une *inspiration anormale*. Quand cette inspiration anormale est fixe et persistante, elle constitue un signe certain.

Il y a intérêt dit-il, à considérer, dans l'évolution de la tuberculose, *deux étapes* et *trois périodes*. Il faut faire le diagnostic au cours des deux étapes et il est trop tard de la faire au cours des *périodes*.

Le corps médical resta assez indifférent devant les opinions de Grancher. Elles ne venaient pas en leur temps. Les uns avaient été élevés avec les idées de Laennec et le livre de Barth et Roger ; il était trop tard pour eux de se faire une éducation nouvelle. Les autres, contemporains des procédés de laboratoire, croyaient que ces procédés étaient de beaucoup supérieurs aux procédés de la clinique ; à leurs yeux, l'auscultation était presque négligeable, la recherche du bacille et les rayons X devaient tout remplacer.

La dernière communication de Grancher, en 1905, semblait corriger sa pensée première et l'affaiblir. Pendant vingt ans, il avait enseigné que *l'inspiration rude et grave* était un signe presque pathognomonique ; puis, tout à coup, il mettait en avant la *respiration faible* et considérait que cette diminution peut constituer pendant des années et à elle seule, non le premier degré, mais la première étape de la tuberculose.

Jusqu'ici il n'avait parlé que de tuberculose pulmonaire et maintenant il parle de tuberculose *ganglio-pulmonaire*.

Il y avait là quelques variations plus apparentes que réelles, mais qui encourageaient les sceptiques.

Discussion sur le signe de Grancher. — À la Société médicale des Hôpitaux, dans la séance du 20 décembre 1907, M. Fernand Bezançon fit une communication particulièrement intéressante par elle-même et par la discussion qu'elle souleva.

Il est absolument utile d'en lire le compte-rendu.

Pour MM. Bezançon et Marcel Labbé, la diminution du M. V. localisée, permanente à un sommet, surtout le droit, est un symptôme de probabilité de tuberculose : *non de tuberculose au début, mais de tuberculose latente, torpide, atténuée.*

S'il existe des signes concomittants, il s'agit d'un tuberculeux ; s'il n'y en a pas, c'est un malade à étudier, car il peut présenter des accidents d'adénopathie trachéo-bronchiques ou encore de lésions rhino-pharyngées. On peut aussi avoir affaire à un névropathe, dit M. Rénon.

M. Letulle admet que l'affaiblissement du M. V. au sommet droit n'a de valeur séméiologique que s'il s'associe à d'autres signes révélateurs ; à la vue : claudication d'un sommet, retard de l'épaule pendant l'inspiration, mollesse de la portion sus-scapulaire du trapèze, augmentation des vibrations, transsonnance du sommet par percussion de la clavicule pendant l'auscultation de la fosse épineuse.

Le groupement de ces signes permet seul le diagnostic.

Pour M. Barth, le diagnostic précoce par la méthode de Grancher est un diagnostic avant la lettre. Le signe d'auscultation de Grancher est d'une interprétation douteuse ; il peut tout au plus indiquer un suspect.

D'ailleurs, de nombreuses causes peuvent intervenir pour affaiblir les bruits respiratoires à un sommet : pleurésie sèche, adhésive, avec épaississement de la coque du poumon ; emphysème localisé ; adénopathie médiastine diminuant le calibre de la bronche principale ; infiltration discrète du parenchyme pulmonaire soit par de la sérosité dans le mal de Bright, soit par des granulations tuberculeuses ; développement imparfait du lobe supérieur du poumon dans l'infantilisme et chez les descendants de tuberculeux, enfin spasme fonctionnel des bronches chez certains névropathes.

Entendons maintenant la défense présentée par les élèves de Grancher.

Pour M. H. Barbier, la respiration faible ou nulle à un sommet n'est pas un signe de tuberculose en régression ou abortive : c'est un signe précoce et transitoire de tuberculose. La valeur diagnostique est réelle, mais elle varie selon les circonstances : névropathie, lésion de la paroi, lésion de la plèvre, du poumon, des bronches, du médiastin.

C'est un signe qui indique le début de la lésion sans préjuger quelle lésion : *il pose le problème et ne le résout pas.*

M. Sacquepée dit que, dans la majorité des cas, la formule de Grancher reste vraie. Une diminution permanente et localisée du M. V. sous la clavicule est un signe de tuberculose *si le sujet ne peut pas faire la preuve du contraire.*

M. Rist remarque que M. Bezançon n'a examiné que des adultes. C'est chez l'enfant qu'on peut surprendre en flagrant délit la tuberculose pulmonaire à la place de germination. Chez l'enfant, la respiration affaiblie indique la première étape : chez l'adulte, c'est plus rare.

Plus tard (1916), M. Rist devait dire : « Prétendre que un ou deux tubercules microscopiques, siégeant à l'entrée d'un vestibule alvéolaire, peuvent modifier le murmure vésiculaire d'un sommet à une époque où les expectorations ne contiennent pas de bacilles, c'est méconnaître les conditions physiques dans lesquelles l'auscultation nous renseigne.

M. Queyrat cite plusieurs cas dont la valeur serait vraiment considérable et il conclut que la *diminution du M. V. à l'inspiration est le premier indice de l'invasion du poumon.* Mais ce signe n'est pas pathognomonique : il peut se rencontrer dans plusieurs cas pathologiques autres que la tuberculose.

Après la diminution du murmure vésiculaire à l'inspiration, viendront successivement :

L'inspiration granuleuse ou râpeuse ;

R. Brunon. La Tuberculose pulmonaire.   15

Puis l'inspiration rude :

Puis l'inspiration ou l'expiration saccadée, quelquefois les deux.

M. G.-H. Lemoine admet que dans un tiers des sujets normaux, le poumon droit présente une plus grande intensité du bruit respiratoire. Une diminution à ce niveau entraîne une *suspicion légitime* sans qu'on puisse dire s'il s'agit d'une tuberculose au début, en évolution, ou guérie.

Pour M. Claisse, la doctrine de Grancher n'est pas ébranlée, une anomalie inspiratoire est *un signe de grande probabilité*. Pour un diagnostic ferme, il faut d'autres signes.

M. Ch. Fernet dit qu'une anomalie respiratoire du sommet du poumon indique une lésion broncho-pulmonaire. La valeur de ce signe n'est pas absolue, mais elle est grande ; elle est suffisante pour éveiller le soupçon de tuberculose.

M. Le Gendre fait remarquer que Grancher n'a pas seulement considéré la faiblesse du M. V. au sommet droit. Il considérait surtout *les modifications du timbre et les altérations de la tonalité* (*rudesse, tonalité grave*) localisée au sommet. En même temps, il mettait en ligne de compte l'altération de la nutrition et des forces.

M. Faisans considère que la respiration faible peut n'avoir qu'une valeur diagnostique faible, puisqu'elle peut être causée par une névropathie, une pleurodynie et des accidents nasopharyngiens. Mais si elle est fixe et permanente au sommet, elle indique une lésion des bronches, du poumon ou de la plèvre, et elle constitue une forte présomption en faveur de la tuberculose.

La respiration *faible* est un signe assez fréquent ; la *rudesse* est encore plus fréquente. Ni l'une ni l'autre n'est pathognomonique ; un ensemble de signes est indispensable pour faire un diagnostic.

La discussion close, M. Bezançon conclut que la valeur séméiologique de la diminution du M. V. n'est pas élucidée. La discussion est à reprendre.

Il y aurait de l'outrecuidance à s'inscrire en faux contre cette conclusion, et cependant il ne sera pas défendu de remarquer que les savants médecins qui ont pris part à la discussion l'ont laissée dévier et n'ont pas tous tenu compte de l'opinion exacte de Grancher. Les uns n'ont parlé que de la *diminution du murmure vésiculaire à droite*; les autres ont rattaché à cette question les opinions générales de Grancher sur le diagnostic précoce par l'auscultation.

Il semble que ce soient les derniers qui ont eu raison. Restreindre

la question à la diminution du M. V. à droite, c'est s'exposer à
ne la voir que par un petit côté.

Les leçons de 1890 fixent la pensée de Grancher sur la tuberculose pulmonaire : *l'inspiration rude, rauque, localisée* est le
signe important.

En 1905-1908, Grancher est amené à étudier la tuberculose
ganglio-pulmonaire chez les enfants. C'est alors qu'il parle de
respiration faible. Mais, en somme, il conserve toute sa valeur
à la *respiration anormale* fixée à un sommet.

Quand il parle d'inspiration rude, il ne tient pas compte de
l'âge des malades observés ; quand il signale la respiration faible,
il vise exclusivement l'enfant. Or, M. Bezançon, de son côté, ne
paraît viser que des adultes.

Il y a là un point qu'il importait de fixer tout d'abord.

Ce qu'on ne peut pas nier, c'est que Grancher a codifié les
notions acquises antérieurement (Guéneau de Mussy, etc.) sur
les *respirations anormales*. Il les a étudiées avec une clarté parfaite et leur a trouvé un substratum anatomique.

Il a ajouté à l'œuvre de Laënnec un chapitre d'une valeur
capitale puisqu'il vise le diagnostic précoce que Laënnec croyait
impossible.

Grâce aux travaux de Grancher, le médecin s'efforce de faire
ce diagnostic.

Si on attend l'inspiration prolongée, la submatité, la bronchophonie ou les craquements, on commet une faute.

Notre seule excuse serait que la faute remonte à Laënnec.
Laënnec disait : *des tubercules petits séparés les uns des autres
par un tissu pulmonaire sain ne peuvent être reconnus*. Grancher
reprend la même phrase et la termine en disant : ...*peuvent être
reconnus*. Et il ajoute : *facilement*.

En résumé :

La majorité des médecins français, et, à leur suite, le corps
médical universel, a suivi Laënnec et a considéré que pour reconnaître la tuberculose au premier degré, il faut rencontrer cinq
signes réunis au même point · l'inspiration faible, rude ou saccadée, la bronchophonie, la submatité, l'expiration prolongée et
quelques craquements secs.

N'est-il pas juste de dire que cet enseignement classique ne
reconnaît la tuberculose qu'après son action destructive sur le
tissu pulmonaire ?

Grancher a rendu le grand service d'attirer l'attention sur le
danger d'un diagnostic aussi tardif. Il prétend déceler les premières lésions en tenant compte des respirations anormales
localisées à un sommet.

On peut dire que la respiration anormale d'un sommet pose

le problème. Pour le résoudre, il faudra chercher d'autres signes. Il est entendu qu'on ne fait pas de diagnostic avec un seul signe. Grancher n'a jamais dit autre chose.

L'asymétrie respiratoire. — On peut s'étonner que Grancher n'ait pas songé à créer le mot *d'asymétrie respiratoire*. Il nous semble cependant répondre assez nettement à ses idées. Il parle quelque part de respirations dissemblables : le qualificatif asymétrique me paraît plus exact. Il répond à une objection qui a été faite aux idées de Grancher.

Cette objection est la suivante. On a dit : Entre une inspiration rude à gauche et une respiration faible à droite, comment faire la différence ? Dans ce cas, de quel côté est la lésion ? La réponse peut être difficile. Et cependant cette objection n'a qu'une valeur apparente. Elle a le tort de demander à l'auscultation une précision que n'aura jamais une méthode clinique.

Pour ma part, j'enseigne que ce qui importe, c'est : *l'asymétrie respiratoire*.

Si cette asymétrie est constatée aux sommets, il y a de grandes chances pour qu'on ait affaire à une tuberculose pulmonaire.

Il pourra arriver que l'on constate une insuffisance respiratoire de tout un poumon. Dans ce cas, l'asymétrie est totale. Elle n'est plus localisée au sommet. Il s'agit alors d'une adénopathie trachéo-bronchique. C'est encore de la tuberculose.

Depuis plus de trente ans, j'ai appliqué méthodiquement la technique de Grancher, et mon opinion est qu'elle donne des résultats chez les enfants et les adolescents.

D'ailleurs, ne nous hâtons pas de conclure. Ne nous prononçons jamais après un seul examen. Attendons toujours plusieurs examens successifs.

L'auscultation est difficile quand on cherche ces finesses. Il faut une longue habitude d'ausculter des *gens sains* pour bien connaître le murmure physiologique. Aussi, dans notre pratique de tous les jours, ne nous embarrassons pas de trop de choses. Oublions pour un moment tout ce qui est écrit. Appliquons-nous à bien voir les réalités.

Dans le cas de tuberculose possible, concentrons toute notre attention sur *l'inspiration*. Faisons abstraction de tout le reste. Comparons les deux côtés droit et gauche. Faisons l'effort nécessaire. Et si nous trouvons une *asymétrie* dans cette comparaison des deux inspirations, nous pouvons être sûrs qu'il y a une lésion quelque part dans l'appareil respiratoire.

Il y a beaucoup de chances pour que cette lésion soit tuberculeuse et probablement fine et peu profonde.

Dorénavant nous avons un œil ouvert sur notre malade.

L'étude des signes généraux précisera le diagnostic (1). La marche ultérieure des accidents renseignera sur l'organe atteint : ganglion, plèvre ou poumon.

Est-il besoin de dire qu'il ne faut parler de tuberculose qu'avec prudence ; il faut se garder de jeter l'effroi dans une famille où nos paroles seraient sûrement mal comprises. Mais nous sommes avertis pour l'avenir ; à nous de prendre les mesures nécessaires.

Une certaine école n'admet plus que les anomalies du murmure vésiculaire traduisent une germination des lésions. On estime que ces signes correspondent à une lésion guérie, cicatricielle. D'autres semblent admettre la réalité des signes dits de germination ; mais ils traduisent autre chose que la germination, c'est à dire : une condensation cicatricielle ; une condensation au début de la tuberculose ou d'une autre maladie.

L'avenir jugera.

Il y a aussi une école enseignant que l'auscultation et la percussion ne sont pas des procédés parfaits. On le sait depuis longtemps. Aucun procédé n'est parfait, pas plus les modernes que les anciens. En médecine, tout est conjectural ; rien n'est constant ni rationnel. Il y a de ces mots que le médecin doit rayer de son vocabulaire.

Parmi les défaillances de l'auscultation on souligne les points suivants :

1° Elle ne révèle pas les lésions de petit volume, les lésions des régions inaccessibles, le siège exact des lésions.

2° Elle laisse une grande part à l'auto-suggestion, à l'imagination, à la fantaisie.

On peut faire les mêmes critiques à propos de la radioscopie, et il y aurait une liste à dresser des victimes d'erreurs de l'écran, en particulier dans la médecine militaire. On peut reprocher à l'auscultation de ne pas voir ce qui existe ; et aux rayons X de voir ce qui n'existe pas. Tout compte fait, il vaut mieux être soigné par un médecin qui ausculte sans radioscoper que par celui qui radioscopie sans ausculter. Le mieux est d'employer les deux procédés et de les contrôler l'un par l'autre. C'est la sagesse.

Ceux qui voudraient faire le procès de l'auscultation oublient de faire celui des « auscultateurs ». L'auscultation est un instrument admirable à la condition qu'on sache s'en servir. Tous les

---

1. LANDOUZY. *Congrès tub.* Naples 1901.

instruments demandent à être maniés avec compétence. L'apprentissage de l'auscultateur est long et difficile ; mais il ne faut pas craindre d'enseigner l'effort à faire. Certes, il est plus facile d'écrire cette phrase, imprimée, il y a quelques années, dans un journal de médecine : « On peut dire, à proprement parler, que la médecine commence avec Pasteur et que le microscope remplace l'auscultation. » Aujourd'hui, ce serait la radioscopie. Le temps se charge de corriger ces exagérations.

L'expérience convaincra les jeunes médecins que l'auscultation est restée un merveilleux outil, n'ayant rien perdu de sa valeur ; et que le diagnostic précoce de la tuberculose peut se faire par l'étude des symptômes générausx aidée de l'auscultation (1).

1. L'auscultation peut être tranquille sur son propre avenir. Ne dit-on pas qu'on pourra peut-être, à bord d'un navire muni d'un poste de T. S. F., faire ausculter un malade à grande distance, en plaçant le transmetteur sur la poitrine du patient ?

CHAPITRE VI

Les trêves et les réveils de la tuberculose.
Les ré-inoculations

Les trêves. — Il n'est peut-être pas de maladies dont la marche soit aussi capricieuse en apparence : la tuberculose guérit quand elle veut.

Ce n'est là qu'une apparence. Quand la médecine voudra bien porter son attention sur la toute puissance des causes secondes, elle trouvera souvent l'explication des caprices de la tuberculose.

D'une manière générale, trois ordres de faits caractérisent sa marche :

1º L'absence ou la présence d'accidents intercurrents ;

2º La fréquence des temps d'arrêt dans son évolution ;

3º La fréquence des réveils après le temps d'arrêt.

A. — S'il survient des accidents intercurrents, la maladie est plus grave, parce qu'elle se complique d'infections surajoutées.

Le véritable pronostic n'est pas celui de la maladie, c'est celui des complications.

B. Si une *trêve* se dessine, les chances de guérison apparaissent.

Laënnec avait remarqué qu'une première atteinte emportait rarement le malade. Et, en effet, dans la tuberculose commune, les lésions ne s'étendent pas en tache d'huile comme dans le cancer ; elles procèdent par poussées successives : et dans l'intervalle, la maladie peut rester latente pendant des années. Voilà ce qu'il importe de savoir.

Ces *trêves* peuvent se produire à toutes les périodes sauf chez le nourrisson. On peut voir des améliorations étonnantes chez des fébricitants et ces améliorations peuvent durer des années. Nous connaissons mal les causes de leur début, de leur durée, de

leur cessation, mais nous devons être à la piste de leur venue
probable, car il faut profiter de ces trêves pour agir. Si le traitement réussit, il ne faudra pas confondre la guérison avec le repos
momentané du processus tuberculeux.

Les réveils de la tuberculose. — Les cliniciens ont été, de
tout temps, frappés par des faits qui montrent nettement qu'une
maladie spécifique peut se réveiller après des mois ou des années
de sommeil pendant lesquels on croyait à une guérison.

Ce sont le rhumatisme et la syphilis qui tout d'abord ont montré ces faits indéniables. Une première atteinte de rhumatisme
prédispose à des atteintes consécutives et ne voit-on pas très
souvent, le cerveau, la moelle, la peau ou les viscères devenir le
siège de lésions syphilitiques, quelquefois temporaires, alors
que l'accident primitif remonte à 20 ou 30 ans en arrière ?

La tuberculose se comporte de même. L'étude de ses *trêves* et
de ses réveils représente un des chapitres les plus curieux de son
histoire.

Une jeune fille de 18 ans, bien constituée et n'ayant jamais fait de maladie,
commence, le 19 janvier 1909, une méningite qui suit sa marche classique
et se termine par la mort le 31 janvier.

A l'autopsie, on trouve les lésions habituelles d'une méningite de la
base ; et de plus : 1° au niveau du poumon gauche, un ganglion gros comme
une noix, caséifié ; 2° autour du ganglion, une zone de tissu pulmonaire,
de même volume que le ganglion, et infiltré de tubercules miliaires récents.
Aux deux sommets, rien.

La marche des accidents semble bien avoir parcouru les trois
étapes suivantes :

1° Accidents d'adénopathie méconnus probablement. Première trêve
après cette infection.

2° Poussée récente remontant à quelques mois, peut-être à quelques
semaines, et localisée au territoire pulmonaire voisin du ganglion. C'est
le premier réveil de la diathèse, de la virulence.

3° Puis, tout à coup, par suite de surmenage, de mauvaise hygiène et de
misère : poussée granulique et finale du côté du cerveau.

L'anatomie pathologique apporte tous les jours des preuves
que la tuberculose est sujette à des réveils successifs. Il n'est
peut-être pas un seul poumon de phthisique qui ne présente, à
côté des désordres pulmonaires qui ont amené la mort, des traces,
non équivoques, d'un travail de réparation ou de restauration,
de telle sorte qu'il est de la dernière évidence que ces individus
avaient échappé plusieurs fois à des tuberculisations plus ou
moins considérables (Cruveilhier) (1).

1. Cruveilhier, *Anat. path.*, IV, 615.

La clinique enseigne que, dans cerrtains cas, de brusques invasions tuberculeuses résultent du ramollissement et du dépôt de quelques tubercules anciens, nés dans le jeune âge et demeurés jusqu'alors comme endormis dans des ganglions (Colin).

L'école clinique française du commencement du XIXe siècle acceptait cette manière de voir. Béhier affirmait qu'elle était démontrée par l'observation clinique. Noël Guéneau de Mussy attribuait une péritonite tuberculeuse au déversement d'un ganglion tuberculeux dans le péritoine. C'est à ce propos que Colin, dans son célèbre rapport, disait ceci : *Certaines phthisies ont pour point de départ un tubercule perdu au sein de l'économie.* Il l'expliquait par une sorte d'inoculation de l'individu par lui-même, d'un organe par un autre organe, si un tubercule quelconque, en se ramollissant, vient à se laisser entraîner dans le torrent de la circulation.

Les dissidents, comme Chauffard, ne pouvaient pas nier le fait ; mais ils rejetaient l'explication qu'ils considéraient comme « fantastique » et démentie par l'observation de tous les jours. Ceci est curieux :

« Les forces chimiques de la matière ne peuvent pas expliquer les faits de réveils après de longues années. C'est la vie et le souvenir intime et profond qu'elle garde de certaines affections qui fournit la raison de ces faits surprenants. Les virus et les miasmes ne sont pas la cause directe, prochaine, effective de la maladie virulente ou miasmatique. Ces agents ne sont que la cause occasionnelle. Ils ne subsistent pas au sein de l'économie vivante comme matière nuisible et morbifique. »

A ce dogme en répondit un autre : après les travaux de Villemin et la découverte du bacille, l'idée de contagion envahit les esprits. Le microbe fut tout. On n'osa plus parler de *réveils de la diathèse.*

Cependant Straus, malgré son admiration pour les idées de Villemin, dit ceci : « Ces foyers caséeux, ganglionnaires, que l'on rencontre si fréquemment dans les autopsies et qui tiennent à des contaminations antérieures le plus souvent infantiles, auraient pu rester silencieux. Sous l'influence des mauvaises conditions hygiéniques, ces foyers se sont réveillés et ont déterminé la phthisie à marche rapide. »

Malgré les dires de ces auteurs, nombre de médecins, hantés par la crainte du microbe, persistent à voir, dans chaque cas de tuberculose, une infection récente. Chaque cas est assimilé à une septicémie chirurgicale, conséquence elle-même de l'infection récente d'une plaie. Peut-être, depuis quelques années, se fait-il parmi les praticiens, un retour vers les idées anciennes ; et c'est à juste titre, car les choses paraissent bien se passer comme si l'adolescent ou l'adulte, victimes d'accidents tuberculeux, avaient été contaminés primitivement dans l'enfance.

Les accidents subséquents sont dus au *réveil de la diathèse*.

Forme clinique des réveils de la tuberculose. — L'étude de la marche de la tuberculose est d'une importance capitale pour le médecin, car il est possible que tout cas de tuberculose pulmonaire ne soit que le réveil de la diathèse dont l'origine primitive échappe à l'observation.

Ces réveils peuvent se manifester sous deux formes principales différenciées par leur gravité et par l'âge des malades.

A. — *Chez les enfants*, les poussées d'adénites tuberculeuses sont probablement beaucoup plus fréquentes qu'on ne le dit. Elles sont généralement bénignes et constituent un avertissement ou une série d'avertissements. Elles donnent une marche sautillante à certains cas de tuberculose. Elles sont souvent méconnues et leur diagnostic est difficile.

Tantôt elles prennent les allures d'un léger mouvement fébrile avec crise d'amaigrissement ; tantôt c'est une poussée ganglionnaire (fièvre ganglionnaire). Ou bien encore on les a confondues avec des accidents dentaires : on a cru avoir affaire à un refroidissement », à une bronchite vulgaire. Quelquefois le réveil de la tuberculose, c'est le coup de foudre de la méningite.

Cependant, le plus souvent, ces réveils chez l'enfant au dessus de 4 ans seront d'allure bénigne.

B. — *Chez l'adolescent et chez l'adulte*, on observera des bronchites d'été, ou des bronchites répétées l'hiver, une anémie suspecte, une dyspepsie, une entérite ou des accidents génito-urinaires, etc. Le plus souvent, les poussées sont pulmonaires. Le pronostic est plus grave que chez l'enfant et les poussées peuvent prendre les allures d'une infection à marche rapide.

Les causes de ces réveils sont obscures si on synthétise dans le bacille l'étiologie de la tuberculose. Elles s'éclairent si le médecin conserve cette notion précieuse que l'état général domine toute la scène. On trouvera alors presque toujours l'action d'une ou plusieurs de ces causes secondes dont nous avons vu la formidable puissance : l'alcoolisme, l'arthritisme, les écarts de régime, le diabète, le chagrin chez l'adulte ; la syphilis chez l'adolescent ; le manque d'air, la claustration, le surmenage scolaire chez l'enfant (baccalauréat et grandes écoles).

L'étude de ces *réveils* de la tuberculose suggère des réflexions d'une haute importance pratique :

Ils montrent le rôle prépondérant du terrain. C'est parce que l'état général est mauvais que la tuberculose se réveille (et que le bacille reprend sa virulence).

Ils commandent la réserve dans l'emploi de l'expression : *guérison*. On ne peut l'accepter que sous bénéfice d'inventaire. Elle est toujours conditionnelle, quelles que soient les apparences.

Ils rappellent qu'un tuberculeux *guéri* doit toujours se surveiller et qu'un médecin averti doit toujours avoir l'œil sur son ancien malade.

Entre la contamination primitive et la période des accidents graves, s'intercaleront toujours de nombreux *réveils* séparés eux-mêmes par des *trèves*. Nous avons déjà vu qu'il fallait saisir l'occasion de ces trèves (*occasio fugitiva*) pour appliquer un traitement vigoureux.

La gravité du pronostic final augmentera avec le nombre des rechutes de la maladie, et c'est souvent vers la vingtième année qu'un dernier réveil est le point de départ d'accidents à marche chronique et continue.

Voici quelques exemples :

Garçon de 17 ans, valet de ferme jusqu'à 15 ans. Depuis deux ans, garçon de salle dans un cercle. Il y a deux mois environ, il a eu une attaque épileptoïde.

Il entre à l'hôpital avec des accidents méningés et meurt après 18 jours de séjour.

A l'autopsie, on trouve les lésions classiques d'une méningite tuberculeuse et aux deux sommets des noyaux caséeux très nettement enkystés par une coque fibroïde.

L'histoire de ce jeune homme peut se résumer ainsi : Poussée de tuberculose pulmonaire il y a quelques années : c'est la première étape. Pacification momentanée : c'est la seconde. Lutte d'influence entre la caséification et l'état fibreux des gros tubercules : c'est la troisième étape.

A ce moment, le jeune homme vient de la campagne à la ville. Il est employé dans un cercle où il peut boire librement vins et apéritifs.

La diathèse qui sommeillait, se réveille. Survient une méningite qui clôt rapidement la scène.

Homme de 35 ans, ancien maçon. Tousse depuis une dizaine d'années. Sujet aux bronchites l'hiver depuis l'adolescence. Il y a deux ans a dû arrêter son travail et a été soigné par l'huile de foie de morue et la viande crue. Il est plus malade depuis un an ; cependant il a toujours travaillé, sauf depuis 8 jours. C'est un homme brun, musclé et d'aspect très vigoureux. Il entre à l'Hôtel-Dieu parce qu'il est oppressé simplement ; sa dyspnée est extrême. Gros râles sous-crépitants aux deux sommets, surtout à droite.

Expectoration purulente avec bacilles. Le deuxième jour de son séjour à l'hôpital, il veut se lever de son lit et meurt subitement.

A l'autopsie, on trouve des poumons énormes, congestionnés, farcis de granulations, sauf sur une zone de 2 à 3 centimètres à la base gauche, où le tissu est resté sain. Au sommet droit, caverne du volume d'une noix.

Cet homme est très probablement malade depuis son adolescence. La maladie a évolué en trois étapes au moins : il y a dix ans, il y a deux ans, il y a un an, sont survenus des réveils de sa diathèse. Il a succombé après le dernier réveil. La vigueur exceptionnelle conservée jusqu'à la fin aurait pu lui valoir une guérison, s'il n'avait pas été alcoolique.

Femme de 56 ans, très petite (1 m. 50), n'a jamais été malade, dit-elle. Elle a eu 15 enfants, dont 3 seulement sont vivants. Se plaint à l'entrée d'une douleur vive à la partie antéro-supérieure de la cuisse droite. On trouve à ce niveau une tuméfaction considérable, déformant complètement le membre. Cette tuméfaction a débuté il y a trois ans. L'examen radioscopique montre la disparition complète de la tête fémorale, diminution de longueur et atrophie du col, atrophie du grand trochanter. Du côté de l'os iliaque, ostéite raréfiante de la cavité cotyloïde. Du côté de la colonne vertébrale, scoliose à convexité gauche, gibbosité peu marquée au niveau des dernières dorsales. Aux sommets pulmonaires, pas de signes physiques très nets. Anorexie. Pituites. Rêves professionnels. Cachexie à marche rapide.

A l'autopsie on trouve :

1° Aux sommets pulmonaires : à droite un noyau crétacé du volume d'un haricot ; à gauche petite masse fibreuse du volume d'un grain de millet et tendant à la crétification.

2° A la région dorso-lombaire, lésions d'un mal de Pott guéri.

3° Destruction complète de l'articulation coxo-fémorale droite envahie par le pus.

4° Foie gras. Reins sclérosés. Calotte crânienne ayant 2 centimètres d'épaisseur au niveau des bosses frontales.

Résumé : Ethylisme et syphilis probables. Certitude d'une tuberculose ancienne pouvant remonter à l'enfance et ayant suivi trois étapes : mal de Pott guéri, tuberculose pulmonaire guérie, coxalgie terminale.

Chez cette femme, la diathèse s'est réveillée trois fois. Plusieurs fois la nature médicatrice a pu amener une guérison spontanée. La troisième fois, la résistance a été insuffisante et la maladie l'a emporté.

Les cas semblables sont tellement fréquents qu'il n'y a peut-être pas un seul tuberculeux qui échappe à la règle : toute tuberculose a été précédée par une ou plusieurs poussées antérieures servant d'avertissements et curables.

La conclusion clinique et pratique à tirer de tout ce qui précède, c'est qu'il faut profiter des *trêves* de la tuberculose pour

appliquer un traitement rigoureux et diminuer ainsi les chances
de *réveils* de la diathèse.

Dans tout ce qui précède, l'hérédité, l'hygiène individuelle,
l'hygiène sociale, etc., jouent le rôle capital pour la constitution
du *terrain* qui laissera germer ou ne laissera pas germer la *graine*,
c'est à dire le bacille.

Toutes ces considérations passent au second plan pour une
autre école qui étudie la question aux lumières de la bactériologie.

Aux premiers, le réveil de la maladie apparaît comme une manifestation du terrain. Pour les seconds, ce réveil n'est qu'une
réinfection, et toutes les considérations tournent autour de
l'expérience de Koch.

L'expérience de Koch. — Les ré-inoculations.

Si les Français n'avaient pas l'habitude de glorifier les étrangers aux dépens de leurs compatriotes, cette expérience célèbre
devrait porter le nom de Charrin.

C'est Charrin qui, dès 1885, constate que la ré-inoculation
de bacilles tuberculeux donne lieu à une lésion grave (1).

Koch, en 1891, constate au contraire la guérison par réinoculation. C'était une question de doses.

Voici les phases de l'expérience :

Si on inocule un cobaye sain, il se produit, au point inoculé,
une ulcération persistant jusqu'à la mort.

Si on inocule un cobaye déjà infecté, il se produit une ulcération nécrosique qui guérira sans adénopathie.

*Donc l'inoculation tue le cobaye sain. Elle ne tue pas le cobaye
déjà tuberculeux.*

Comme l'avait vu Charrin, entre les mains de Baumgartner,
Arloing, les cobayes déjà infectés mouraient. Pour que l'expérience réussisse, il faut que l'infection primitive ne soit pas
trop profonde, ou plutôt trop avancée, et que, d'autre part,
la réinfection soit faite avec des doses minimes.

Koch n'avait pas compris l'importance de son expérience
pour expliquer le mécanisme de l'immunité anti-tuberculeuse.

---

1. RIST, KINDBERG et ROLLAND. *Annales de Médecine*, 15 mars 1914.

(Il n'y a que les Français généralement qui puissent éclaircir la bouillie allemande). Les expériences ne furent reprises qu'en 1908 : Calmette et Guérin ; 1910 Rœmer et Joseph ; 1911 Finzi ; 1912 Bezançon et Serbonnes ; 1913 Schieck : 1914 Rist. Ces nouveaux expérimentateurs éclaircirent les premiers résultats :

Si la deuxième inoculation est forte ; ou si les inoculations minimes sont fréquentes, le cobaye inoculé réagira plus vivement que l'animal sain.

Donc, une première inoculation crée un état humoral spécial, tout à la fois *immunisant* et *sensibilisateur* :

a) Immunisation relative par vaccination ;
b) Sensibilisation particulière du fait de cette vaccination.

C'est l'état *allergique* des Allemands. Et le monde savant accepte et l'explication et l'expression également obscures sans faire remarquer que ce qui n'est pas clair n'est pas vrai.

Déjà on tire de ces faits expérimentaux quelques aphorismes qu'on veut rendre applicables à la clinique :

Les animaux tuberculeux sont plus résistants aux inoculations que les animaux neufs.

Plusieurs infections pulmonaires par inhalation rapprochées sont moins dangereuses qu'une seule parce que les processus de défense s'organisent rapidement.

Les réinfections longtemps répétées avec de petites doses de bacilles donnent à la tuberculose une allure chronique.

La guérison de lésions anciennes locales constitue une sorte de vaccination.

Application aux faits cliniques. — Ces expériences permettraient, dans l'esprit de leurs auteurs, l'interprétation des faits cliniques :

Les sujets vierges de tuberculose (enfants, ruraux, nègres, primitifs) succombent rapidement s'ils sont exposés à des contaminations abondantes et répétées. (Cependant il faut remarquer que chez l'enfant au-dessus de 4 ans, organisme neuf non vacciné, il y a réaction ganglionnaire et pas de caverne).

Chez l'adulte, organisme déjà touché et vacciné, la réaction ganglionnaire est l'exception ; l'ulcération (nécrose, caverne), est la règle.

Chez l'individu soumis aux réinfections ou surinfections ; à chaque réinfection bacillaire l'organisme déjà tuberculeux devient de plus en plus sensible et aussi de plus en plus intolérant ; il fait des efforts d'expulsion plus vigoureux ; de là : caséification, fonte purulente, et expulsion de ces produits.

Actuellement, les expérimentateurs considèrent l'expérience de Koch comme la base de toute la doctrine moderne de la prophylaxie anti-tuberculeuse.

La tuberculose de l'adulte ne serait pas un réveil de la tuberculose de l'enfant, mais le résultat de réinoculations massives dans un organisme immunisé partiellement.

Si l'infection reste localisée dans le système ganglionnaire (enfants), elle confère un état de résistance.

Si les occasions de réinfection sont fréquentes ou massives, l'intolérance survient et l'inoculé devient phthisique.

La gravité de l'infection tuberculeuse est donc en rapport avec le nombre de bacilles infectants et aussi avec leur qualité et leur origine.

Les expérimentateurs ne peuvent pas rejeter complètement le rôle de l'organisme de chaque malade. Il y a là un point embarrassant. Ils s'observent pour ne pas imiter l'intransigeance de Pidoux qui s'écriait : « Le terrain est tout. » Et cependant M. Calmette, faisant allusion aux dires de Hayem, de Brouardel, de Landouzy, etc., à propos de l'alcoolisme, de la misère, de l'ignorance, etc., dit ceci : « Je pense qu'il vaut mieux ne pas trop répéter ces aphorismes aux foules : car ils tendent à détourner l'attention du but essentiel que nous devons et voulons poursuivre, qui est de tarir ou de rendre inoffensives les sources d'infection. »

M. Calmette est un croyant, mais il considère qu'il y a une vérité ésotérique et une vérité exotérique.

Les mots du bactériologiste dictent leur conduite aux médecins qui connaissent le catactère illusoire des rêves du laboratoire.

Les deux manières de voir les choses, le point de vue clinique et le point de vue bactériologique peuvent-ils se superposer ? — Peut-être, dans une certaine mesure, quoique la délicatesse excessive des nuances recherchées par l'expérimentation cadre mal avec les choses de la clinique.

L'expérience de Koch est un fait capital. Elle est séduisante à première vue ; elle satisfait l'esprit ; ses applications pratiques sont rationnelles en apparence : elle n'en est peut-être que plus dangereuse dans ses conséquences. En médecine, il n'y a rien de constant ni de rationnel. En poussant à ne plus considérer que le bacille dans l'évolution de la tuberculose, l'expérience de Koch retarderait encore l'application des larges mesures d'hygiène sociale qu'on attend depuis si longtemps. Depuis Villemin et Koch et leurs géniales découvertes, la prophylaxie n'a fait pas de progrès très sensibles.

L'expérience de Koch cadre-t-elle avec les faits cliniques ?

Si, par le mot réinfection, surinfection, il faut entendre une contamination nouvelle venue du dehors comme la première, les conclusions de la bactériologie sont difficilement acceptables, car les réveils de la tuberculose s'observent chez des individus sûrement à l'abri de réinfections massives. Et, d'autre part, on voit nettement chez eux les causes générales du réveil.

Si on entend par réinfection une auto-infection, une infection endogène, on est ramené aux cas d'autogenèse de Pasteur, et alors l'enchaînement des faits serait le suivant : une tuberculose latente est inactive ou plus ou moins active. Au moment du *réveil*, le malade puise en lui-même des bacilles dans son foyer latent. Pourquoi ? Parce que son état humoral, sa santé générale, son terrain ont pu les réactiver. Ce serait là encore le terrain qui aurait le rôle primordial.

L'hypersensibilité du sujet et la gravité du cas seraient en rapport avec la matière chimique des humeurs, chimie que nous ignorons, il ne faut pas craindre de le dire.

La preuve est faite par le traitement, car il peut arrêter une évolution en s'adressant purement et simplement au terrain.

Mais tout cela n'est pas clair. Ce qui est clair, c'est que la tuberculose se réveille quand l'état général est mauvais.

Les médecins ont devant eux des centaines de cas comme les suivants :

Un homme contracte la syphilis vers 25 ans. Elle sommeille 20 ans. Vers l'âge de quarante-cinq ans, à la suite de graves événements entraînant des chocs moraux réitérés, cet homme présente des accidents de syphilis cérébrale. Personne n'aura l'idée de prétendre que ces accidents cérébraux sont causés par une réinoculation de la syphilis.

Y a-t-il des raisons d'établir une différence entre l'infection syphilitique et l'infection tuberculeuse (1) ?

Chez une jeune fille de 16 ans surviennent des accidents pulmonaires assez graves. Ils guérissent après trois ans de cure méthodique. Cette guérison n'est qu'une trève. A l'âge de 29 ans, à la suite de grossesses répétées et malgré une hygiène sévère chez une femme avertie, survient une phthisie à marche rapide.

On dira qu'elle est victime d'une ou de plusieurs surinfec- tions. Une telle explication n'est guère acceptable. Est-ce que tout le monde n'est pas réinfecté tous les jours dans la vie commune ?

Longtemps encore les médecins admettront que la fatigue cérébrale de l'un (et non une syphilis nacrotrope) et l'épuisement

---

1. A propos de la tuberculose, ne parle-t-on pas de « chancre d'inoculation » et d'adénopathie ?

des forces de l'autre ont été les deux facteurs terminaux ayant réveillé et revivifié des germes qui avaient fait trêve.

Les conclusions du clinicien reposent souvent sur des constatations vagues n'ayant rien du caractère précis des faits expérimentaux. Il faut prendre les choses telles que la nature les fait.

Il est aussi des cas cliniques qui se rapprochent beaucoup, par leur précision, des faits expérimentaux, quoique leur allure peu rapide et oscillante, suivant les circonstances de la vie, n'ait rien de commun avec les attaques brusques de l'expérimentation.

Un adolescent de souche arthitrique eut au cours de son enfance de fréquentes poussées d'entérocolite avec amaigrissement. Malingre et peu développé, il prit son essor avec les exercices physiques.

A 18 ans, il s'engage dans un régiment de cuirassiers en garnison à Paris, à l'Ecole militaire. Pendant 18 mois, excellente santé et même progrès sur l'état antérieur. Bientôt il est nommé maréchal des logis.

C'est le moment où le général Boulanger décrète la permission de une heure du matin pour les sous-officiers. Notre brillant cavalier en profite pour mener une vie des plus mondaines dans le faubourg Saint-Germain Il veille toutes les nuits, quoique le réveil militaire soit à 5 heures et quelquefois 4 heures du matin. La santé périclite lentement malgré les avertissements de la nature et du médecin. Surviennent l'amaigrissement, l'affaiblissement, la toux, aboutissant à la phthisie et à la mort dans un sanatorium suisse.

Dans ce cas, on voit : première période avec la débilité de l'enfance. Deuxième période chez le soldat : avec toutes les chances d'inoculatoins par le service à Paris, le séjour en commun dans la chambrée, la fatigue initiale de la vie militaire, etc., la santé s'améliore. Troisième période : le sous-officier a des chances moindres de contamination : il a une chambre particulière, il évite la promiscuité avec la troupe ; il a moins de fatigues professionnelles. Mais son hygiène est détestable ; c'est la santé générale qui commande ; c'est elle qui permet le *réveil* de la tuberculose.

Les anciens avaient raison : le terrain est tout.

CHAPITRE VII

Radiologie pulmonaire

par M. le Dʳ Lecaplain

Conditions générales de l'examen

Les viscères thoraciques sont, en raison de leur structure, facilement explorables aux rayons X.

Aussi l'examen radiologique de ces organes est-il depuis une vingtaine d'années, pratiqué d'une façon courante,

En effet, sans avoir la prétention de remplacer l'examen clinique, il apporte fréquemment des renseignements intéressants, permettant, soit de confirmer les données sléthacoustiques, soit de les déterminer d'une façon plus précise dans leur localisation ou leur étendue, soit de découvrir certaines particularités passées inaperçues à l'auscultation, soit enfin d'éliminer un certain nombre de fausses tuberculoses.

L'examen radiologique est un mode d'exploration, qui, par l'étude des ombres projetées par l'écran, exige un soin minutieux dans son emploi, et aussi une certaine circonspection dans ses conclusions.

En effet, comme toute méthode d'investigation biologique, il comporte ses parts de vérité et d'erreur ; il n'est pas rigoureusement absolu et demande à être interprété.

C'est pourquoi nous croyons qu'il est particulièrement intéressant pour le clinicien, se pratiquer lui-même ses examens aux R. X,, ou, tout au moins d'y assister, car il peut se trouver des cas où des lésions trsès différentes, les unes aigües, les autres choniques, donnant des signes sensiblement rapprochés, dont la clinique devra faire la discrimination.

Nous ne parlerons pas ici des différentes instrumentations,

décrites dans les traités spéciaux, ni des détails techniques concernant la marche des appareils (1).

Nous dirons seulement que, pour avoir des résultats comparables surtout lors d'examens successifs d'un même sujet, il faudra se placer dans des condition identiques, comme intensité, dureté de l'ampoule, état de l'écran, etc...

Dans l'exploration du poumon, on devra éviter les rayons très pénétrants, qui atténueraient à un trop grand degré les différences de transparence ; cependant il pourra être utile de faire varier la qualité du rayonnement, dans une certaine mesure, suivant la perméabilité de la région étudiée, sa plus ou moins grande homogénéité, l'épaisseur du sujet.

Un examen, pour être fait correctement demande, tout d'abord, une adaptation visuelle assez longue. Les recherches de Béclère (2) ont montré que la sensibilité lumineuse, après dix minutes d'observation devient de 50 à 100 fois plus grande, et qu'après vingt minutes, elle devient 200 fois plus grande qu'au sortir du plein jour. La durée d'adaptation varie d'ailleurs suivant les observateurs, et chez le même individu, sous l'influence de causes diverses, comme la fatigue, ou la luminosité extérieure.

Lorsqu'on fait des examens en série, il est remarquable d'observer combien les détails sont mieux perçus à la fin d'une séance qu'au début.

On sait, de plus, qu'en raison de l'absence d'adaptation de la *fovea* à l'obscur, l'acuité visuelle reste, dans ces conditions, très inférieure à ce qu'elle est en plein jour ; et c'est ce qui explique vraisemblablement la différence entre les ombres perçues à l'examen radioscopique et les mêmes ombres fixées par la radiographie.

Pour la radioscopie thoracique, la position verticale du sujet est la plus indiquée.

Le malade et l'observateur, étant commodément placés, on procédera à un examen minutieux et aussi prolongé que possible.

Il existe des installations récentes, avec tabouret tournant, qui faciliteront l'examen sous les différents angles.

Avec un écran suffisamment grand, on jettera tout d'abord un coup d'œil général sur la cavité thoracique, le rayon normal

1. Jaugeas. *Précis de radiodiagnostic.* Masson, édit. Paris.

2. Béclère. *Les rayons de Rontgen et le diagnostic de la tuberculose.* J. B. Baillière, édit., Paris 1899.

Béclère. *Les rayons de Rontgen et le diagnostic des affections thoraciques.* Alcan, édit. Paris. 1901.

Barjon. *Radio-diagnostic des affections pleuro-pulmonaires.* Masson, édit. Paris.

passant par la septième dorsale ; on prendra ainsi une vue d'ensemble, qui déjà pourra fournir un certain nombre d'indications.

Puis on examinera chaque moitié du thorax, du sommet à la base.

On passera ensuite à l'examen du cœur et du médiastin, en position directe, et en oblique.

Enfin, et surtout lorsqu'il s'agira de tuberculose, on reviendra en dernier lieu sur les sommets.

On terminera par un examen particulier des lésions trouvées, en centrant et en diaphragmant sur elles.

En procédant ainsi d'une façon méthodique, on évitera le risque de laisser des anomalies passer inaperçues, ou de les interpréter d'une façon erronée.

En pratique et dans la grande majorité des cas, l'examen radioscopique sera suffisant : il est simple, rapide et fournit des indications nombreuses sur les fonctions et les mouvements des organes. Il donne une image correspondant, pourrait-on dire, à l'état dynamique des viscères.

Cependant, dans certaines circonstances, il sera utile d'avoir une image radiographique. L'épreuve radiographique a l'avantage de fixer certains détails, de les rendre d'une façon plus fine et plus précise. C'est en outre un document impersonnel et permanent qui peut être revu et comparé à des époques différentes. La radiographie correspond à l'état statique de l'organe.

A défaut de radiographie on pourra établir une orthodiagraphie.

Nous n'insisterons pas sur la radiographie stéréoscopique, ni sur la cinématoradiographie, qui sont d'un usage moins courant.

Tuberculose chez l'enfant

Quelle que soit la théorie invoquée pour expliquer la voie d'apport de l'infection bacillaire chez l'enfant, les signes radiologiques qu'on rencontre le plus souvent sont les suivants :

a) *Chancre d'inoculation.*
b) *Adénopathie trachéo-bronchiqyue.*
c) *Signes cardio-thoraciques.*

a) *Le chancre d'inoculation* de Parrot-Küss se présente sous forme d'un nodule sombre, parfois calcifié, variant comme volume d'un pois à une noix, siégeant soit au niveau du sommet, soit au niveau du hile, soit au niveau de la base, et principalement de la base droite, ce qui serait le cas le plus fréquent suivant Ribadeau-Dumas.

On peut retrouver ce chancre même chez l'adulte, en le recher-
chant avec soin, car il est souvent minime (fig. 1, 2, 3, 4).

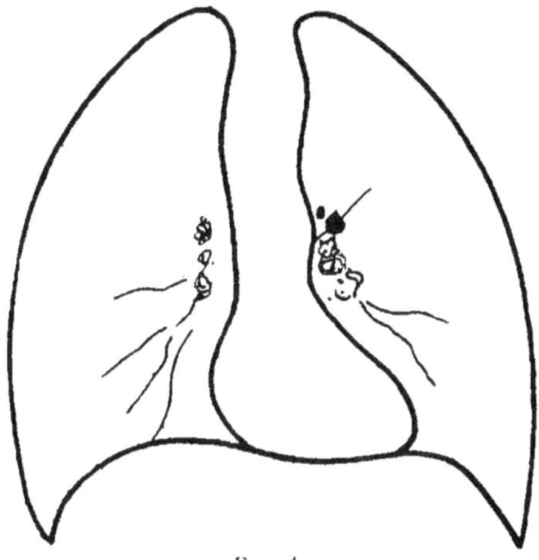

Fig. 1

b) *Adénopathie trachéo-bronchique.* Les ganglions seront recherchés dans la position directe, et de préférence dans la position
oblique antérieure droite.

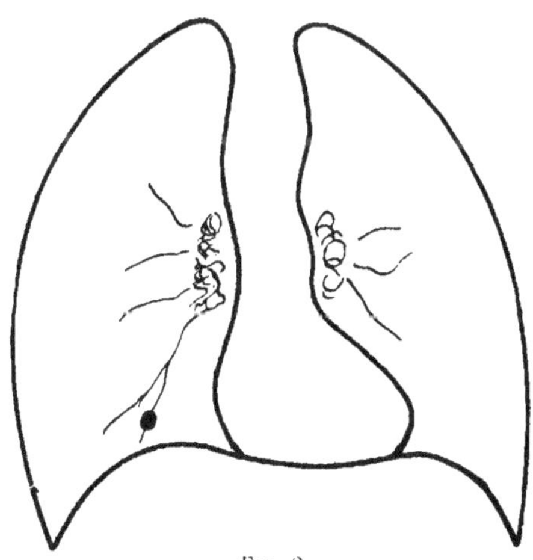

Fig. 2

En vue directe, ils se présentent sous forme de nodules plus
ou moins sombres, échelonnés le long des tractus bronchiques,

ou groupés dans la région para-hilaire, plus ou moins dissociables
lors des efforts de toux.

Ils font assez souvent suite à des traînées moniliformes des-
cendant de la région cervicale, donnant l'aspect de petites masses
plus ou moins régulièrement arrondies, allant de la grosseur
d'un grain de blé à un noyau de cerise, s'étageant parfois en
rangées de boutons (1).

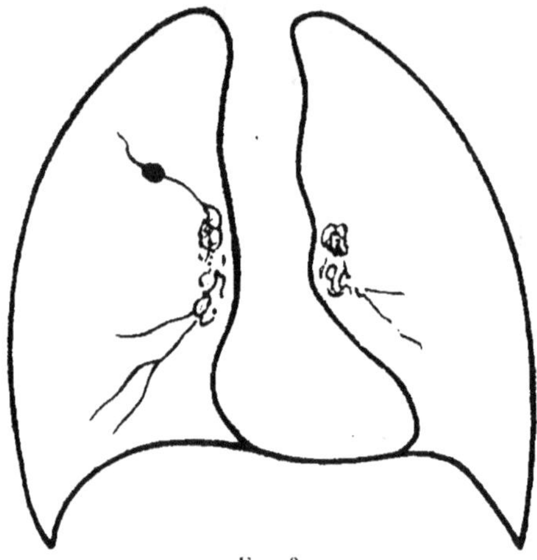

Fig. 3

En position oblique, on observe, dans la partie moyenne de
l'espace clair médian, une opacité diffuse, plus ou moins étendue
en hauteur. Il faut d'ailleurs noter que, dans cette position,
l'ombre normale déterminée par le hile, entre en ligne de compte.

L'accentuation simple des ombres hilaires est un phénomène
banal et sans signification spéciale.

Les ganglions hypertrophiés récents donnent une ombre
empâtée et floue. Cette hypertension peut résulter d'ailleurs
d'une inflammation simple non bacillaire.

c) *Signes cardio-thoraciques.* — Le cœur est petit, *en goutte* ;
les côtes sont obliques, les mouvements diaphragmiques sont
faibles, les S. C. D. se déplissent incomplètement.

1. MÉRY. *Presse Médicale.* N° 89. 1920.
MÉRY. *Presse médicale.* N° 23. 1921.
MÉRY. *Bulletin Médical.* N° 44. 1921.

A l'examen clinique, il s'agit d'enfants ou de jeunes gens à thorax étroit (atrophie cardio-thoracique), de taille petite, ou au contraire grande et effilée.

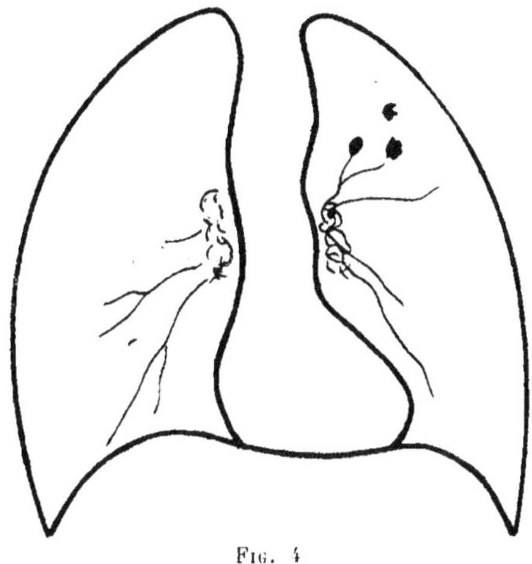

Fig. 4

Il y a souvent coexistence de tachycardie avec **hypertension**.

Tuberculose de l'adulte

Chez l'adulte l'*apex*, c'est à dire la région sus-claviculaire, est la région la plus difficile à examiner. Masqué par une couche musculaire épaisse, la clavicule, la première côte, modifié parfois dans son aspect par des ganglions cervicaux, des anomalies costales, des déviations vertébrales, son exploration par les rayons est relativement malaisée.

D'autre part, le sommet ou plutôt l'apex (car la région que l'on ausculte sous le nom de sommet est le plus souvent la zone sous-claviculaire, le sommet véritable n'étant accessible qu'en arrière, dans la fosse sus-épineuse, *zone d'alarme*), diffère suivant les sujets et est loin de présenter la même forme chez tous les individus.

La clarté des sommets est moins vive que celle des autres régions du champ pulmonaire. L'apex est, en effet, la région du poumon qui respire le moins. Certains sujets ne l'aèrent pour ainsi dire jamais. C'est pourquoi les sommets peuvent paraître plus ou moins gris, surtout au début d'un examen radioscopique. Aussi faut-il faire exécuter au malade des inspirations forcées, des efforts de toux, et verra-t-on dans ces cas les apex s'éclairer(1).

Selon Williams le sommet droit serait moins clair que le gauche mais cette opinion ne paraît pas admissible.

Cette difficulté d'examen des apex a conduit les auteurs à user d'un certain nombre d'artifices :

Signe de la toux (Signe de Kreuzfuchs-Rist).

Invariabilité de la teinte du sommet tuberculeux (Signe d'Orton).

Éclairage plus tardif du sommet malade lorsqu'on fait varier l'intensité (Signe de Bittorf).

Déplacement de l'ampoule, et éclairage oblique, le rayon normal passant par la 6e vertèbre dorsale, pour éviter la projection de la clavicule.

I. — Tuberculose au début. — Bien que ce terme de tuberculose au début soit discuté à l'heure actuelle, tout au moins en ce qui concerne l'adulte, on a cependant donné comme caractères principaux les signes suivants que nous ne pouvons passer sous silence :

a) Sommet gris ;

b) Ganglions hilaires hypertrophiés et flous ;

c) Diminution d'amplitude de la course diaphragmatique (signe de Williams) ;

d) Déplissement incomplet du sinus costo-diaphragmatique ;

a) *Sommet gris.* — Nous venons de dire que le sommet est la partie la plus grisée du poumon. Ce que l'on nomme sommet gris ou grisé est un sommet plus grisé que normalement.

Si le sommet est d'un grisé léger, s'éclairant à la toux, sa signification est de peu d'importance. Il peut ne s'agir que d'un défaut d'aération, d'une légère congestion œdémateuse, comme dans les bronchites, l'emphysème, et une foule d'affections aiguës ou chroniques du poumon (congestion cardiaque, œdème brightique du poumon, etc...) En général il ne s'agit pas de tuberculose.

Si le sommet est d'un grisé plus intense, homogène, uniforme, ne s'éclaire pas par les efforts de toux, il s'agira le plus souvent de pleurite apicale, de cicatrice fibreuse, ou de sclérose légère.

Mais si le sommet est d'un grisé accentué, non homogène, présente un léger tacheté ou quelques marbrures, on sera presque sûrement en présence d'une lésion parenchymateuse, de nature bacillaire le plus souvent.

1. KINDBERG et DELHERM. Le triage des tuberculeux aux armées. *Presse Médicale*, n° 63. 1917.

b) *Hypertrophie ganglionnaire.* — Tantôt il s'agira de ganglions hypertrophiés, flous, à contours mal définis : cet aspect est fréquent dans la tuberculose en évolution.

Au contraire, dans les bacilloses arrêtées dans leur marche, on verra des ganglions opaques, calcifiés, à contours nets, parfois angulaires ou ramifiés.

Il n'est pas exceptionnel, chez les tuberculeux en poussée évolutive de voir les deux ordres de lésions coexister. Il s'agit alors de poussée nouvelle chez un tuberculeux ancien.

c) *Le signe de Williams* est d'une importance incontestable : la perte d'élasticité du poumon, ou plutôt les adhérences pleurales déterminent la diminution de la cause du diaphragme.

Le plus souvent le signe de Williams se combine au signe de Maingot, ou *feston diaphragmatique*, dénotant des adhérences pleurales de la base : dans l'inspiration profonde, la coupole diaphragmatique ne s'abaisse plus d'une façon régulière, elle paraît retenue en un ou plusieurs points, en particulier au niveau de la bronche inférieure droite, ce qui détermine une sorte d'ondulation, se dessinant sur la clarté de la base pulmonaire.

d) *L'effacement du S. C. D.* et son déplissement incomplet accompagne souvent le signe de Williams et le signe de Maingot.

II. — Tuberculose en évolution. — On constate alors des ombres anormales, siégeant le plus souvent au niveau des lobes supérieurs, dans la région sous-claviculaire.

Le poumon présente alors un aspect tacheté, marbré, ou pommelé caractéristique.

Les éléments plus opaques sont séparés par des travées ou des zones plus claires.

Ces signes apparaissent plus accentués dans l'inspiration profonde qui distend les alvéoles, et dissocie les ombres

Les ombres sont plus ou moins étendues, plus ou moins opaques, suivant l'évolution des lésions, ou leur tendance ou plus ou moins marquée à la caséification ou à la sclérose.

III. — Tuberculose cavitaire. — A la période cavitaire on distingue, au milieu des pommelures ou des ombres anormales, des zones plus claires, rappelant l'aspect du poumon normal, et et dont les contours sont délimités plus ou moins exactement par un anneau plus sombre.

Ces zones sont extrêmement variables comme dimensions et comme nombre. Des cavernules multiples donnent parfois au poumon l'aspect dit en *nid d'abeilles*, ou en *mie de pain*.

De très grandes cavernes peuvent ressembler à un pneumothorax localisé ou partiel.

On voit dans certains cas, le contenu liquide de la géode former, à la partie inférieure de celle-ci, une zone opaque à limite supérieure horizontale et mobile.

La caverne tuberculeuse est à distinguer de la caverne syphilitique qui siège de préférence au niveau du hile droit, et des abcès pulmonaires, qui se localisent souvent aux parties moyennes ou inférieures et qui, en général, ne sont pas englobés au milieu d'une zone pommelée.

La distinction, du seul point de vue radiologique, pourra être parfois difficile, sinon impossible.

IV. — **Tuberculose fibreuse**. — Dans un certain nombre de cas, et en particulier chez les scléreux âgés et les anciens syphilitiques, la tuberculose a tendance à se scléroser.

Il n'est pas rare de voir de vieux tousseurs porteurs de lésions cicatrisées, sous forme de nodules situés, soit dans la région du hile, soit dans la région sous-claviculaire, soit enfin à la base.

Ces nodules sont opaques, arrondis ou irréguliers, parfois crétacés et tellement sombres que la confusion a pu être faite, pendant la guerre, avec de petits éclats d'obus.

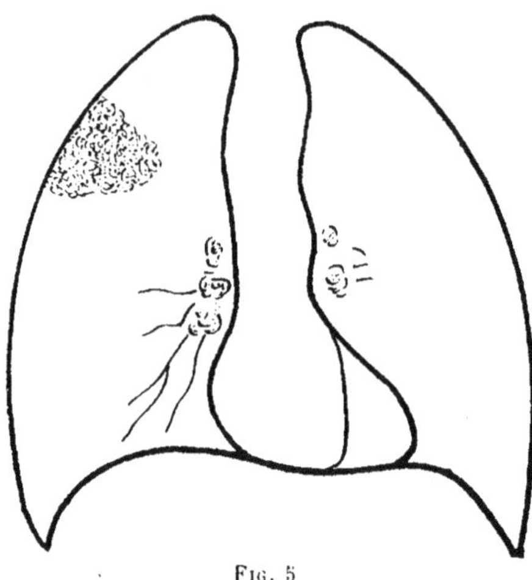

Fig. 5

Les sommets sont d'un grisé plus ou moins uniforme, s'éclairant mal à la toux.

Les ombres bronchiques sont plus dessinées que normalement

par suite de la sclérose, et se présentent sous forme de tractus irradiant en éventail à partir du hile.

Lorsqu'une poussée nouvelle se produit, on voit alors les lésions devenir plus floues, et perdre leur aspect crétifié (1). De nouveaux nodules apparaissent, le poumon reprend l'aspect de celui de la tuberculose en évolution.

V. — Poussées évolutives. — Nous venons de voir plus haut les caractères radiologiques des poussées évolutives. A un premier examen il sera souvent difficile de se prononcer. Mais chez des individus déjà vus antérieurement, et suivis régulièrement, l'appréciation sera plus aisée.

Cependant il faut bien savoir que ces signes ne sont pas absolus, et qu'on devra toujours s'en référer aux signes cliniques, stethacoustiques, fonctionnels et généraux, avant de poser un diagnostic d'évolution ou de non évolution des lésions vues à l'écran.

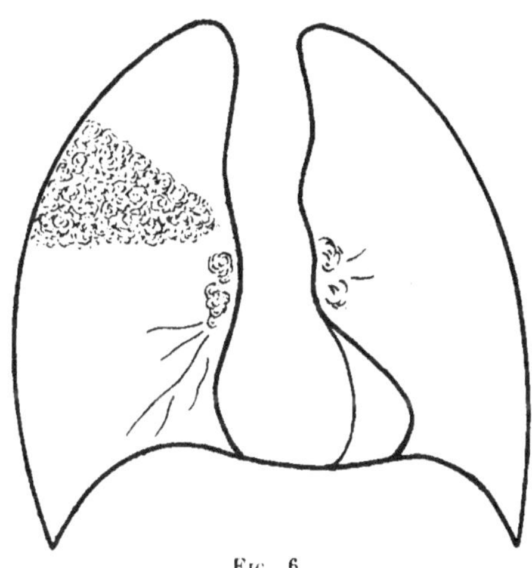

Fig. 6

VI. — Pneumonie ou broncho-pneumonie tuberculeuse. — On peut voir évoluer une pneumonie tuberculeuse sous forme d'une ombre qui se rapproche comme aspect de la pneumonie vulgaire. L'ombre d'opacité est triangulaire, à base externe, et à sommet dirigé vers le hile. L'évolution est progressive et l'ombre va en augmentant d'étendue envahissant peu à peu les zones voisines (fig 5 et 6).

1. DARBOIS. Etude radiologique des calcifications pulmonaires. Leur intérêt au point de vue du pronostic de la tuberculose. *Bulletin de la Société de Radiologie*. Février 1914.

VII. — Tuberculose miliaire. — Dans ces cas toute l'étendue du champ pulmonaire est grisée ; la diminution de clarté est due à de nombreux éléments nodulaires, petits et disséminés, donnant à la plage un aspect moucheté ou finement tacheté.

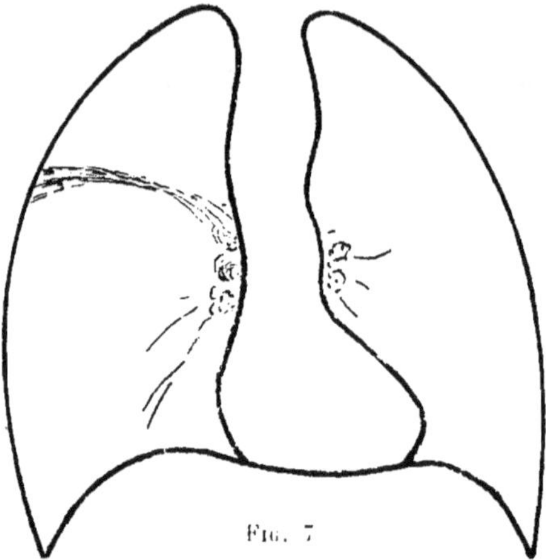

Fig. 7

VIII. — Réactions pleurales. — Les pleurites se caractérisent soit par un grisé du sommet qui s'éclaire d'une façon plus ou moins parfaite à la toux (pleurite apicale de Sergent), ou par le phénomène du feston diaphragmatique (adhérences de la base).

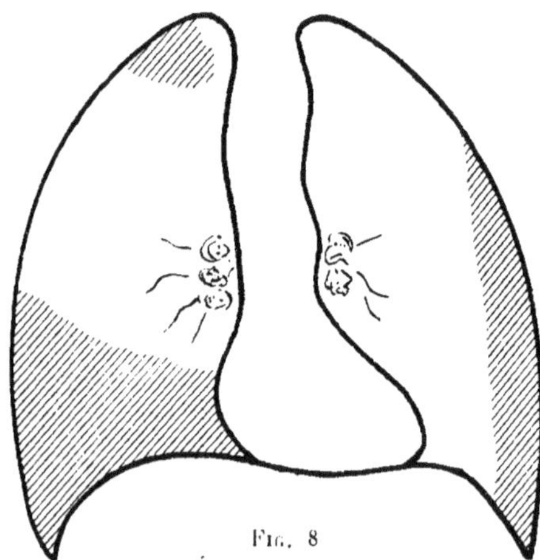

Fig. 8

Les *interlobites* et *scissurites* se verront parfois sous forme de traînées, ou de bandes étroites, sombres, correspondant aux scissures (fig. 7).

La *symphyse pleurale* se traduit par un grisé plus ou moins total, avec obliquité plus grande des côtes, rétraction de l'hémithorax, et immobilité du diaphragme.

Les *pleurésies à épanchement* sont d'un diagnostic en général facile à l'écran, la zone liquidienne est obscure, masque le sinus et est limitée à sa partie supérieure par la courbe de Damoiseau.

Le cœur peut être dévié (fig. 8).

Dans le *pneumothorax*, la plage est claire ; on n'aperçoit pas la structure du poumon qu'on doit rechercher sous forme d'un moignon plus grisé, refoulé vers la région médiastinale.

Des tractus sombres, disposées en divers sens, témoignent l'existence de brides et d'adhérences.

Les *pneumothorax prrtiels* sont à distinguer des grandes cavernes ; on les reconnaîtra par leur siège pariétal, l'absence de coque sombre, et la disparition de toute structure pulmonaire.

Le niveau horizontal du liquide fait reconnaître l'*hydro* et le *pyopneumothorax*. C'est alors le type classique de la *bouteille d'encre*. La succussion hippocratique sous l'écran montre l'ondulation en *flot*.

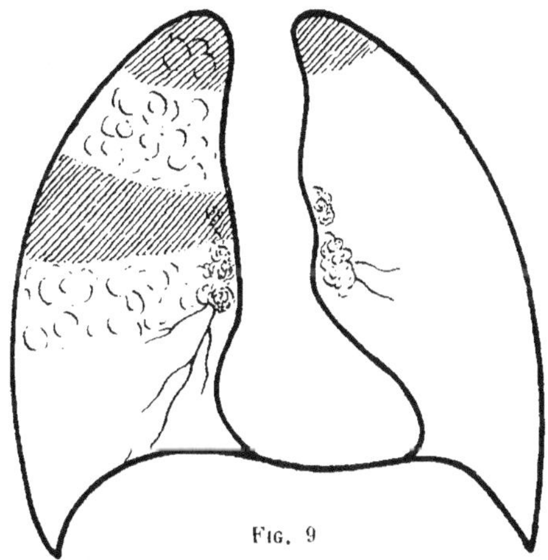

Fig. 9

Quelquefois on constate le mouvement dit *de balance* caractérisé par l'élévation du liquide au moment de l'inspiration, phénomène dû à la paralysie du diaphragme.

On voit aussi sur un mouvement ondulatoire du liquide sous l'influence des battements cardiaques et isochrones à ceux-ci.

La *pleurésie interlobiare* chez le tuberculeux est rare, mais peut exister. Il nous a été donné d'en voir un cas (fig. 9).

Grippe

Les différents aspects radiologiques de la grippe pulmonaire sont très différents de ceux constatés dans les diverses formes de tuberculose.

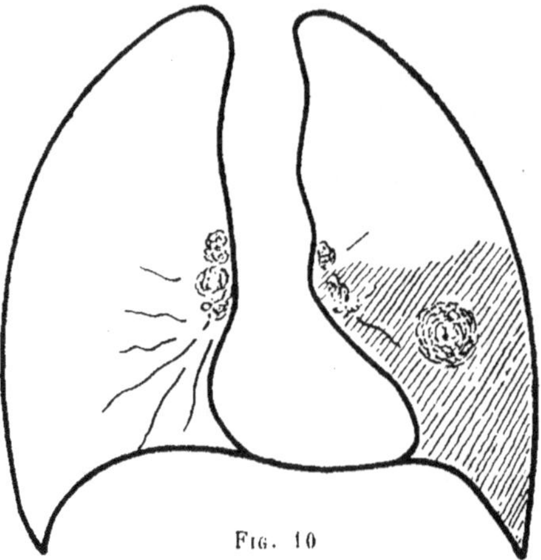

Fig. 10

Dans les *congestions œdémateuses*, la plage est grise, floue ; tout est estompé ; les côtes sont peu visibles ; les mouvements du diaphragme sont normaux.

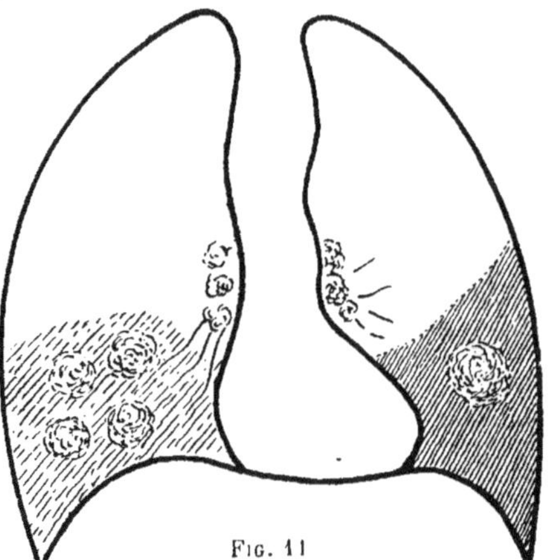

Fig. 11

L'*atélectasie*, quand elle existe, est surtout localisée aux bases, qui sont d'un gris homogène plus sombre, plus accentué qu'aux

parties moyennes et supérieures. Cette ombre est moins opaque
que dans la pleurésie, plus diffuse, sa partie supérieure se continue sans limite nette avec la zone sus-jacente, et va en décrois-
sant de bas en haut. On ne distingue pas de courbe de Damoiseau,
comme dans la pleurésie avec épanchement.

Cependant, dans certaines épidémies, comme celle de 1918-
1919, il n'est pas rare de constater la coexistence d'un léger
exsudat liquide ; le diagnostic est alors plus délicat, mais il y a
eu en général disparition plus complète du S. C. D. et non visi-
bilité du contour diaphragmatique et l'on aperçoit, à un examen
attentif, une limite supérieure plus nette que dans l'atélectasie
pure. (fig. 10 et 11).

Dans les *broncho-pneumonies*, au milieu d'un grisé plus ou
moins intense, se dessinent les ombres plus opaques, à contours
flous, correspondant aux foyers. Ces foyers sont le plus souvent
multiples, siégeant soit d'un seul côté, soit présentant une disposition bilatérale.

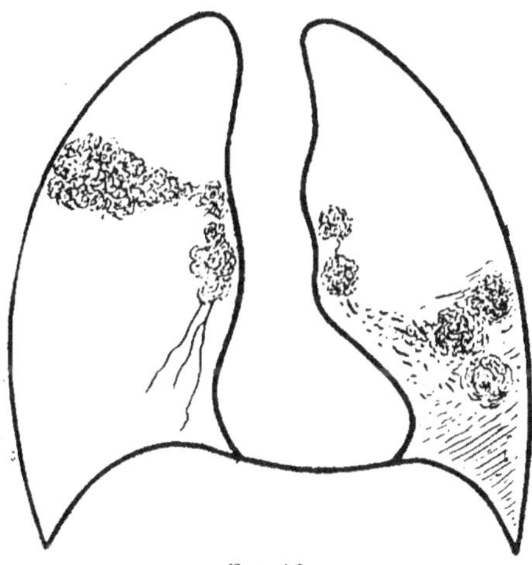

FIG. 12

Il nous a été permis de constater des noyaux triangulaires,
à base orientée vers la partie externe, et dont l'angle venait
jusqu'au voisinage du médiastin (fig. 12 et 13.) Dans ces cas
le diagnostic est à faire avec la *pleurésie interlobaire* ; dans celle-ci
l'ombre forme une bande plus opaque, plus homogène, plus
étendue en hauteur ; les limites en sont plus précises et plus
linéaires.

Nous n'insisterons pas sur les *pleurésies du sommet, pariétales diaphragmatiques, médiastinales,* ou *hilaires,* moins fréquentes, mais qui cependant peuvent être décelées par l'examen aux R. X. (fig. 14).

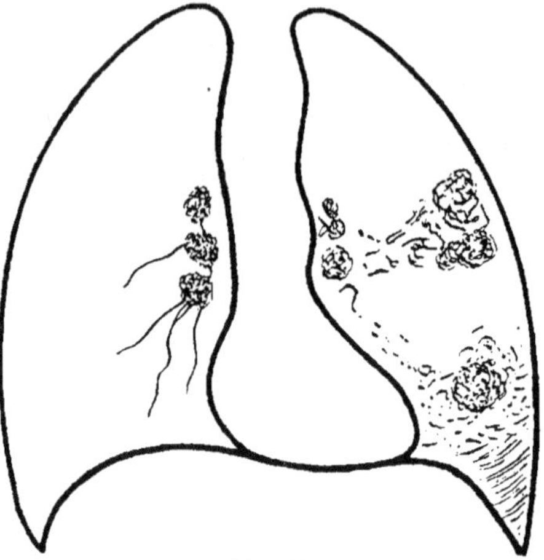

Fig. 13

Enfin on pourra voir des *abcès* (fig. 15). Dans ces cas le diagnostic avec une caverne tuberculeuse sans les anamnéstiques et les données cliniques peut être délicat.

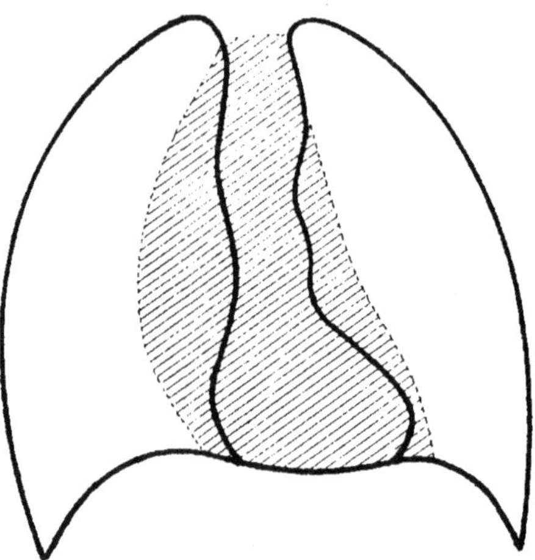

Fig. 14

Cependant une géode siégeant au milieu d'une zone d'un grisé uniforme, avec absence de toute pommelure, nous permit, chez un malade, d'arriver à une conclusion ferme. L'expectoration dans ce cas contenait des pneumocoques extrêmement nombreux, des streptocoques, mais pas de B. K. (1).

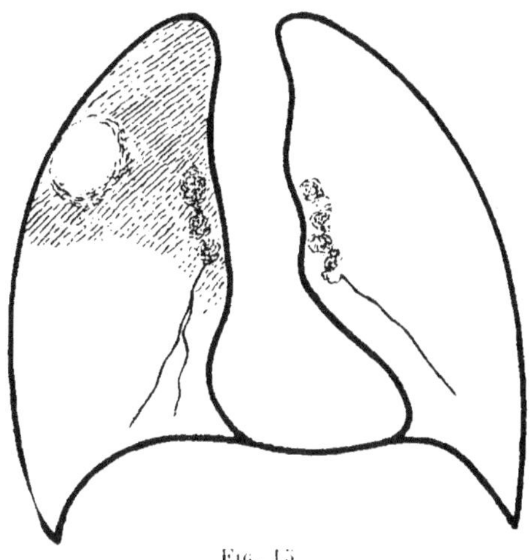

Fig. 15

Le pyopneumothorax peut être rencontré dans la grippe (fig. 16).

Gaz toxiques

Lors d'*intoxication récente*, ainsi qu'on a pu le constater dans les Ambulances de front, le poumon gazé et en particulier *ypérité*, donne une image caractéristique : les plages sont *floues, noyées dans la brume*, et l'on aperçoit un aspect moucheté ou tacheté, offrant une certaine ressemblance avec une *voilette à pois* (2).

Cet aspect tacheté siège surtout dans les parties moyennes et inférieures. Il paraît correspondre au stade d'infarctus, où le poumon, par suite de l'action vésicante est parsemé de petits foyers hémorragiques (3).

De plus, les ombres hilaires sont plus accentuées que normalement.

Les broncho-pneumonies, les pleurésies enkystées ou non, ne présentent pas de signes radiologiques très différents de ceux

1. LECAPLAIN. Radiographies pulmonaires chez des grippés et des gazés. *Normandie Médicale* n° 3. 1919.
2. PARISOT et DARBOIS. *Sous-Secrétariat du S. S.* 1918.
3. Roger LEROUX. *La broncho-pneumonie du vieillard*. Masson. 1921.

R. BRUNON. La Tuberculose pulmonaire.   17

observés dans les complications de la grippe, signalés plus haut.

Dans un cas de *gangrène*, provoqué par les gaz asphyxiants que nous avons pu suivre, le poumon droit présentait au niveau du 1/3 inférieur, une vaste zone d'opacité non homogène à centre plus clair, assez régulièrement arrondie, avec réaction pleurale à la base, et du côté droit, trois foyers de broncho-pneumonie. A l'autopsie on trouva une vaste zone gangrénée à contenu putrilagineux. (Fig. 17)

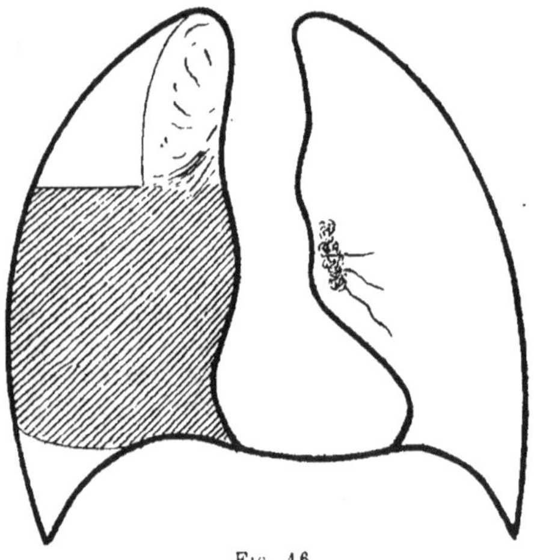

Fig. 16

Dans les états plus anciens (2 à 3 ans) l'aspect n'est plus aussi caractérisé. Les signes radioscopiques alors constatés, consistent en grisé plus ou moins accentué des plages et parfois des sommets. Le grisé, en général, disparaît à la toux; si au contraire le grisé subsiste, il peut s'agir, soit d'une légère sclérose, soit d'une pleurite.

Chez les individus plus profondément atteints, les plages sont très grisées, s'éclairant mal à la toux et à l'inspiration, elles sont parcourues par des tractus bronchiques sombres, disposés en éventail, au niveau desquels on peut reconnaître encore les points plus opaques signalés au début.

Dans certains cas, nous avons noté, une *semi-opacité suspendue*, au niveau du 1/3 moyen ou du 1/3 inférieur de la plage, et témoignant d'une sclérose pulmonaire étendue (fig. 18).

Les ombres hilaires sont en général très marquées, et montrent des chaînes ganglionnaires, soit sous forme de masses dissociables à la toux, soit sous forme de cordon moniliformes accompagnant les tractus sur leur trajet, surtout le long des bords du cœur.

Les S. C. D. sont souvent gris, se déplissant incomplètement à l'inspiration profonde.

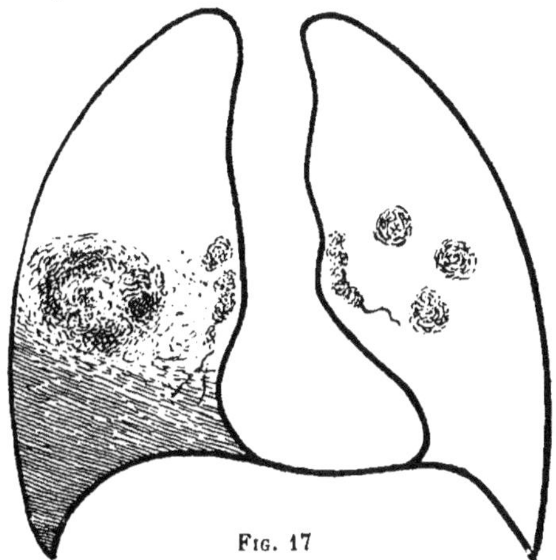

Fig. 17

L'amplitude diaphragmatique est plus ou moins diminuée d'un côté, parfois des deux, la coupole est quelquefois festonnée.

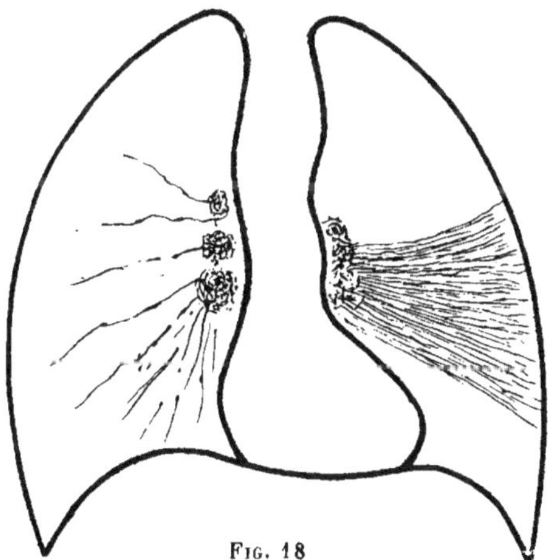

Fig. 18

Le médiastin vu en O. D. A. montre des ombres ganglionnaires à sa partie moyenne, le haut et le bas s'éclairant en général assez bien.

On conçoit qu'il sera parfois extrêmement délicat de faire

le diagnostic entre les séquelles des gaz et certaines formes, en particulier les formes fibreuses, de la tuberculose, les pleurites apicales d'origine bacillaire, les scléroses phymateuses, d'autant plus que les signes stéthacoustiques et généraux eux-mêmes prêteront souvent à confusion (1).

Cependant on peut dire, que dans la majorité des cas, l'intoxication par les gaz, aboutira à la sclérose bronchique ou pulmonaire, avec poussées congestives, siégeant de préférence aux hiles ou aux bases, sans prédilection marquée pour les sommets (2).

Ce n'est que par le triple examen approfondi des signes cliniques, radiologiques, et bactériologiques que l'on arrivera à porter un diagnostic ferme (3).

Il n'est pas d'ailleurs, absolument exceptionnel de voir, une tuberculose évoluer tardivement chez un ancien gazé (4).

Syphilis du poumon

La syphilis pulmonaire est plus fréquente qu'on ne le pense généralement. Elle est souvent méconnue et confondue avec la tuberculose.

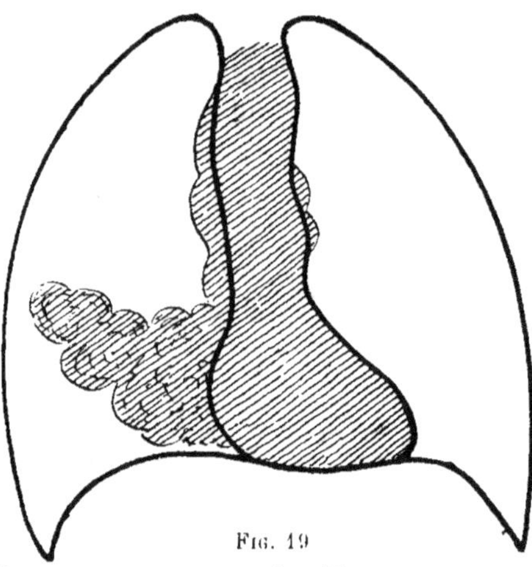

Fig. 19

Dans ses formes gommeuses et scléro-gommeuses, elle a son siège de prédilection au niveau de la partie moyenne droite.

1. PARISOT et LECAPLAIN. Séquelles tardives de l'intoxication par les gaz vésicants. — *Sous-Secrétariat du S. S.* Sept. 1918.

2. PARISOT et LECAPLAIN. Traitement des séquelles pulmonaires dans les intoxications par les gaz. *Sous-Secrétariat du S. S.* Nov. 1918.

3. LECAPLAIN. Etude du poumon ypérité. *Normandie Médicale*, n° 14. 1920.

4. CADET. *La tuberculose pulmonaire chez les intoxiqués par les gaz asphyxiants.* Nancy. 1920.

Le syphilome pulmonaire peut affecter soit la forme de *masses nodulaires*, polycycliques, sombres d'une opacité plus ou moins homogène, à point de départ hilaire ou para-hilaire, soit le type de *sclérose*, se caractérisant par une zone sombre de dimensions variables, étendue du médiastin à la paroi. (fig. 19, 20)

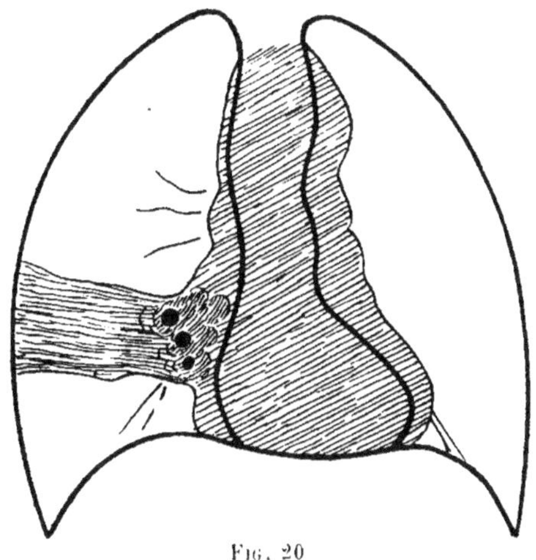

Fig. 20

Si la gomme s'excave, ou aura l'image d'une *caverne*.

Les lésions syphilitiques pulmonaires peuvent encore revêtir le type de la *bronchectasie*. (fig. 21)

En général, il y a existence d'une *grosse adénopathie médiastinale*, siégeant surtout vers la base du cœur, à l'origine des gros vaisseaux.

Dans la sclérose, l'hémithorax est rétracté, les côtes sont plus obliques que normalement et le médiastin dévié vers le côté malade, au moment de l'inspiration.

Le diaphragme est fréquemment élevé, déformé et ses mouvements d'excursion limités.

La sclérose pulmonaire, d'origine syphilitique ou non, peut entraîner la dextrocardie acquise si la sclérose siège du côté droit (1).

Cancer du poumon

Le cancer du poumon (carcinome) est vu, sous forme d'une ombre opaque, avec contour assez régulièrement arrondi, siégeant le

1. LECAPLAIN. Deux cas de syphilose pulmonaire. *Bulletin Soc. Méd. Hôp.* Paris. N° 21. Juin 1922.

plus souvent vers la partie moyenne, ayant son point de départ
au niveau du hile.

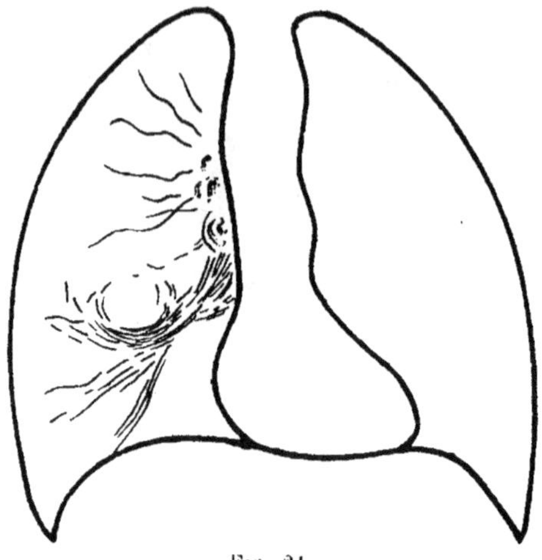

Fig. 21

Le cancer secondaire se caractérise par des ombres nodulaires,
opaques, à contours assez précis, restant entourés par un parenchyme normal.

Kyste hydatique

Celui-ci occupe assez fréquemment la partie moyenne du poumon. C'est une ombre uniforme, circulaire ou ovalaire, à contour
net. Les kystes multiples sont plus opaques et mieux limités
que les masses tuberculeuses.

Tumeurs du médiastin

Les tumeurs du médiastin sont parfois difficiles à distinguer
de l'adénopathie trachéo-bronchique tuberculeuse.

Les ombres formées par ces tumeurs produisent une déformation de l'un des côtés seulement ou de chaque côté du médiastin. Leurs contours sont assez nets, arqués, moins polycycliques
que les adénopathies, elles ne se déplacent pas dans les mouvements respiratoires et ne se dissocient pas à la toux.

Le goître plongeant et le thymus hypertrophié se traduisent
par un élargissement de l'ombre médiane, surtout marqué à la
partie supérieure du thorax.

Toutefois le diagnostic de la nature de ces tumeurs est souvent délicat par la seule interprétation radiologique.

Valeur des indications fournies
par la radiologie pulmonaire

Le radiodiagnostic, dans la très grande majorité des cas confirme les données de la clinique.

Cependant dans un certain nombre de cas les résultats obtenus par ce mode d'investigation ne concordent pas avec les signes stéthacoustiques.

a) *Signes cliniques sans signes radiologoiques.* A vrai dire, ces cas sont assez exceptionnels. Cependant ils existent. Il est en effet, probable que certaines lésions sont trop discrètes, ou masquées et échappent à l'examen sous l'écran. Dans ces cas on devra toujours faire une radiographie qui permettra de dépister ce qui restait invisible à la radioscopie.

Mais il faudra, dans ces cas se méfier des fausses tuberculoses, commme cela peut se produire dans les lésions de l'appareil respiratoire supérieur, s'accompagnant de troubles du murmure vésiculaire à un ou deux sommets et de certains cas de fausse tuberculose par appendicite chronique, en particulier.

On a vu cependant, certains malades cracher des bacilles, sans qu'il y ait aucune modification de l'image.

Ceci se comprend en effet, car l'image produite est la résultante des diverses altérations physiques, réparties dans l'épaisseur du poumon. Si les rayons rencontrent successivement des cavernes remplies d'air et des masses solides, l'intensité lumineuse de l'écran qui les reçoit sera la conséquence de l'augmentation et de la diminution de transparence des portions traversées. Le résultat pourra être, soit une diminution, soit une augmentation de la clarté normale, soit même l'absence de toute modification.

C'est ce qui a permis de dire que l'autopsie révèle plus de lésions que les R. X., qui eux-mêmes en découvrent plus que l'auscultation (1).

b) *Signes radiologiques sans signes cliniques.* Cette éventualité peut se produire. Certaines lésions ou cavernes (*cavernes muettes*) peuvent être décelées à l'écran sans s'accompagner de signes stéthacoustiques d'infiltration ou d'ulcération.

c) *Non concordance des signes cliniques et des signes radiloo-*

_____

1. Jaugeas. *Précis de Radiodiagnostic.* Masson.

giques. Les anciens cliniciens ont signalé depuis longtemps, des cas où les signes d'auscultation d'un foyer, avaient été perçus du côté opposé à la lésion trouvée à la nécropsie.

La radiologie permet de rectifier pendant la vie, des erreurs de diagnostic de ce genre. Le fait a son intérêt.

Conclusions

Le radiodiagnostic constitue donc pour l'étude de la tuberculose un excellent auxiliaire qui vient s'ajouter aux autres modes d'investigation, sans en exclure aucun.

C'est toujours, suivant le dire très juste Béclère, le jugement médical, qui donnera aux images aperçues sur l'écran fluorescent, comme aux bruits entendus par l'oreille ou aux vibrations ressenties par les doigts, leur véritable signification diagnostique.

CHAPITRE VIII

Diagnostic de Laboratoire

Techniques — Critique

par M. le Dr Cayrel

PRÉAMBULE.

INTERVENTION DU LABORATOIRE AU COURS DE LA TUBERCULOSE PULMONAIRE.

ETUDE DE L'EXPECTORATION.

    Méthode clinique.
    Méthode histochimique.
    Méthode chimique (albumino-réaction).
    Méthodes bactériologiques.
        Examen bactériologique direct.
        Homogénéisation des crachats.
        Culture des crachats.
        Inoculation aux animaux.
    Critique des résultats obtenus par les méthodes d'examen des crachats.
    Le petit laboratoire du praticien pour l'étude des crachats.
    Prélèvement de l'expectoration en vue des examens.

LES RÉACTIONS A LA TUBERCULOSE. *Valeur diagnostique et pronostique.*

    Subcutiréaction.
    Cuti-réaction.
    Intradermoréaction.
    Ophtalmoréaction.

LA RÉACTION DE FIXATION DANS LA TUBERCULINE PULMONAIRE.

CONCLUSION.

On ne peut aujourd'hui parler de tuberculose sans évoquer les épreuves de laboratoire qui sont entrées dans les mœurs scientifiques et sont universellement adoptées.

On pourrait écrire sur les relations de la tuberculose avec le laboratoire un nombre de pages considérable et non dénuées d'intérêt.

Mais pour rester dans le cadre de cet ouvrage et dans les directives de son but général, nous envisagerons la question d'une manière limitée et uniquement dans ce qu'elle peut avoir d'intéressant pour le praticien.

Celui-ci doit connaître avant tout les épreuves qui ont déjà subi la consécration du temps et le recul d'une longue expérience.

Exposer à ses yeux, dans leur complexité, les recherches innombrables, les analyses de toutes sortes qui ont trait au diagnostic ou au pronostic de la tuberculose, serait œuvre vaine et quelque peu décourageante pour ceux qui n'ont pas sous la main ces moyens très utiles de contrôle.

Nous ne décrirons ici ni techniques spéciales de coloration, ni réactions biologiques dans leur détail.

Avant tout, il importe au praticien de savoir *ce qu'il doit demander au laboratoire* pour s'éclairer et aussi *comment il doit interpréter l'expertise* qu'il a provoquée.

Ce dernier point est capital. Que d'interprétations fausses ont été données à des résultats de laboratoire, et dans quelles voies thérapeutiques dangereuses une mauvaise compréhension de ces mêmes résultats a souvent entraîné médecins et malades.

Au début d'un chapitre consacré à l'étude du diagnostic de laboratoire, il n'est pas superflu de rappeler la vive clarté jetée par les grands noms français dans l'histoire expérimentale de la tuberculose.

Si Robert Koch a démontré, en 1882, l'existence du microbe de la tuberculose, c'est à un Français, Villemin, qu'appartient la conception lumineuse de l'inoculabilité des produits tuberculeux, si riche depuis en applications pratiques.

Sa communication à l'Académie de Médecine, le 5 décembre 1865 (17 ans avant la découverte de Koch) où il annonçait avoir inoculé avec succès de la matière tuberculeuse à des lapins, souleva de vives critiques.

La thèse remarquable d'Hippolyte Martin (1879) en démontrant l'inoculation en série des produits tuberculeux, réduisit à néant les attaques des adversaires.

En 1880 déjà, Bouchard pouvait affirmer le caractère parasitaire et infectieux de la maladie.

Dès 1883, Cornil et Babès, par de multiples expériences étudiaient et confirmaient les conclusions de Koch.

Ces savants publiaient, en 1885, leur livre *Les Bactéries*, ouvrage d'ensemble sur la bactériologie, le premier qui ait paru en France et peut-être en Europe.

Bien d'autres noms français pourraient être cités : Dieulafoy et Krishaber, Chauveau, Malassez et Vignal, Straus et Gamaléia, Arloing et P. Courmont, Calmette et ses élèves, Jousset, Bezançon et ses nombreux collaborateurs, et quantité d'autres qu'il nous est impossible de citer.

Comme la notion anatomique primordiale (Laënnec), la notion expérimentale capitale (Villemin) sont des conceptions françaises.

Intervention du laboraioire
au cours de la tuberculose pulmonaire

Au cours de la tuberculose pulmonaire, le laboratoire peut intervenir de diverses façons, ou bien pour éclairer le médecin au point de vue du diagnostic, ou bien pour lui fournir des éléments de pronostic, ce qui est rarement possible ; ou enfin pour lui permettre de suivre l'évolution de la maladie par une série d'examens comparatifs.

En étudiant les diverses recherches à effectuer, nous indiquerons, en cours de route, leur valeur relative sous ces trois chefs de la question.

Certaines épreuves de laboratoire paraissent avoir un caractère absolu ; d'autres un caractère relatif.

En pratique, il n'est aucune épreuve (même l'examen positif des crachats) qui ne doive être considérée sans l'interprétation clinique.

Avant tout, et nous ne nous lasserons de le dire, il faut faire œuvre de bon sens. C'est là que la critique scientifique doit régner en maîtresse.

Ici comme en tout, l'art du médecin sera d'établir des rapports ; et se tenant sur une base — la clinique — éminemment variable suivant son intuition, son expérience, son savoir, le praticien se servira du laboratoire *aussi souvent* qu'il sera nécessaire, mais avec prudence, discernement et raison.

Le résultat du laboratoire ne doit jamais être considéré isolément.

Un examen, même positif, s'il ne concorde pas avec les autres données déjà requises, devra être repris. Ceux-là seuls qui n'ont qu'une pratique superficielle du laboratoire assimilent les procédés physiques et bactériologiques d'examen à des opérations rigoureuses et mathématiques.

Ce sont là comme des vérités premières ; notre expérience déjà longue en la matière, nous autorise à les répéter comme un renseignement utile à noter dans la pratique.

Parmi les expertises demandées aujourd'hui au laboratoire au sujet de malades atteints de tuberculose beaucoup sont parfaitement inutiles. L'abus qu'on en fait en bien des cas a suscité une réaction contraire qui risquerait elle aussi de dépasser la mesure.

En pratique l'on n'hésitera pas à recourir largement à des expertises faciles, courantes, inoffensives pour le malade (sauf par la divulgation du résultat), par exemple l'examen des crachats.

L'on a pu voir des malades cliniquement tuberculeux graves et condamnés par le médecin à une vie de torture, à qui des examens négatifs de crachats ont rendu la santé et le bien-être. C'étaient des cas de mycose voire de syphilis pulmonaire. Pourquoi donc se priver d'un contrôle facile et inoffensif et allonger à plaisir la liste des fausses tuberculoses ?

En pratique aussi, on sera beaucoup plus prudent lorsqu'il s'agira de charger un organisme tuberculeux de substances étrangères capables de causer des réactions locales ou générales (tuberculino-diagnostic).

Il est écrit certes dans tous les livres modernes que certaines de ces pratiques sont inoffensives.

Nous croyons qu'il y a intérêt à les utiliser dans certains cas spéciaux. Mais dans la pratique courante elles ont beaucoup moins d'avantages et au fond personne ne connaît les réactions profondes et parfois mystérieuses que des causes, si innocentes en apparence, sont capables de provoquer. La science moderne nous a ouvert les yeux sur la violence des crises déchaînées par des impondérables.

Etude de l'expectoration

L'examen de l'expectoration chez le tuberculeux a toujours une grande importance, soit envisagée du point de vue clinique seul, soit étudié par les procédés de laboratoire.

Il était tout naturel en effet de rechercher dans les produits de suppuration ou de destruction de l'organe lui-même les témoins anatomiques et étiologiques de la maladie.

En fait, aujourd'hui encore, malgré d'autres épreuves diagnostiques, c'est le crachat du tuberculeux qui reste le matériel essentiel fourni au praticien désireux de s'adresser au laboratoire. Matériel du reste facile à recueillir ; épreuve innocente pour le malade ; affirmation absolue du diagnostic dans un grand nombre de cas, telles sont les raisons qui recommandent l'examen des crachats comme une épreuve, aujourd'hui courante, dans les cas suspects ou même avérés de tuberculose pulmonaire.

Le crachat peut-être étudié par diverses méthodes : clinique ; histo-chimique ; bactériologique. Nous les envisagerons tour à tour.

A. — **Méthode clinique**. — Il est admis généralement que le tuberculeux, à la période dite de germination, ne crache pas.

Dans certains cas, cependant, en interrogeant de près le malade, on saura qu'il émet, de préférence le matin, quelques crachats plus ou moins muqueux que l'on aura soin de recueillir en vue de l'expertise. Plus tard, dès le début de la phase de ramollissement les crachats prennent le caractère muco-purulent parfois mêlés de parcelles blanchâtres, d'origine caséeuse. Au cours de la période cavitaire l'expectoration est constituée par des blocs puriformes bien connus (crachats nummulaires).

Dans certains cas ils sont liés, abondants, verdâtres par une sorte de vomique (évacuation d'une caverne).

Enfin ils peuvent être hémoptoïques ou sanglants.

Ces caractères cliniques se modifient au cours de la poussée évolutive constituant un symptôme de « premier plan » (Bezançon et de Serbonnes).

Ou bien le crachat purulent est accompagné d'une mousse abondante et visqueuse, ou bien l'expectoration prend une teinte ambrée spéciale, parfois pneumonique, ou enfin des crachats jusque-là rares, deviennent abondants et on y trouve des particules purulentes témoins d'une fonte importante de l'organe.

Sauf dans ces conditions, l'aspect clinique des crachats a perdu de sa valeur aujourd'hui. Ces aspects peuvent être créés par des affections pulmonaires étrangères à la tuberculose.

La notion à retirer de cet aperçu très rapide est que l'on peut demander avec fruit l'expertise des crachats même quand l'expectoration n'a pas pris le caractère purulent.

Il nous est arrivé souvent au laboratoire de constater bacillifère une expectoration d'apparence anodine et les recherches récentes ont confirmé la présence précoce du bacille de Koch dans les crachats.

Les relations entre l'aspect clinique et le contrôle bactériologique méritent donc d'être mises au point.

B. — **Méthode histo-chimique**. — L'on doit à MM. Bezançon et S. J. de Jong des recherches extrêmement complètes et intéressantes sur l'histochimie de l'expectoration.

Le cadre restreint dont nous disposons nous empêche d'en tenter même l'analyse.

Les crachats, étalés sur lame, fixés à l'acide chromique et colorés au bleu polychrome de Unna montrent divers éléments principaux.

a) *Le mucus* en fins écheveaux de fibres parallèles ou en réticulum plus ou moins délicat. C'est un élément banal.

b) *La fibrine* ; très rarement rencontrée même dans les crachats pneumoniques.

c) *L'exsudat séro-albumineux*, abondant au moment des poussées d'œdème ou de congestion pulmonaire.

d) *Les éléments cellulaires.*

Poly-nucléaires traduisent une inflammation aiguë ou une poussée inflammatoire au cours d'une affection chronique.

Eosinophiles qui seraient la signature du terrain asthmatique mais rencontrés dans les affections chroniques.

Globules rouges beaucoup plus fréquents qu'on ne croit en petite quantité et donc d'un intérêt assez minime.

Cellules alvéolaires du poumon du volume d'un moyen mononucléaire, à noyau central rond ou ovalaire, à protoplasma net ; d'autres cellules dites *cellules cardiaques* sont chargées de pigments hématiques ;

Cellules bronchiques à gros noyau ovale, élément banal.

Cellules pharyngées, sans aucun intérêt.

Fibres élastiques. Leur recherche était recommandée autrefois dans tous les traités classiques. Seules, la tuberculose et la gangrène pulmonaire, maladies destructives, permettent leur présence dans les crachats. Cette recherche a fait place à celle du bacille.

Il est un cas cependant où elle conserve son importance, nous parlons des poussées évolutives de la tuberculose. Bezançon et de Serbonne y attachent une grande importance.

Ces éléments disparaissent rapidement si la poussée a été légère. Leur apparition et leur disparition peuvent évoluer parallèlement à des décharges bacillaires d'où bonne indication pour rechercher les bacilles avec plus de soins.

C. — **Méthode chimique**. — L'examen chimique de l'expectoration se recommande à l'attention du praticien par une recherche importante, celle de l'albumine.

Dès 1855 déjà, Biermer dans son Traité de l'expectoration, signalait dans les crachats la présence d'une albumine dissoute, distincte de la mucine.

Plus tard Benk, Caventou, Kassel etc..... firent des constatations analogues.

Mais c'est à MM. Roger et Lévy-Valensi qu'on doit d'avoir par leurs publications (1909), porté, la question sur le terrain pratique (Albumino-réaction). L'ensemble de la question est exposé dans la thèse de Mlle Wourmann. Depuis lors de nombreux travaux sont venus contrôler les résultats de ces auteurs. La thèse de Privey, inspirée par le regretté professeur lyonnais Ch. Lesieur met au point la question avec l'appui d'une importante statistique.

Technique de la Réaction. Recueillir les crachats (si possible non mélangés de salive) dans un récipient sec. Rejeter ceux qui contiennent du sang. Opérer sur des produits fraîchement émis. Additionner l'expectoration avec son volume d'eau distillée ou mieux du sérem physiologique à 7 %. L'eau distillée peut créer un éclatement des globules blancs avec libération de leur albumine.

Agiter et triturer le mélange avec une baguette de verre. Coaguler le mucus par quelques gouttes d'acide acétique (proportion d'environ 1 ‰) — sans dépasser la dose. Pour cela on réadditionnera d'acide acétique un peu du liquide filtré (il ne doit pas y avoir précipitation). Filtrer sur papier à filtrer ordinaire ou papier Chardin. Rechercher l'albumine sur le liquide filtré.

a) soit par le ferro-cyanure de potassium en solution saturée.

b) soit par la chaleur (ajouter au préalable un peu de sel marin).

c) soit par l'acide azotique (Lesieur et Privey).

Le liquide devient bleuâtre si la réaction est faible.
Il y a un halo nuageux si la réaction est nette.
Ou un précipité rétractile pour une réaction forte.
Si la réaction était douteuse on filtrerait très doucement le liquide d'expectoration sur la surface du réactif pour avoir un anneau.
Il est avantageux, en vue de ne pas produire une libération des albumoses d'abaisser l'acidité du liquide filtré à l'aide d'une solution faible de soude en présence du tournesol jusqu'au voisinage de la neutralité (Jacquemet).

Cette réaction est donc facile à exécuter en l'absence de tout matériel et aussi commodément qu'une analyse d'urines.

Quels renseignements peut-elle donner ?

Dans tous les cas de tuberculose pulmonaire confirmés par la présence du bacille de Koch dans les crachats, la réaction est positive 100 %.

En l'absence de tuberculose pulmonaire (sauf la granulie), l'albumino-réaction est toujours négative.

Dans tous les cas suspects de tuberculose commençante il y a lieu de pratiquer l'albumino-réaction qui se montre d'autant plus souvent positive que les autres signes se manifestent et apparaisssent (80 % de positifs dans les cas suspects).

L'albumino-réaction *constamment* positive a une grande valeur qui s'ajoute aux symptômes cliniques. « C'est une recherche qu'il est bon d'ajouter à l'examen minutieux du malade et non de lui substituer » (Lesieur et Privey).

D'autre part l'on peut diviser les expectoration en deux groupes :

Celles qui ne contiennent pas d'albumine (bronchite simple emphysème(.

Celles contenant de l'albumine *parmi lesquelles* l'expectoration des tuberculeux.

Un résultat positif doit donc être discuté.

Un résultat négatif permet invariablement d'éliminer la tuberculose.

Peut-on utiliser l'albumino-réaction pour le pronostic de la tuberculose pulmonaire ?

A Leysin, Roulet et Dieudonné s'en sont servis pour affirmer la guérison chez d'anciens tuberculeux ayant encore un catarrhe muqueux.

Dans d'autres cas ils ont pu présager une rechute chez des malades en apparence guéris mais présentant une albumino-réaction positive .

Lesieur et Privey d'autre part se sont basés sur l'intensité de la réaction.

Ils concluent que l'intensité est en rapport jusqu'à un certain point avec l'importance et la gravité des lésions ainsi qu'avec l'abondance des bacilles.

Enfin la disparition de l'albumoptysie, toujours postérieure à celle du bacille de Koch est un signe excellent de guérison des lésions pulmonaires antérieures.

En résumé, et d'après 840 observations de différents auteurs l'albumino-réaction a été positive dans :

100 °/₀ des cas de tuberculose confirmés (par l'examen microscopique direct).

82 °/₀ des cas de tuberculose cliniquement probables (sans bacilles de Koch).

37 °/₀ seulement des expectorations non tuberculeuses.

A cette réaction l'on a préféré un peu partout la recherche du bacille de Koch.

Il serait injuste, en se basant sur les résultats ci-dessus, de lui dénier une valeur considérable et des caractères de simplicité qui en font une recherche facile, pour le praticien isolé, pour le diagnostic surtout.

D. — Méthodes bactériologiques. — Comme l'on a écrit bien souvent, il n'existe qu'un seul signe de certitude de la tuber-

Aussi les recherches récentes du professeur Bezançon sur les *crachats lavés* ont-elles une grande valeur pratique. Cet auteur dit : « l'examen direct extemporané après lavage a seule valeur pour le diagnostic des infections secondaires. »

En effet à la surface du crachat qui traverse le pharynx et la bouche, les microbes pullulent très rapidement. On les trouve sur les lames : on les accuse ; on s'acharne à les détruire dans le parenchyme pumlonaire : ... d'où il ne viennent pas.

Pour cette étude, le crachat recueilli dans un récipient stérile ou très propre, fournit par prélèvement une parcelle qui est lavée quelques secondes dans trois récipients contenant du sérum physiologique stérile ; on étale et on colore.

Dans la plupart des cas, le bacille de Koch est seul dans la la préparation.

Quelquefois cependant on retrouve quelques coccis associés d'espèces banales. Il ne semble pas qu'on doive fabriquer pour eux des vaccins complexes et offensifs.

Seul, le pneumocoque observé parfois aux côtés du bacille de Koch doit attirer l'attention. On doit donner aux processus pneumonique évoluant sur un poumon tuberculeux la place qui convient dans le pronostic.

Homogénéisation des crachats

Cette méthode se propose de recueillir par centrifugation dans le fond d'un tube les bacilles rares contenus dans une certaine quantité de crachats. Au préalable il faut fluidifier ceux-ci, et cette fluidification elle-même en libérant les bacilles de leur gangue albumineuse les offre à la coloration et à la recherche microscopique.

Il existe de nombreuses techniques d'homogénéisation des crachats. Nous ne les décrirons pas ici.

Les opérations terminées on étale le culot de centrifugation et on fait un examen direct après coloration au Ziehl.

Cette méthode est beaucoup plus exacte et beaucoup plus scientifique que le simple procédé direct.

On doit y recourir toutes les fois que celui-ci est resté négatif. Une homogénéisation positive a la même valeur exactement que la présence des bacilles à l'examen direct.

On calcule qu'un cinquième des cas négatifs à l'examen simple sont positifs après homogénéisation ; c'est dire assez la valeur de cette technique.

L'homogénéisation demande une certaine quantité de crachats

(5 à 10 cc.) non mélangés de salive. L'on peut aider à l'expectoration en donnant certains médicaments (Voir plus bas).

Les procédés d'homogénéisation nécessitant étuve et centrifugeur, nous ne les décrivons pas dans ce chapitre.

Culture des crachats

La culture du bacille de Koch est toujours plus ou moins laborieuse et demande un temps assez long et l'emploi de milieux speciaux.

Si certains d'entre eux ont permis le repiquage dans un temps assez bref de cultures pures de bacilles, il n'en était pas de même jusqu'ici quand on s'adressait à des produits impurs comme les crachats.

MM. Calmette et Limousin, utilisant un procédé indiqué par S. A. Pétrof de Saramac-Lake (New-York) ont cependant porté récemment la question sur le terrain pratique : et aujoud'hui on peut assez facilement obtenir au laboratoire, par l'emploi d'un milieu spécial des cultures rapides de bacilles de Koch en partant des crachats tuberculeux.

Les crachats sont fluidifiées, centrifugés et on détruit la flore autre que le bacille de Kock par arrêt de développement sur un milireu antiseptique ; on ensemence 4 à 5 tubes qui sont portés à l'étuve à 38° pendant 8 à 12 jours. Les colonies de bacilles tuberculeux se manifestent sous l'aspect de taches jaunâtres sèches, qui s'élargissent et forment sur le milieu de culture un voile continu, sec et mince, farineux, non plissé.

S'il existe du bacille tuberculeux dans le crachat trois tubes sur cinq donnent des colonies pures.

Tous les crachats bacillifères ensemencés ont donné aux auteurs des résultats positifs par la culture.

Cette méthode récente doit être connue du praticien.

Elle est à la portée dès maintenant des laboratoires bien installés.

Cette méthode est de plus incontestablement plus rapide et moins onéreuse que la suivante — l'inoculation aux animaux, — et, si elle remplit ses promesses, elle est appelée, de par sa simplicité et son économie, à un grand succès.

Inoculation aux animaux

Lorsqu'un examen microscopique des crachats, directement ou après homogénéisation, n'a pas décelé la présence du bacille de Koch, alors que les signes cliniques font cependant penser à la tuberculose, il ne reste plus — réserve faite de l'épreuve précédente — qu'à recourir à l'inoculation à l'animal.

Celle-ci doit être soumise à certaines règles.

On choisit d'abord un animal sensible, en l'espèce le cobaye. Il est recommandé d'inoculer le produit suspect à plusieurs cobayes, en préjugeant que l'examen après homogénéisation étant négatif les bacilles doivent être en très petit nombre.

L'inoculation du crachat, délayé dans l'eau physiologique et au préalable lavé, se fait sous la peau de la racine de la cuisse. Il se forme généralement (pas toujours), au point d'inoculation, un foyer de nécrose qui s'extériorise vers le 15e jour (chancre d'inoculation) et qui persiste ensuite.

Vers le 15-20e jour les ganglions se tuméfient. L'animal succombe, après amaigrissement après *un à quatre mois et même plus*. On peut le sacrifier auparavant. L'autopsie montre des lésions tuberculeuses étendues (rate surtout, foie, séreuses, ganglions caséeux). On retrouve le bacille tuberculeux dans les lésions. Celles-ci varient un peu, suivant la durée de la survie.

L'inoculation intra-mammaire de la femelle en lactation fait apparaître des bacilles dans le lait vers le 8e-12e jour.

Malgré sa lenteur l'inoculation à l'animal est donc une méthode sûre ; on admet en pratique que tout cobaye inoculé avec un produit contenant un bacille de Koch contracte la tuberculose.

Critique des résultats obtenus par les méthodes
d'examen des crachats

Il importe au plus haut point, nous l'avons dit, que le praticien sache interpréter les résultats du laboratoire et soit fixé sur la valeur de l'expertise qu'il a demandée.

Cette valeur croît du simple examen direct à l'inoculation à l'animal en passant par l'homogénéisation et la culture. *La coloration directe sur lame* a pour elle sa simplicité. Elle donne avec un minimum de moyens, un résultat souvent positif en quelques minutes. Elle est à la portée du praticien pour peu que celui-ci sache lire une préparation.

Mais cet examen direct est un moyen insuffisant qui laisse échapper bien des résultats positifs.

A ce titre *l'homogénéisation* lui est grandement supérieure. C'est elle qui a permis d'élargir considérablement le domaine de la tuberculose ouverte.

En pratique on doit toujours s'adresser à cette technique. Le praticien, dans sa demande au laboratoire, devra mentionner : homogénéisation à pratiquer en cas de résultat négatif ; cela laissera au bactériologiste ses coudées franches.

L'on pourra demander aussi la culture en cas d'échec des autres procédés. C'est un moyen assez rapide d'être renseigné.

L'inoculation, procédé lent et aujourd'hui onéreux, sera réservé aux cas où il importe de répondre à des demandes, graves par leur caractère, des malades ou de sa famille (mariage, par exemple).

On l'emploiera encore pour confirmer une guérison.

La connaissance de la flore associée est utile dans certains cas : en général c'est un luxe, inutile en pratique.

Le laboratoire répond. Cette réponse doit être interprétée.

Le résultat est positif. — C'est un signe absolu de tuberculose *à la condition* qu'il n'y ait pas erreur du laboratoire. Cette erreur provient de la présence de bacilles acido-résistants qu'une technique peu soignée a pu laisser colorés. Le fait est rare pour la tuberculose pulmonaire.

Il nous est arrivé il y a quelques mois de redresser une erreur de ce genre. Un diagnostic ferme de tuberculose par présence de bacille de Koch avait été porté, en l'absence de tout signe clinique. Le praticien, étonné, demanda une contre-expertise. La préparation fourmillait de bacilles acido-résistants, qu'un lavage un peu poussé à l'alcool absolu faisait disparaître.

L'on n'oubliera donc pas les droits souverains de la clinique... et du bon sens.

La présence du bacille de Koch dans les crachats permet d'affirmer la nature *tuberculeuse* des lésions pulmonaires. *Elle ne fournit pas nécessairement la preuve que ces lésions sont en évolution.* Des tuberculeux plus ou moins florides avec bacilloscopie abondante n'ont pas de forme évolutive (Sergent).

La présence du bacille de Koch ne renseigne pas non plus sur sa virulence : notion peut-être négligée, qui pourtant rentre dans les données les plus connues de la pathologie générale.

Nous suivons depuis 18 mois une malade, qui, sur un terrain déplorable (alcoolisme allant jusqu'à la polynévrite) voit évoluer une tuberculose cavitaire, fébrile, avec bacilloptysie très abondante, sans aucun changement dans l'état général. Il y a le terrain, mais il y a la graine.

Le résultat est négatif. Si l'on est partisan du laboratoire, il faut à tout prix répéter les examens et au moins faire pratiquer l'homogénéisation.

Un résultat négatif n'a aucune valeur en soi. Il faut l'étayer par des recherches successives dans le temps.

On choisira de préférence les poussées évolutives, au moment où l'expectoration devient purulente. On cherchera le bacille au cours ou à la suite des hémoptysies, on tâchera de le déceler chaque fois qu'une manifestation nouvelle se produit du côté des crachats ou du côté des poumons.

Mais il est une notion capitale, l'émission du bacille de Koch est éminemment intermittente. Nombreux sont les tuberculeux dont les crachats ne sont bacillifères que par périodes plus ou moins longues, plus ou moins espacées.

Le fait que les méthodes modernes d'exploration (homogénéisation) donnent un grand nombre de résultats positifs a conduit à une exagération qui mérite de retenir l'attention.

Il a suffi à certains observateurs de faire analyser 4 à 5 fois les crachats avec un résultat négatif (souvent par simple examen direct) pour transformer une tuberculose pulmonaire clinique en syphilis pulmonaire. Un examen ultérieur, après une série de cyanure, par exemple, montrait, quelques semaines après, des bacilles de Koch abondants. On a ainsi très certainement étendu à outrance dans ces derniers temps le domaine de la syphilis du poumon.

Dans d'autres cas, malgré des signes pulmonaires, quatre ou cinq examens négatifs ont fait nier la tuberculose.

Une pratique bactériologique de plus de dix années nous autorise à considérer une telle manière de voir comme dangereuse. Il ne convient pas de dire : « avec cette lésion le malade *doit* cracher des bacilles de Koch », mais bien : « le malade a droit de cracher des bacilles ». Il y a une nuance.

Il y a peu d'années, à un moment où l'homogénéisation était pourtant connue (1902), M. Lereboullet écrivait dans une revue générale : « Il ressort des discussions récentes que bien souvent il faut admettre l'existence d'une tuberculose pulmonaire sans constater la présence du bacille de Koch ».

Et la même année, un mémoire de Técon, de Leysin, montrait qu'il existe d'assez nombreux cas de tuberculose pulmonaire cliniquement certains, sans bacilles dans les crachats.

Nous suivons depuis plusieurs mois à l'Hôtel-Dieu des malades présentant des signes cliniques probants de tuberculose (sans aucun signe de spécificité) et qui ont toujours donné des résultats négatifs.

De tels faits évidemment restent cependant l'exception.

L'absence de bacilles de Koch dans les crachats, même quand ils ont été antérieurement constatés, ne permet pas de conclure à la non activité des lésions.

Mais l'absence souvent constatée et longtemps vérifiée de bacilles est un bon signe au contraire de lésion en voie de guérison.

On a voulu, dans ces dernières années, attribuer une grande valeur pronostique à l'abondance ou à la rareté des bacilles dans l'expectoration de même qu'à leur morphologie. La réclame commerciale s'est emparée des bacilles, dits granuleux ou courts pour en faire les témoins du bienfait de certains médicaments.

On ne doit attacher à ces caractères aucune importance pronostique. Le plus souvent, le caractère granuleux tient à la technique de coloration et l'on sait d'autre part que des tuberculeux florides crachent parfois d'innombrables bacilles, alors que des malades rapidement cachectiques peuvent n'avoir qu'une bacilloptysie minime. Seule la diminution progressive, constante constatée en série, puis la disparition des bacilles ont une valeur notable.

Il reste un mot à dire des inoculations. Cette pratique est, on peut le dire, la plus sûre lorsqu'il s'agit d'avoir une réponse ferme.

Cependant, le terme de quatre à six semaines que l'on exige pour donner une réponse peut être largement dépassé.

Le sacrifice de l'animal est souvent nécessaire sans attendre sa mort naturelle. Sinon il n'est pas rare qu'on ne puisse se prononcer avant huit à dix semaines, parfois plus. L'animal, d'autre part, ne présente pas toujours le chancre d'inoculation.

La dose de bacilles inoculés intervient aussi et il n'est pas très rare de voir un animal ensemencé avec de très rares bacilles ne présenter, après un temps même assez long, aucune lésion macroscopique.

D'autres cobayes, après un amaigrissement, marqué le premier mois, reprennent du poids, se développent et ne consentent à mourir qu'après un délai fort long. La virulence des bacilles n'est pas toujours la même. Il est probable du reste que l'accoutumance de la race pourrait être invoquée à la longue, pour expliquer certains résultats douteux.

On se souviendra que l'inoculation peut être demandée par le médecin dans une période où le malade ne crache pas de bacilles. Et l'on ne déclarera jamais une tuberculose guérie parce qu'*une* inoculation au cobaye sera demeurée négative. La tuberculose est une maladie à réveils.

Le petit laboratoire clinique du praticien
pour l'étude de l'expectoration

Table ou tablette devant une fenêtre, bien éclairée (non ensoleillée) et lampe électrique dépolie.

Eau courante, à défaut pissette ou flacon à double tubulure.
Lampe à alcool ou bec Bunsen, ou lampe Pip.
Microscope avec bon objectif à immersion (1/15°) à l'huile.
Platine chauffante Malassez.
Cuve en verre ou cristallisoir de 2 litres pour les objets souillés.
Quelques boîtes de Petri.
Verres à expérience de 125 cc. (3 ou 4).
Fil de platine monté.
Pince à dissection.
Baguettes de verre.
Deux entonnoirs en verre (125 cc.-250 cc.).
Lames porte-objet (50).
Bleu polychrome de Unna.
Solution de fuchsine phéniquée (Ziehl).
Acide azotique pur.
Acide acétique cristallisable.
Alcool absolu et alcool à 95°.
Solution de bleu de méthylène.
    —   de violet de gentiane phéniqué.
    —   de soude à 5 %.
Papier tournesol bleu et rouge.
Solution iodo-iodurée de Lugol.
Filtre plissés Laurent, de 125 cc. (2 paquets).
Solution de ferro-cyanure de potassium (saturée).

Les solutions de colorants se trouvent toutes préparées chez Cogit ou Poulenc, à Paris.

Les crachats doivent être stérilisés après examen par ébullition dans la soude ou par l'extrait de Javel.

Prélèvement de l'expectoration en vue des examens

Le matériel à examiner doit être expédié au laboratoire avec certaines précautions.

On s'assurera d'abord que le malade crache et sait cracher.

Beaucoup déclarent ne pas expectorer, qui avalent leurs crachats (d'où une certaine mode de rechercher le bacille de Koch dans les selles).

Il peut être bon d'avoir des crachats de toute une journée. L'homogénéisation exige 5 à 10 cc. si l'opération est sérieuse. En pratique, l'expectoration du matin est assez abondante pour suffire.

L'albumino-réaction exige des crachats aussi frais que possible.

Si le malade ne crache pas au moment où l'on désire l'expertise, on peut lui donner une médication expectorante (iodure de potassium 0,50 à 1 gr. ou oxyde blanc d'antimoine 0,50 *pro die*).

On ne doit jamais, dans le but d'augmenter l'expectoration, injecter de la tuberculine sous quelque forme que ce soit.

Les crachats seront recueillis dans un récipient propre. Dans les villes, le laboratoire peut fournir une boîte de Petri ou un pot-ban stérile.

En pratique, on peut faire cracher le malade dans un flacon à large ouverture, stérilisé par l'ébullition. L'envoi sera fait dans une boîte solide à l'abri des coups de tampon de la poste et le plus tôt possible après émission de l'expectoration. On indiquera sur la demande d'examen la nature exacte (examen direct, homogénéisation, albumino-diagnostic, etc...).

Il est bon, en pratique de laisser au bactériologiste la liberté de faire l'homogénéisation.

Il sera bon aussi de lui faire connaître par avance s'il doit fournir un résultat à la famille (destiné au malade) et s'il y a lieu de le masquer ou de l'édulcorer. Sinon le bactériologiste communique au médecin traitant seul sous pli cacheté le résultat de l'expertise.

L'expert peut se retrancher derrière le secret professionnel pour refuser au malade ou à la famille, — en l'absence du désir du médecin traitant, — le résultat des recherches ; c'est à celui-ci qu'il doit, dans le doute, renvoyer le demandeur.

Un diagnostic positif connu du malade peut entraîner souvent une atteinte morale très sérieuse.

Les réactions à la tuberculose
valeur diagnostique et pronostique

Lorsqu'on injecte une très minime quantité de tuberculine à un organisme sain, indemne de tuberculose, on n'obtient que des effets minimes ou nuls.

L'injection à l'organisme tuberculisé est au contraire suivie d'effets remarquables de trois ordres :

1° *Réaction générale*, la plus importante, poussée fébrile plusieurs heures après l'injection, hypotension artérielle, etc...

2° *Réaction de foyer*, congestion des lésions, toux, expectoration, hémoptysie, en un mot réactivation des processus d'attaque.

3° *Réaction locale* : rougeur au point d'inoculation qui a donné l'idée de la cuti et de l'intra-dermo-réaction.

Il y a longtemps qu'on a abandonné les doses susceptibles de créer des réactions intenses ou de foyer, toujours dangereuses.

On peut utiliser diverses méthodes :

Subcuti-réaction ;
Ophtalmo-réaction ;
Cuti-réaction ;
Intra-dermo-réaction.

Ces deux dernières méthodes tendent de plus en plus à supplanter les deux autres.

A. **Subcuti-réaction.**

Presque inoffensive si on emploie des doses très minimes. Elle cherche à provoquer la fièvre révélatrice. Chez l'enfant, on utilise un dixième de milligramme, chez l'adulte deux dixièmes de milligramme, de tuberculine de l'Institut Pasteur.

L'injection se pratique à la région lombaire ou à la cuisse. On prend la température chaque trois heures (avant et après l'inoculation).

La fièvre, assez variable d'intensité, apparaît 1 à 5 heures après l'injection (parfois 10-11°). Elle doit atteindre au moins un degré au-dessus de la température habituelle pour être notée.

Cette méthode qui, dans certains cas, peut créer des réactions de foyer, est à rejeter comme dangereuse.

B. **Cuti-réaction.** (Voir Pirquet, 1907).

On fait des scarifications très superficielles de la peau sur un endroit limité où l'on a au préalable déposé une goutte de tuberculine brute.

On applique aussitôt quelques filaments d'ouate pour éviter que la tuberculine ne coule (méthode originelle). En France, on dépose sur la région scarifiée une goutte de tuberculine au 1/1000e de l'Institut Pasteur, comme on opère pour la vaccination Jennérienne.

Certains auteurs agissent par piqûre (Comby).

Il est bon de faire une scarification témoin où l'on dépose seulement une goutte de glycérine.

Entre la 30e et la 48e heure, ou plus tôt, apparaît une rougeur œdémateuse, enveloppant les scarifications (parfois ortiée, parfois vésiculeuse). La réaction évolue en 8-10 jours.

Si la réaction est négative, il se forme seulement une croûtelle noirâtre qui tombe 3 jours après.

C. **Intra-dermo-réaction.**

L'intra-dermo-réaction se fait par injection intradermique d'une goutte d'une solution à 1/5000e de tuberculine.

Cette solution est obtenue en diluant un volume de solution mère de l'Institut Pasteur (elle-même à 1 o/o dans 49 parties d'eau physiologique à 7 p. 100).

On peut, si l'on veut, ajouter de la stovaïne (1/200).

L'inoculation se pratique à la cuisse ou à la région deltoïdienne. On emploie une seringue de Pravaz stérilisable à tige graduée et munie d'un curseur.

On injecte une seule goutte *dans le derme.*

La réaction positive apparaît au bout de 24 heures et est à son acmé après deux jours.

On voit une infiltration œdémateuse, rosée ou blanchâtre, avec un halo d'érythème (parfois de la grandeur de la paume de la main).

Si la réaction est négative, il existe une induration limitée et fugace (48 heures) sur le trajet de l'aiguille.

D. **Ophtalmo-réaction (Calmette).**

Elle consiste à laisser tomber dans l'angle interne de l'œil une goutte de tuberculine au 1/100e ou au 1/200e.

Positive, la réaction donne, 4 à 5 heures après, une rougeur plus ou moins intense, de toute la région. Cette rougeur s'atténue après deux ou trois jours.

Négative, c'est une rougeur fugace, durant deux ou trois heures. En raison des conjonctivites intenses, des kératites et iridochoroïdites que la réaction peut provoquer, cette pratique est à peu près abandonnée.

Comment interpréter les résultats de ces diverses réactions ?

La cuti et l'intra-dermo-réaction ont une valeur très grande lorsqu'elles se montrent positives chez le nourrisson ou le tout jeune enfant. Elles indiquent alors presque à coup sûr la tuberculose.

Chez l'adulte, un résultat positif n'a pas de signification en raison de l'extrême fréquence des atteintes tuberculeuses antérieures, graves ou minimes (90 o/o de réactions positives environ). La syphilis et certaines maladies infectieuses la provoquent également.

Une intra-dermo-réaction négative, au contraire, en dehors de quelques états pathologiques (méningites, granulie, rougeole, peut-être grossesse) a une valeur considérable et permet de conclure avec presque certitude que le sujet n'est pas tuberculeux.

En clinique, l'intra-dermo-réaction est donc importante pour *le diagnostic de la non tuberculose* (Mantoux).

Ces épreuves ont aussi une valeur pronostique.

La réaction positive mesure en quelque sorte chez un sujet sûrement tuberculeux la force de résistance de l'organisme.

Quand elle devient négative, le pronostic devient très sombre. Plus que toute autre méthode, celle-ci est susceptible d'éclairer le praticien pour établir le pronostic d'une tuberculose grave.

Inversement, une réaction fortement positive, mais commentée par d'autres appréciations (clinique, radiocopique, etc...) est d'un pronostic favorable.

Il est enfin des circonstances où l'intra-dermo-réaction est utile. C'est au cours de cures, parfois entreprises, de tuberculinothérapie. Positive, elle permet de supposer que le malade peut bénéficier de la cure. De même, au moyen de réactions répétées à doses égales, on peut suivre, par les phénomènes locaux, le progrès de l'immunisation.

En résumé, on peut dire *qu'une tuberculose en évolution est d'autant plus bénigne que la cuti-réaction est plus forte* (Jousset).

La réaction de fixation dans la tuberculose pulmonaire.

Bien que le sujet soit récent, de nombreux travaux ont paru en 1921 sur cette réaction, et il est nécessaire d'en dire un mot.

La méthode de déviation du complément qui a donné de si brillants résultats dans la syphilis peut-elle s'appliquer à la tuberculose ?

Widal et Le Sourd, plus tard Camus et Pagniez, avaient déjà fait quelques essais, non suivis de confirmation pratique.

Depuis la découverte des antigènes de Calmette et de Besredka, la question a fait un grand pas et est peut-être appelée à jouer d'ici peu un rôle important dans le diagnostic de la maladie.

Nous ne ferons que rappeler ici les conclusions des récents travaux (Rieux et Zœller).

1º La coexistence est fréquente entre une réaction positive et l'existence d'une tuberculose confirmée surtout pulmonaire. Si la lésion est nettement évolutive, le pourcentage se rapproche de 100 p. 100.

2º La tuberculose pulmonaire précède dans son évolution la réaction positive.

3º En revanche, quelquefois celle-ci précède et devance la tuberculose pulmonaire.

La réaction est spécifique (sauf la syphilis, le paludisme avec hématozoaires dans le sang).

Elle est absente dans la tuberculose à marche rapide ou dans les atteintes trop jeunes.

Elle est moins sensible que la cuti-réaction, plus précoce que la découverte du bacille de Koch dans les crachats.

Nous avons tenu à donner ces conclusions sur une question à l'ordre du jour et qui peut prendre rapidement une certaine importance.

Ce chapitre relatif à l'étude du diagnostic de la maladie par les procédés de laboratoire peut se clore ici. Nous laissons volontairement de côté de très nombreux procédés simples ou compliqués (séro-diagnostic, inoculation du sang, réaction de Moritz-Weiss, etc.).

Le praticien n'aura pas à les utiliser probablement ou bien leurs résultats sont discutables.

La conclusion de cet exposé écourté et de cette critique de diverses épreuves s'impose d'elle-même.

Avant d'utiliser le laboratoire pour le diagnostic de la tuberculose pulmonaire, il faut avoir fait œuvre de clinicien avisé et avoir fait subir à son malade un examen consciencieux.

En un mot, il faut avoir un diagnostic clinique avant d'avoir un diagnostic bactériologique. Ce qui n'empêche pas de se servir de moyens précieux pour subvenir aux insuffisances de la clinique.

Le laboratoire ne sera pas un procédé de moindre effort ; encore moins doit-il masquer l'insuffisance d'une éducation médicale négligée. Il manquerait son véritable but qui reste de contrôler les jugements nés au lit du malade.

TROISIÈME PARTIE

DIAGNOSTIC DIFFÉRENTIEL

Les pleurésies — Les adénopathies trachéo-bronchiques — Les œdèmes pulmonaires — L'appendicite chronique.

CHAPITRE PREMIER

Diagnostic différentiel — Pleurésies tuberculeuses

Le diagnostic différentiel de la tuberculose pulmonaire n'est
pas sans difficultés, malgré l'extrême fréquence de cette maladie
et peut-être à cause de cette fréquence.

Nous nous contenterons de citer les *pseudo-tuberculoses* dues
à l'action de bacilles acido-résistants : l'aspergillose, l'actinomycose du sommet du poumon, le mucormycose (1).

La syphilis pulmonaire est plus fréquente qu'on ne le croit
généralement. Le diagnostic est assez rarement fait parce qu'on
a l'habitude de le fonder sur la présence de quelque stigmate
évident comme une manifestation cutanée ou osseuse. C'est à tort.
Même en l'absence de signes nets, il faut toujours penser à la
syphilis et, dans nombre de cas, on sera tout étonné de voir le
traitement avoir une influence rapide et non prévue. Les plus
beaux succès thérapeutiques de la carrière, on les doit au traite-

1. Louis RÉNON. Paris, 1906.

ment « spécifique » donné quand un je ne sais quoi, le flair clinique, a fait soupçonner une syphilis là où on ne la voyait pas.

Certains cas *d'asthme* sont fort difficiles à distinguer de la tuberculose, d'autant plus que certains cas de tuberculose prennent la forme asthmatique. La recherche réitérée du bacille et l'étude de l'évolution finiront par donner la clef du problème.

La chlorose, le chloro-brightisme, les dyspepsies peuvent donner lieu à des erreurs et jeter le médecin dans un grand embarras. Cependant des examens répétés du malade, la marche de la maladie, feront la lumière ; et l'intérêt du patient sera sauf si le médecin, se gardant d'un optimisme trompeur, vit dans la crainte constante de la tuberculose.

Nous ne faisons que citer ces différents points du diagnostic différentiel. Nous nous arrêterons un moment sur quatre affections fréquentes, souvent méconnues, et d'un diagnostic assez délicat : les pleurésies, l'adénopathie, certains œdèmes congestifs d'un sommet, l'appendicite chronique.

*
* *

Toute pleurésie aiguë est associée à une toxi-infection qui est par excellence la tuberculose (Dieulafoy).

La pleurésie était en effet considérée depuis longtemps par les cliniciens comme un accident secondaire, avec complications, de la tuberculose ; et l'on soupçonnait sa nature tuberculeuse en considérant les antécédents suspects du malade, son amaigrissement, son affaiblissement ; ses bronchites fréquentes et tenaces ; une hémoptysie ; une fistule anale ; une coxalgie ; des adénites de l'enfance, etc.

Aujourd'hui, avec les moyens d'exploration actuels, cette notion s'est modifiée. On est arrivé à voir que certaines modifications purement pleurales sont vraiment tuberculeuses ; d'où l'expression de tuberculose pleurale se substituant, si on veut, à celle de pleurésie tuberculeuse.

PLEURÉSIE SÈCHE

Elle peut être : localisée au sommet, diaphragmatique, médiastine ou généralisée.

Généralisée, elle ne manque, pour ainsi dire, jamais ; tantôt les adhérences sont lâches et ne troublent pas le jeu du poumon ; tantôt les adhérences sont intimes par symphyse pleurale localisée ou généralisée. Dans ces cas, le danger est au cœur ; il faut penser à la mort subite par déviation et attraction du médiastin, et par abolition de la respiration de tout un côté.

Il est bien rare, dans ce dernier cas, que le poumon ne soit pas atteint parallèlement et en surface : c'est la *phthisie fibreuse* avec gêne considérable de l'hématose.

Il y a là un type clinique dont l'analyse est délicate parce que l'auscultation pourrait faire croire à une infiltration étendue et profonde du poumon. On notera les signes suivants : matité absolue et anormale ; déformation thoracique avec étroitesse du côté malade ; abaissement des côtes qui chevauchent ; atrophie des masses musculaires ; scoliose à concavité regardant le côté malade. La radioscopie rendra service.

La pleurésie diaphragmatique est du ressort de la radioscopie : le diaphragme est déformé à l'inspiration ; il est tectiforme et les sinus pleuraux sont effacés.

La pleurésie médiastine est d'un diagnostic difficile : on entend des frottements sur les deux bords du sternum. En cas de symphyse, elle fera craindre les graves dangers qu'entraîne la compression des ganglions, des vaisseaux et des nerfs. C'est quelquefois le tableau de *l'angor pectoris*.

La pleurésie sèche du sommet est la forme dont on parle le plus depuis les travaux de Sergent sur la pleurite apicale. L'important est de savoir s'il y a infiltration parenchymateuse du sommet : Diagnostic épineux. Comme il arrive généralement, beaucoup de signes ne parlent nettement que sous la main des inventeurs.

A l'auscultation : d'abord frottements légers et souvent passagers, faciles à confondre avec les craquements secs. Il est vrai qu'on parle de frottements-râles, ce qui n'éclaire pas la question.

Obscurité de la respiration ; affaiblissement du murmure ; respiration rude, saccadée, rocailleuse.

Matité toujours difficile à percevoir, à cause de la forme de la région.

Diminution des vibrations.

M. P. Carton (1) signale de son côté les symptômes suivants :

Névralgie de la base du cou et du sommet de l'épaule ; fourmillement et engourdissement des deux derniers doigts de la main ; troubles vasomoteurs hémifaciaux ; souffle au niveau de la sous-clavière ; cyanose de la main.

---

1. *Tuberculose par arthritisme*, p. 90.

R. BRUNON. La Tuberculose pulmonaire. **19**

Les signes radioscopiques sont obscurs, sauf dans le cas d'un épaississement considérable de la plèvre. On verrait alors le rétraction du sommet qui apparaît pointu ou aplati et ne s'éclairant pas à la toux.

Sergent a attiré l'attention sur deux signes : l'adénite et l'inégalité papillaire. L'adénite sus-clavière signalée par Sabourin est inconstante et d'une constatation difficile. En se plaçant derrière le malade, on enfonce les doigts derrière la clavicule et on trouve un ganglion situé en dehors du faisceau du sternomastoïdien ayant le volume d'un haricot, allongé parallèlement à la clavicule et douloureux. Sergent va plus loin ; il trouve quelquefois une traînée de lymphangite donnant la sensation d'une cordelette à nœuds roulant sous le doigt.

Mais quel est l'enfant qui n'a pas un ganglion sus-claviculaire ?

L'inégalité pupillaire est due à l'excitation du grand sympathique donnant une dilatation, ou à la paralysie qui cause le rétrécissement.

On aura soin d'éliminer les cas de syphilis nerveuse.

Le diagnostic de la pleurite apicale pose des questions importantes : y a-t-il simplement pleurite ? Y a-t-il lésion du sommet ? etc.
Cette lésion est-elle tuberculeuse ? Si elle est tuberculeuse, est-elle en évolution ?
J'ai vu un cas d'œdème du sommet qui aurait pu faire illusion et je le rapporterai plus loin.

On peut se demander si, pendant la guerre, on n'a pas un peu abusé de ce diagnostic. Si le sommet était plus ou moins grisé, s'il était plus ou moins éclairé à la toux, s'il n'y avait pas d'expectoration bacillifère, on disait : pleurite apicale. Mais personne ne peut savoir ce que furent ses suites et combien de tuberculeux à la période d'induration ont été classés sous cette rubrique. Cette catégorie de malades ne doit pas être perdue de vue.

Le traitement devra utiliser les révulsifs et en particulier des bandes de vésicatoires larges comme deux doigts, ou les pointes de feu souvent répétées.

PLEURÉSIE AVEC ÉPANCHEMENT

Nous étudierons les points principaux à propos des épanchements séro-fibrineux, hémorrhagiques et purulents.

Epanchement séro-fibrineux

Il est probable que cette forme de tuberculose pleurale est, comme les autres, le réveil d'une tuberculose de l'enfance. Un mauvais état général permet ce réveil sous l'influence de la rougeole, de la coqueluche, de la grippe, de la fièvre typhoïde ou de la syphilis ; créant, dans ce dernier cas, une maladie hybride qui est loin d'être rare.

Le froid sous forme de *coup de froid* peut aussi jouer un rôle étiologique. La pleurésie *a frigore* fut rayée du vocabulaire par Landouzy (1882-1886) au profit de la pleurésie tuberculeuse. C'était jouer un peu sur les mots pour sacrifier aux idées du temps. Le *coup de froid* peut être assimilé à un traumatisme réveillant une tuberculose latente. Souvent la pleurésie tuberculeuse est une pleurésie a frigore. J'en citerai un cas au chapitre Arthritisme.

Le bacille est l'agent nécessaire ; il vient du poumon, des ganglions, des os, des articulations, du péritoine, de l'appendice, etc. Il approche de la plèvre par la voie lymphatique ou sanguine. Il se fixe sur la plèvre comme les coquillages sur un rocher. La plèvre est un point d'appel pour lui parce qu'elle représente une sorte de ganglion gigantesque, un sac lymphatique : mais, en même temps, elle est bien armée pour se défendre et défendre l'organisme. De ses réactions vont naître les lésions de la pleurésie avec leurs caractères de curabilité si la lésion reste locale. Le poumon, dans ce cas, est plus ou moins comprimé dans la gouttière vertébrale, mais il est sain.

Au contraire, si les lésions s'étendent au poumon, le pronostic sera sérieux et l'avenir incertain. Tout l'intérêt pratique de la question est là.

Symptômes. — Parmi les signes ordinaires de la pleurésie, il faut souligner les suivants : toux sèche, brève, fréquente, avec pleurodynie et fièvre : la dyspnée manque généralement ou elle est un signe de lésions pulmonaires (1).

L'épanchement est abondant : 500 à 1500 cc. Son volume, souvent considérable, représente peut-être un mode de défense ; le poumon refoulé et comprimé dans la gouttière vertébrale serait moins attaquable par le bacille. De là aussi le précepte de

---

1. *Le signe du sou.* Chez un sujet normal on entend un *bruit de bois*, bruit sourd ; s'il y a épanchement, le bruit est argentin. Le bruit manque dans le cas de condensation pulmonaire. Il ne s'observe que dans les pleurésies séreuses et non dans les purulentes.

ne pas ponctionner trop tôt : il faut savoir choisir le bon moment et craindre toujours les conséquences graves d'un épanchement gauche et abondant.

De là aussi le précepte de ne pas soutirer tout le liquide épanché, une évacuation partielle pouvant déclencher un travail de résorption naturelle.

Cyto-diagnostic. — Il est simple et expéditif. Il fut mis en lumière par Widal et Ravaut, en 1900.

a) Chez les cardiaques, les brightiques, les cancéreux, il n'y a pas de phénomènes infectieux et pas de lutte cellulaire ; on trouvera dans le liquide de grandes cellules endothéliales.

b) Dans les maladies infectieuses aiguës, il y a lutte microbienne ; on en trouvera les vestiges sous forme de cellules phagocytaires.

c) Dans la tuberculose, il a y présence presque exclusive (80 à 90 %) de lymphocytes confluents sans placards endothéliaux et sans polynucléaires.

Donc : tout liquide pleurétique, même chez un malade vigoureux, qui présentera d'abondants lymphocytes sera de nature tuberculeuse : la lymphocytose caractérise la tuberculose locale pleurale.

Cet élément de diagnostic est aussi utile au praticien que l'examen des crachats. Et, en effet, une pleurésie chez un tuberculeux peut ne pas être tuberculeuse. Une pleurésie dite grippale peut être tuberculeuse ; de même pour une pleurésie traumatique.

Marche. — Le début peut être subit chez un individu ne présentant aucune trace apparente. C'est le réveil d'une tuberculose qui faisait trêve. Souvent la pleurésie reste latente ; on la découvre par hasard chez un malade présentant déjà des signes de fatigue, décoloration, anorexie, anémie, amaigrissement.

L'épanchement peut se résorber en quelques semaines. Les récidives sont fréquentes, un an ou deux ans plus tard, suivant la marche habituelle de la tuberculose.

Si le liquide ne se résorbe pas, si la marche est traînante, si les ponctions sont inutiles, si l'épanchement se reproduit pendant des semaines, il surviendra une teinte hémorragique annonçant la forme purulente.

La pleurésie séro-fibrineuse est curable, ce qui faisait nier jadis sa nature. C'est une tuberculose locale de la plèvre comme il y a une tuberculose des synoviales, du péricarde, du péritoine.

Pronostic. — Que deviendra le poumon ? Il est assez difficile de savoir actuellement ce qu'il est, mais il faut craindre pour l'avenir. Donc pronostic toujours réservé. Chez l'enfant, il est grave ; au-dessus de 12 ans, il l'est moins ; chez le vieillard, il faut craindre le fléchissement du cœur ; chez l'adulte, il est plus favorable. Nous avons vu qu'il y avait des épanchements bienfaisants par leur influence mécanique sur les lésions sous-jacentes.

Le traitement demande de la prudence.

a) Pendant la période aiguë et fébrile, ne pas troubler la marche naturelle des accidents. Laisser la plèvre et le poumon au repos. Si la douleur est vive et la dyspnée marquée : ventouses scarifiées et, mieux, sangsues.

b) L'épanchement est formé. Encore de la prudence. Il représente une manifestation de l'organisme qui se défend ; il a peut-être un pouvoir bactéricide ; il a probablement un rôle mécanique utile. Le poumon sous-jacent est peut-être lésé ? Ne rien faire ; attendre, mais se tenir prêt à pratiquer la *thoracentèse* d'urgence. Il y a urgence dans le cas suivant : la pleurésie est à gauche ; le cœur est dévié ; le facies est cyanosé , le pouls est petit, rapide et arythmique. Alors il ne faut pas remettre au lendemain.

c) Il y a apyrésie ou fébricule. La résorption se fera spontanément. Une légère ponction peut amorcer cette résorption. Vers la 4e semaine, une série de vésicatoires en bandes sera utile.

Si la résorption ne se fait pas, on fera la thoracenthèse avec l'arrière-pensée d'une tuberculose pulmonaire. Dans les mois qui suivront, on pourra utiliser l'héliothérapie avec prudence.

Épanchement hémorrhagique

Sa découverte est toujours une surprise. C'est « l'hémoptysie dans la plèvre », épiphénomène au cours d'une tuberculose chronique vulgaire : accident de tuberculose pleuro-pulmonaire à forme aiguë pyrétique et dyspnéique.

L'épanchement est rarement abondant. On enlève cent grammes. La gravité est commandée par l'état du poumon. Même traitement que dans la forme précédente.

Epanchement purulent

Le début est lent, insidieux et sans symptômes bruyants. L'épanchement existait peut-être depuis des mois. Il succède à une pleurésie séro-fibrineuse et hémorrhagique souvent ponctionnée. Il est enkysté, dans la grande cavité le plus souvent. Il peut être interlobaire, médiastinal ou diaphragmatique. Un foyer caséeux en activité s'est déversé dans la plèvre ; sa perforation entraînera un pyo-pneumothorax et ensuite une vomique.

Le diagnostic posera des questions difficiles : Le pus est-il tuberculeux ? La pleurésie est-elle localisée ? Où est le foyer Quel est l'état du poumon ? Il faut faire appel à la radioscopie.

Epanchement interlobaire

Il y a toujours une lésion pulmonaire, et l'épanchement est l'indice d'une poussée aiguë. Début insidieux, pleurodynie localisée à la 3ᵉ et 4ᵉ côte en avant et 6ᵉ en arrière. La matité est *suspendue* entre deux zônes sonores. Souffle doux dans la région axillaire. La radioscopie rendra des services dans le diagnostic souvent difficile.

Difficile également le diagnostic de l'épanchement *diaphragmatique*. Douleur vive, exaspérée par les mouvements et la toux ; irradiée vers les deux chefs du sternomastoïdien et le long du sternum. Dyspnée avec anxiété. Toux douloureuse.

Immobilisation de la base thoracique et de l'abdomen : abaissement du foie ; signes physiques négatifs. Radioscopie très utile.

Traitement des pleurésies purulentes

Le traitement ne sera pas chirurgical. Les ponctions enlèveront le trop plein. Dans le pneumothorax, on fera des ponctions successives ; s'il reste ouvert, la situation est grave ; si le trajet se ferme ou n'a jamais été ouvert, il y a guérison possible.

Adénopathie trachéo-bronchique

Chez l'enfant, la tuberculose pulmonaire est rare. La première localisation thoracique de la tuberculose a pour foyers les ganglions bronchiques, et cette localisation peut rester unique. La loi de Louis ne s'applique pas aux enfants. Les ganglions sont envahis avant les poumons. La première étape de la tuberculose thoracique n'est donc pas pulmonaire mais ganglionnaire.

Voilà l'enseignement classique. Il ne répond peut-être pas tout à fait à la réalité.

Chez le nourrisson. — Rare dans les trois premiers mois de la vie, l'adénopathie se traduit par :

1° Une toux bruyante, métallique, difficile à différencier de la coqueluche ;

2° Le « cornage bronchitique expiratoire de Variot ;

3° Des signes physiques difficiles à déceler ;

4° Des images radioscopiques.

Le bruit de cornage est fort ; il s'entend souvent d'une chambre à l'autre ; il a un timbre humide ; il est prédominant à l'expiration ; l'inspiration est souvent silencieuse. Il est ordinairement continu, parfois discontinu ; il cesse dans les cris ; enfin il peut disparaître au cours des affections aiguës du thorax, peut-être par insuffisance de ventilation pulmonaire.

Le bruit se produit à l'expiration, probablement à cause de la rétraction élastique des poumons et de l'affaissement du thorax permettant la compression de la trachée ou de la bronche, très dépressibles à cet âge. Au contraire, dans l'inspiration, les

masses ganglionnaires sont soulevées excentriquement et les
voies aériennes deviennent libres (1).

Nous renvoyons aux traités spéciaux pour la description clinique de l'adénopathie chez le nourrisson.

Dans la seconde enfance. — Le diagnostic de la maladie est
facile dans la forme asthmatique et assez difficile dans toutes
les autres. Comment faire une juste part entre les accidents pulmonaires et les accidents ganglionnaires ?

Habitus :

A. Dans la grande majorité des cas, la lésion reste à l'état
latent. L'enfant est blond, maigre, dyspeptique, chétif : il n'a
point de gaîté et reste volontiers assis au lieu d'être remuant et
enjoué. Il faudra l'intervention d'une bronchite, d'une congestion pulmonaire, d'une broncho-pneumonie ou d'une pleurésie
pour déclencher l'ensemble symptomatique.

B. Dans les cas plus nets, il s'agit d'un enfant à type lymphatique et scrofuleux : visage bouffi et pâle, narines tuméfiées,
lèvre supérieure proéminente et épaisse. Il y a des traces de con-
jonctivite et de blépharite chroniques, de cicatrices de kératite ;
les oreilles sont grandes, plates et tournées en avant. La dentition est mauvaise. Les mains sont cyanosées, froides et moites.
On trouve des cicatrices d'adénites anciennes et sur la poitrine
un lacis veineux : sur les bras un développement anormal des
poils.

C. Si l'adénopathie a évolué et si les ganglions ont un certain
volume, le facies de l'enfant est celui d'un cardiaque : le masque
est pâle tandis que les pommettes et les lèvres sont violacées, les
veines du cou dilatées ; la face est comme bouffie ; cet œdème
paraît et disparaît à plusieurs reprises dans le cours de la maladie.
Le décubitus est plus ordinairement indifférent. Dans d'autres
cas, les enfants préfèrent la position assise, surtout lorsque l'oppression est considérable et qu'il existe des accès d'asthme.
Tantôt la respiration s'exécute librement, tantôt elle est plus ou
moins accélérée et se répète suivant l'âge, de 36 à 60 fois par
minute. Dans des cas rares elle s'accompagne d'un gros ronchus
bruyant semblable au râle trachéal et qui retentit au loin (Rilliet
et Barthez).

La *dyspnée* peut être nulle, ou constante et uniforme. Elle

1. VARIOT. *Traité des maladies des enfants.* Doin, 1921, p. 484.

peut survenir à propos d'une émotion ou d'un effort ; elle peut être paroxystique, asthmatiforme.

Dans ce cas, brusquement, à propos d'une cause futile, l'enfant, déjà irritable, est pris, le plus souvent dans l'après-midi, d'une oppression extrême avec anxiété, jactitation, cyanose de la face, sueurs froides généralisées. Il y a plusieurs crises dans la journée et surtout le soir au moment du coucher.

L'accès d'asthme modifie la voix qui peut être rauque, voilée, éteinte ou alternativement rauque et éteinte.

Les signes physiques sont difficiles à préciser. Il y a une matité plus ou moins nette dans « la région ganglionnaire » ; en avant, de chaque côté du manubrium ; en arrière, entre la 7e cervicale et la 4e vertèbre dorsale, et le bord spinal de l'omoplate. Dans cette même zone les vibrations vocales sont augmentées.

Il faut remarquer que les signes tirés de la percussion et de la palpation sont faiblement dessinées mais *fixes*.

Les signes stéthoscopiques sont *mobiles* mais donnent des indications plus nettes : souffle interscapulo-vertébral ; ses caractères sont très variables ; depuis le souffle léger à l'expiration jusqu'au souffle amphorique et tous les intermédiaires.

Les signes de *congestion de la base*, signalés par Fernet, ont une grande valeur diagnostique. Ce sont des troubles vasomoteurs dus à l'irritation du pneumogastrique par ganglions médiastinaux ; ils sont antérieurs aux lésions pulmonaires ou contemporains.

On retrouve les mêmes signes dans les phénomènes pulmonaires de l'appendicite chronique.

La toux et la voix sont retentissantes, M. d'Espine a insisté sur la valeur de la bronchophonie entre la 7e cervicale et la 4e dorsale. Pour lui, les premiers signes de l'adénopathie bronchique sont fournis exclusivement par l'*auscultation de la voix* (ou du cri chez le petit enfant).

L'auscultation peut percevoir un timbre surajouté à la voix ; c'est un *chuchotement* d'abord ; plus tard ce sera de la *bronchophonie*. Plus tard encore on entendra *le souffle bronchique* mais alors il ne s'agit plus du diagnostic précoce ; il y a une grosse adénopathie.

D'autre part, il faut rappeler que, d'après Guéneau de Mussy et Barety, l'espace compris entre la 7e vertèbre cervicale et la 4e ou 5e dorsale correspond à la fin de la trachée. La bifurcation des bronches correspond à la troisième dorsale.

M. d'Espine appuie ses données cliniques sur ces faits anatomiques et il enseigne que la *bronchophonie* qu'il signale s'entend dans le voisinage immédiat de la colonne vertébrale, *entre la 7e cervicale et les premières dorsales* (4e et 5e), ou dans la fosse sus-épineuse ou plus bas, dans l'espace interscapulaire.

Les faits semblent donner raison à M. d'Espine ; les procédés d'auscultation qu'il indique peuvent être utilisés avec grand profit. Sa méthode d'auscultation donnerait le diagnostic précoce dans le vrai sens du mot (1).

Les bruits pulmonaires qui peuvent manquer chez le petit enfant, ne manquent pas dans la seconde enfance. « L'adénopathie mêle son expression symptomatique à celle de la maladie dont elle est une amplification. » (Guéneau de Mussy.) Il y a donc toujours des lésions pulmonaires et pleurales et leurs signes seront amplifiés par l'adénopathie elle-même.

« Les ganglions bronchiques volumineux semblent exagérer les bruits respiratoires anormaux du poumon. » Ou, si le ganglion n'exagère pas les bruits stéthoscopiques, « il est seulement conducteur des sons normaux non habituellement perçus par l'oreille. » (Rilliet et Barthez).

On pourra trouver à l'auscultation :

En arrière, au sommet : faiblesse du bruit respiratoire.

Dans toute la hauteur : gros ronchus bruyants, persistants ou intermittents dans la même journée.

Dans les deux poumons, aussi bien dans le poumon sain que dans le poumon malade, toute une gamme de bruits depuis l'expiration prolongée jusqu'au souffle amphorique sans caverne. Et, en effet, les principes d'auscultation de Laënnec ne sont pas applicables à l'enfant : ils pourraient être des plus trompeurs. Nous avons vu que dans la pratique il n'était guère possible de faire la part des accidents ganglionnaires et des accidents pulmonaires chez le grand enfant.

Anatomie. — Si l'adénopathie domine, il y aura des signes de compression médiastinale.

Les ganglions peuvent être *trachéaux* et placés sur les parties latérales de la trachée ; *bronchiques* et situés dans la bifurcation ; *cardiaques*, à la base du cœur et près des gros vaisseaux ; *œsophagiens*, dans le médiastin postérieur près l'œsophage.

Leur volume varie de celui d'un haricot à celui d'un œuf de poule.

---

1. A. D'ESPINE. Le diagnostic précoce de la Tuberculose des ganglions bronchiques chez les enfants. *Acad. de Médecine*, 1907.

On comprend alors que presque tous les organes thoraciques peuvent être comprimés. Les ganglions, passant par toutes les évolutions anatomiques des tubercules, peuvent d'abord adhérer aux organes voisins puis les perforer. La perforation des vaisseaux est rare, celle des bronches moins rare.

La compression de la veine cave peut entraîner l'œdème de la face qui est intermittent ; la dilatation des veines du cou : la coloration violacée de la face qui est inconstante : l'hémorrhagie méningée qui est rare.

Par compression des vaisseaux pulmonaires : œdème du poumon qui est fréquent ; hémoptysie plus rare.

Par compression du pneumogastrique : altération du timbre de la toux et de la voix ; quintes de toux coqueluchoïde : accès d'asthme.

Par compression des bronches : râles sonores intenses, persistants ; obscurité du bruit respiratoire : ces signes variant d'un jour à l'autre.

Symptômes généraux — L'enfant est délicat, sans signes précis de tuberculose. Il y a de temps en temps des poussées fébriles. On trouve une poly-micro-adénopathie généralisée. Plus tard apparaîtra le cortège des symptômes de la phthisie.

Il est un symptôme d'ordre général que les classiques ne citent pas et que nous avons observé plusieurs fois. C'est l'*albuminurie minima*. Son importance est considérable puisque le régime alimentaire convenable supprime la toux paroxystique et l'asthme. Il doit donner l'éveil pour penser à la syphilis de l'enfant.

Radioscopie. — Utilisée dès 1907 par Variot elle pourra apporter un certain secours dans un diagnostic souvent de présomption et toujours difficile. Elle nous dira : ombre hilaire et ombre du médiastin plus marquée et plus étendue qu'à l'état normal. Mais si ces indications ne sont pas très nettes il faudra les considérer comme incertaines. D'ailleurs de nombreux enfants donnant ces images radioscopiques ne présentent aucun accident dans leur santé.

La cuti-réaction est considérée par certains auteurs comme un signe de valeur ; mais on se rappellera que sur cent enfants au-dessous de 7 ans, cinquante réagissent à la tuberculine. Sur cent adolescents, 90 ont une réaction positive.

Donc, moyen de diagnostic trop sensible pour être utile.

Marche. — La marche suit des étapes successives séparées par des mois ou des années.

A l'état *latent* la maladie ne présente aucun signe. C'est le cas le plus fréquent : ou bien les signes sont obscurs et peu marqués parce que les ganglions sont encore peu volumineux ; leur topographie n'est pas une source de gêne ; ou bien le début paraît subit et la toux coqueluchoïde ou l'accès d'asthme éclatent tout à coup.

Phénomènes généraux et locaux sont facilement confondus avec ceux de la tuberculose. L'adénopathie peut en effet être une complication de bronchite du sommet ou d'une broncho-pneumonie à marche traînante ou de pleurésies sèches à répétition.

Le diagnostic est difficile, sauf dans les cas de ganglions volumineux avec crises d'asthme.

Il faut savoir que l'ensemble symptomatique est généralement « flou » et incertain.

On devra penser à une erreur possible avec des accidents d'infection rhino-pharyngée, très fréquente dans l'enfance, et pouvant s'accompagner de fièvre, dyspepsie, amaigrissement, toux et signes d'auscultation en apparence évidents.

Doit-on penser à la tuberculose ? Il n'y a pas d'adénopathie sans tuberculose ; mais on sera prudent dans l'emploi de ce mot devant la famille. Nous avons vu et nous verrons combien est variable la valeur diagnostique et pronostique du mot tuberculose.

Le pronostic sera toujours sérieux. Chez l'enfant, c'est une étape de la tuberculose localisée. Malgré l'efficacité des traitements modernes, c'est une maladie grave.

Traitement. — Ce sera celui de la tuberculose pulmonaire que nous allons étudier avec détails dans les chapitres suivants. Mais il faudra porter une attention particulière à l'albuminurie et à la dyspepsie toxique qui l'accompagne. Et dans tous les cas, quelle que soit l'obscurité du diagnostic ferme, on devra instituer l'aération à la campagne. Dans les cas avérés on poussera la famille à faire de son enfant un paysan pendant plusieurs années.

Pathogénie I. — Quel est l'enfant qui ne présente pas quelques apparences d'adénopathie à l'examen radioscopique ? Il est

banal de faire intervenir le tempérament lymphatique. Dans
quelques cas il se pourrait qu'une hérédité syphilitique jouât
un rôle. Comme dans les écrouelles on peut admettre une
maladie hybride justiciable d'un traitement spécifique et nettement modifiée par lui.

L'adénopathie isolée existe-t-elle ?
D'Espine l'admet. Son évolution serait commandée purement
et simplement par l'état humoral de l'enfant. Les « lois » en
médecine n'expriment que des vérités provisoires. La *loi* de
Louis est en défaut chez l'enfant. Chez lui il existe des tuberculoses viscérales sans lésion pulmonaire parallèle. La *loi* de
Parrot semble toujours exacte : à un tubercule répond toujours
une adénopathie : et l'expression de Rilliet et Barthez paraît
répondre à la réalité : ils considéraient la lésion comme *ganglio-
pulmonaire*.

II. — On peut admettre que le ganglion bronchique représente la seconde étape de l'infection bacillaire. Le bacille qui a
pénétré par les alvéoles ou les bronchioles, avec ou sans lésions
appréciables, chemine par les lymphatiques jusqu'aux ganglions
où il s'arrête.
Là s'accomplit son œuvre. Elle vaincra suivant l'état humoral
de l'enfant : ou rien, ou foyers caséeux, calcification, sclérose,
ulcération, etc.

III. — Les recherches contemporaines visent à une précision
plus grande : le bacille crée le *nodule initial* sur un point quelconque du poumon, de préférence à la base et à droite : c'est
la première phase ; phase d'inoculation pulmonaire unilatérale
ou bilatérale. Dans une deuxième phase apparaît l'adénopathie.
A la troisième phase appartiendrait l'infection du sommet, et
ensuite se dessinerait l'évolution classique.

Quand on lit le chapitre de Rilliet et Barthez, on admire
son originalité. C'est un travail honnête, clair, français. Mais
on ne peut pas ne pas constater l'insuffisance, en matière étiologique et pathogénique, des données de l'École organicienne.
Force est donc de prêter l'oreille aux dires des écoles histologique et bactériologique. On regrette seulement qu'elles aient
la simplicité de croire que le hasard des contaminations microbiennes joue le rôle essentiel dans la pathogénie des maladies.

Mais si on veut bien admettre que l'adénopathie est, comme
la tuberculose pulmonaire, une manifestation d'un organisme

qui se défend mal, alors on voit le mécanisme des choses commencer à s'éclairer à la lumière de ces hypothèses humorales et vitalistes.

IV. — D'où vient l'ennemi contre lequel l'organisme de l'enfant doit lutter ? Ne peut-il pas avoir des sources multiples ? Voie broncho-pulmonaire ; voie pharyngée : voie cutanée ; voie entérogène.

Ici la pathologie expérimentale semble bien apporter une explication corroborée par l'observation clinique. L'expérimentation enseigne que *très souvent la tuberculose relève d'une infection intestinale.*

A propos de la tuberculose de l'adulte, nous avons insisté sur cette idée, très probablement juste. Nous y reviendrons à propos des *œdèmes pulmonaires* et de l'*appendicite chronique.*

Pour ce qui touche à l'adénopathie trachéo-bronchique, il faut rappeler que Chauveau a démontré, de 1848 à 1872, que la tuberculose des poumons et des ganglions bronchiques et médiastinaux est d'origine intestinale *sans lésion à la porte d'entrée du virus.* (Il est important de remarquer que dans ces cas, la loi de Conheim est en défaut ; il n'y a pas de « signature » à l'entrée).

A la suite de Chauveau, de très nombreux auteurs ont corroboré ses idées, et parmi eux Parrot.

En 1905, Calmette et Guérin ont donné des preuves expérimentales.

Letulle a rapporté une observation remarquable qui montre la marche suivante de l'agent pathogène : granulie d'origine intestinale sans lésion de la muqueuse ; puis étape mésentérique : puis étape médiastinale ; puis granulie méningée terminale.

Si on veut bien étudier de près cette grave question, on verra que M. Calmette semble avoir le droit de formuler ces affirmations : *Une des voies ouvertes à l'extérieur qui s'offrent le plus souvent et le plus aisément à la pénétration du virus dans l'organisme est la voie d'absorption digestive.*

L'observation de Letulle répond au problème de l'adénopathie trachéo-bronchique puisqu'elle établit un lien indéniable entre les adénites chroniques intra-mésentériques et les adénites trachéo-bronchiques.

En corrélation avec les faits expérimentaux, les faits cliniques

que j'ai observés paraissent réunir les aspects suivants : amélioration rapide quelquefois et guérison par un régime lacté ou
lacto-végétarien. L'efficacité de ce traitement permet de mettre
en relief le rôle du tube digestif. Ce rôle seait encore prouvé par
l'albuminurie minima qui ne manque presque jamais. Ici le
rein peut être considéré, cliniquement, comme une glande
annexe du tube digestif. A-t-il une fonction vicariante à côté
du foie ? C'est possible.

Ce qu'il faut constater, c'est qu'un *traitement qui s'adresse
au tube digestif peut amender ou guérir les accidents d'adénopathie
trachéo-bronchique.*

Ce n'est pas le lieu de publier de nombreux documents. Cependant on nous permettra de résumer le suivant qui corrobore ce
que nous avançons.

Une fille de 12 ans, élevée et habitant en pleine campagne, a des bronchites
répétées depuis trois ans. Depuis quatre mois surviennent des crises de dyspn-
née asthmatiforme. Elles sont « terribles ». Vers 8 ou 9 heures du soir et au
milieu de la nuit, vers 3 heures du matin, la face vultueuse, les yeux dilatés
et hagards, l'enfant appelle au secours et se cramponne aux objets voisins.
Quand la crise survient à 8 heures du soir, il est impossible de monter l'enfant dans sa chambre. On attend. Puis on l'installe assise avec deux ou trois
oreillers.

A l'auscultation on ne peut entendre que des râles sibilants épars des deux
côtés à la première visite. Plus tard on constate une inspiration soufflante
entre les deux omoplates. Pas de matité appréciable. Bronchophonie impossible à rechercher.

L'examen radioscopique est fait par M. Cerné. Transparence pulmonaire
diminuée des deux côtés. Seules les bases sont claires. Diaphragme normal.

Des deux côtés, les hiles et les bronches inférieures sont beaucoup plus
visibles que d'ordinaire ; il y a probablement des ganglions hypertrophiés
le long des bronches.

En position oblique (médiastin postérieur), l'ombre hilaire semble plus
étendue que de coutume sans que l'on distingue des ganglions localisés.

L'aspect général est médiocre ; la face et les mains sont légèrement cya
nosées.

L'urine contient 20 centigrammes environ d'albumine.

Le traitement a consisté dans la suppression de l'alimentation tonique et
des nombreux calmants ingérés. Repos absolu au lit. Régime lacté exclusif.
Cure d'air. Laxatifs (10 octobre 1919).

Le 27 novembre, amélioration.

Le 5 janvier, nouvelle amélioration.

Le 10 février, disparition de tous les accidents. Persistance des râles sibilants.

D'octobre 1919 à juillet 1920, passe de 37^{k}500 à 43 ^{k} 500.

En 1920 et 1921, pas d'incidents.

En mars 1922, retour subit des signes du début : dyspnée paroxystique,
bruits trachéaux énormes, toux quinteuse cyanose de la face, etc. Reprise

du traitement qui avait été plus ou moins abandonné : régime lacté, puis lacto-végétarien ; cure de fruits le matin.

A la fin de 1922 : Etat normal. Guérison au moins apparente.

Conclusion

En dehors de la variété asthmatiforme, le diagnostic sera toujours obscur si on exige une précision que la clinique ne comporte presque jamais. Il ne faut pas dire que seule l'autopsie fera le diagnostic. Il faut se contenter d'un diagnostic de présomption ; si le médecin a de l'intuition, ce diagnostic suffira pour être sur la défensive et instituer un traitement qui rendra d'inappréciables services.

CHAPITRE III

Œdèmes pulmonaires ou Tuberculose

On a particulièrement en vue, ici, des œdèmes du sommet.

L'étude de ces œdèmes pulmonaires se relie à celle des adénopathies que nous venons de voir. La cloison entre les deux états morbides est peut-être purement artificielle.

Dans l'adénopathie il y a souvent un œdème concomittant. Dans les cas d'œdèmes du sommet il est probable que l'adénopathie est fréquente.

En 1883, M. Huchard avait signalé, chez les névropathes, de fausses tuberculoses avec hémoptysie et matité du sommet.

En 1898, MM. Hirtz et Merklen (1) ont publié des cas d'œdème pulmonaire simulant la tuberculose.

En 1909, MM. Louis Rénon et P. Sollier ont présenté à la Société Médicale des Hôpitaux un cas très curieux d'atélectasie d'un sommet dû à l'insuffisance d'expansion des mouvements respiratoires.

En 1909, M. Hutinel (2), MM. Caussade et Queste (3) ; en 1910, mon interne, M. Leballeur (4), ont apporté des documents nouveaux.

En 1911, j'ai publié plusieurs cas, dont un, avec radiographie, était curieux (5).

Ces œdèmes, œdèmes congestifs, peuvent se rencontrer chez des brightiques non tuberculeux et simuler la tuberculose à

---

1. Hirtz et Merklen. *La Presse Médicale*, 28 décembre 1898.
2. Hutinel. *Journal des Praticiens*, avril 1904.
3. Caussade et Queste. *La Presse Médicale*, 1909, n° 56.
4. Leballeur. *Thèse*. Paris,1910.
5. Brunon.*Presse Médicale*, 1911, n° 35.

R. Brunon. La Tuberculose pulmonaire.　　　　　　　　20

toutes les périodes : période initiale avec hémoptysie ; période cachectique avec caverne.

Ce diagnostic entre l'œdème brightique et la tuberculose pulmonaire est à peine signalé par les classiques, et cependant l'erreur à commettre est particulièrement grave.

En effet le traitement classique de la tuberculose sera intempestif et nuisible dans le cas d'œdème. Les accidents s'aggraveront ou persisteront, pouvant conduire le malade à un état voisin de la cachexie.

Puis le jour où le diagnostic d'œdème est fait, le traitement donne, avec rapidité, une amélioration et une guérison étonnantes.

L'observation suivante me paraît être un document intéressant.

Il s'agit d'un jeune homme de 15 ans, mesurant 1^{m}76, remarquablement robuste et d'une très bonne santé depuis son enfance. Le 29 avril, début subit avec fièvre, pleurodynie et vomissements. Les vomissements sont alimentaires et peu abondants d'abord, puis bilieux. La douleur est à droite, elle siège dans l'hypochondre, elle s'irradie en bas vers la fosse iliaque, en haut entre les omoplates. La température sublinguale atteint 39°, le pouls est à 84. Le facies exprime une certaine anxiété. Il n'y a ni toux ni expectoration, mais la dyspnée est évidente. Les signes physiques sont les suivants :

Matité en avant, à droite, sous la clavicule ; en arrière, dans toute la hauteur et surtout dans le tiers supérieur.

Respiration soufflante à droite sous la clavicule. Souffle tubaire et bronchophonie dans la fosse sus-épineuse à droite et dans l'espace interscapulaire droit au dessus de la 3e vertèbre dorsale.

Râles fins dans toute la hauteur à droite, en particulier à la base.

L'urine contient 10 centigrammes d'albumine environ et des matières colorantes de la bile. Le coefficient des fermentations intestinales est de 1,76 au lieu de 1,40 (fig. 3).

Le deuxième jour de la maladie, la température tombe brusquement de 39° à 36°5. Puis elle se relève le troisième jour à 38°, où elle restera quatre jours.

Pendant quinze jours, l'état est stationnaire, mais l'anxiété du début disparaît rapidement.

Le 17 *et le* 18 *mai* (vingtième jour), il survient des sueurs profuses. La température tombe à 37° pour ne plus se relever.

Le 22 *mai* : les signes physiques sont les mêmes. Il n'y a toujours ni toux ni expectoration. La température s'abaisse graduellement, le pouls est à 80.

Le 29 *mai* : urine et selles *critiques*. Il y a trois litres d'urine dans les vingt-quatre heures, et les matières fécales, liquides, bilieuses sont extraordinairement abondantes : elles remplissent le quart d'un seau hygiénique.

31 *mai* : mêmes selles, un peu moins liquides, toujours extrêmement abondantes : un tiers de seau hygiénique.

En même temps, il y a, pour la première fois, une modification évidente les signes physiques : la matité est moindre sous la clavicule droite ; le souffle est beaucoup moins intense au hile. L'aspect général est meilleur. Le teint est coloré et frais.

4 *juin* : la matité sous la clavicule droite diminue encore. La respiration y est normale, l'inspiration légèrement humée.

En arrière, la matité persiste dans toute la hauteur, elle est plus nette dans la fosse sus-épineuse. L'expiration soufflante eet moins intense et, de plus en plus, limitée à la fosse sus-épineuse. De même pour la bronchophonie.

Le malade exprime un bien-être inconnu depuis plusieurs mois.

6 *juin* : dans la fosse sus-épineuse, bouffée éclatante de râles crépitants fins après la toux. Etat général excellent. Appétit impérieux.

De juin à juillet : augmentation considérable de poids, soit 5 kilogrammes. Santé générale parfaite. Persistance des signes physiques : matité, expiration soufflante, bronchophonie au sommet droit en arrière.

5 *juillet* : Départ pour la campagne.

De juin à octobre : l'augmentation totale de poids a été de 18 kilogammes. Etat général excellent. Sommeil normal. Appétit formidable. Ni toux ni expectoration.

En octobre : persistance des signes physiques, mais atténués ; en avant, à droite, pas de matité nette. Vibrations thoraciques augmentées.

En arrière : résistance au doigt. Expiration soufflante dans la fosse sus-épineuse et au niveau du hile pulmonaire droit. Bronchophonie aphone très nette. Vibrations vocales augmentées dans toute la hauteur à droite. Affaiblissement respiratoire dans les deux tiers inférieurs.

L'état général est excellent. Le jeune homme supporte difficilement la contrainte d'un traitement. Il y a désaccord entre l'état général et l'état local. Cependant il y a une dyspnée d'effort très nette quand le malade marche.

Un an après le début, le jeune homme a récupéré sa santé normale et, cependant, à l'auscultation, on trouve encore une respiration soufflante dans les deux fosses sus-épineuses. A droite, son intensité augmente à mesure que l'orcille va de la moitié externe de la fosse sus épineuse vers la 3e vertèbre dorsale. Le chuchotement de d'Espine est très net sur la ligne des apophyses épineuses jusqu'à la 3e dorsale.

En résumé, début fébrile semblant annoncer une maladie infectieuse. Signes physiques pouvant caractériser une induration du sommet droit et une adénopathie du médiastin.

Persistance d'une fièvre légère pendant vingt jours. Albuminurie minima. Pas de signes fonctionnels, sauf une légère dyspnée.

Puis disparition de la fièvre après une crise de diurèse. Modification subite des signes physiques du sommet après deux jours de débâcle intestinale.

Ensuite, amélioration continue. Retour à une santé parfaite, mais avec persistance, pendant huit mois, de l'albuminurie et, pendant un an, d'une adénopathie du médiastin.

L'interprétation de ce cas n'était pas sans difficulté.

On pouvait penser à une pneumonie, grâce au début subit avec fièvre, vomissements et pleurodynie.

Les signes physiques permettaient de la localiser au sommet droit. Mais l'absence de signes fonctionnels, et surtout le facies du malade et l'évolution des accidents ne tardaient pas à faire éliminer ce diagnostic.

Une poussée granulique au sommet droit, qui aurait représenté le réveil d'accidents antérieurs méconnus, était un diagnostic présentable. C'était celui d'un parent du malade, médecin. La fièvre et les signes d'induration du sommet plaidaient en faveur de la tuberculose et la radiographie semblait corroborer ce diagnostic.

En effet, l'épreuve radiographique donnait :

1º Une obscurité considérable et irrégulière dans la moitié supérieure du poumon droit ;

2º Un piqueté par taches dans toute l'étendue de l'image ;

3º Une ombre sur le diaphragme.

Le diagnostic radiographique ne pouvait pas être autre que celui-ci dans la pensée de mes confrères : Tuberculose disséminée à droite avec induration du parenchyme ou épaississement pleural au sommet. Epaississement pleural à la base (fig. 22).

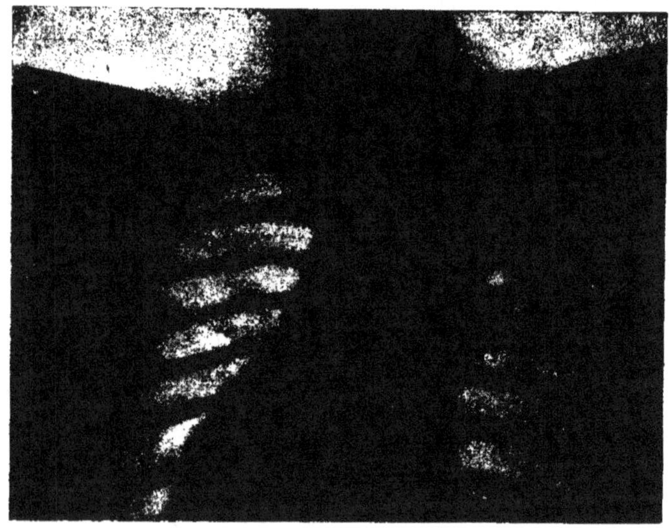

Fig. 22

Malgré ces arguments de grande valeur, l'examen du malade ne corroborait pas ce que disait la radiographie. Le début avait été subit et donnait le droit de penser à une maladie infectieuse ; mais il avait été tout autre que celui d'une poussée granulique ; pas de toux, pas de dyspnée, pas de cyanose et, enfin, amélioration rapide par le régime lacté.

L'adénopathie était plus probable que l'induration tubercu-

leuse du sommet. Il était hors de doute que la matité et les autres
signes physiques, tels que respiration soufflante, bronchophonie,
plaidaient en faveur de tumeurs ganglionnaires du médiastin. Il
s'agissait, non de grosses tumeurs comprimant les bronches, les
vaisseaux et les nerfs, mais de cette adénopathie discrète qui est
extrêmement fréquente chez les enfants et les adolescents et qui
est compatible avec un bon état général. Et cependant, comment
expliquer le début subit, la douleur, la fièvre et l'amélioration
rapide par crise ? L'adénopathie ne suffisait pas pour donner la
clef de tous ces accidents. Il y avait autre chose de surajouté.

Œdème pulmonaire localisé au sommet avec adénopathie
bronchique fut le diagnostic auquel je m'arrêtai. Il était basé
sur les faits suivants : localisation, du sommet au hile, de signes
physiques nets sans grande réaction générale. Opposition entre
les signes locaux et les signes généraux. Râles fins dans toute la
hauteur et surtout à la base. Pas de troubles fonctionnels et, enfin,
présence d'un signe d'une très grande valeur, je veux parler d'une
albuminurie minima.

Ce diagnostic était corroboré par la notion que ces cas sont
fréquents et qu'ils prennent une physionomie spéciale aux yeux
de ceux qui ont l'occasion de les observer souvent.

Ce diagnostic d'œdème pulmonaire était encore renforcé, dans
le cas particulier, par deux ordres de circonstances : 1º les commémoratifs ; 2º l'influence du traitement.

Commémoratifs. — Le jeune X... n'a jamais été malade, c'est un garçon
extrêmement robuste et d'un grand appétit. C'est un grand mangeur de
viande. En 1908, il eut une scarlatine et il abandonna trop tôt le régime

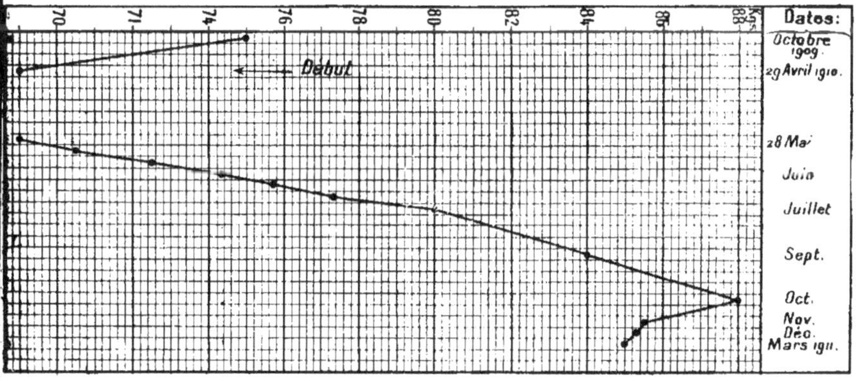

Fig. 23

lacté sous prétexte qu'il s'affaiblissait. En 1909, il eut à trois reprises des poussées d'urticaire. Enfin, six mois avant de tomber malade, il avait maigri ; il ne supportait pas le froid ; il se sentait fatigué et se plaignait d'une grande lassitude le matin au réveil. Pour obvier à ces accidents de « faiblesse », il augmentait la ration de viande.

La filiation des faits était probablement la suivante : scarlatine, séquelle albuminurique, auto-intoxication par abus d'alimentation carnée. Persistance de l'albuminurie méconnue. Sous l'influence possible d'un simple rhume : congestion œdémateuse du sommet.

Influence du traitement. — Ce fut le cas ou jamais d'appliquer l'adage : *naturam morborum curationes ostendunt.* Le malade fut, dès le début, soumis au régime lacté exclusif avec bains chauds, enveloppements froids, cure d'air et repos.

L'influence de ce traitement fut extraordinairement rapide. Continué pendant deux mois, il amena une transformation étonnante du malade, qui reprit 19 kilogrammes, récupéra ses forces, retrouva toute son énergie au travail et sa résistance au froid. Pendant l'hiver suivant, ce jeune homme a travaillé à ses études dans une pièce dont la fenêtre ne fermait pas et qui était, suivant son désir, sans feu (fig. 23).

Une objection au diagnostic d'œdème du poumon pouvait être faite par la radiographie. Mon collègue, M. Cerné, dont la compétence est connue, me disait à ce propos, que des travaux récents semblent devoir faire admettre que les ombres observées au hile pulmonaire et dans le champ pulmonaire doivent être rapportées (à l'état normal) aux vaisseaux et non aux bronches. S'il en était ainsi, il en résulterait qu'en dehors de la tuberculose pulmonaire ou ganglionnaire, ces opacités peuvent s'expliquer par une simple congestion chronique, peut-être même un œdème modifiant la transparence de l'organe.

Il est bien vraisemblable que, dans notre cas particulier, c'est ainsi qu'il faut voir les choses : ganglions au hile et congestion œdémateuse au sommet.

On ne saurait donc être trop prudent dans l'appréciation des résultats radiographiques. Interprétés avec trop de hâte, ils pourraient être le point de départ de graves erreurs. L'auscultation reste, dans ces cas, le meilleur outil à la disposition du médecin.

J'insiste sur l'importance très grande de l'examen de l'urine. Dans les cas dont nous parlons, il y a toujours une albuminurie minima trop souvent méconnue. Ce n'est pas toujours une albuminurie orthostatique, elle est justiciable du régime lacté et ce régime fait alors merveille.

Chez notre malade, l'action du régime lacté a été tout à fait probante et d'autant plus que, dans l'entourage, on voulait croire à une tuberculose pulmonaire.

Il ne s'agit pas non plus, dans ces cas, d'une néphrite tuberculeuse, parce que l'évolution démontre que la tuberculose n'est pas en cause : la mobilité et l'existence éphémère des congestions, l'efficacité rapide du traitement font écarter le diagnostic de tuberculose.

Ce qu'il importe avant tout de remarquer, c'est que l'examen de l'urine peut être un des éléments importants du diagnostic. L'albuminurie minima est un signe d'une valeur capitale.

A l'appui de cette opinion, je citerai le cas suivant :

Au mois d'août 1909, j'avais l'occasion d'observer une jeune fille de 14 ans présentant les accidents suivants : à l'âge de sept ans, rougeole : et, à la suite, fièvre qui a duré plusieurs semaines. De 1905 à 1909, bronchites répétées chaque hiver. L'enfant tousse constamment, et, de plus, présente des accès de dyspnée paroxystique nocturne pouvant durer quatre ou cinq heures. Pendant ces crises, pâleur et cyanose de la face, larmes abondantes, sueurs profuses.

Elle est considérée comme tuberculeuse, et on va la diriger vers une station thermale.

Au moment où je la vois, les signes physiques sont les suivants : amaigrissement général considérable. En avant : dépression notable du creux sous-claviculaire droit. Pas de matité nette. Râles sibilants épars, nombreux des deux côtés.

En arrière : submatité dans la fosse sus-épineuse et dans l'espace interscapulo-vertébral. Respiration soufflante et bronchophonie dans la même région. Râles sibilants très nombreux, en tempête, dans toute la hauteur des deux côtés.

L'âge de l'enfant, les crises d'asthme nocturnes, les signes physiques, l'évolution de la maladie me font porter le diagnostic d'adénopathie bronchique avec brightisme. L'urine contient 10 centigrammes d'albumine environ. Je conseille le régime lacté exclusif pendant huit jours, puis le régime lacto-végétarien. Révulsion. Cure d'air nocturne et diurne.

Au cinquième jour de traitement, les crises nocturnes disparaissent. En moins d'un mois, la toux diurne est supprimée. En six mois, la guérison se maintient. : l'enfant augmente de 3 kilog. En un an, l'augmentation est de 8 kilog. Tous les signes fonctionnels ont disparu, mais les signes physiques, quoique atténués, persistent (matité, respiration soufflante et bronchophonie).

Ces cas sont très nombreux dans la pratique de ville. L'absence d'examen méthodique de l'urine fait passer le diagnostic à côté.

Quel role attribuer à l'adénopathie ?

Dans nos deux observations ,comme dans plusieurs cas cités par M. Hutinel, il y a concomittance d'adénopathie et d'œdème congestif. Du côté des ganglions il existe une épine latente, bacillaire ou autre.

L'interprétation de ces cas devient alors particulièrement difficile, car il faut faire la part d'une lésion ganglionnaire restreinte et d'une congestion intense.

Au point de vue pathogénique, on peut établir un lien entre les deux espèces de lésions. L'action des masses ganglionnaires se ferait sentir sur les plexus pulmonaires et causerait des troubles vaso-moteurs devenant eux-mêmes l'origine de fluxions, de congestions et d'œdèmes pulmonaires. L'explication est acceptable jusqu'à nouvel ordre. Cependant, j'inclinerais à croire que l'œdème n'est pas mécanique, mais sous la dépendance de l'état général. C'est le brightisme qui en est le point de départ. L'évolution de la maladie et l'efficacité du traitement en font la preuve.

L'hypertrophie ganglionnaire est primitive et parallèle, sa répercussion sur l'œdème est peu marquée et, peut-être, nulle. L'enchaînement des faits serait le suivant :

Deux ordres de phénomènes distincts :

D'abord adénopathie latente et muette depuis l'enfance :

Puis une maladie infectieuse survient (scarlatine, rougeole, coqueluche, etc.) ; elle touche le rein d'autant plus facilement que, primitivement, il a été troublé par un mauvais régime alimentaire. Sous l'influence rénale, l'œdème atteint le poumon au même titre que les autres organes : Il atteint le sommet, peut-être parce que l'adénopathie déjà ancienne en a fait un lieu de résistance moindre. Là se borne le rôle de l'adénopathie.

Ce qui est indéniable, c'est la valeur prééminente de l'œdème puisque sa disparition coïncide avec le retour de la santé générale, alors que les signes d'adénopathie persistent.

Rôle du brightisme

Dans ce cas comme dans les autres l'examen minutieux de l'urine, la recherche de l'albuminurie minima sont les points importants du diagnostic, ils permettent d'incriminer le *brightisme*.

Le terme de *brightisme* est un terme vague et certes trop compréhensif, mais il est précieux en clinique. Il désigne tout un ensemble de faits traduisant une intoxication de l'individu par une insuffisance hépatique et rénale.

Le brightisme peut simuler presque toutes les maladies, suivant que les œdèmes se localisent dans tel ou tel viscère. Leur principal substratum est, le plus souvent, une intoxication d'origine alimentaire, ce qui permet alors de considérer le rein comme une glande annexe du tube digestif.

Le rôle du brightisme, au moins dans les cas que nous rapportons, est encore prouvé par le coefficient des fermentations intestinales qui a été constamment au-dessus de la normale, mais qui s'est abaissé à mesure que le régime lacté améliorait l'état du malade.

Le tableau suivant montre ces faits.

DATES	DENSITÉ	AZOTE TOTAL	SULF. ÉTH.	ALBUMINE	GLUCOSE	PIG. BIL.	COEFFICIENT
Avril 1910	1.017	6,90	0,255	0,10	0	Traces.	1,76
Mai	1.026	19,10	0,310	0,15	0	Traces.	1,62
Juin	1.025	22,30	0,402	0,10	0	Traces.	1,81
Juillet	1.016	10,60	0,181	0,10	0	0	1,71
Août	1.029	19,50	0,298	0,10	0	0	1,53
Septembre	1.025	11,30	0,162	0,05	0	0	1,43
Novembre	1.028	12,30	0,182	0,14	0	0	1,40
Décembre.......	"	"	"	0,14	0	0	1,28
Mars 1911	"	"	"	0,05	0	0	1,37

L'albuminurie minima, le plus souvent méconnue, joue encore un rôle important dans l'observation suivante publiée in-extenso dans la thèse de M. Leballeur (1910).

Il s'agit d'une jeune fille de 16 ans, de santé habituellement médiocre. En avril 1896, elle se plaint d'une petite toux sèche sans expectoration. Apyrexie, sueurs nocturnes ; amaigrissement. Faiblesse extrême : incapable de marcher et de monter un escalier sans dyspnée.

Signes physiques : pas de matité. Râles fins épars en avant, surtout à gauche.

Traitement : régime tonique avec viandes. Repos, aération.

Résultat négligeable. De son chef, le père l'emmène en Suisse pour cure d'air.

Bientôt je reçois une série de lettres désespérées. Mlle X. est plus mal : dyspnée très vive ; incapable de rester sur les jambes. Après quatre semaines d'aggravation par l'altitude, le père la ramène sur une plage de Normandie. Là un médecin examine l'urine et trouve du sucre : alors traitement de Bouchardat avec viandes et toniques. Pas d'amélioration.

En janvier 1897, je revois la malade : même état qu'en avril 1896.

Pour la première fois j'examine l'urine et je trouve 20 centigrammes d'albumine. Je conseille le régime lacto-végétarien avec peu de chances d'être écouté.

En mars. Transformation radicale par le régime lacté. Disparition de la toux, des râles, de l'oppression et de la faiblesse générale .

Le poids est passé de 56 kilos à 61 kil.

L'année suivante (avril 1898), amélioration continue de la dysménorrhée. Etat général excellent. En juillet 1898, disparition de l'albumine. Augmentation de 8 k. 500 depuis le traitement lacto-végétarien.

Résumé. — Pendant un an on a tablé sur le diagnostic probable de tuberculose. Quand l'examen de l'urine eut modifié le traitement, la marche fut rapide vers la guérison.

Conclusions

Il existe des œdèmes pulmonaires localisés au sommet et pouvant simuler la tuberculose. Une adénopathie bronchique peut précéder et accompagner ces œdèmes.

Les signes physiques sont trompeurs et ne suffisent pas pour faire le diagnostic.

Le diagnostic reposera sur l'examen des commémoratifs, l'étude de l'évolution des accidents, l'analyse de l'urine qui contient toujours de l'albumine, et enfin sur le traitement.

Ces cas d'œdème confondus avec la tuberculose et traités comme tels, sont fréquents. On prévoit la gravité d'une telle erreur. Dans les cas d'œdème, le régime alimentaire est le principal moyen de traitement ; il devra être lacté d'abord, puis lacto-végétarien. Ce régime sera tout à la fois un rapide moyen de traitement et un précieux élément de diagnostic.

BIBLIOGRAPHIE

1898. HIRTZ et MERKLEN. *Presse médicale*, 28 décembre.
1900. J. TEISSIER. *Congr. Intern. Méd.*, Paris, p. 195.
1909. CAUSSADE et Pierre QUESTE. *Presse médicale*, n° 56.
1909. HUTINEL. *J. des Praticiens.* Avril.
1910. LECAPLAIN. *Normandie Médicale*, p. 393.
1910. LEBALLEUR. *Thèse Paris* (BRUNON).
1911. BRUNON. *Presse méd.*, n° 35, p. 253.
1913. LOGRE. *Th. Paris* (CAUSSADE).
1920. COSSON. *Thèse Paris* (CAUSSADE).
1921. G. LEBERMEISTER. *Deutsche medizinische Wochenschrift.* Leipzig, t. CXLVII, n° 10, 10 mars (résumé dans *Presse médicale* 1921).
1921. A. LEMIERRE et P. N. DESCHAMPS. *Presse méd.*, 11 mai, p. 375.

CHAPITRE IV

______

Appendicite chronique et Tuberculose Pulmonaire

______

Il y a quarante ans on ignorait l'appendicite. On ne parlait que de *typhlite* et de *périlyphlite*. Leudet fut le premier, ou des premiers, à décrire anatomiquement l'appendicite ; mais elle lui était inconnue cliniquement. Mon camarade Olivier Leudet, son fils, mourut très probablement d'appendicite (par diagnostic rétrospectif) alors que son père, assisté de Damaschino et de Potain, porta avec ses confrères le diagnostic de typhlite.

Dans la période suivante la typhlite disparaît. On ne parle plus que d'appendicite Dieulafoy, dans une éloquence entraînante, convie les opérateurs à ne pas s'en laisser imposer par les fausses accalmies de l'appendicite

Puis ce même professeur, frappé sur le chemin de Damas, s'élève contre l'intervention et ne voit plus guère que des entérocolites (1).

On ne saurait trop conseiller au praticien de ne pas sacrifier au désir de remanier sans cesse les dénominations. Il y a là une cause de trouble dans les esprits. Il faut s'appliquer surtout à voir *les faits* qui, eux, sont toujours les mêmes.

Pour ce qui touche notre sujet, nous disons :

La tuberculose pulmonaire peut avoir, comme origine, des accidents intestinaux. L'expérimentation, l'anatomie pathologique et la clinique s'accordent sur ce point.

______

1. Actuellement l'appendicite serait rare, au dire de quelques auteurs, et nous aurions souvent affaire à des cas de paraviscérites du *carrefour supérieur* (angle colique droit) ou du *carrefour inférieur* (région ilio-cœcale).

On peut voir la tuberculose pulmonaire causée par l'appendicite chronique et guérie par l'appendicectomie.

Tel est le fait que nous voudrions mettre en lumière à l'aide de documents que nous avons vus.

L'appendicite chronique chez le tuberculeux peut revêtir trois formes :

1º Appendicite chronique avec lésions tuberculeuses et concomittance ou non de typhlite tuberculeuse. Elle est hors du cadre de ce travail.

2º Appendicite chronique avec accidents pulmonaires parallèles *simulant* la tuberculose.

3º Appendicite chronique engendrant la tuberculose.

Si on voulait bien rechercher systématiquement l'appendicite chronique chez tous les malades, comme on recherche le rhumatisme, l'alcoolisme, la syphilis et l'arthritisme, on ne tarderait pas à s'apercevoir qu'elle est fréquente, Et si on fait porter spécialement cette recherche sur les malades qui toussent, on verra que l'appendicite chronique revêt souvent le masque de la tuberculose pulmonaire.

Ces faits sont parmi les plus étranges de la pathologie contemporaine.

Quand un malade, enfant, adolescent ou adulte jeune, dit qu'il est sujet, chaque hiver, à des bronchites répétées ; qu'il tousse depuis plusieurs mois ; quand on constate chez lui une fièvre vespérale quotidienne avec anorexie, amaigrissement et faiblesse générale, alors même que les signes physiques seraient obscurs, on est porté à penser qu'il s'agit probablement de tuberculose pulmonaire et on s'attend à une aggravation subite ou rapide de lésions encore mal dessinées jusqu'ici. Cet ensemble symptomatique peut cependant avoir comme substratum anatomique et pathogénique une appendicite chronique (1).

En 1908, M. Comby a signalé ces faits chez les enfants. En 1911, M. Faisans les a signalés chez les adultes (2). Puis MM. Walther, 1911, et Sergent, 1912, ont étudié la même question.

Si on veut bien se reporter aux observations que j'ai publiées,

---

1. Brunon. *Bul. médical*, 1ᵉʳ novembre 1911.
Roger Brunon. Appendicite chronique et tuberculose pulmonaire. *Th. Paris*, 1922.
2. Faisans. *Bul. médical*, 1ᵉʳ février 1911.

on verra qu'on peut synthétiser la question sous cette forme :

La toux accapare toute l'attention ; et, comme elle s'accompagne de fièvre, d'amaigrissement et de faiblesse générale, elle entraîne l'idée de la tuberculose pulmonaire à une période initiale.

Ce qui importe, c'est de souligner le contraste qui existe entre la toux et l'absence de signes physiques.

Le diagnostic est difficilement accepté par la famille et par les médecins appelés à voir le malade. Les symptômes pulmonaires masquent tout. Joignez à cela que certaines familles rejettent à priori toute idée d'intervention chirurgicale, et que nombre de chirurgiens refusent d'intervenir, hantés par l'idée de colite.

La marche des accidents est toujours entrecoupée de moments d'accalmie. Il ne s'agit pas ici de la fausse accalmie signalée par Dieulafoy au deuxième ou troisième jour d'une appendicite aiguë. Il s'agit d'un temps de repos pouvant durer des semaines et des mois. La maladie est latente, d'autant plus que le traitement médical est toujours momentanément efficace. Il n'en est que plus trompeur.

Le repos, les révulsifs, le régime calment la toux, la fièvre et les douleurs ; et la famille rejette l'idée d'une intervention puisque l'enfant va mieux !

La douleur est variable dans son siège, ses irradiations, son intensité, ses caractères. Spontanée, elle peut être dorsale, scapulaire, colique, épigastrique, hépatique, péri-ombilicale. Elle se traduit quelquefois par des pincements abdominaux survenant à propos des repas, forçant le malade à s'étendre et disparaissant après une heure de repos horizontal. Provoquée par la palpation, elle est le plus souvent peu intense ; il faut la chercher avec soin sur un point très circonscrit. La pression sur ce point fait faire une grimace au malade.

Spontanée ou provoquée, elle est changeante ; elle disparaît sans cause apparente pendant des semaines et des mois, puis réapparaît. Le repos la calme, la fatigue la fait renaître, et il en est de même pour la fièvre. Ceci explique les résultats très différents obtenus sur le même malade par l'examen de deux médecins à quelques semaines d'intervalle

Les commémoratifs sont très importants à noter. Tous les malades ont eu de petites poussées qu'on a prises pour des indigestions ou des accès d'entéro-colite. Les poussées fébriles d'entéro-colite, si fréquentes chez les enfants, ne seraient-elles pas souvent des réveils successifs d'appendicite chronique ?

Je signale deux signes qui ne sont pas sans importance. Ils ne paraissent pas avoir été cités jusqu'ici. C'est d'abord la *teinte jaune péri-ombilicale*. Elle n'est pas constante ; elle se dessine ou s'atténue en même temps que les crises. Cette teinte fait contraste avec la teinte rosée des régions inguinales. Ce sont ensuite des *taches lenticulaires* semblables à celles de la fièvre typhoïde que j'ai vues dans trois cas d'appendicite chronique.

Comment expliquer un ensemble symptomatique aussi paradoxal ?

La pathogénie de la toux est obscure. Elle se rattache peut-être à un œdème congestif des poumons, comme dans les cas déjà étudiés d'adénopathie du médiastin ou de brightisme. Ces foyers pulmonaires se produiraient au même titre que tout autre foyer d'infection secondaire, abdominal ou thoracique : telles les pleurésies et les pneumonies signalées au cours de l'appendicite chronique.

La toux pourrait encore être imputée à des lésions d'adénoïdite rhino-pharyngée. D'ailleurs il est probable qu'il y a un lien entre l'adénoïdisme et l'appendicite. Nous avons vu souvent une poussée subaiguë au cours d'une appendicite chronique succéder à une poussée préalable de pharyngite. M. Faisans remarque, avec juste raison, que l'adénoïdite rhino-pharyngée détermine des effets analogues à ceux de l'appendicite : fièvre légère, provoquée ou aggravée par l'exercice et la fatigue, et pouvant durer des mois et des années. Au surplus, quelle que soit l'origine anatomique et physiologique de la toux, elle contraste, par sa ténacité et sa fréquence, avec l'obscurité des signes physiques.

Le traitement médical par le repos et le régime nous a paru être toujours plus ou moins efficace, mais momentanément.

Le traitement chirurgical supprime immédiatement les accidents : la toux et l'apparence phthisiforme disparaissent comme par enchantement. C'est la meilleure preuve de l'exactitude du diagnostic.

Une fillette de huit ans tousse depuis plusieurs hivers et est considérée comme une tuberculeuse. Elle a de la fièvre. Je suis amené à porter le diagnostic de fausse tuberculose et à rattacher ses accidents pulmonaires et généraux à une appendicite. La famille n'accepte pas l'idée d'une intervention. Tout à coup éclatent des accidents aigus qui mettent la vie de l'enfant en danger. On l'opère et tout disparaît : l'enfant est transformée. Plus de toux, plus de fièvre, augmentation de poids de trois kilogrammes en cinq mois.

Si on veut les chercher, ces cas ne sont pas rares. Inutile de souligner l'importance de leur diagnostic.

Voilà ce que j'écrivais, avec une certaine réserve, en 1913. Depuis cette époque, plusieurs faits très curieux ont précisé la question dans mon esprit, et de leur comparaison, je peux tirer les deux aphorismes suivants que je soumets au contrôle du lecteur :

1º *Non seulement il existe des cas d'appendicite chronique simulant la tuberculose pulmonaire ;*

2º *Mais encore il est des cas avérés de tuberculose pulmonaire avec appendicite chronique et qui guérissent par l'appendicectomie.*

Là est le point particulièrement intéressant, car on se trouve en face d'un traitement « chirurgical de la tuberculose pulmonaire », tout au moins pour certains cas.

Je ne crains pas d'être affirmatif, pouvant présenter plusieurs faits dont l'un est indiscutable.

Pour ne pas surcharger ce chapitre, je ne publierai que deux observations, priant de se reporter aux observations antérieures (1).

Jeune agriculteur de 20 ans. Santé parfaite, force herculéenne, sobriété exceptionnelle. Il part pour la guerre de 1914. Pendant quatre ans il est nourri de viandes fraîches ou conservées et de « pinard ».

En 1918, retour au foyer. Ce n'est plus le même homme. Il a perdu appétit et force. Il tousse. Les médecins annoncent à la famille qu'il est pris de la poitrine et qu'il doit abandonner tout travail.

Quand je l'observe, il a les apparences d'un tuberculeux avec râles sous-crépitants aux deux sommets. Mais sa dyspepsie me paraît pouvoir s'expliquer par un appendicite chronique. Après quelques hésitations très légitimes il se laisse opérer. Amélioration très rapide ; retour à la santé ; reprise de la vigueur ; retour aux durs travaux de la terre.

Depuis trois ans cette guérison ne s'est pas démentie.

Il est fâcheux que l'examen des crachats n'ait pas pu être fait. Il est fort probable qu'on a été en présence d'un fait de tuberculose comme dans le suivant, qui présente toutes certitudes.

Mlle X..., 20 ans, tousse depuis décembre 1916. Hémoptysie en février 1917. Amaigrissement ; sueurs nocturnes ; pâleur ; fatigue générale, tristesse. Peut-être, de temps en temps, léger accès de fièvre ; mais la température n'a pas été prise.

En juillet 1917, on trouve les signes physiques suivants : pas de matité ; pas d'exagération des vibrations aux sommets ; pas de bronchophonie. Après la toux, sous-crépitants fins ou frottements dans les deux fosses sus-épineuses.

Cette malade est considérée par ses médecins comme atteinte de tuberculose pulmonaire chronique et traitée comme telle. Et ce diagnostic est non seulement acceptable, mais exact, car il y a des bacilles.

Cependant un point attire l'attention : c'est une pleurodynie assez vive siégeant à droite. Le point douloureux est vaguement localisé sous les fausses

---

1. BRUNON. *Bulletin Médical* ou *Normandie Médicale*, 1911.

côtes droites et vers l'omoplate du même côté. L'état de la plèvre n'explique pas cette douleur. A l'examen du ventre : ballonnement assez marqué ; douleur, à la palpation, aux deux angles du côlon transverse ; douleur vive au point de Mac Burney ou plutôt à deux travers de doigt à droite de l'ombilic. Contracture et défense de la paroi ; pas d'hyperesthésie. Ni nausées, ni vomissements, ni constipation.

Surgit alors l'idée d'une appendicite chronique possible.

Les antécédents sont intéressants : En mars 1916, 8 ou 9 mois avant le début de bronchite, coliques fréquentes attribuées à des indigestions. Depuis décembre 1916, douleurs de ventre par poussées irrégulières et sans cause appréciable ; ces douleurs sont comparables à des pincements ou à des torsions intestinales, mais on n'en a pas tenu compte, toute l'attention étant attirée par le poumon.

Actuellement aucune trace d'albumine.

Coefficient des fermentations intestinales = 1,62 au lieu de 1,40.

Traitement : Repos au lit et sur chaise longue. Applications froides sur le ventre. Régime léger et peu carné.

Le résultat est immédiatement appréciable : diminution du ballonnement, suppression des douleurs abdominales, suppression de la toux, bon appétit, augmentation de poids. Devant ce résulat, on se relâche un peu de la sévérité initiale, on supprime les heures de lit et de chaise longue.

En mars 1918, l'état général est bon et on remarque particulièrement : 1º La suppression de la toux malgré la persistance des bruits adventices aux sommets et dont les caractères se rapprochent des frottements ; 2º persistance de la douleur au point de Mac Burney ; 3º absence de tout symptôme fonctionnel abdominal.

Le 20 avril 1918, la malade, sous l'influence de nos paroles, réclame l'intervention. Elle est pratiquée le 23 par mon collègue et camarade François Hüe. Et nous trouvons un appendice volumineux, turgescent, en érection : la muqueuse présente deux ulcérations, l'une d'elles est profonde et, à son niveau, la perforation est imminente.

A la suite de l'opération, l'état s'améliore encore avec un régime presque exclusivement végétal.

Malgré la reprise de la vie et de l'activité ordinaires, le poids augmente. Pas de douleurs, pas de toux, quoique les frottements-râles persistent toujours. De plus, au moment des règles, il y aurait quelques expectorations rosées.

En décembre 1919, la malade tousse et crache une fois par jour, le matin au réveil ; l'inoculation au cobaye faite par M. Guerbet est positive.

Pendant l'année 1919, l'état général reste excellent ; la malade est transformée. Avec le régime lacto-végétarien le poids est passé de 55 k. à 63 k. Cependant les inoculations sont toujours positives.

En février 1920 l'inoculation est négative. Mᶦˡᵉ X..., qui avait un projet de mariage depuis plusieurs mois est autorisée à se marier en avril 1920. Une grossesse commence fin août ; elle est très bien supportée.

4 juin 1921, accouchement normal. Pas d'allaitement malgré l'aspect floride.

Le 31 mars 1922, Madame X... supporte facilement une grippe de 15 jours. La santé reste parfaite. Le régime végétal n'a pas été abandonné, sauf dans quelques rares occasions.

En 1923 la guérison ne s'est pas démentie.

Remarques pratiques. — Dans notre cas, le diagnostic de

bronchite tuberculeuse était très légitime tout d'abord. Quand on pensa à l'appendicite, on se servit du *repos* comme d'un moyen de contrôle. Le repos amena en effet une sédation remarquable de tous les accidents. Mais ce sont là des résultats trompeurs et il faut bien se garder de s'y fier. Malgré les apparences les plus rassurantes un grand danger était imminent. C'était « le coup de pistolet dans le ventre » selon l'expression de Ricard.

D'autre part, l'intervention amena une transformation étonnante de la malade et la suppression de ses accidents pulmonaires.

On peut tirer de là quelques conclusions pratiques :

Il faut rechercher systématiquement l'appendicite chronique comme on recherche l'alcoolisme et la syphilis.

Les cas de fausse tuberculose par appendicite sont fréquents et sûrement nous en laissons passer inaperçus.

Si on doute (et on doutera souvent) de l'existence de l'appendicite, il faut faire l'expérience du *repos*. Tout s'amendera. On peut ensuite faire la contre-épreuve en supprimant le repos. Cette contre-épreuve n'est pas sans danger. Elle a failli nous coûter très cher. Aussi je dirai de nouveau : si vous soupçonnez une appendicite, faites-la opérer ; vous ne courez pas grand risque. En n'opérant pas, vous courez un danger (1).

Finalement, ce qui est important dans notre cas, c'est l'arrêt de l'évolution des lésions tuberculeuses du poumon par la suppression de l'appendice.

Pathogénie. — On s'explique aujourd'hui comment se produit *une première crise* d'appendicite. Dieulafoy fut l'avocat de la *théorie entérogène* ; c'est le « vase clos » de Talamon, la « cavité close » de Dieulafoy d'où part une infection ascendante. La filiation des faits serait la suivante : entérocolite infectieuse, propagation de l'infection à l'appendice, exaltation de la virulence des agents pathogènes dans le vase clos représenté par l'appendice.

Puis la pathologie expérimentale est intervenue et elle dit : l'expérimentation peut reproduire les faits cliniques et les montrer sous un autre jour. Tout état septicémique expérimental ou

---

1. BRUNON. *Bulletin médical*, 1ᵉʳ nov. 1911. — *Normandie Médicale*, 1ᵉʳ décembre 1911. —*La Tuberculose pulmonaire*, Steinheil, Paris, 1913, p. 298.

LIÉGAULT. *Du diagnostic de l'appendicite chronique simulant la tuberculose pulmonaire*, Thèse Paris, 1911.

BEAUGENDRE. *Appendicite et tuberculose*. Th. Paris, 1914.

Roger BRUNON. Appendicite chronique et tuberculose pulmonaire. *Th. Paris*, 1922.

clinique (fièvres éruptives, angines, etc.) s'accompagne d'une élimination d'agents pathogènes par l'intestin et l'appendice, de là : entérite et appendicite. Leur origine est donc sanguine. C'est la *théorie hématogène* opposée à la *théorie entérogène*. Elle est plus élégante, plus « savante », plus moderne que l'autre. Le temps dira si elle est plus près de la vérité.

Peu nous importe, pour le moment, que l'origine soit entérogène ou hématogène ; ce qui nous importe de savoir c'est que l'appendicite est une maladie non seulement infectante, mais encore intoxicante. C'est une maladie toxi-infectieuse, une maladie toxémique. Dieulafoy le premier a parlé, en 1898, de toxicité appendiculaire et il a forgé le mot très exact de *appendicrémie*. Il a montré les manifestations rénales, hépatiques, gastriques et nerveuses de cet empoisonnement. Il n'a pas vu, sauf erreur de notre part, les manifestations pulmonaires et c'est MM. Comby et Faisans qui ont attiré l'attention sur la similitude de ces manifestations avec la tuberculose pulmonaire.

Il est indéniable que l'appendicite peut engendrer une pseudo-tuberculose pulmonaire et peut-être une tuberculose vraie. Il faut remarquer que la pathologie expérimentale tend à faire admettre que tel organe est un lieu d'attirance spéciale pour la fixation d'un microbe donné. Il n'est pas absurde d'admettre qu'il peut en être de même pour l'élimination élective d'une toxine. D'autre part, de nombreux faits cliniques démontrent que le poumon est un émonctoire très actif en certains cas (Sabourin).

On peut alors reconstituer ainsi la chaîne des phénomènes : une toxine est secrétée dans l'appendice ; elle porte son action sur divers organes et sur le poumon ; elle y crée une bronchite qui, avec le temps, se transformera en bronchite tuberculeuse pour évoluer vers la tuberculose chronique.

Mais à qui appartient la priorité dans l'enchaînement des phénomènes ? Faisant abstraction des appendicites avec lésions nettement tuberculeuses, on doit se poser les questions suivantes : L'appendicite chronique est-elle consécutive à la tuberculose pulmonaire ? M. Sergent incrimine à juste titre le traitement par suralimentation et polypharmacie. M. Letulle croit que la tuberculose fait le lit de l'appendicite par infections associées.

D'autre part, elle est souvent précédée d'une angine. Serait-elle plus fréquente chez les adénoïdiens ? Ne serait-elle pas consécutive aux opérations si souvent, et trop souvent, pratiquées sur les végétations ?

D'autre part encore, pourrait-elle être primitive ? Nous ne connaissons pas assez la physiologie du poumon pour répondre. Les expériences de H. Roger sur le métabolisme des graisses modifiées dans l'intestin et déversées dans le poumon ne sont-elles pas de nature à nous rendre tout à la fois hardis et prudents dans nos hypothèses ?

D'autre part, on peut mettre aussi en ligne de compte les faits expérimentaux de Chauveau, de Calmette, et les faits anatomiques de Letulle déjà cités et qui montrent que le tube digestif est une des portes d'entrée de la tuberculose adéno-bronchique et pulmonaire.

Enfin on a le droit de croire que l'arthritisme, dû lui-même à des virus d'alimentation (carnisme, alcoolisme) jouera un rôle de plus en plus grand dans la pathogénie de la tuberculose pulmonaire.

Pour toutes ces raisons, on peut admettre que le terrain pulmonaire est préparé par une intoxication d'origine appendiculaire, et que le bacille vient s'y implanter en temps voulu.

La curieuse efficacité du traitement chirurgical tendrait à appuyer cette hypothèse.

Résumons :

1º L'appendicite chronique, en particulier chez l'enfant et l'adolescent, est une maladie toxi-infectieuse ;

2º Elle est par excellence une maladie à *trèves et réveils* ;

3º Ses allures, ses surprises, en font une maladie redoutable infectant les uns, intoxiquant les autres ;

4º Une intoxication fréquente frappe spécialement l'appareil pulmonaire simulant une tuberculose et peut-être la créant ;

5º L'opération fait disparaître les accidents toxiques.

6º Pratiquée en temps opportun, elle peut « juguler » la tuberculose pulmonaire.

Les confrères chirurgiens voudront-ils me permettre une remarque terminale ? Le diagnostic de l'appendicite chronique est un diagnostic *médical*. Le chirurgien est mal placé pour analyser ces faits. Souvent il obéit à un scrupule et n'opère pas parce qu'il ne voit pas le cas sous son vrai jour. Le médecin seul observe le début, l'évolution et voit le danger de la maladie. Le chirurgien sera sage s'il veut bien se contenter d'être la main qui opère.

QUATRIÈME PARTIE

LA TUBERCULOSE MALADIE CURABLE
LE TRAITEMENT

Conditions de curabilité — Le repos — La cure d'air
— La cure de lumière et l'héliothérapie — Les
agents physiques dans la fièvre et l'hémoptysie.

CHAPITRE PREMIER

Conditions de curabilité

Nous avons vu que la tuberculose était une maladie *évitable*. Nous avons vu aussi que notre civilisation ferme les yeux et les oreilles aux preuves les plus évidentes et nous continuons à braver les dieux en conservant une organisation de la vie qui est un défi à la vie elle-même.

Dans la société moderne tout est mal conçu au point de vue hygiénique et, dans la majorité des cas, le médecin est impuissant à faire éviter la maladie aux autres et mal armé pour l'éviter lui-même.

Un père de famille a appris, par une douloureuse expérience, que la vie de collège, en France, est des plus dangereuses pour ses enfants. Cependant, il ne peut pas ne pas envoyer ses fils au collège ; il lui faut subir les programmes, la manière de vivre et la méthode de travail imposés uniformément à tous. Il lui faudrait donc ou supprimer les études pour ses fils ; ou les envoyer à l'étranger ou émigrer lui-même !

La prophylaxie de la tuberculose est, actuellement, en France, théorique. *La tuberculose maladie évitable*, c'est un mot d'espérance et pas autre chose pour le moment.

Il en est tout autrement de cette formule : *la tuberculose est une maladie curable.*

Pour éviter la maladie, il fallait le concours des pouvoirs publics, de l'ensemble des citoyens et du corps médical. Il fallait un effort collectif.

Pour guérir la maladie, l'effort personnel du médecin suffit souvent.

Il ne faut donc pas craindre de dire que *la tuberculose est curable* ; avec des chances diverses, suivant ses formes, mais, en somme, curable à toutes les périodes. Ceci n'est pas une pure affirmation. On peut faire la preuve à chaque instant de la vie professionnelle. Il ne se passe pas de semaine ou même de jour qu'un cas curable ne se présente. Il n'est pas rare qu'une modification rapide, quelquefois étonnante, soit obtenue par l'application hardie des traitements hygiéniques modernes. Cette rapidité de l'amélioration, dans certains cas, est une preuve qu'il existe un traitement efficace s'il était appliqué en temps voulu.

En me basant sur mes propres documents amassés depuis plus de vingt ans, je dirai que la curabilité est fréquente.

Il y a d'autant moins de chances d'erreur que, dans ma jeunesse, j'ai subi l'influence de mon maître Emile Leudet.

Leudet ne croyait pas à la curabilité. Tout cas de tuberculose n'était, à ses yeux, qu'un objet d'étude statistique et anatomique (ce qui ne l'empêchait pas d'entourer le malade de tous ses soins, suivant en cela les traditions de la médecine française). Les longues salles de l'Hôtel-Dieu m'avaient donné l'impression décourageante de la vanité de la thérapeutique et de la gravité irrémédiable de la maladie. Les hôpitaux de Paris ne pouvaient que renforcer ces impressions chez l'étudiant de cette époque. L'observation et l'étude des tuberculeux était vraiment une constante méditation sur la mort.

Plus tard, livré à moi-même, débarrassé des bandelettes de l'Ecole, désireux de penser d'après ce que je verrais, j'allai visiter les Anglais chez eux et je mesurai la distance qui nous séparait d'eux. Leur contact me donna l'audace nécessaire pour appliquer les traitements modernes ; et on est étonné des résultats, malgré les obstacles que les préjugés accumulent devant toutes les innovations.

Scepticisme des médecins. — Certes, tous les manuels, tous les traités de pathologie, tous les travaux contemporains admettent la curabilité de la tuberculose ; mais cette constatation est faite avec tiédeur et cette tiédeur cache le scepticisme des médecins.

Cette timidité des auteurs a sa source, — dans la prudence très louable du clinicien français — dans la mollesse du traitement rendu difficile par la mentalité du malade en France — enfin, dans l'influence des auteurs qui ont été les éducateurs des générations actuelles. Tous dérivent de Laënnec. Or Laënnec ne croyait pas à la guérison de la tuberculose.

Influence de Laënnec, de Broussais, de Virchow, de Grancher. — Voici ce que dit Laënnec : « *La possibilité de guérir la phthisie au premier degré est une illusion.* » Au nom de l'anatomie pathologique, il pense que l'affection tuberculeuse est, comme les les affections cancéreuses, *absolument incurable*. De quel poids devaient être sur l'opinion publique ces paroles de Laënnec ! Son pessimisme régna pendant un demi-siècle et règne encore dans le public et dans le corps médical.

Louis fut élève de Laennec et propagea les idées de son illustre maître. Virchow fut l'élève de Louis et avec lui l'erreur française passa le Rhin. Certes, l'allemand ne s'appuyait pas sur les idées anatomiques de Laënnec, mais il arrivait aux mêmes conclusions, en définissant le tubercule : une néoplasie misérable, incapable d'organisation.

L'opinion décourageante de Laënnec avait son substratum dans les travaux d'anatomie pathologique et aussi dans une querelle d'école, c'est à dire dans la lutte contre Broussais. Laënnec représentait la doctrine de la spécificité du tubercule. Broussais y voyait un produit de l'inflammation ; pour lui, la phthisie était une inflammation chronique et une suppuration lente du tissu pulmonaire, et il ne doutait pas de la possibilité de la guérir par un traitement convenable, surtout quand on s'y prenait à temps et lorsque la maladie était encore au premier degré.

Anatomiquement Broussais avait tort, cliniquement il avait raison.

Le réveil de la notion de la curabilité appartient à Grancher. C'est lui qui, de 1872 à 1878, introduisit dans la science l'opinion moderne que la tuberculose est *naturellement* et *fréquemment* curable. Contrairement à Laënnec et à Virchow, Grancher définit le tubercule : *une néoplasie fibro-caséeuse qui porte toujours en soi le germe de sa guérison.* Cette idée nouvelle de l'évolution naturelle du tubercule vers la caséification ou vers la sclérose, c'est à dire vers la destruction ou vers la guérison, fut puisée par Grancher dans l'étude histologique des tubercules à tous leurs degrés de développement et dans tous les tissus. Pour le médecin, penser anatomiquement est tout à la fois une force et une faiblesse. L'école anatomo-pathologique française avait commis l'erreur, avec Laënnec, de déclarer la tuberculose incurable. La même école, rajeunie, eut l'honneur, avec Grancher, de déclarer, pour la première fois scientifiquement, la curabilité de la maladie. Les idées de Laënnec aboutissaient fatalement à l'abandon des tuberculeux. Celles de Grancher furent le point de départ de l'empirisme contemporain qui conduit au sauvetage de ces malades.

La découverte du bacille en 1882, non seulement consacra la théorie française sur l'unité de la tuberculose, mais encore fit voir que les scrofulides les plus bénignes étaient de même nature que les lésions pulmonaires les plus graves. Alors on vit clairement l'extrême fréquence et la bénignité relative de toutes les tuberculoses. Et voilà pourquoi Grancher a eu raison d'écrire que « *la tuberculose est la plus curable des maladies chroniques.* »

Comme le disaient les adversaires de Villemin, *le terrain est tout.* La *natura medicatrix* n'abdique jamais. Le terrain est capable de toutes les résistances si la médecine sait l'aider. Et la médecine, c'est le médecin. Ne désespérons donc jamais dans ce duel entre nous et la maladie.

Guérison aux premières périodes. — Dans ces périodes la guérison est la règle, avec un diagnostic précoce et un traitement bien conduit.

Ce que je viens d'écrire n'a pas de sens pour un certain nombre de médecins. Si vous affirmez que, seul, le bacille peut faire le diagnostic ; si vous êtes intransigeant et absolu ; si, pour vous, la prétuber- culose, période prémonitoire, tuberculose fermée, n'existe pas, aucune entente n'est possible.

En effet, pour ces médecins, la distinction entre tuberculose *ouverte* et tuberculose *fermée* est un préjugé. La période dite de germination correspondait à la tuberculose fermée ; alors on croyait inutile de chercher les bacilles pendant cette période. Or, une tuberculose fermée, c'est une tuberculose guérie. Si la guérison est récente, le malade est en convalescence ; si elle est ancienne, il s'agit d'une expression purement anatomique. Toute tuberculose active est ouverte, et est ouverte dès le début. Tout tuberculeux qui crache, crache des bacilles : le bacille seul fait le diagnostic.

Et ces médecins ajoutent : Chez l'adulte la tuberculose est le résultat d'une réinfection. Chaque adulte européen bien portant est en période de germination tuberculeuse. Il porte les vestiges de l'infection contractée dans l'enfance. S'il subit une réinfection, il ne s'agit pas de lésions microscopiques ; d'emblée le poumon est plus ou moins profondément atteint : une cavité se creuse en quelques semaines. Puis il y aura un temps d'arrêt de plusieurs mois ou années jusqu'à une nouvelle réinfection. Dans la période de germination l'auscultation recherche un fantôme.

Ces affirmations sont peut-être exactes. Mais voilà un exemple, entre mille, du trouble que jettent dans la pratique de la médecine toutes les discussions dogmatiques. Le praticien aura la sagesse de se contenter d'un diagnostic *probable* s'il n'y a pas de bacille ; il devra agir quand même pour arrêter la maladie ; il ne devra pas attendre la certitude et ne plus rien arrêter du tout.

Il y a très souvent un *état général prémonitoire* ; c'est de lui qu'il faut s'occuper ; c'est lui qui, modifié par le traitement, permettra de dire : Il y a guérison.

Le moindre fait est plus éloquent que tous les raisonnements :

Un jeune garçon, nouvellement enfermé dans un collège de Paris, contracte la rougeole. Après quelques semaines le médecin de l'établissement le considère comme guéri. C'est aller trop vite, parce qu'il est pâle : parce qu'il toussotte ; parce qu'il a des sibilants épars gagnant les sommets ; parce qu'il a beaucoup maigri. Inutile de s'inquiéter des distinctions de l'École. Il tousse et il a maigri. On le met à la campagne et, en six semaines, signes fonctionnels, signes physiques ont disparu ; et le poids s'est accru de onze kilos. Ceci se passait en plein hiver de Normandie.

Autre observation absolument superposable :

Une jeune fille de quatorze ans, Américaine, pleine de santé, d'entrain et de gaîté, très entraînée aux sports et nouvellement enfermée dans un couvent de Paris. Rougeole traitée par la diète et la claustration, fenêtres fermées, pendant six semaines. Bronchite légère à la suite. Le médecin ne la reconnaît pas. L'année suivante, hémoptysies considérées comme supplémentaires. Deux ans plus tard, tuberculose pulmonaire. Mort.

J'estime que le jeune homme, convalescent de la rougeole, était de par ses signes, dans une période prémonitoire de la tuberculose et je constate que le traitement a fait merveille.

J'estime que chez la jeune fille, le diagnostic était en retard de deux ans et je constate l'inutilité du traitement.

Il est entendu que dans ce cas je ne peux pas faire la preuve bacillaire de mon diagnostic. C'est un diagnostic de présomption. Mais on ne peut pas faire la preuve qu'il est erroné et, dans ces cas (ils sont légion), les événements m'ont donné raison.

Tout le monde est porteur de bacilles. L'état général, chez ces adolescents, donnait un avertissement sur le danger ; il fallait marcher comme si le bacille eût été présent sous le microscope.

Avant le bacille, nombre de chlorotiques, d'anémiques, de dyspeptiques sont des tuberculeux à la première période, non pas anatomique, si on veut, mais clinique ; et à cette période on guérit facilement. Grancher avait peut-être tort anatomiquement, il avait raison cliniquement, comme Broussais avait raison contre Laënnec.

A l'*Aérium* des enfants de l'Hospice Général de Rouen, j'ai vu des résultats stupéfiants, et je les ai publiés pour la plupart (1).

Dans les étapes suivantes de l'évolution la guérison est plus douteuse. *Les infections secondaires interviennent et elles constituent le plus grand danger.* Les craquements apparaissent à un sommet. C'est une étape importante qui commence. « Quand le poumon craque, tout l'organisme craque et menace de s'effondrer. » Nous sommes dans la zone dangereuse. Et cependant ne nous laissons pas trop effrayer par ces formules : nous pouvons encore guérir notre malade. Le cas suivant est un type :

Par suite d'une existence très laborieuse dans un milieu à air confiné, un jeune homme de 26 ans voit s'éveiller ou se réveiller une tuberculose fébrile grave. Les accidents débutent en juin 1903. Ils sont observés en novembre. A ce mément on trouve sous la clavicule droite un foyer de râles sous-crépitants avec fièvre 39°, crachats bacillaires, anorexie. Depuis quinze jours, le malade est dans son fauteuil, les pieds devant une salamandre à grande marche, toutes fenêtres hermétiquement closes.

Un traitement convenable abaisse la température, fait renaître l'appétit et arrête l'amaigrissement en trois semaines. En dix semaines la fièvre est supprimée. Le malade est envoyé à la campagne en plein hiver. L'amélioration continue.

En trois mois et demi, le poids augmente de 10 kilogrammes. Tous les signes s'amendent graduellement. En 1923, depuis vingt ans, la guérison ne s'est pas démentie.

Guérison des cavernes. — Nous ne parlerons pas ici des cavernes histologiques ; cliniquement leur cas rentre dans ce qui précède.

Pour s'en tenir aux cavernes vulgaires macroscopiques, rappelons que Laënnec, Cruveilhier, Charcot, Grancher considèrent leur guérison comme possible mais exceptionnelle. Laënnec, qui ne croyait pas à la guérison des tubercules miliaires, admet celle des cavernes : « S'il est impossible, dit-il, de guérir la phthisie

---

1. Brunon et Née. *Tuberculose des Enfants. Son traitement à l'Aérium de l'Hospice Général de Rouen.* 1903.

Brunon. *Congrès international de la Tuberculose.* Paris, 1905.

Brunon. Traitement à l'Hôpital de cent cas de Tuberculose. Bull. Acad. méd., 29 janvier 1907.

au premier degré, un assez grand nombre de faits m'ont prouvé
que, dans quelques cas, un malade peut guérir après avoir
eu dans ses poumons des tubercules qui se sont ramollis et ont
formé une cavité ulcéreuse. »

Grisolle (1875) cite trois cas où de vastes cavernes se sont cicatrisées. Guéneau de Mussy a fait les mêmes constatations. Daremberg, Hutinel ont relaté des faits semblables. Dans le cas suivant,
trois confrères ont corroboré le diagnostic de caverne au sommet
droit.

Une jeune fille de 18 ans, élevée dans l'air confiné, commence en
février 1903 une bronchite avec fièvre, expectoration muco-purulente,
amaigrissement rapide et sueurs nocturnes. En avril 1903, elle a l'habitus
d'une phthisique avec une température vespérale de 40° et les signes
physiques d'une caverne au sommet droit. Malgré le pronostic très grave,
un traitement est conseillé, qui n'est pas accepté par la famille.

En juin 1903, on voit de nouveau la malade. La situation est la même
et cette fois le traitement est sérieusement appliqué.

En six mois (décembre 1903) la marche des accidents est arrêtée. La
malade augmente de 10 kilogrammes.

De janvier à mars 1904, poussées fébriles avec hémoptysies inquié-
tantes. Reprise plus méthodique du traitement.

D'avril à septembre 1904, amélioration graduelle. La malade augmente
encore de 6 kilogrammes. Les signes physiques ne se modifient que lentement, mais on ne trouve plus que la matité et des râles sous-crépitants. Il
n'y a plus de souffle.

De 1904 à 1906, l'amélioration continue. L'aspect est bon, le teint rosé,
les règles normales. Seul l'appétit est toujours médiocre. De 1906 à 1911,
la guérison se consolide. Mlle X... peut vivre comme tout le monde. Elle
a de temps en temps une petite poussée de bronchite subaiguë avec
deux ou trois expectorations mucopurulentes pendant cinq ou six
semaines. Il n'y a plus de bacilles.

Il est hors de doute que le traitement a eu une influence immédiate et exceptionnellement rapide dans ce cas.

Guérisons spontanées. — Les autopsies montrent qu'un
très grand nombre d'individus ont guéri spontanément. Il y a là
un fait très frappant. Il prouve à lui seul que la tuberculose pulmonaire est curable, et il a été remarqué il y a déjà longtemps.

Willès (1) signale la présence de *tubercules pierreux* et de
matière sableuse dans les poumons.

Van Swieten (2) décrit une phthisie *calculeuse*.

Bayle (3), Dupuytren, Laënnec, puis Andral et Louis et, à leur
suite, tous les représentants de cette brillante époque de l'anato-

1. Cruveilhier, *Anat. path.*, IV, 537.
2. *Commentaria in Boerhavii Aphorismos*, t. IV, p. 52.
3. Remarques sur les tubercules, *Journ. de Méd. et de Chir.*, an. XI.

mie pathologique, font mention des tubercules *infiltrés de calcaires*. Mais personne, sauf Grancher, n'a autant insisté que Cruveilhier (1) sur la curabilité de la tuberculose à toutes ses périodes. Il dit avec force : « Non, les tubercules ne sont pas *une maladie essentiellement incurable, même la tuberculose pulmonaire*. Et ce qui doit ranimer notre courage et notre confiance dans le traitement des tubercules, c'est qu'on trouve presque constamment, au milieu des poumons les plus profondément altérés, des traces non équivoques d'un travail de réparation et même de guérison accomplie. Ce sont des granulations isolées et enkystées ou bien des groupes de granulations bosselées (sous forme de mûres) dont chaque grain contient une matière plâtreuse ou calcaire avec ou sans adhérences aux parois du kyste.

...L'anatomie pathologique a encore pour mission de nous apprendre par quels efforts conservateurs les tubercules peuvent guérir aux diverses époques de leur évolution ; et c'est ainsi qu'elle nous conduit à ce résultat inattendu, à savoir : que la tuberculisation pulmonaire, de même que la tuberculisation des autres organes, n'est pas une lésion essentiellement incurable, même à l'état d'excavation ou de caverne (2).

La tuberculisation pulmonaire ne devient incurable « que par sa généralisation et par son association avec des phlegmasies aiguës ou chroniques des poumons ou avec d'autres complications »

Les travaux de Charcot et de Grancher ont confirmé ceux de Cruveilhier.

Parmi les contemporains, Brouardel et M. Letulle ont étudié spécialement la question. Brouardel dit que sur 100 victimes de mort violente, on en trouve 60 entachées de tuberculose.

M. Letulle (3) a trouvé dans 189 autopsies la proportion suivante :

Tubercules crétacés	92
Cicatrices pulmonaires et pleurales	18
Cadavres indemnes	79

Soit plus de 50 pour 100 des individus autopsiés avaient été tuberculeux.

1. Cruveilhier, *Anat. path.*, IV, 538, 558.
2. Note. — Cruveilhier essaya cette démonstration dans sa dissertation latine pour le concours d'agrégation de 1823. Le sujet, tiré au sort, était ainsi conçu : *An omnis pulmonum excavatio insanabilis ?* La conclusion de Cruveilhier fut celle-ci : *Ergo non omnis pulmonum excavatio insanabilis.*
3. Knopff. *Thèse Paris*, 1897, p. 57.

Des recherches intéressantes ont été faites dans les hôpitaux de Rouen. Mon collègue, M. Lerefait, dans son service de vieillards de 70 à 90 ans et plus, trouve 39 fois d'anciennes lésions tuberculeuses sur 60 autopsies. Il cite même une femme morte à 99 ans et ayant été tuberculeuse. Laënnec a observé un cas semblable.

Le tableau suivant donne le nombre de cas de tuberculose guérie avec l'âge des vieillards :

70 ans 3 cas	80 ans 3 cas	88 ans 1 cas
72 — 4 —	81 — 1 —	89 — 2 —
75 — 4 —	82 — 4 —	90 — 2 —
76 — 2 —	85 — 3 —	91 — 1 —
78 — 2 —	86 — 3 —	92 — 1 —
79 — 2 —	87 — 2 —	99 — 1 —

De 1891 à 1897, j'ai fait les mêmes recherches dans un service de l'Hôpital général de Rouen, recevant des vieillards âgés de 60 à 80 ans. Dans 475 autopsies, j'ai trouvé les proportions suivantes :

Lésions anciennes des sommets pulmonaires : 267, soit une proportion de 56 pour 100.

Ces 267 cas se subdivisent ainsi :

```
Tubercules crétacés des deux côtés......................    40
   —          —      poumon droit......................    31
   —          —      poumon gauche.....................    32
Cicatrices fibreuses :
   —      pulmonaires..................................    20
   —      pleurales....................................    93
Tubercules en voie d'évolution.........................    51
```

Tous ces chiffres concordent. Ils montrent l'extrême fréquence de la tuberculose guérie chez des vieillards appartenant pour la plupart à une classe de la société où les traitements sont difficilement applicables.

En parallèle avec les cas précédents, les deux cas suivants sont dignes de remarque :

Dans le premier cas, il s'agit d'un homme qui, de 20 à 30 ans, eut des hémoptysies et pendant plus de quinze ans fut considéré dans son village comme un phthisique devant mourir à l'automne prochain. Or il s'éteignit à 98 ans, sans maladie et naturellement. Le matin, il avait encore fait sa promenade habituelle dans le village.

Le second cas vise une ancienne cliente de Leudet. Elle me fut signalée par lui comme ayant été tuberculeuse vers l'âge de 18 ans. Pendant plusieurs hivers, elle fut envoyée dans le Midi par Guéneau de Mussy. Or, elle mourut à l'âge de 88 ans, des suites d'un cancer du col utérin.

Les cas semblables sont loin d'être rares. La proportion en est assez difficile à établir.

Cependant les statistiques anglaises sont intéressantes à ce propos. Sous la dénomination assez impropre de tuberculose pulmonaire ultra-chronique, M. Batty Shaw (1) a signalé des cas de tuberculose dépassant les quatre à cinq ans de durée habituellement attribués à la phthisie vulgaire.

Sur 1.532 observations recueillies à Brompton-Hospital en 8 ans, il en trouve 303 dans lesquelles la maladie remontait à plus de 5 ans.

25 cas s'échelonnant entre cinq et trente-neuf ans.

Le cas le plus remarquable est celui d'une ménagère qui vint à l'hôpital à l'âge de 40 ans. Pendant les 20 années précédentes, elle toussait, expectorait et avait des hémoptysies. En 1892, 1896 et 1898, elle avait des bacilles. A l'âge de 60 ans, cette femme s'occupait encore de son intérieur.

Sur 53 malades, tous sauf 8 exerçaient des professions de plein air.

Valeur de l'expression : guérison de la tuberculose. — Quand il s'agit de tuberculose, le mot de guérison doit se prendre avec une acception un peu particulière.

Les Allemands en ont abusé, et ils ont été jusqu'à créer le mot *guérison économique* pour désigner ce que les Français ont signalé depuis longtemps sous le nom de *trêves* de la tuberculose.

Les anciens médecins étaient très prudents en pareille matière, et Grisolle, malgré son optimisme, dit qu'il ne faut pas considérer comme des individus guéris de la tuberculose tous ceux qui ont des tubercules crétacés aux sommets. *A ce compte, dit-il, les neuf dixièmes de l'espèce humaine seraient phthisiques et la tuberculose pulmonaire serait, parmi les affections graves, la plus curable de toutes.*

Cette phrase de l'excellent médecin que fut Grisolle est des plus curieuses, car elle indique l'état d'esprit de ses contemporains. Elle exprime une vérité qui n'a cessé de se renforcer depuis Grancher. *Pratiquement ceux qui ont des tubercules crétacés sont des tuberculeux presque sûrement guéris. La tuberculose est bien la plus curable des maladies graves chroniques.*

Mais si on prend le mot guérison au sens absolu, les choses apparaissent sous un autre aspect. Peut-être d'ailleurs n'y a-t-il

1. *The Lancet*, 7 janv. 1911.

pas une seule maladie, quelque légère qu'elle soit, qui *guérisse*, dans le sens absolu du mot.

Anatomiquement, il n'est pas certain que la tuberculose soit vraiment curable ; cliniquement, il est hors de doute qu'elle l'est dans un très grand nombre de cas. Et c'est là le point important.

Pourquoi ces réserves sur la guérison anatomique ? Parce qu'il est difficile de savoir si les tubercules fibreux ou crétacés qui constituent des tubercules latents ne contiennent pas encore des bacilles pathogènes. Tout le monde sait qu'à l'autopsie de gens *guéris* depuis vingt ans, on a trouvé des bacilles virulents.

Pourquoi est-il nécessaire de faire aussi des réserves au point de vue clinique ? Parce que les *trêves* et les *réveils* sont fréquents dans la marche de la maladie. On ne sait jamais si une atteinte grave de l'état général ne va pas réveiller une lésion ancienne qui sommeillait.

En définitive, quelle valeur doit-on donner à l'expression : guérison de la phthisie ? Daremberg a proposé une formule pour répondre à cette question :

« *On peut déclarer guéri un ancien tuberculeux qui, pendant dix ans, a repris les occupations sans avoir un crachement de sang, un accès de fièvre ou un crachat bacillaire.* » Cette formule est voisine de la vérité.

Mécanisme de la guérison. — Ce mécanisme a été admirablement étudié par l'École française représentée par Jean Cruveilhier, Charcot, Grancher, Lancereaux. Ses données sont purement anatomiques. Calmette a proposé des hypothèses physiologiques ; l'avenir fera intervenir la chimie.

A. — Si l'état général s'améliore, la guérison va s'ébaucher. La sclérose périphérique prédomine sur la caséification centrale.

Les bacilles meurent ou leur vitalité s'amoindrit. Le follicule tuberculeux ne progresse plus. Les granulations perdent leur structure cellulaire ; leurs cellules conjonctives jeunes se transforment en tissu fibreux. Puis elles se résorbent et sont remplacées par une cicatrice qui restera fibreuse ou s'infiltrera de sels calcaires. La tuberculose est arrêtée dans sa marche. C'est une première *trêve* pouvant aboutir à une guérison définitive.

B. — Si l'état général est médiocre et subit l'influence de certaines diathèses comme l'arthritisme ou la syphilis, le travail de sclérose va dépasser la mesure ; et on va voir, dans l'entourage du tubercule fibreux, le tissu conjonctif du poumon se scléroser également ; et de cette extension résultera une *sclérose pulmonaire diffuse, une cirrhose broncho-pulmonaire*, formant un bloc ardoisé avec adhérences pleurales, dilatation bronchique et emphysème.

Le processus fibreux modéré conduisait à la guérison. Le même processus désordonné conduira le malade à l'asystolie par réaction des lésions pulmonaires sur le cœur droit.

C. — Si l'état général est mauvais, le processus anatomique continue ; une nouvelle poussée survient qui pourra se calmer comme la première ou être suivie de poussées successives. Les chances de guérison diminuent à mesure que le nombre de poussées augmentent.

La caséification centrale prédomine sur la sclérose périphérique. Le tubercule est en voie de ramollissement. Les craquements apparaissent. Cependant la limitation est encore possible. La lésion peut s'entourer d'une zone scléreuse ; il se forme une *barrière cicatricielle* isolant le foyer et empêchant la diffusion. La matière caséeuse se dessèche, prend l'aspect du mastic, s'incruste de sels calcaires, phosphate et carbonate de chaux, se transforme en pierre et forme *le calcul tuberculeux, la pierre du poumon*. Le tubercule est transformé en corps étranger incapable de nuire.

D. — Si l'état général continue à être mauvais, et si le malade fait mal les frais de sa maladie, la caverne se forme quelquefois très rapidement. Le tuberculeux devient phthisique sous l'influence de la septicémie consomptive. Les chances de guérison sont exceptionnelles. Cependant les travaux d'isolement peuvent encore se faire autour des cavernes. On en voit se combler et leurs parois se rétracter. Il y a des malades qui sont d'une tolérance extraordinaire et chez lesquels une bonne apparence extérieure cache un travail d'hecticité presque continu.

Mécanisme de réparation des cavernes. — Après l'ouverture dans une bronche, la matière caséeuse s'élimine complètement. Les parois de la caverne bourgeonnent comme une plaie ordinaire et le tissu embryonnaire prend peu à peu la place de la matière caséeuse. C'est la caverne *en voie de guérison*.

La caverne guérie est rare. Elle peut se présenter sous trois aspect différents :

1º La cavité persiste, elle est vide de matière caséeuse et de pus. Elle contient de l'air et elle communique avec les bronches par un trajet fistuleux.

2º La cavité persiste, mais elle est comblée par de la matière crétacée.

3º La cavité a disparu. Les parois ont proliféré et se sont accolées. On trouve une cicatrice fibreuse linéaire.

Présence des bacilles dans les tubercules guéris. — D'après Déjerine, on peut encore trouver des bacilles dans des tubercules crétacés. M. Marfan semble admettre que des bacilles virulents peuvent se rencontrer dans des tubercules guéris depuis vingt ans. Il ajoute que ce fait doit rendre prudent sur l'admission de la guérison absolue de la tuberculose.

Le même auteur pose ainsi la question :

Si le travail de sclérose ou de calcification est complet, les bacilles ne sont pas susceptibles d'être virulents.

Au contraire, si, à côté de la sclérose et de la calcification, il persiste de petits dépôts de matière caséeuse, la virulence est conservée.

Il faut donc attacher une grande importance à la présence ou à l'absence de bacilles dans les lésions tuberculeuses en voie de guérison. Leur persistance explique les *réveils* de la tuberculose, absolument comparables à ceux de la syphilis, survenant 20 ou 30 ans après l'accident initial.

Tout l'intérêt de la question est dans l'état de résistance plus ou moins grand de l'organisme.

En résumé : Le tubercule tend naturellement vers la guérison par deux processus : la caséification au centre, la sclérose à la périphérie.

Si la sclérose domine, elle peut dès le début de l'évolution transformer la néoplasie en un nodule fibreux ; plus tard elle peut enkyster une masse caséeuse. Enfin elle peut combler une caverne et amener sa cicatrisation. Tout ce travail réparateur dépendra de causes multiples inhérentes à *l'état général* du malade. Le degré et l'étendue des lésions ne peuvent donc pas être pris pour base d'appréciation. L'histologie la plus savante n'avance en rien la question de savoir pourquoi et comment une tuberculose guérira.

La curabilité de la maladie est un problème purement individuel. L'individu fait sa maladie. Tout dépend de son « idiosyncrasie ».

Au point de vue de la pathogénie, nous ne sommes pas plus avancés qu'au temps de Chauffard. Il y a cependant quelque chose de changé : nous avons le droit de croire à la guérison possible de la tuberculose.

Conditions cliniques de curabilité. — La personnalité du malade. — Il y a autant de tuberculoses que de tuberculeux. De toutes les maladies microbiennes, la tuberculose est celle où le terrain a la plus grande importance.

C'est lui qui commande la végétabilité et la curabilité (1).

Or les chances de curabilité varieront suivant que le malade aura un bon ou un mauvais estomac (l'estomac est la place-forte du tuberculeux), de bons ou de mauvais reins, un bon ou un mauvais système nerveux, etc.

La cure de la tuberculose est chose individuelle. On ne peut pas lui appliquer une formule générale inflexible. C'est dire l'importance capitale d'une bonne énergie morale. Dans aucune autre maladie, le rôle de la volonté n'est aussi grand parce que dans aucune autre, la lutte ne doit être conduite avec autant d'intelligence, de courage et de ténacité de la part du malade.

Pour se guérir de la tuberculose il faut le vouloir et le vouloir longtemps. Le conseil quotidien du médecin doit être : « Faites-vous une tenue morale. »

L'âge du malade. — La tuberculose est très grave chez le petit enfant, elle est curable dans la deuxième enfance. A cet âge, la maladie atteint surtout les ganglions ; mais les accidents pulmonaires sont liés souvent aux lésions ganglionnaires. Enfin, chez l'enfant la sensibilité au traitement est beaucoup plus grande : les organes sont neufs et réagissent plus franchement sous l'effort du médecin.

Tous les médecins d'enfants qui ont pu appliquer la cure d'air et le traitement convenable ont vu des améliorations stupéfiantes en quelques semaines. Lorsque le terrain n'est pas mauvais, le traitement de la tuberculose infantile est le triomphe de l'art.

Chez l'adolescent, de vingt à vingt-cinq ans, la lutte sera déjà plus vive et le résultat moins certain. On ne pense pas assez au rôle de la syphilis à cet âge et cependant elle peut être ou une cause de succès ou une cause de désastre, suivant qu'on aura institué ou négligé le traitement spécifique. Ce traitement sagement appliqué peut décupler l'efficacité du traitement hygiénique. Au contraire, ce dernier sera illusoire si on a passé à côté du diagnostic causal fracastorien.

Chez l'adulte, les infections secondaires sont plus menaçantes : les défenses de l'organisme sont affaiblies par les luttes antérieures ; la curabilité de la tuberculose sera difficile, longue

---

1. **Grancher,** *Tuberculose pulmonaire et sanatoriums*, 1903.

et douteuse. Il faut compter sur deux ou trois ans de lutte méthodique.

L'hérédité du malade. — L'arthritisme est une cause de tuberculose et, aussi, un élément de guérison ; laisse pousser une tuberculose à marche spéciale, très lente, donnant le temps d'organiser la défense.

La syphilis et l'alcoolisme des générateurs diminuent les chances de guérison chez le malade. L'alcoolisme héréditaire se retrouve, le plus souvent, chez les enfants qu'un brusque réveil de la tuberculose emporte en quelques semaines.

La résistance de l'organisme. — L'organisme de l'adolescent et de l'adulte se défend contre une première attaque. Laënnec l'avait remarqué et Grancher insistait souvent sur cette remarque. Mais à mesure que les retours offensifs se dessinent, la résistance faiblit. Dans le langage actuel on parle de réinfection, de surinfection fréquentes ou massives. Les faits sont toujours les mêmes. De là l'indication de guérir à fond les premières lésions de la tuberculose : les pleurésies, les bronchites, les adénopathies, les périostites. De la première bataille dépendra l'avenir des tuberculeux.

La condition sociale du malade. — La curabilité varie beaucoup suivant que le malade appartient aux classes ouvrières, aux classes moyennes ou aux classes riches.

La nationalité du malade a aussi son importance.

Classes ouvrières. — Beaucoup d'ouvriers sont pauvres par imprévoyance, par ignorance, par désordre ; la vie industrielle tue la famille, source de bonheur. Quelle que soit la cause, la pauvreté méritée ou imméritée est le plus grand obstacle à la guérison de la tuberculose, maladie de déchéance. N'est-ce pas une dérision que de conseiller, dans une consultation d'hôpital, le repos, l'alimentation et l'aération à une ouvrière qui vit au jour le jour ? Le pauvre, malade, dénué de ressources, travaille jusqu'au dernier moment, et quand il vient à l'hôpital, il est à la période de cachexie.

Beaucoup d'ouvrières arrivent à la tuberculose à la suite de privations.

Mais il est une circonstance aggravante entre toutes, c'est l'alcoolisme. On peut dire que tout ouvrier tuberculeux a commencé par être alcoolique. Malgré tout ce qui a été écrit sur la question, la réalité des faits est bien au-dessus de tout ce qu'on peut imaginer : le danger que court la population ouvrière en France est considérable. Or, le tuberculeux alcoolique est condamné à mourir, ce qui reviendrait à dire que, dans la société française, telle qu'elle est organisée au commencement du XXe siècle, la tuberculose de l'ouvrier n'est pas susceptible de guérison ?

Ceci est bien près de la vérité.

Notre état social sous ce rapport est lamentable.

Enfin l'ouvrier n'est pas formé à la discipline. Il vit de préjugés. Et depuis 1918, son haut salaire est employé à « bien vivre » sans préoccupation de se mieux loger.

Classes moyennes. — Dans cette catégorie, le malade n'est pas sans ressources. La famille peut l'aider. Il a des parents à la campagne tout disposés à recevoir le malade pour la cure d'air. Mais ce qui est remarquable, c'est que, dans ce milieu, le médecin a conservé son autorité sur le malade, et le malade a gardé sa foi dans le médecin. L'entourage se fait l'allié du médecin. Entre tous, il y a un *consensus* en vue du but à atteindre. Le malade, la famille, les amis, les voisins, le médecin collaborent à édifier la médication.

Tous les praticiens me comprendront quand je dirai que ce sont les petits et les gens modestes qui, seuls, récompensent le médecin par leur discipline et leur reconnaissance. Et par un juste retour des choses, c'est la classe moyenne qui guérit le mieux.

Classe riche. — En parallèle je rapporterai les deux cas suivants :

Au mois d'août 19.. je fus appelé à voir deux jeunes malades atteints de tuberculose grave. Le premier était un pauvre instituteur adjoint âgé de 24 ans. La seconde était une jeune fille de 20 ans appartenant à la très riche bourgeoisie.

Chez le premier, il y avait de la fièvre, de l'anorexie et de l'albumine : cas grave. Chez la seconde, fièvre également, mais conservation de l'appétit : cas moins grave.

A tous deux, je donnai le conseil, avant tout, de s'installer à la campagne pour y suivre le traitement méthodique qui convenait à chacun, suivant son cas.

L'instituteur se retira immédiatement chez sa mère, petite fermière de Normandie. On installa un *aérium de fortune* sous une charreterie et on y passa l'hiver en plein air.

Chez la jeune fille, il y avait beaucoup d'hésitations. Finalement on décida de rester dans le jardin de la maison paternelle.

L'instituteur s'améliora rapidement et gagna 7 kilos en 6 mois. Il peut guérir.

La jeune fille riche vit son état s'aggraver. Elle est morte.

Son père me disait au début : « J'emporterais ma fille en Australie pour la

guérir ! » Mais les mille suggestions de l'entourage l'empêchèrent de faire
4 kilomètres pour l'emmener à la campagne.

Chez le riche, les chances de curabilité sont moindres. Le
médecin n'a pas d'autorité sur lui. Il croit déchoir en obéissant
aux « ordonnances ». Il a une mentalité spéciale qui lui ôte tout
esprit de suite. Il est l'esclave des convenances et des préjugés.
Il va de médecin en médecin, de spécialiste en spécialiste, de
ville d'eaux en ville d'eaux jusqu'à ce qu'il trouve l'homme com-
plaisant qui partagera son opinion. Il va de remède en remède,
de sérum en sérum, de sanatorium en sanatorium, à la recherche
de la panacée divine. De concession en concession, la personnalité
de son médecin disparaît, et c'est le malade qui paie les frais de
l'aventure.

Pour ces motifs et pour quelques autres encore, la classe riche
est moins curable que la classe moyenne.

Jeune fille riche. — Peut-être lira-t-on avec quelque
intérêt l'auto-observation d'une jeune fille, de 16 ans à 24 ans.
Ces notes sont extraites du Journal de Marie Bashkirtseff, sous
cette forme vivante et spontanée qui donne à sa personnalité un
si vigoureux relief.

9 *juin* 1873 (13 ans). — A la suite d'un chagrin : « Je suis toute changée, la
la voix enrouée ; je suis laide. Qu'est-ce qui me ronge ainsi ?

24 *juin* 1873. Tout cet hiver je ne pouvais pousser un son ; je croyais
avoir perdu la voix... Maintenant elle revient, ma voix, mon trésor !

1876.

Avril. Il y a je ne sais quel sifflement dans ma poitrine ; j'ai les ongles
rouges et je tousse.

19 *mai*. Je viens de chanter et j'ai mal à la poitrine. Me voyez-vous posée
en martyre ? C'est trop bête !

10 *juin*. « Vous savez, dis-je au docteur, que je crache le sang et qu'il
faut me soigner ? » — « Oh ! mademoiselle, dit W., si vous continuez vous
aurez toutes les maladies.

24 *juin*. Cette course par la chaleur ne me fit ni bien ni mal. J'ai pris
une poignée de cigarettes et mon journal avec l'intention de m'empoisonner
les poumons tout en écrivant des pages incendiaires.

14 juillet. (Avant la visite au professeur de chant). Depuis ce matin, je
prends le plus grand soin de ma personne ; je ne tousse pas une fois de trop ;
je ne remue pas : je meurs de chaleur et de soif, mais je ne bois pas.

18 *juillet*. (Chez le somnambule Alexis). — « Ah ! dit-il, tenant ma main
et parlant à Mme de M. : Votre petite amie est bien malade. — Oh ! fis-je
effrayée. Et j'allais lui dire de ne pas parler de ma maladie, craignant
d'entendre des horreurs. Mais avant que j'eusse le temps, il me détailla
mon mal, qui est une laryngite, quelque chose de chronique ; — une laryngite ; mais j'ai des poumons très forts ; c'est ce qui m'a sauvée. — L'organe

était superbe. dit Alexis avec compassion. A présent il est usé ; il **faut
vous soigner.** »

9 *août* (En Russie).   Le docteur Tchnernicheff était là et j'avais envie
de lui demander un remède contre mon enrouement ; mais je n'avais pas
d'argent, et ce monsieur ne fait rien pour rien.

1877.

30 *juillet.* Fauvel fait cesser mes voyages à Enghien et va peut-être m'envoyer en Allemagne. ce qui va de nouveau mettre tout sens dessus dessous.
W. (le médecin de la famille) est un habile homme ; il s'entend à toutes
les maladies. J'ai espéré qu'il se trompait en me conseillant Soden, et
voilà que Fauvel va être de son avis.

23 *août.* (A Schlangenbad)). Fauvel m'a ordonné le repos : le voici. Seulement je ne me crois pas encore guérie, et dans les choses désagréables
je ne me trompe jamais... L'art, je me le figure comme une grande lumière
là-bas, très loin, et j'oublie tout le reste et je marcherai les yeux fixés sur
cette lumière... Maintenant. oh ! non, non, maintenant, mon Dieu, ne
m'effrayez pas ! Quelque chose d'horrible me dit que... Ah ! non, je ne
l'écrirai pas, je ne veux plus me porter malheur !

1878.

9 *juillet.* Ils m'ennuient tous, les docteurs ! J'ai fait examiner mon gosier :
pharyngite, laryngite et catarrhe. Rien que cela !...

24 *juillet.* Le docteur Tomachewsky qui est le médecin de l'Opéra de
Pétersbourg, doit savoir quelque chose : en outre, ses avis sont d'accord
avec le docteur Fauvel et d'autres ; et puis. moi-même je sais que les eaux
de Soden, par leur composition chimique, n'ont presque pas de rapport
avec ma maladie. Si vous n'êtes pas des ignorants. vous devez savoir qu'on
envoie à Soden les convalescents et les poitrinaires.

Hier ma tante et moi. accompagnées du Dr Tomachewsky, nous allons
à Ems pour consulter les médecins de là-bas.

1880.

3 *janvier.* Je tousse autant que possible : mais, par miracle, loin de m'en-
laidir. cela me donne un air de langueur qui va bien.

12 *juillet.* Le Mont-Dore. Alors se suivent : bain, douche, boisson, aspira-
tion. Je me prête à tout. C'est la dernière fois que je me soigne, et je ne
me soignerais pas si je ne craignais de devenir sourde.

23 *juillet.* J'avais une voix extraordinaire : c'était un don de Dieu, et
je l'ai perdue...

27 *juillet.* J'ai tellement mal entre le cou et l'oreille gauche, tout à l'intérieur, que c'est à en devenir fou... Misère de misère !

18 *août.* Nous avons fait une très grande promenade : cinq heures à cheval,
avec ce traitement affaiblissant.

Je crains que le traitement ne donne raison à cet animal de docteur des
eaux. qui a prétendu que j'étais faible... Il est vrai que, quand j'eus fini, il
m'assura que. pour avoir si bien supporté vingt et un bains, il fallait être
très forte. La médecine est une triste science...

10 *septembre.* Le Dr Fauvel. qui m'a auscultée il y a huit jours et qui n'a
rien trouvé, m'a auscultée aujourd'hui et a trouvé les bronches attaquées.
Il a pris un air... grave, affecté, un peu confus de ne pas avoir prévu la
gravité du mal ; puis des prescriptions de poitrinaires : huile de foie de morue,
badigeonnage à l'iode, lait chaud, flanelle, etc, etc ; et enfin il conseille

d'aller trouver le Dr Sée ou le Dr Potain ou bien de les réunir chez lui en consultation... Moi, cela m'amuse.

Il y a longtemps que je me soupçonne quelque chose. J'ai toussé tout l'hiver et je tousse et étouffe à présent. Du reste, l'étonnant serait que je n'eusse rien. Je serais contente d'avoir quelque chose de sérieux et d'en finir. Ma tante est consternée, moi je triomphe. La mort ne m'effraie pas : je n'oserais pas me tuer, mais je voudrais en finir... Je ne mettrai pas de flanelle et ne me salirai pas avec de l'iode. Je ne tiens pas à guérir.

17 septembre. Hier je suis retournée chez le docteur, où je suis allée pour mes oreilles. Et il m'a avoué qu'il ne s'attendait pas à voir la chose si grave... J'en suis restée comme assommée. C'est horrible.

3 octobre. Je suis triste.

Non, voyez-vous, voilà quatre ans que je soigne, chez les plus célèbres docteurs, une laryngite, et cela va de mal en pis... Je vais mourir, mais pas tout de suite : je vais traîner mes rhumes, ma toux, des fièvres, toute sorte de choses...

19 octobre. ... Lorsqu'il y a deux ou trois ans, et même il y a six mois, j'allais chez un nouveau médecin pour retrouver ma voix, il me demandais si je n'éprouvais pas tel ou tel symptôme ; et comme je répondais « non », il disait à peu près ceci : « Il n'y a rien aux bronches, ni aux poumons; c'est seulement le larynx . » — A présent, je commence à ressentir toutes ces choses que commençait à supposer le médecin... Fauvel a ordonné de l'iode et un vésicatoire. Naturellement j'ai poussé des cris d'horreur ; j'aime mieux me casser un bras que de subir un sinapisme. Il y a trois ans, en Allemagne, un médecin des eaux m'a trouvé je ne sais quoi au poumon droit, sous l'omoplate. J'en ai bien ri. Et encore à Nice, il y a cinq ans, je sentais parfois comme une douleur à cet endroit : seulement j'étais convaincue qu'il allait me pousser une bosse, ayant deux tantes bossues, les sœurs de mon père .. A présent, quand je tousse ou seulement respire profondément, je le sens là, à droite, dans le dos...

Je n'ai pas beaucoup maigri : je suis tout à fait comme on doit être : seulement j'ai l'air fatiguée et je tousse beaucoup, et la respiration est difficile. Voilà, pourtant ! Depuis quatre ans, soignée par les plus grandes célébrités, promenée aux eaux, et non seulement je n'ai pas retrouvé ma belle voix, si belle que je pleure en y pensant ; mais encore je suis de plus en plus malade et, disons le mot horrible, un peu sourde.

22 octobre. ... Dieu va me faire finir.

Je suis toujours très gaie et très drôle pour les autres ; je ris autant que Mlle Samary du Théâtre-Français ; mais c'est plus une habitude qu'un masque.

5 décembre. Le docteur Potain est venu ce matin et veut que j'aille dans le Midi jusqu'au mois de mars ; sans cela je ne pourrai respirer bientôt ni bouger de mon lit. Voilà qui va bien. Depuis quatre ans je fais tout ce que m'ordonnent les célébrités : je vais de mal en pis. Je suis allée même jusqu'à porter la main sur ma beauté. Je me suis badigeonnée d'iode la clavicule droite. Et ça ne sera pas mieux. Est-ce que mes ennuis ordinaires auraient de l'influence sur ma santé, par hasard ? Pourtant le larynx, les bronches ne sont généralement pas sujets aux affections morales. Je n'en sais rien. Je ne me lave plus qu'à l'eau chaude et suis tout de même malade.

21 décembre. Je n'ai plus de bourdonnements dans les oreilles et entends bien.

26 décembre. Potain veut que je parte. Je refuse net.

1881.

9 janvier. Potain refuse de me soigner vu que je ne suis pas ses ordonnances.

Oh ! oui, partir ! Pour que Charcot, Potain et les autres tous me disent de partir, il faut que je sois bien malade.

13 janvier. Potain ne vient plus. Ma maladie n'a, paraît-il, besoin que d'air et de soleil. Il est honnête, le Potain, et ne veut pas me bourrer de médecines inutiles. Mais je prends du lait d'ânesse et de l'éclatine.

Je sais mieux que personne ce que j'ai. Je n'ai que cette toux et les oreilles. Ce n'est rien comme vous voyez.

8 mars. — ... Il se fait dans mon gosier un clapotement sinistre... Je crois que cela s'appelle une phthisie laryngée.

3 avril. Est-ce que je ne guérirai pas ? Je suis jeune, je pourrai peut-être...

15 mai. Je suis allée incognito consulter un grand docteur, C... Mes oreilles guériront : l'enveloppe du poumon droit est malade et depuis long-temps, pleurésie ; tout dans le gosier est abîmé.

Il faut aller à Allevard. Bien. J'irai en revenant de Russie et de là à Biarritz.

20 mai. Potain vient, et je compte sur lui pour ne pas aller en Russie.

15 juillet (Karkoff). Je tousse et étouffe. Je suis loin de la maigreur, et puis les épaules nues ont un air d'épanouissement qui ne va pas avec la toux.

27 juillet (Paris). ... et moi, je suis poitrinaire. Je me soignerais si j'avais confiance.

9 août. J'ai été chez le Docteur ce matin. Voilà la troisième fois depuis quinze jours. Il me fait revenir pour avoir un louis chaque fois, car le traitement est toujours le même.

C'est le Dr Krishaber qui a fait le mal. C'est à la suite de son traitement que j'ai...

13 août. J'ai le poumon droit malade. Le gauche est également attaqué. Aucun de ces idiots de docteurs ne me l'a encore dit, d'ailleurs.

12 octobre. Voyage. Espagne.

17 novembre (Paris). Potain est venu aujourd'hui lundi. Demandé depuis mercredi. Pendant ce temps-là j'aurais pu crever.

Je savais bien qu'il m'enverrait encore dans le Midi.

Aller dans le Midi, c'est se rendre. « Elle est très malade ; on l'a emmenée dans le Midi ! »

29 novembre. La fièvre ne me quitte pas depuis quinze jours. Congestion pulmonaire du côté gauche, alias pleurésie et deux vésicatoires. Je ne capitule pas. Seulement la quinine me rend sourde. Potain ne pouvant toujours être là m'envoie un docteur qui viendra tous les jours.

Et ça m'amuse, car je joue la folle.

7 décembre. Hier, l'horrible sous-Potain qui vient tous les jours — le grand homme ne pouvant se déranger que deux fois par semaine — donc le sous-Potain m'a demandé d'un air détaché si je me préparais à voyager ? Leur Midi ! Eh ! bien, non, tant pis ! Mais je n'irai pas dans leur Midi !

15 décembre. Je fais une scène à larmes au sous-Potain. Et dire que je n'en pense pas un mot !

21 décembre. Aujourd'hui je suis sortie ! Oh ! en fourrures, les glaces levées, une peau d'ours aux pieds. Potain a dit ce matin que je pouvais sortir s'il faisait moins de vent et si je prenais des précautions.

1882.

16 *novembre*. Je suis allée chez un grand docteur, un chirurgien des Hôpitaux, inconnu et modeste, pour qu'il ne me trompe pas.

Oh ! ce n'est pas un monsieur aimable. Il m'a dit cela très simplement. *Je ne guérirai jamais.* Mais la surdité peut s'améliorer. Il m'indique aussi un petit médecin qui me surveillera pendant deux mois.

Pour la première fois j'ai eu le courage de dire : « Monsieur je deviens sourde. » Et le médecin m'a répondu avec la brutalité du chirurgien.

26 *décembre*. Des pointes de feu ou un vésicatoire. Un vésicatoire, c'est une tache jaune pour un an. Il faudra adopter une touffe de fleurs que je placerai de façon à cacher cela pour les soirées, sur la clavicule droite.

28 *décembre*. Alors je suis poitrinaire ? Depuis deux ans, trois ans seulement. Ce n'est pas assez avancé pour que j'en meure ; seulement c'est bien ennuyeux.

1883.

22 *janvier*. Depuis deux mois je vais deux fois par semaine chez le Docteur indiqué par M. Duplay.

13 *septembre*. J'ai une bronchite qui mettrait au lit n'importe qui et avec laquelle je me promène comme si je n'avais rien.

15 *septembre*. Je m'applique un immense vésicatoire sur la poitrine.

10 *décembre*. Je maigris.

1884.

4 *janvier*. Oui, je suis poitrinaire, et ça marche. J'ai de la fièvre tous les soirs et tout va mal et ça m'ennuie d'en parler.

31 *mars*. Je me suis mise dans un bain chaud pendant plus d'une heure et j'ai craché le sang. Je suis à moitié folle de mes luttes contre tout.

3 *juillet*. Ce matin, à 7 heures, j'étais chez Potain. Il m'a examinée assez légèrement et m'envoie aux Eaux-Bonnes. Après on verra. Mais j'ai la lettre qu'il écrit à son collègue des eaux ; je l'ai décachetée.

Il y est dit qu'il y a une excavation au sommet droit ; que je suis la malade la plus indisciplinée et la plus imprudente du monde.

Après, comme il n'était pas huit heures, je vais chez le petit docteur de la rue de l'Echiquier. Il insiste fort pour que j'aille chez un prince de la science : Bouchard ou Grancher, etc.

14 *juillet*. J'ai commencé le traitement qui doit me guérir.

26 *août*. La voilà donc, la fin de toutes mes misères ! Tant d'aspirations, tant de désirs, tant de projets, tant de... pour mourir à vingt-quatre ans au seuil de tout !

9 *octobre*. Mes médecins sont deux jolis imbéciles. J'ai appelé Potain et me suis remise entre ses pattes. Il m'a guérie une fois. Il est bon, attentionné, honnête.

16 *octobre*. Potain est venu hier. Il viendra encore demain. Cet homme n'a plus besoin d'argent et s'il vient plusieurs fois, c'est qu'il s'intéresse un peu à moi.

18 *octobre*. Potain est venu hier et je ne vais pas mieux.

20 *octobre*. Misère de nous ! Et que de concierges se portent bien !
Depuis deux jours mon lit est au salon. Il m'est trop difficile de monter l'escalier.

. . . .

Le journal s'arrête là. Marie Bashkirtseff est morte le 31 octobre 1881).

La nationalité du malade. — Grancher dit quelque part que la tuberculose n'est ni anglaise, ni allemande, ni française. Elle est humaine. ELLE EST.

Dans la pratique ,ceci n'est pas absolument vrai. La tuberculose est surtout française ou plutôt latine. Les Anglo-Saxons ont su la faire reculer dans leur pays parce qu'ils sont mieux préparés par leur éducation à lutter contre elle. Entre le malade français et le malade anglais, il y a de grandes différences dans la manière de vivre, dans la discipline, dans la méthode. La méthode anglaise est la bonne : les faits le prouvent tous les jours. Il est difficile de rompre un Français à la discipline sévère qu'exige le traitement de la tuberculose. Aussi le Français a-t-il moins de chances de guérir que l'Anglais. L'Angleterre a diminué la mortalité par tuberculose de 45 p 100.

Après la gurere de 1870, il y avait encore beaucoup d'Allemands qui venaient à Menton chercher le soleil et la chaleur. Voici ce que Bennet dit de leur méthode de traitement à cette époque :

> La première chose que fait un natif du Nord ou de l'Est de l'Europe à Menton est de commander un poêle, objet inconnu autrefois dans ces pays. Le tuyau est conduit dans la cheminée et la cheminée elle-même est hermétiquement fermée avec du plâtre. De plus, pour se protéger contre l'ennemi supposé (en réalité l'ami nécessaire) c'est à dire l'air atmosphérique du dehors, le pauvre malade allemand ou russe met des bourrelets aux portes et fenêtres qu'il tient constamment fermées. Le poêle a une clef. Aussitôt que le bois est réduit en braise, on la ferme pour retenir la chaleur. Pour compléter l'arrangement, un thermomètre est placé sur le mur afin d'entretenir constamment une chaleur agréable et égale de 18° à 20° ; et tout cela se fait sans que le médecin, quelque instruit et savant qu'il soit, y fasse une opposition sérieuse. Le malade a des sueurs froides la nuit ; il est suffoqué, ne peut respirer. Pour remédier à ces symptômes, il prend la morphine, la codéine, les opiacés jusqu'à ce que ses nerfs pulmonaires sensitifs soient tellement paralysés qu'ils ne peuvent plus s'insurger contre l'air délétère.
>
> Il sera la proie de la moindre complication.
>
> Un tel oubli des règles de la physiologie doit trouver son origine dans l'apathie sinon dans l'ignorance des médecins. »

Après 1882, les choses ont beaucoup changé dans les méthodes allemandes. Elles se sont inspirées des habitudes anglaises. A nombre de Français seraient aujourd'hui applicables les paroles que Bennet prononçait en 1873. Encore une fois, si nous voulons éviter la tuberculose, ou en diminuer la gravité, ou en guérir les accidents, *il faut faire une révolution dans nos mœurs françaises.*

La race du malade. — Les primitifs, les Noirs, les montagnards, les paysans ont une tuberculose qui est plus grave et a

moins de chances de guérir que celle de l'adulte des villes.
Comme chez l'enfant, leur tuberculose est plus rapide et a plus
de tendance vers la forme septicémique. Comme dans l'expérience de Koch, une première atteinte légère semble donner
une immunité relative.

Influence du bacille et de l'état général. — Inutile de
revenir sur ce point, mais il faut méditer ces paroles de Bennet
qui fut un précurseur en phthisiologie :

« Le vrai mal est dans la vitalité affaiblie ou épuisée. Un grand nombre de
médecins ont leur attention tellement fixée sur les phénomènes anatomiques
de la maladie qu'ils oublient que ces phénomènes ne sont que les symptômes
locaux d'une *diathèse* générale. S'exagérant l'importance de l'élément
inflammatoire(1), ils n'osent pas appliquer le traitement général. Cette
timidité est une erreur fatale. »

Le terrain sera ce que l'aura fait l'hérédité du malade et ses
antécédents personnels : la tuberculose est une des maladies
destinées à éliminer ceux qui sont faibles, imparfaits et par
suite inaptes à perpétuer la race humaine dans son intégrité.
Pour l'individu, cette vérité est dure ; pour l'humanité, elle
représente l'intérêt supérieur.

Dans la curabilité de la tuberculose, le rôle de l'hérédité est
considérable. Une mauvaise montre n'est pas réparable, quelle
que soit l'habileté de l'horloger ; une bonne montre marche cent
ans.

L'influence du médecin. — Tant mieux pour le malade,
homme de bonne volonté, qui subit *l'action de présence* du médecin. Tant pis pour celui dont le jugement est diminué par l'ignorance et les préjugés. Le premier a des chances de guérir. Le
second mourra.

A première vue, le traitement hygiénique de la tuberculose
est très simple. En réalité, il est complexe ; il n'en est pas de plus
complexe dans toute la pathologie. Le médecin phthisiologue
a devant lui un clavier extrêmement vaste et le succès dépendra
de son habileté à le toucher.

Le traitement ne vaut que par les détails, et les détails varient
à l'infini. Les principes de la cure sont les mêmes pour tous,
mais leur application change pour chaque cas en particulier. Il
n'est pas deux malades à qui convienne le même conseil. Malheureusement les influences étrangères ont modifié les traditions

---

1. On dirait aujourd'hui : *microbien*.

françaises. L'abus des sciences accessoires a émoussé le sens clinique si merveilleusement développé chez le médecin français du XIXᵉ siècle !

Mais si l'interprétation des faits change au cours des années, les faits sont toujours les mêmes et le point capital pour le médecin sera toujours de faire le diagnostic précoce de la tuberculose.

« Ma longue expérience de ces choses, dit Grancher, me permet d'affirmer que si, par impossible, demain le diagnostic précoce tel que je le demande, était fait un peu partout, et, avec lui, le traitement hygiénique immédiat, les médecins à eux seuls, sans bruit et sans dépenses, auraient résolu la moitié du problème curatif et prophylactique de la tuberculose. »

On ne saurait trop engager à méditer ces paroles de Grancher, à en mesurer la mélancolie et à chercher leur application dans la pratique. On obtiendra des résultats qui montreront à tous la puissance du médecin.

Le diagnostic probable de la tuberculose peut se faire, quelquefois, un an, deux ans d'avance. C'est alors que le traitement est efficace. Si le médecin a de l'autorité et de l'influence, il précédera la tuberculose pulmonaire au lieu de la suivre comme il arrive si souvent.

Le devoir du médecin est de ne pas attendre les signes physiques que les classiques disaient être les signes de la « première période ».

Il ne faut pas attendre l'apparition du bacille.

On a trop discuté pendant la guerre sur le diagnostic de la tuberculose. C'était la guerre. La mentalité du médecin militaire est fortement influencée par les vues de laboratoire. Nous savons que notre art ne comporte pas une précision mathématique. Le médecin instruit n'aura pas honte à hésiter sur le diagnostic. L'important est qu'il ne perde pas de temps à hésiter sur le traitement.

Influence du traitement. — Elle peut être considérable et néfaste si le malade a été soumis à une polypharmacie trop souvent chère aux médecins étrangers en particulier.

La tuberculose, comme toute maladie, est une *crise de purification humorale*. Ne troublez pas le jeu des émonctoires par des médications intempestives et des médicaments violents. Beaucoup de tuberculeux sont dyspeptiques de par une médication pharmaceutique : et nous avons vu le rôle prépondérant d'un tube digestif sain dans l'évolution de la tuberculose pulmonaire vers la guérison.

Le choix du traitement. — Trois voies s'ouvrent devant le
médecin des tuberculeux :

La première le conduit à l'application du traitement symptomatique utilisé depuis les Arabes jusqu'à la seconde moitié du
XIXe siècle. Ce traitement allège les douleurs et les souffrances
du malade ; il essaye de calmer la toux, de refréner la fièvre, de
tarir les sueurs et de réveiller l'appétit. C'est le règne des médicaments. Il n'arrive qu'à tromper le malade et à décourager le
médecin. Il est la source du scepticisme qui règne encore sur la
guérison de la tuberculose. Il est encore très employé.

La seconde méthode commence en France avec Bennet, vers
1870. Elle préconise le traitement hygiénique de la tuberculose
par le repos, l'aération et l'alimentation convenable. Ses résultats
sont remarquables. Le médecin peut enfin arrêter certains cas
de tuberculose dans leur marche. Il peut assister à des guérisons
qui sont vraiment le résultat de ses efforts. Entre temps, est proposée une méthode qui conduit au traitement par la reminérali-
sation et la recalcification du malade. C'est un traitement qui
donne des résultats, mais on peut se demander s'il n'est pas un
succédané du traitement précédent et si les résultats ne sont pas
aussi bien dus au régime qu'à la médication pharmaceutique
spéciale qu'il conseille.

Les enthousiastes portent leurs sympathies vers un troisième
mode de traitement : traitement par des agents chimiques,
mais modernisés sous les espèces des sérums et des tuberculines.
L'échec lamentable de Koch en 1890 et le bluff invraisemblable
de Behring en 1905 ont fait naître un légitime esprit de suspicion
contre cette méthode. Cependant, des médecins consciencieux
ont repris son étude. La valeur des sérums et des tuberculines
serait réelle quoique restreinte : il paraît y avoir vraiment
« quelque chose » dans la sérothérapie (1) Il existerait une tuberculine efficace et inoffensive ; Castaigne, Darrier et Dor s'en por-
teraient garants. On trouverait dans le commerce des tuberculines purifiées. Je ne nie pas mais je conseille la prudence.

Quel choix doit-on faire entre ces trois modes de traitement ?
Il en est un qui, actuellement, est obligatoire : c'est le second :
le traitement diététique ou hygiénique. Les autres ne sont

---

1. LANDOUZY. *Congr. Tub.* Paris, 1898.
RÉNON. *Trait. de la Tub.* Masson. Paris, 1911.
A. CALMETTE. *L'infection bacillaire.* Paris, 1920. p. 568.

encore que des adjuvants supposant d'abord l'application de ce traitement hygiénique par la triade : repos. aération, alimentation. Il faut laisser à chacun le soin d'apprécier les indications de la sérothérapie et je me propose de développer celles du traitement aujourd'hui classique par l'hygiène.

On peut dire que ce traitement est moderne, et cependant il était déjà appliqué dans l'antiquité (1) Les anciens, Grecs et Alexandrins, prescrivaient la cure solaire, la cure de mer et de forêts, tantôt le repos, tantôt un exercice modéré, le régime alimentaire et peu de médicaments. Ce traitement si ingénieux et si prudent, fruit d'une longue suite d'expériences séculaires, a été rénové par la méthode scientifique contemporaine qui en a décuplé l'efficacité en codifiant tous ses articles et en transformant l'ancienne médecine individualiste en médecine « communautaire ».

De nos jours, le domaine de la tuberculose se précise et s'élargit. L'hygiène publique intervient. La tuberculose prend un des aspects de la question sociale. Il y a une question de la tuberculose.

L'histoire de cette maladie est, en grande partie, française, mais son traitement n'a pas fait surgir chez nous les actes de foi dont les nations anglo-saxonnes nous ont donné le spectacle. Nous avons donc le devoir de regarder et d'imiter les innovations des voisins pour en faire profiter la Patrie.

Dans l'état actuel des choses, le traitement de la tuberculose est fondé sur une infinité de petits soins comme celui des maladies infectieuses. A première vue, c'est chose facile d'appliquer le repos, l'aération et le régime alimentaire : en réalité, il est fort difficile de manier ces trois facteurs principaux. Leur application exige du médecin une grande habitude, une grande patience et de l'ingéniosité pour faire varier, suivant chaque cas, une thérapeutique en apparence uniforme pour tous.

1. Petry et Remy. *Rev. de **Méd.*** sept. 1911.

Le repos

Le tuberculeux fébrile doit garder le repos au lit. Le tuberculeux non fébrile se contentera de la chaise longue. Au tuberculeux dont les lésions sont en voie de régression, on devra prescrire des promenades et même certains exercices sous la surveillance médicale. Mais ce n'est là qu'une formule. Dans la réalité des choses, le dosage du repos est très difficile. Sans faire trop de distinctions subtiles, on doit dire que *mettre le malade au repos*, c'est la première mesure à prendre. C'est elle qu'il faut imposer sans faiblesse. Quand bien même le diagnostic serait hésitant, il ne faut pas ajourner la décision à prendre. Sans le repos, la cure d'air serait inutile. Bennet a eu le mérite de bien fixer ce point de phthisiologie. Il faut, disait-il, en principe, économiser toutes les forces et toutes les énergies du malade.

Le repos ! il représente à lui seul toute une thérapeutique de même que la fatigue physique ou morale est une des causes primordiales d'accidents au cours de toutes les maladies infectieuses. Une émotion, une visite intempestive font monter la température dans la convalescence de la fièvre typhoïde. Une mauvaise nouvelle, une simple contrariété peuvent donner subitement une hyperthermie dans la puerpéralité la plus normale. Dans nombre de maladies chroniques, la chlorose, l'anémie, les dyspepsies, les névropathies, les neurasthénies, le repos est le traitement de choix. Or le tuberculeux ne présente-t-il pas souvent ces mêmes accidents ? On comprend alors combien le repos lui sera précieux. Il représente donc le moyen de traitement par excellence. Mais ce mode de médication est trop simple (quoique d'une application difficile) et, par conséquent, il est très souvent négligé.

L'animal s'impose le repos à lui-même instinctivement ; quand il est malade, il se couche. L'homme est souvent moins raisonnable. Chez le tuberculeux, en particulier, le repos est difficile à imposer ; et c'est là peut-être le seul point du traitement où la discipline du sanatorium soit particulièrement efficace. Au sanatorium, le malade subit l'influence ambiante. Mais, à mesure que les idées modernes pénétreront dans les familles, l'initiative et l'énergie du médecin se substitueront à la discipline du sanatorium ; l'entourage se fera de plus en plus l'allié du médecin et son influence remplacera celle de l'exemple des autres malades sanatoriaux.

Définition et divisions. — Que faut-il entendre par *repos thérapeutique* ? Le traitement doit exiger le repos physique et moral de l'individu et le repos de l'organe.

A. — Le repos de l'individu entraîne :

1º La cessation du travail (travail manuel ou travail intellectuel : études, examens, affaires industrielles ou commerciales) ;

2º Le repos moral par la création d'une ambiance spéciale ;

3º La position horizontale couchée.

B. — Le repos de l'organe vise la respiration, la phonation, la toux, etc.

I

Repos de l'individu

Cessation du travail. — La cessation de tout travail doit être ordonnée d'abord. Il ne faut pas en accepter l'ajournement. Le malade ou sa famille auront cent excuses à donner pour gagner du temps. L'ouvrier a la nécessité de faire vivre la famille. Le jeune homme a le souci de ses plaisirs. Le bourgeois, la préoccupation de ses affaires. Pour se guérir, il faut savoir ou pouvoir faire de grands sacrifices d'argent, de temps, de position (et aussi d'opinions, en se débarrassant des préjugés)

Les observations pouvant montrer l'action particulière du repos sont assez rares parce que, le plus souvent, la cure d'air appliquée en même temps a sa part dans le succès obtenu. Cependant, dans le cas suivant, l'action du repos fut évidente, parce que très rapide.

Il s'agit d'un jeune garçon de 11 ans. Pendant plusieurs hivers on l'a fait voyager pour éviter les bronchites répétées. Plusieurs confrères de

Paris ont conseillé de le mettre dans un collège espagnol pour y faire la cure en même temps que ses études. C'était trop de choses à la fois. En juillet 1902, il est envoyé à la Bourboule où il reste un mois. La fièvre survient ou persiste pendant ce séjour et il rentre à Rouen avec de la fièvre et un découragement profond. Pendant le mois d'août, on tente plusieurs médications sans imposer le repos. L'enfant est porté tous les jours en voiture dans une forêt voisine de Rouen.

Le 1er septembre, commence le traitement avec repos absolu au lit. Du 1er au 8 septembre, la température s'abaisse graduellement, les sueurs diminuent, l'amaigrissement s'arrête. (L'enfant augmente de 600 grammes pendant cette première semaine).

La semaine suivante, augmentation de 320 grammes. La troisième semaine, le gain est de 500 grammes.

La mère de l'enfant disait qu'en huit jours de repos elle avait pris plus d'espérance qu'en dix mois de pérégrinations.

On reviendra sur ce cas, qui fut particulièrement heureux, mais on signale pour le moment l'amélioration immédiate obtenue par le repos.

Si les observations où l'influence du repos est évidente sont rares, les observations montrant le danger du non-repos sont très fréquentes. Bennet en a cité plusieurs. Celle-ci est particulièrement intéressante :

Un constructeur de chemin de fer, très connu en Angleterre, vient consulter Bennet à Londres. C'était un homme de cinquante ans, fort bien bâti, mais qui toussait et crachait depuis quelques mois. La tuberculose était chez lui à la période de ramollissement. Cependant le cas était favorable pour le traitement. Le médecin lui conseilla de quitter ses occupations, de se retirer des affaires et de passer l'hiver dans le midi de l'Europe. Il s'agissait de vivre ou de mourir. Le malade répondit qu'il comprenait la situation, qu'il était disposé à suivre les conseils du médecin, « mais un peu plus tard ». Il avait des contrats à remplir, et s'il s'en démettait, il perdrait plus de deux millions. Les exhortations de Bennet furent inutiles et le malade s'adressa à d'autres médecins plus faciles ou moins convaincus. Il garda ses contrats, resta en Angleterre, gagna ses millions et mourut l'été suivant, laissant sept millions à deux filles. Celles-ci épousèrent deux jeunes gens sans fortune qui jouissent maintenant des deux millions qui, probablement, ont coûté la vie à leur beau-père.

Il faut donc imposer le repos et parler assez fermement pour convaincre le malade. Il faut lui montrer les avantages du traitement et les dangers de son indiscipline.

Le repos moral. — Le repos moral sera obtenu en alliant les efforts du malade lui-même à ceux de son entourage et de son médecin. Le malade *se fera à lui-même une tenue morale*, s'il a eu la sagesse de vaincre habituellement ses passions et de voir le bonheur dans une série de petits bonheurs partiels. L'empire qu'on a sur soi est une des sources de la guérison.

R. Brunon. La Tuberculose pulmonaire. 23

L'action ambiante de la famille ou des amis peut être très efficace, si famille et amis savent se faire les alliés du médecin.

J'ai donné mes soins à un jeune homme atteint d'une tuberculose curable. C'était un littérateur et un poète. J'arrivai à le convaincre qu'il devait sans retard commencer la cure de repos et d'air à la campagne. Pendant tout l'hiver, il fit la cure avec une obéissance parfaite et il récupéra 8 kilogrammes. Son installation à la campagne était trop modeste pour plaire à ses nombreux amis et ils ne cessèrent pas leurs sarcasmes contre son *sanatorium de fortune*. Ils firent si bien que mon jeune homme arriva à se persuader que, seul, un grand et luxueux sanatorium pourrait le guérir. Il abandonna le traitement et perdit en trois mois 7 kilogrammes sur les 8 récupérés sous ma direction.

Maintenant il va où bon lui semble et les deux années employées à ces pérégrinations dangereuses auraient suffi pour le guérir, s'il avait eu la force morale de résister aux conseils peu éclairés de ses amis.

L'action de présence du médecin pourra être considérable. Il faut dire la vérité aux malades curables et leur montrer la guérison au bout de leurs efforts. La parole du médecin sera ferme et douce à la fois. Les visites fréquentes marqueront sa ténacité et feront entrer peu à peu la foi dans l'esprit du malade.

Il faudra que l'imagination du médecin ait mille ressources pour éviter l'ennui à son malade et pour lui doser le repos !

Repos horizontal. — Le malade doit être mis au repos horizontal. Mais c'est là un mode de traitement qui comporte comme tous les autres, des indications et des contre-indications. La technique est compliquée ; elle exige de la part du médecin un jugement spécial qu'il est bien difficile de réduire à des formules écrites :

Cependant on peut considérer à ce point de vue trois groupes de malades :

A. — La maladie est en évolution ; il y a de la fièvre.

B. — La maladie est en voie de régression ; il n'y a plus de fièvre.

C. — La maladie est devenue locale.

Pour les deux premiers groupes, le repos est nécessaire.
Pour le troisième, les exercices seront prescrits.
Etudions, pour le moment, les deux premiers groupes seulement.

A. — **La tuberculose est en évolution aiguë ou subaiguë. Repos au lit.** — Tachycardie et élévation de température sont deux signes d'une grande importance dans ces cas.

La tachycardie est la caractéristique des formes éréthiques. Elle peut faire craindre les complications congestives, les hémoptysies, les explosions de granulie, les poussées de bronchopneumonie.

L'élévation de température est le signe par excellence qu'il faut rechercher avec soin. Notons que beaucoup de malades fébriculaires sont considérés comme apyrétiques. Leur température n'est pas prise ou est mal prise.

Supposons que le malade soit tachycardique et pyrétique, il faut alors ordonner le repos au lit et, dans le lit, l'immobilité.

Paterson, qui utilise le travail comme moyen de traitement, est particulièrement sévère dans la prescription de l'immobilité absolue. Le malade ne fait pas un mouvement et ne prononce pas une parole. Des nurses spécialement stylées le lavent, le font manger, le mouchent sans qu'il fasse un mouvement.

Il y a là, paraît-il, un moyen puissant d'arrêter une poussée de tuberculose en évolution.

Ce qui réussit en Angleterre n'est peut-être pas applicable en France.

Mais il est une chose certaine :

C'est seulement dans le lit que les muscles sont vraiment dans la résolution et tous les viscères dans le repos statique.

Le lit à lui seul représente un admirable instrument de traitement.

Le vulgaire répète que le lit affaiblit sans s'apercevoir que ce qui affaiblit, ce n'est pas le lit, mais la maladie pour laquelle on s'y met.

Le repos au lit est le principal régulateur de la fonction thermique et le principal moyen de traitement de la fièvre. Le moindre effort, la moindre émotion font monter le thermomètre chez beaucoup de malades. *Il leur faut l'immobilité absolue.*

Le repos au lit sera donc rigoureux et il sera continué jusqu'à défervescence complète. Les opinions des auteurs ont varié sur la durée de la cure de repos ; elle peut demander des mois. *La fièvre ne guérit qu'au lit.* On pourra cependant transiger si la température reste à la normale le matin pour ne s'élever que de quelques dixièmes le soir (Sabourin).

Technique de la cure de repos au lit. — Il sera utile de faire préparer pour le malade deux lits, un pour la nuit et un pour le jour. C'est là un excellent moyen pour tromper l'ennui du malade quand il supporte difficilement cette cure de repos.

Vers huit heures du matin en hiver et vers sept heures en été, la journée commencera par une lotion générale ; et, la toilette faite, le malade sera installé dans son lit de jour, près de la fenêtre ouverte et en pleine lumière. S'il fait froid, le malade aura des bouillottes aux pieds et un vêtement chaud. Alors : immobilité et mutisme parfaits.

Pendant le jour, le lit de nuit sera démonté et aéré.

Le changement de lit et le retour au lit de nuit facilitent le sommeil.

Le repos au lit devra être exigé aussi longtemps que la température sera anormale et le pouls fréquent.

Le traitement peut demander des semaines et des mois, mais, en général, une semaine suffit pour apprécier la courbe du malade au repos. Il est très important de prendre la température centrale et non la température axillaire. La température buccale (sublinguale) est beaucoup plus facile à prendre chez l'adulte que la température rectale. Il arrivera sûrement que la température axillaire indiquera l'apyrexie alors que la température sublinguale indique 37°5, 37°8. La température normale du matin donne encore plus de valeur à une élévation vespérale qui est souvent consécutive à une émotion, à des visites ou à une conversation trop animée. Cette instabilité thermique est un indice que le repos au lit est encore nécessaire. Cependant nous avons vu que Sabourin considère la température normale le matin comme autorisant une certaine liberté.

D'une manière générale, c'est l'hyperthermie qui réglera la sévérité plus ou moins grande du repos au lit.

B. — **La tuberculose est en voie de régression. Cure de chaise longue.** — Il n'y a plus de fièvre depuis une ou deux semaines : le repos est encore imposé, mais dans des conditions moins dures. Le malade abandonne son lit et sa chambre pour commencer la cure de plein air sur une chaise longue.

Entre les deux périodes pyrétique et apyrétique, la phase intercalaire devra être minutieusement observée, car la fragilité du malade est grande et les retours offensifs de la fièvre sont fréquents. Il faudra procéder par tâtonnements et être à la piste d'une élévation subite et imprévue du thermomètre. Dans ce cas, le retour au lit s'impose pour une semaine ou deux. Au cours du traitement de la tuberculose, malade et médecin s'armeront d'une grande patience.

Nous supposons que le malade est décidément sans fièvre : comment va-t-on organiser la cure ?

Technique de la cure de chaise longue. — La chaise longue et le hamac vont remplacer le lit de jour.

La cure de repos ne se fait pas dans un fauteuil, les jambes plus ou moins commodément étendues sur un tabouret. *Le*

*malade doit s'étendre horizontalement sur une chaise longue afin que
ses masses musculaires soient dans la résolution.*

La chaise longue la plus pratique est en osier et bambou ;
la courbe épouse celle du plan postérieur du corps ; le dossier
est mobile et peut s'incliner plus ou moins, au gré du malade.
On aura soin de garnir la chaise longue d'un petit matelas de
crin ou de varech.

Dès 7 heures, 8 heures ou 9 heures du matin, suivant la saison
et suivant les goûts du patient, la cure commencera en plein air.
Le malade aura à sa portée une table basse ordinaire ou une table
soleil prenant les inclinaisons qu'on désire. Le repos est gardé jusqu'à midi. Après le déjeuner si la sieste n'est pas ordonnée, on
peut faire une promenade de trente minutes en flânant dans les
allées du jardin autour des plates-bandes et des fleurs.

On s'étend ensuite jusqu'au goûter, puis entre le goûter et le
dîner. Il y a même des malades qui continuent la cure après le
dîner et jusque dans la nuit, c'est à dire entre 9 et 10 heures du
soir.

Au début du traitement, la cure de chaise longue sera de six
ou de huit heures, suivant les cas.

Plus tard, les promenades couperont la journée. C'était le thermomètre qui guidait la vie du malade au lit ; ce sera la balance
qui réglera la journée du malade à la chaise longue. Il doit prendre
du poids, mais progressivement et pas en excès.

De temps en temps, on passera de la chaise longue dans un
hamac, qu'il sera facile de déplacer tous les jours et qu'on pourra
installer dans la forêt voisine de l'habitation.

L'usage du hamac permet de rester des heures couché dans la
campagne.

Réglementation du repos. Cure mitigée. — L'indication
du repos dans la tuberculose en évolution est formelle, mais elle
ne représente cependant pas un dogme intangible. Il arrive un
moment où le repos exagéré est une source d'accidents dont le
principal est l'arrêt dans la marche vers la guérison.

C'est la discipline trop uniforme du sanatorium qui a poussé
nombre de médecins à abuser du repos.

Mais quels sont les inconvénients d'un repos trop sévère et trop
prolongé ? Il apporte avec lui l'ennui, la manie du doute, l'atonie
générale, un embonpoint excessif et une torpeur des lésions pulmonaires. Il en est de même dans certains cas chirurgicaux ; il
y a des plaies atones qui ne marchent vers la guérison que du jour
où le malade abandonne le lit pour prendre de l'exercice au grand
air.

Quand et comment faudra-t-il rompre le repos imposé au tuberculeux et commencer la cure mitigée ?

Le signe de Daremberg, l'hyperthermie due à la marche, sera particulièrement précieux pour le médecin. L'élévation de température réglera le dosage des infractions au repos. La stabilité de la température après la marche sera un signe favorable, surtout si on veut bien remarquer que, même chez l'homme sain, une certaine fatigue musculaire élève la température temporairement.

Le repos sera donc rompu par la permission de marches, de travail et d'exercices qui viendront couper les heures de chaise longue.

Marches. — Il n'y a pas de règles générales à imposer à propos de promenades permises. Tout dépendra du cas et du type de malade. Le médecin obéira, dans ses prescriptions, à son sens clinique. Trente minutes de promenade tranquille dans les allées du jardin avant ou après les repas, c'est le minimum. Le maximum de liberté sera représenté par des promenades en terrain plat : dans la campagne ou sous bois ; ou dans la montagne.

La promenade en bateau, telle que l'a organisée Lalesque à Arcachon, est un excellent moyen, très goûté des malades. La promenade à cheval, si vantée par Sydenham, n'est pas à la portée de tout le monde. La promenade en voiture découverte est beaucoup plus pratique.

J'ai connu un confrère qui avait obtenu une amélioration considérable dans son état en faisant sa cure en voiture dans la campagne du pays de Caux. J'ai l'observation d'un jeune vétérinaire qui, pour tromper l'ennui de sa cure, se fit pendant deux ans le cocher d'un de ses parents, médecin à la campagne. Van Swieten préconisait pour les tuberculeux les métiers de marin et de cocher. Il est d'ailleurs probable que ces deux corporations fourniraient peu de tuberculeux, si leurs membres ne faisaient pas abus des alcools.

Dans les pays de neige, la promenade en traîneau sera excellente à la condition qu'on n'en abuse pas, comme il arrive dans les sanatoriums allemands où la vie sportive a pris une intensité excessive.

Est-il besoin de dire que le patinage, la bicyclette et l'automobile sont formellement interdits au tuberculeux ? Il doit leur préférer l'âne ou le poney attelés.

La promenade à pied, faite lentement, en flânant et bayant aux corneilles, reste le moyen de choix. Elle pourra être l'occasion d'herborisations, de chasse aux insectes ou de photographie.

A un moment donné, on organisera des marches avec entraînement et légère fatigue graduée. D'une manière générale et à toutes les périodes du traitement, en cas d'apyrexie, il faut ménager trente minutes de promenade après le repas du soir pour éviter le passage direct de la table au lit et pour faciliter le sommeil.

Il peut arriver que le malade dépasse la limite fixée ; il a atteint la fatigue, il y a eu excès dans la marche, il est en moiteur. C'est un incident dont il ne faut pas s'émouvoir outre mesure. Le malade rentre dans sa chambre : il lui est fait une copieuse lotion générale d'eau fraîche ou d'eau de Cologne et il restera au lit pendant 24 ou 48 heures, s'il est nécessaire. Il faut bien se garder, en pareil cas, des boissons alcooliques et des grogs préconisés chez les Allemands ; ces toniques trompeurs ajouteraient une intoxication à celle que la fatigue a produite.

Contrôle des effets de la promenade. — La dyspnée est un des signes qui frappent le plus le malade et son entourage. Ce n'est pas un bon signe de contrôle, parce qu'elle peut se rattacher à des causes multiples et en particulier à l'immobilisation excessive et à la stabulation.

Le contrôle devra se faire par le thermomètre, par l'étude de la tachycardie et par l'étude de la tension artérielle.

L'hypotension artérielle est un signe défavorable (Marfan). Si le pouls est petit et mou, il faut revenir à la cure de repos. S'il est ample et soutenu, on peut continuer la cure d'entraînement. D'une manière générale, il faut qu'après une marche ou un exercice physique quelconque, le pouls reste normal et tel qu'il était avant la fatigue.

Emploi du temps pendant la cure du repos. — Pendant le repos sur la chaise longue, quelques occupations sont permises et même prescrites : ce sont la lecture, le dessin, la broderie, la tapisserie, les jeux de cartes ou autres. Il faut éviter les lectures passionnantes, les conversations animées, les jeux absorbants comme les échecs. Il faut s'opposer aux visites trop nombreuses, ou trop longues ou trop verbeuses. Le tuberculeux est une sensitive. Il doit vivre dans le recueillement. Sa vie sera végétative. Il doit concentrer toutes les forces de son attention vers un seul but : la réfection de son individu. Il doit vivre dans le nirvana.

Préjugés contre le repos — C'est une erreur que de voir dans l'exercice une source de forces pour le tuberculeux en évolution. Ce qui est vrai pour l'état sain est faux pour l'état de maladie Pour dépenser de l'argent ou des forces il faut en avoir. C'était une erreur thérapeutique fréquemment commise il y a encore peu d'années, que d'envoyer les malades en voyage dans la montagne ou à la mer pour les fortifier ou les distraire. Ils revenaient chez eux fébricitants, dyspeptiques et amaigris. Il est de règle aujourd'hui d'imposer le repos physique et intellectuel.

On ne manque pas d'objecter l'ennui. Certes, il faut tenir compte de l'objection, mais il faut savoir qu'une légère dose d'ennui a son utilité : elle fait désirer les heures des repas. Il ne faut pas céder aux amis et aux parents qui prétendent que la distraction est nécessaire et que le malade va mourir d'ennui ! La cure de repos est une telle source de bien-être qu'elle porte en elle-même son correctif. Le médecin saura d'ailleurs créer un idéal au malade qui n'en a pas, et cultiver celui qui existe déjà. Les religieux vivant sous la discipline du couvent ne connaissent pas l'ennui et sont généralement gais. Ils vivent en poètes dans un rêve. Le tuberculeux doit s'abîmer dans une seule pensée : guérir.

Contrairement aux vieux usages scolaires qui exigent le silence pendant les repas, une conversation modérée et tranquille sera recommandée à table, parce que : dîner bien caqueté est à moitié digéré, disait Mme de Sévigné.

Notre malade a le droit et le devoir de rire. Le rire a même été élevé à la hauteur d'un moyen de traitement : il expulse l'air résiduel des poumons. Nos pères, sur ce point comme sur beaucoup d'autres, étaient des sages. « Les propos honnestes et plaisants sont la meilleure saulce des viandes aux banquets ». En parodiant un mot de Mme de Thianges, on peut dire qu'à table il n'y a pas de malades. On évitera cependant les grands dîners, les banquets, les fêtes. A Davos, j'ai vu, au moment de la Noël, les Russes et les Français fraterniser avec enthousiasme. Le champagne était abondant. Ces fêtes étaient réjouissantes pour notre patriotisme, mais préjudiciables aux malades.

Discipline et indiscipline. — Y a-t-il intérêt à éloigner le malade de sa famille pour renforcer sa discipline et imposer une règle ? Nous étudierons ce point en parlant du sanatorium. A mon avis, cet éloignement n'est jamais indispensable. Il peut être utile quelquefois pour les indisciplinés. Ce qui importe vraiment, c'est d'enlever l'enfant à l'école ou au collège ; le commerçant à son magasin ; l'homme d'affaires à son cabinet ; l'oisif à ses plaisirs ; pour les éloigner tous du siège habituel de leurs occupations et préoccupations. Pour les déracinés, le retour au foyer familial, au pays natal, à la campagne vue dans l'enfance, peut être un adjuvant du traitement, loin de nuire à la discipline.

Le côté psychologique de la question a un très grand intérêt pratique. Le bénéfice disciplinaire à tirer de la suggestion est considérable et varie cependant avec l'idéal du malade et les

ressources d'imagination du médecin. Pour se guérir, il faut avoir
la foi et se laisser guider.

J'ai connu une jeune fille qui aidait puissamment son médecin en se répétant à elle-même : « Je veux guérir ! Je veux guérir ! » J'en ai connu une
autre qui préparait son appétit en lisant quelques numéros d'un livre de cuisine bourgeoise. Il y avait autrefois à Paris un guérisseur célèbre qui faisait
suspendre un jambon au ciel de lit des malades anorexiques.

Le repos dans la classe ouvrière. — A quelle amère ironie
est condamné le médecin d'hôpital ou de dispensaire quand il
doit prescrire le repos à l'ouvrier malade dont la famille vit au
jour le jour ! Comment veut-on que cet ouvrier ait le repos moral
quand bien même il pourrait prendre le repos physique ?

Ce point touche une des grosses questions sociales du moment.

L'Allemagne, par l'organisation des assurances, avait fait une
œuvre admirable en donnant des subsides aux femmes et aux
enfants de l'ouvrier tuberculeux.

La France démocratique est loin de compte.

II

Le repos de l'organe. La discipline de la toux.
La cure de silence.

Jusqu'ici nous avons étudié les différents moyens de mettre
l'individu au repos. Quelles conditions doit-on remplir pour
mettre au repos l'organe malade ?

On peut assimiler à l'immobilisation d'une articulation malade
le repos de l'appareil pulmonaire. C'est une comparaison assez
juste. Il y a lieu de réglementer, au début tout au moins, la respiration, la phonation, la toux. On défendra les conversations
excessives, les lectures à haute voix, le chant. On proscrira, au
début du traitement, la gymnastique suédoise et tous les exercices visant la gymnastique respiratoire. On s'appliquera *à dis-
cipliner la toux* : quand les pensionnaires d'un sanatorium sont
réunis, on n'entend personne tousser ; chacun rentre sa toux
par amour-propre. Il faut en effet que chaque malade s'habitue
à diminuer sa toux. C'est un prurit auquel il doit résister. On ne
doit tousser que pour expectorer et on doit expectorer sans
effort.

Suivant les cas et suivant l'état du larynx, il pourra être utile
d'organiser une véritable *cure de silence* dont la sévérité sera
réglée par le médecin. Cette cure sera de rigueur dans l'hémoptysie.

Le cas suivant montre l'efficacité du repos dans le cas de tuberculose laryngée.

Il s'agit d'un homme de 36 ans (27911), toussant habituellement depuis l'enfance. Actuellement, on constate de la matité et des râles sous-crépitants au sommet gauche. Fébricule : 38°. Albumine : 10 centigrammes.

De plus, il présente :

1° Une laryngite tuberculeuse secondaire aux lésions pulmonaires. Les lésions laryngées sont au début et se caractérisent par de petites exulcérations très nettes du bord libre des cordes.

2° Une otite chronique suppurée à droite dont il ne s'est jamais douté parce qu'elle fut rarement douloureuse. Grande perte de substance du tympan, fongosités de la caisse et ostéite pariétale de la paroi labyrinthique.

Pour la laryngite, mon regretté confrère Gibert est d'avis de ne pas faire de thérapeutique active. Il prescrit *le repos du larynx*, quelques inhalations de benzocalyptol, et c'est tout.

Comme traitement général : cure d'air et de repos. Régime lacté avec œufs et légumes.

Après 32 jours de traitement, l'état local est considérablement amélioré : les ulcérations laryngées sont à peu près cicatrisées. Le malade est localement en bonne voie de guérison ; le pronostic local est donc excellent.

L'état général a été amélioré parallèlement, car le malade a augmenté de 4 kilogrammes en six semaines.

Il est infiniment probable que l'évolution favorable de la laryngite est due d'abord au repos du larynx auquel le malade s'est courageusement soumis, puis à *l'abstention de toute thérapeutique locale.*

La thérapeutique active, très en honneur il y a quelques années, n'a pour résultat que de détruire le processus naturel de cicatrisation. Donc, en matière de bacillose laryngée, pas de badigeonnages, pas de cautérisations, le repos.

III

Efficacité du repos en général. — Cette efficacité est quelquefois très grande et très rapide.

Le repos relève les forces morales et physiques du malade. Il réveille l'appétit. Il calme la dyspnée et la toux, il atténue le nervosisme et donne le sommeil. Tel malade difficile, qui protestait avec véhémence contre le repos forcé, en bénéficie rapidement malgré lui. Sabourin a montré que la fatigue peut déformer les signes d'auscultation, créer un œdème congestif autour des lésions tuberculeuses et augmenter les râles. Le poumon est encombré. Le repos déblaiera le terrain et réduira au minimum les signes physiques. Là est la clef des améliorations rapides observées chez certains malades. On voit à l'hôpital des enfants et des adolescents prendre un poids étonnant en quelques semaines de repos. On voit aussi des adultes arrivés à la période cachectique s'améliorer à l'hôpital et continuer ainsi à vivre pendant des années. C'est le repos qui a été leur principal agent d'amélioration. Le temps est passé où l'on croyait à l'influence d'un traitement pharmaceutique dans ces cas.

Mais il faut se méfier de l'efficacité rapide du repos. Les résultats en sont trop souvent factices et passagers. On ne saurait trop répéter qu'en phthisiothérapie, malade et médecin doivent s'armer d'une longue patience, et le médecin ne modifiera le traitement pour l'élargir qu'avec la plus grande prudence.

Un malade qui a été fébricitant pendant des mois ne devra pas sortir de son lit avant plusieurs semaines d'apyrexie dûment observée.

Le travail des tuberculeux. — Les Anglais ont préconisé, dans ces derniers temps, le travail comme un moyen de traitement des tuberculeux. Il s'agit d'un travail surveillé, gradué et adapté aux forces de chacun. Les Allemands ont inventé l'expression de *guérison économique* pour désigner une amélioration permettant au malade de faire quelque travail. Il y a des indications utiles à prendre dans ces deux manières de voir, mais les expériences faites jusqu'ici ne comportent pas encore une appréciation générale. Cependant nous verrons comment en Angleterre, le Docteur Paterson a institué une *cure de travail* avec gradation, systématisation et progression des efforts musculaires. Il est hors de doute que, dans certains cas, le travail manuel peut être permis et même prescrit. Voici un cas où la maladie est en voie de régression, il n'y a aucun signe d'intoxication ou de déchéance ; les forces et l'espoir reviennent ; nous sommes en présence d'une forme sclérosante et torpide : le travail manuel peut être une source de bienfaits. Le jardinage, la menuiserie, la serrurerie, peuvent être permis. Le Docteur Paterson utilise surtout les travaux de terrassements savamment mesurés.

Je ne saurais trop recommander la prudence devant ces innovations pleines de promesses, mais pleines aussi d'incertitude pour le moment. Il faut bien se garder d'affaiblir, dans l'esprit des médecins, quelques adages de grande valeur sur le repos agent de thérapeutique. Ils n'ont que trop de tendance à faiblir devant les sollicitations du malade.

Le moindre travail musculaire agit sur le thermomètre. La fièvre vespérale et l'hémoptysie sont des accidents de surmenage ; le repos est leur principal traitement. Voilà des aphorismes auxquels il ne faut toucher qu'avec circonspection. La *cure d'entraînement* n'est pas encore assez étudiée et la question du travail des tuberculeux ne peut pas être réduite aux termes d'une formule didactique. Il y a travail et travail. Le mieux pour le malade est de s'en rapporter au sens clinique de son médecin (1).

Le travail des tuberculeux indigents en Angleterre (2). — Des critiques se sont élevées au sujet de la démoralisation, de l'entraînement à la paresse, résultats de la vie de sanatorium pour la classe pauvre après un repos physique complet ; le malade, en apparence rétabli, est incapable de reprendre son travail habituel.

Le médecin du *Bradford Poor Law Sanatorium* de *Skipton*, dans un rapport fait en 1907, dit :

Il est lamentable de constater que les malades, tout en s'améliorant au point de vue physique, dégénèrent moralement et acquièrent un véritable dégoût pour le travail ; ce fait a été constaté surtout depuis qu'il a été décidé que chaque malade qui en serait capable, travaillerait six heures par jour, durant un mois, à des travaux de jardinage avant sa sortie du sanatorium ; cela avait été fait dans le but de se rendre compte si le malade était capable de reprendre sa vie habituelle. Dès que le règlement fut appliqué, les malades opposèrent une résistance passive, préférant le renvoi immédiat du sanatorium à l'idée de travailler pendant un séjour qu'ils considéraient comme devant être de repos absolu. Dans la suite cependant, la persuasion agit et les malades se rangèrent à l'opinion que le travail qu'on leur imposait était dans leur intérêt et comme une préparation à une vie active. »

Dans son rapport de 1908, le Docteur Sir Shirly Murphy (*Medical Officer of Health* du *London County Council*) dit :

« Il est désirable que les sanatoriums offrent un séjour plus long aux tuberculeux et qu'ils les entraînent au travail, comme cela se pratique à Kelling et à Brompton. »

Le Docteur Welten, médecin de sanatorium, dans un de ses rapports, écrit :

« Il est tout à fait exact de dire que l'oisiveté du sanatorium encourage les habitudes de paresse et rend le malade, à sa sortie, de l'établissement incapable d'un travail assidu. Le remède serait de faire travailler le malade au sanatorium, dès que son état de santé le permet. »

1. DUMAREST. La cure de travail chez les tuberculeux, *Bulletin médical*, 1909, n° 93.

ROMME. L'auto-immunisation par le travail comme traitement de la tuberculose. *Presse médicale*, 190, n° 97.

VINSAC. Cure de travail chez les tuberculeux, *Gazette des Eaux*, 18 décembre 1909.

HAMANT. La cure de travail appliquée au traitement de la tuberculose pulmonaire. *La Tuberculose dans la pratique médico-chirurgicale*, Janvier 1910.

2. GUERBET. *Thèse*, 1911, Paris.

Ces idées ont conduit les médecins de sanatoriums à joindre à la cure de repos celle du travail physique progressif.

Dans la plupart des sanatoriums, on n'en est guère qu'au stade théorique de la question ; on occupe les malades à quelques petits travaux, on leur fait faire de la gymnastique suédoise, etc. ; dans d'autres, au contraire, le travail utile et progressif des tuberculeux est la règle, mais c'est surtout à Brompton que nous trouvons le système du travail progressif appliqué dans toute sa rigueur, et considéré comme un moyen de traitement.

Le système du travail progressif au sanatorium de Brompton. — Ce sanatorium, dépendant du Brompton Hospital de Londres, fut ouvert en 1904. Il est dirigé par le Dr M. Paterson.

En 1913, il pouvait recevoir 100 hommes et 50 femmes ; on prévoit dans l'avenir une extension plus considérable de l'établissement.

Tous les malades, excepté ceux qui ont de la fièvre, sont tenus de travailler.

Le système adopté par le Docteur Paterson est le suivant :

Les divers genres de travaux en plein air auxquels il soumet ses malades représentent 7 degrés.

Le premier degré consiste en une simple promenade de durée limitée ;

Le deuxième, à récolter du bois vert dans la forêt ;

Le troisième, à transporter des matériaux légers (bois, sable), dans des paniers ; et ainsi de suite, chaque degré supérieur impliquant un effort physique plus considérable avec moins de repos ; on arrive au septième degré qui consiste à travailler durant six heures par jour à des travaux de terrassements. Quand le malade peut supporter pendant quinze jours sans fatigue et sans élévation de température, le dernier degré, il est considéré comme rétabli.

La température du malade est prise matin et soir. Si après une journée d'efforts elle s'est élevée, le malade est mis au repos absolu pendant quelques jours. En général, cette élévation de température ne fait pas rétrograder le malade dans le degré de son travail. Jamais — et le Docteur Paterson insiste sur ce fait — on ne constate d'hémoptysies attribuables au travail.

En dehors des travaux en plein air, qui constituent la base du traitement, d'autres besognes incombent aux malades :

Chacun d'eux doit faire sa chambre, aider à nettoyer la salle à manger, mettre le couvert, laver sa propre vaisselle. Tout en travaillant dans l'intérêt de leur santé, les malades contribuent donc à alléger les charges du sanatorium. Tous les travaux qu'ils font ont leur utilité : les uns s'occupent de la culture des légumes sous la direction du jardinier de l'établissement ;

d'autres de l'entretien des pelouses, des massifs, des allées ; toutes les modifications qui ont été apportées dans les jardins, toutes les petites constructions créées depuis que le sanatorium est ouvert, sont dues aux efforts des malades. Un grand réservoir d'eau en maçonnerie est le « chef-d'œuvre » de l'établissement, et le Docteur Paterson le montre avec orgueil.

Les malades ont été occupés à la construction de la chapelle du sanatorium.

Il est à noter que tous les pensionnaires de l'établissement, qu'ils soient pauvres ou aisés, sont soumis à la même discipline : l'égalité règne au sanatorium entre les malades de la façon la plus absolue ; des raisons d'ordre médical seulement permettent d'obtenir une dispense de travail ou de corvée.

En hiver, par les plus mauvais temps, on fait des paniers, des tapis, des balais ou d'autres objets utilisés au sanatorium.

La durée du séjour dans l'établissement n'est déterminée que par l'état du malade, et le médecin-directeur est seul juge de la question.

Les débuts de l'application du système furent difficiles et il fallut une discipline énergique pour obtenir des malades un effort physique auquel ils n'étaient pas habitués, la plupart d'entre eux ayant été soumis au repos absolu soit chez eux, soit à l'hôpital, pendant un temps souvent très long

Grâce à des conférences faites par des médecins de l'établissement, les premiers malades furent bientôt persuadés que les travaux auxquels ils étaient soumis n'avaient d'objet que leur propre intérêt : les nouveaux venus furent persuadés par les anciens.

Le Docteur Paterson a élevé à la hauteur d'une doctrine le système du travail gradué au sanatorium. La théorie sur laquelle il se base est la suivante (1) :

Chez un tuberculeux pulmonaire, tout effort physique détermine la mise en liberté de toxines tuberculeuses provenant de la lésion et capables de provoquer dans l'organisme la création d'anticorps.

Tout travail gradué de telle sorte que la production de toxines n'excède pas la quantité d'anticorps que l'organisme peut former, concourt à l'immunisation du malade contre son infection. Il convient donc de faire travailler celui-ci de façon à réaliser ces conditions d'immunisation ; l'observation clinique et la température du malade permettent de régler la gradation du travail.

Quand la température sublinguale dépasse après le travail 37°5, c'est un indice que la quantité de toxines mises en liberté est trop élevée. Le malade est alors placé au repos absolu. On ne lui permet ni de bouger ni même de parler. Des nurses procèdent à sa toilette ; il ne reprend le travail qu'après plusieurs jours de température normale.

1. D. Marcus Paterson. *Auto-inoculation in pulmonary tuberculosis*, 1911, London.

En somme, le Docteur Paterson, par sa méthode d'auto-inoculation, prétend faire produire au malade lui-même la tuberculine immunisante nécessaire à son traitement.

Ce système est déjà adopté dans plusieurs sanatoriums pour la classe ouvrière. Il semble donner des résultats Il exige une surveillance médicale minutieuse ; mais, dans tous les sanatoriums anglais, il y a toujours un médecin résidant et un grand nombre de nurses bien dressées.

Les critiques qui lui ont été faites sont de deux ordres : ce traitement n'est pas pratique ; il peut être dangereux.

Paterson montre par des statistiques et des observations que ces critiques sont sans valeur, que, même les malades cavitaires sont justiciables de son traitement ; mais que celui-ci doit être l'objet d'une surveillance très sérieuse ; que tout malade qui présente une élévation de température doit être mis au repos absolu.

Par repos absolu, Paterson entend l'immobilité absolue, le mutisme absolu, la nurse doit se substituer complètement à toute action musculaire du malade.

Colonies de travail. — Cette question du travail des tuberculeux conduit à celle que les Anglais appellent l'*After care* (après les soins).

Elle semble devoir être en partie résolue par l'institution des colonies de travail pour tuberculeux. Dans l'Essex, 80 hectares de terre ont été convertis en un jardin potager où les malades travaillent. Ceux qui sont en convalescence, fournissant plus de travail que les autres, sont logés et nourris et rémunérés proportionnellement à la somme de travail fournie, de telle sorte qu'ils peuvent rester plus longtemps que le séjour habituel de trois mois et se guérir définitivement.

Pendant leur passage à la colonie, les malades sont instruits dans la culture maraîchère. On leur donne ainsi une profession grâce à laquelle ils peuvent plus tard gagner leur vie dans des conditions excellentes.

Dans un autre sanatorium, il existe une colonie de travail où l'on pratique l'élevage des poules et la culture des légumes : cette colonie permet de diminuer les charges du sanatorium, tout en conservant gratuitement les malades qui veulent travailler.

A Edimbourg, on trouve le même système, ainsi que dans beaucoup d'autres sanatoriums.

Il est probable que, dans un avenir prochain, les colonies vivront par elles-mêmes. Mais la question n'est pas simple : les malades des sanatoriums pour classes ouvrières sont le plus souvent des citadins mariés ; ils ont une profession et peuvent difficilement s'habituer à l'idée de devenir cultivateurs.

Et cependant, remarque M. Guerbet, en matière de lutte anti-tuberculeuse, il est un problème presque aussi important que celui du traitement : celui qui consiste à procurer aux malades améliorés un genre de travail compatible avec leur état de santé. Tant que ce problème n'aura pas été résolu, la valeur des sanatoriums pour classes ouvrières ne sera que très relative.

L'admirable initiative privée chez les Anglais vient de créer *un village* pour les tuberculeux *après cure* ; là ils vivent en plein air, en liberté, avec leur famille et toujours sous la surveillance et la direction du médecin-chef du village. Nous en parlerons plus loin.

En résumé, la cure de repos physique, intellectuel et organique est difficile à organiser, car nous vivons à une époque de surmenage où tous les caractères sont inquiets par contagion générale.

Cependant, chez tous les malades, qu'ils soient manouvriers ou intellectuels, le repos devra être exigé tout d'abord, mais avec mesure et précaution. La malade français ne se manie pas comme le malade allemand. Il faut avoir, avec le premier, la main légère. Il faut l'entraîner au repos comme on entraîne les gens sains à la fatigue.

La cure de repos, une fois réglementée, il faudra prévoir le moment où la cure d'entraînement devra la remplacer. Il serait vraiment trop simple de faire du repos un dogme immuable. Ce serait d'ailleurs au détriment du malade, car la substitution graduelle de la cure d'entraînement à la cure de repos entraîne une diminution de poids, mais d'autre part un retour de l'appétit, un réveil de la résistance et un bon état physique.

En France, rien n'est organisé en faveur du *travail après la cure*. Là cependant est le complément indispensable de la *cure de repos*.

IV

Le repos sexuel. — Ce chapitre du traitement n'embarrassera pas peu le médecin et sera une source de préoccupations presque aussi grandes pour lui que pour le malade lui-même.

Le repos sexuel devrait théoriquement être dosé comme le repos en général. Mais comment ? Simplifier la question n'est pas la résoudre ; et cependant on arrivera, dans la pratique, à la synthétiser dans ces mots : le tuberculeux doit être continent pour orienter toutes ses énergies vers l'idée fixe de la guérison. On devra donc avertir le malade des accidents que sa désobéissance peut entraîner : tachycardie, hémoptysie, fièvre, insomnie, etc.

« La chasteté est la vertu la plus rare, la plus difficile à garder et la plus nécessaire. »

La règle monacale sera plus ou moins bien acceptée par le patient suivant son sexe, son âge, sa race, son éducation et ses habitudes antérieures. La continence est plus facile chez la femme que chez l'homme ; et cependant l'homme est peut-être plus disciplinable en la circonstance que la femme. S'il y a un projet de mariage, on aura beau s'y opposer ou travailler à gagner du temps, la jeune fille trouvera toujours un moyen de tourner la difficulté et de s'évader.

Il y a de grandes différences à établir entre l'Anglais ou le Français du Nord et l'habitant du midi de l'Europe. Il y a tel malade avec lequel il faudra composer.

L'éducation et l'habitude sont des facteurs importants : chez les races latines la précocité sexuelle est excessive et presque pathologique ; rien dans leur mode d'éducation, ne cherche à retarder l'éveil de l'appétit genésique ; tout, au contraire, travaille à le développer : culture littéraire et artistique, lectures, claustration dans les internats, etc. Autant d'obstacles à l'action modératrice et réfrigérante du médecin des tuberculeux.

Quoi qu'il en soit, et d'une manière générale, chez la plupart des malades, le repos est assez facile à imposer Sauf les exceptions, les *embrasés* n'existent que dans la littérature.

La tuberculose crée-t-elle une excitation sexuelle ? Ce serait plutôt le mode de traitement qui aurait un rôle excitateur : alimentation riche et animalisée, décubitus dorsal, absence de fatigue physique, oisiveté, et surtout promiscuité des sexes

Il faudra prendre des mesures pour s'opposer aux flirts des sanatoriums. Les sanatoriums mixtes, quelle que soit la sévérité de leur discipline, sont dangereux à ce point de vue. Il faudra écarter du malade les lectures et les spectacles érotiques. C'est une tâche ingrate à une époque où la presse est d'une licence excessive.

On devra proscrire, autant que possible, les vins, dont les propriétés aphrodisiaques sont connues de toute antiquité : *Sine vino Venus luget* (1). Le vin, et l'alcool en général, pris en quantité modérée, excite l'appétit vénérien (tandis que, ingéré en abondance, il est au contraire une cause d'énervement genésique). C'est une affaire de dose. Parmi les aphrodisiaques alimentaires, on cite le poisson, les coquillages, les huîtres, tous les fruits de la mer. De même les condiments âcres et aromatiques pris en excès,

---

1. Le vin de Champagne fait dire des sottises et le vin de Bourgogne en fait commettre (DE GONCOURT).

R. BRUNON. La Tuberculose pulmonaire. 24

le poivre, la vanille, la cannelle, le piment et les viandes faisandées. Il faut proscrire les mets de haut goût.

Un régime mixte sagement végétarien est le type du régime anaphrodisiaque.

Le rôle modérateur de ce régime est indiqué par le fait suivant :

L'armée japonaise a fait une guerre (qui a duré dix-huit mois) sans une femme (1).

C'est un fait peut-être unique dans l'histoire.

Les troupes en campagne traînent en général à leur suite tout un cortège de prostituées officielles, officieuses ou déguisées sous des noms variables. L'armée anglaise, dans l'Afrique du sud, et l'armée russe en Mandchourie en ont encore offert deux exemples caractéristiques. Ne parlons pas de la grande guerre.

Le Japonais est plus facilement continent que l'Européen, et les médecins japonais estiment que le régime quasi-végétarien en est la cause principale. Les Japonais qui ont habité l'Europe et pris l'habitude de manger de la viande ont le sens génésique beaucoup plus développé que les autres.

D'une manière générale, il faudra renforcer la volonté du malade et ne compter sur aucun sirop de chasteté. Il faut le libérer le plus tôt possible de l'immobilisation pour lui permettre une certaine fatigue physique et une occupation intellectuelle. Elles auront la plus heureuse influence sur son moral et sur son imagination.

Faut-il autoriser le mariage des tuberculeux ? -- Théoriquement, la réponse est négative, car le mariage sera une cause de fatigue. Envisagée au point de vue pratique, la question est autre.

Dans la tuberculose au début, il faut ajourner le projet de mariage à deux ou trois ans peut-être. Dans les formes en évolution, il faut encore gagner du temps. Dans les formes anciennes, scléreuses, guéries, on pourra autoriser le mariage en prévenant les familles des risques qu'elles courent. On mettra dans le plateau de la balance la dépression morale, le chagrin, la douleur qu'entraînerait un veto absolu du médecin.

Au chapitre *appendicite,* je citerai une observation éclairant ces cas.

Pour ce qui touche la descendance, il faut être prudent dans le pronostic. Nous ne le connaissons pas. La nature et l'hygiène peuvent transformer en gens robustes des enfants nés malingres de mère ou de père tuberculeux.

____

1. J. J. MATIGNON. *Enseignements médicaux,* p. 40.

Dans une même famille où le père est tuberculeux, il y a six enfants : deux seulement ont des tares scrofuleuses, un est mort de méningite ; les trois autres sont normaux et robustes.

Il n'y a pas lieu de faire intervenir l'avenir de l'espèce humaine ; ne nous embarrassons pas de trop de choses. Bennet, avec son bon sens anglais, a raison : « Heureusement pour l'humanité, les lois naturelles et divines qui règlent le bien-être de la terre et de ses habitants, sans égard pour leurs désirs et pour leurs actions, s'interposent et empêchent la race humaine de dégénérer. » La terre restera l'héritage des forts, quoi que nous fassions.

CHAPITRE III

Cure d'air — Cure de lumière

La cure d'air est d'une efficacité très remarquable chez tous les malades. Ses résultats peuvent être étonnants chez l'enfant et l'adolescent. Son action est rapide, elle se mesurera à la sensation de bien-être général, et, mécaniquement, à la courbe des poids. Ses applications sont encore méconnues ou peu connues du corps médical français.

Il est tout à fait remarquable que l'efficacité de la cure d'air augmentera à mesure qu'on s'éloignera de la ville.

On pourra observer ce fait sur un même malade qu'on verra s'améliorer plus rapidement suivant qu'on le fera passer de Paris dans une ville de province ; de la ville dans la banlieue ; de la banlieue dans la campagne. Moins le lieu de la cure sera habité, plus il se rapprochera du petit village, plus l'efficacité sera grande.

Il y a là un fait d'expérience très curieux, facile à constater et dont le médecin praticien peut tirer parti.

Il condamne la pratique actuelle qui crée des hôpitaux-sanatoriums dans l'intérieur des villes.

Autrefois la vie du tuberculeux était une vie de reclus. Il était enfermé dans sa chambre, portes et fenêtres closes, dans la crainte de l'air et du froid.

« Les fenêtres étaient hermétiquement fermées et du papier collé sur les fentes. Les portes étaient souvent doubles et l'on fermait l'une avant d'ouvrir l'autre... Les malheureux malades souffraient certainement de suffocation, pompeusement appelée dyspnée. Par suite du manque d'air et de sa mauvaise qualité, on traitait cette dyspnée factice par les opiacés et les sédatifs au lieu de la faire cesser en ouvrant les fenêtres. » Bennet (1).

1. Henry Bennet. *Recherches sur le traitement de la phthisie pulmonaire*, p. 37.

Les choses ont changé depuis une trentaine d'années. *On peut voir aujourd'hui la cure d'air faire des miracles.* Elle doit marcher parallèlement avec la cure de repos. Pour être efficace, elle doit être *réglementée, méthodique et systématique.* Une cure banale à la campagne, à la montagne ou à la mer et non ordonnée conduirait sûrement à un échec. De plus, la cure doit être *permanente* et se faire nuit et jour.

Transporter le malade à la campagne, tel doit être le premier acte du médecin.

C'est la première étape du traitement. La valeur et l'énergie du médecin se mesureront à la hardiesse réfléchie de ses conseils. Installé à la campagne, le malade doit tenir sa fenêtre ouverte pendant la nuit et rester tout le jour en plein air, quelle que soit la saison. Au médecin, il faudra beaucoup d'audace, beaucoup de bon sens, du jugement, de la discrétion et la main légère. Cependant il devra être ferme et résolu, s'il veut inspirer la foi. Ce ne sera pas toujours sans risques pour lui. « C'est une force que de ne pas craindre ; il y a une puissance immédiate dans l'attitude d'un pilote, d'un général, d'un médecin qui calcule, qui règle ses paroles et ses actions au milieu des périls les plus évidents ».

Historique. — Les Anciens préconisaient les voyages en mer contre la phthisie. (Pline et Arétée.)

En 1752, Raulin conseille de maintenir les tuberculeux dans une chambre dont les fenêtres devraient être ouvertes.

En 1850, le pasteur Kraenbuhl remarque l'extraordinaire différence entre les enfants de la montagne et ceux qui fréquentent les écoles de Berne et de Zurich. Il transporte les plus malingres dans la montagne et constate leur transformation rapide.

Les idées hardies de l'Anglais Bodington méritent une citation spéciale.

HOMMAGE A GEORGES BODINGTON (1). — Bodington était un médecin de campagne exerçant dans un village voisin de Erdington. En 1840, il publia un mémoire intitulé : *Essay on the cure of pulmonary consumption on principles natural rational and successful* (Essai de traitement de la phthisie fondé sur les principes naturels rationnels et efficaces).

Bodington dit : « *Le séjour au grand air pour respirer sans trève l'air pur, sans crainte du vent et du mauvais temps, est un traitement réel et très important, capable d'arrêter les progrès de la tuberculose.* Contre ce traitement existe un préjugé appuyé sur la crainte superstitieuse et mal fondée du *refroidissement.* La crainte du mauvais temps ne doit pas empêcher de rester au grand air. La gelée n'est pas dangereuse au poitrinaire. »

Bodington fut un précurseur. L'humanité le paya de la plus noire ingratitude comme elle fit pour tous les rédempteurs. Son mémoire rencontra une opposition violente et haineuse des confrères au point qu'il fut considéré comme à moitié fou. Condamné par tous, il perdit sa clientèle : découragé, il abandonna le traitement des tuberculeux et transforma sa maison de santé (sanatorium de fortune) en asile pour les aliénés.

1. CHELMINSKI (de Varsovie). *Revue de Médecine*, 1904, p. 22.

C'est seulement en 1857 que Benjamin Ward Richardson, dans son travail publié en janvier par le *Journal of Public Health*, attira l'attention du monde médical sur les principes du modeste praticien de village.

En 1882, le *British medical Journal* (1) rendit hommage à Bodington qui est vraiment l'initiateur dans le traitement hygiénique de la tuberculose. C'est lui qui, le premier, considéra *l'air froid et pur comme le spécifique de la maladie*.

En France, vers 1860, Guéneau de Mussy disait : « L'air est le premier des aliments. Il est aussi, dans la phthisie, le premier des médicaments. A la même époque, Fonssagrives et ensuite Peter ont dénoncé l'influence néfaste de *l'air confiné*. Avec grande raison, ils considéraient que la lutte préventive devait se fonder sur l'organisation d'une vie aussi extérieure que possible.

Les dires de ces grands cliniciens français restèrent sans écho dans le corps médical de France et, comme trop souvent, la vérité ne devait triompher qu'en venant de l'étranger. C'est l'Anglais Bennet, le créateur de Menton, et l'Allemand Brehmer de Gorbersdorf qui introduisirent, dans la pratique, la cure d'air hardie et méthodique. Spengler, en 1862, commença la cure d'altitude à Davos.

Bennet, devenu tuberculeux à Londres, se voyait condamné par ses confrères à vivre dans une chambre surchauffée et étroitement close ; à boire du bouillon de poulet et des tisanes tièdes. Il partit pour Menton, s'étendit au soleil sur les rochers, mangea de la viande, du beurre, du pain et but du lait. Il se lotionna à l'eau froide et guérit.

Et encore Bennet lui-même ne dit-il pas dans son livre (1874) : « Il faut ouvrir la fenêtre quand on pourra » ? Il subissait l'influence des idées de l'époque où on s'ingéniait à trouver un mode d'aération sans ouvrir la fenêtre.

Tous les modes d'aération autres que celui par la fenêtre ouverte sont insuffisants et à peu près inutiles. Le rôle de la cheminée, des tuyaux d'aération, des vasistas de tout modèle, des vitres perforées, des vitres superposées, etc., est bien limité. Compter sur ces demi-mesures, c'est se faire illusion.

Les préjugés ont retardé en France l'application de la cure d'air aux tousseurs. En effet, la peur superstitieuse du refroidissement résume à peu près toute l'étiologie des maladies pour le public français. Il serait trop long de dire les incroyables fautes contre l'hygiène que fait commettre en France la peur du refroidissement. J'ai publié (2) des remarques que j'avais pu faire à ce sujet dans la clientèle bourgeoise. Quelques-unes sont invraisemblables.

Ce sont les sanatoriums qui ont donné l'exemple ; les préjugés ont cédé peu à peu, ils n'ont pas encore disparu, même dans le monde médical, même parmi les phthisiologues. On rencontre encore un grand nombre de médecins, hommes fort instruits, qui ont la superstition du froid. Ils acceptent théoriquement la valeur d'un air pur, mais n'ont pas le courage d'aller jusqu'à

1. 11 mars 1882. Voir aussi *The new Sydenham Society*, vol. 173, p. 154.
2. *Presse médicale*. Air confiné et tuberculose, n° 20, samedi 11 mars 1905.

l'application. Si je citais les faits que j'ai recueillis, je serais amené à faire une énumération extrêmement longue et fastidieuse. On voit trop souvent des enfants délicats, candidats à la tuberculose, et qui, par ordre de leur médecin, ne sont pas sortis de tout l'hiver ; ils sont restés enfermés du mois d'octobre au mois de mars ou avril sans ouvrir une fenêtre !

Cure de climat et cure d'air. — *Cure de climat.* — Il ne faut pas confondre ces deux modes de traitement.

On a beaucoup écrit, il y a quarante ans, sur la cure de climat. On ne comprenait pas alors le traitement de la tuberculose sans le déplacement du malade dans un climat choisi. Aujourd'hui, cette idée a perdu beaucoup de sa valeur dans l'esprit des médecins. Est-ce à tort ou à raison ?

Jusque vers 1880 et 1890, nombre de malades étaient envoyés dans le Midi et en Italie sans indication spéciale, sans direction. Nice, Cannes et Menton étaient indiqués, ou encore Venise, et particulièrement Pise.

Ces cures de climat sans technique spéciale étaient inutiles et même dangereuses.

Climat de montagne. — *Cure d'altitude.* — L'influence de l'altitude a été reconnue par des observateurs très avisés de l'antiquité. Les médecins grecs de Rome préconisaient la montagne pour les phthisiques. Mais c'est M. Jaccoud qui a étudié la question scientifiquement et l'a fixée. Sous son influence, la cure d'altitude fut au premier rang des médications à la mode. Pendant longtemps, elle fut la seule admise et permise : comme plus tard les sanatoriums devaient être la cure merveilleuse, hors de laquelle il n'y avait pas de salut !

Certes, à la montagne, le malade jouit de la lumière ; il n'est pas troublé par le vent ; son air est sec et aseptique : les célèbres expériences de Pasteur ont montré la stérilité des ballons ouverts sur la montagne. Et cependant on ne peut pas conseiller d'envoyer de prime abord dans un pays d'altitude, un malade au début de ses accidents, à moins que ce malade soit un montagnard natif. Mais si le malade a dépassé les premières étapes du traitement et s'il ne présente pas de signe d'éréthisme, on pourra l'envoyer à la montagne. L'altitude y sera un excitant de la nutrition. Encore sera-t-il prudent de commencer par une altitude modérée de 800 mètres et de procéder ensuite par tâtonnements.

Il faut d'abord simplifier les choses et commencer la cure dans la campagne avec discipline méthodique. Quand le malade sera amélioré, on pourra essayer la cure d'altitude pour le blanchir.

D'ailleurs, cette cure sera encore longtemps en France une médication de luxe, non à la portée du plus grand nombre.

Or, il importe que le plus grand nombre sache que le poitrinaire peut *se soigner et guérir partout* si le traitement a été opportun. Il peut guérir partout et en particulier dans son propre pays, par l'application intelligente de la cure d'air, là où il a ses attaches, sa famille, ses souvenirs, ses encouragements, son médecin et, il faut le dire, sa cuisine, celle qu'il a l'habitude de manger depuis son enfance ; celle qu'il aime.

Tout ceci est loin d'être accepté par l'unanimité des médecins. Les stations climatériques ont protesté contre ces idées, mais le temps et l'expérience leur donneront tort. Craindre le froid, chercher la qualité de l'air, épiloguer sur les températures maxima et minima, c'est perdre du temps. Tous les climats sont bons, et les froids sont les meilleurs. J'ai vu trop de gens guérir dans les brouillards de la Normandie pour les craindre.

Encore une fois, les pays ensoleillés pourraient être préférés par les malades fortunés. La lumière a une grande influence sur la nutrition et sur l'esprit des malades. Il est certes plus agréable de faire la cure dans le midi de la France que dans les brumes du Nord. Et si les Français savaient tirer parti de leur admirable pays, il y a chez nous, au-dessous de la Loire, une infinité de sites où le monde entier viendrait faire sa cure.

Donc la cure de climat n'a qu'un intérêt secondaire. La cure d'air est tout. Et ce merveilleux mode de traitement s'applique à tous les tuberculeux, fébriles ou non fébriles ; à toutes les formes, à tous les degrés, en toute saison, en tout climat, en tout pays. Pour être efficace, elle doit être ordonnée, méthodique et pratiquée la nuit et le jour.

Technique

Cure d'air nocturne. La cure d'air nocturne est celle qu'il faut organiser tout d'abord, c'est le préambule de la cure.

En hiver, elle est mieux supportée par le débutant que la cure d'air diurne. Comme moyen de transition, on pourra, au début, faire intervenir les contrevents, rideaux, paravents, etc., mais on arrivera, le plus tôt possible, à l'ouverture franche de la fenêtre. Un seul côté suffit. Selon la température extérieure, on pourra encore graduer l'ouverture de la fenêtre en l'immobilisant avec un crochet.

Il est utile que la chambre soit exposée au midi, assez loin des arbres, qui donnent de l'humidité ; le lit sera installé de préférence dans un coin et en dehors du courant d'air qui s'établit entre la fenêtre et la porte.

D'ailleurs les courants d'air ne sont pas à craindre : c'est une fenêtre entr'ouverte qui les produit ; largement ouverte, elle les supprime.

Le lit sera sans alcôve et sans rideaux.

Chauffage. — Il ne faut pas de chauffage pendant la nuit. Il suffira, pour s'en convaincre, de consulter le malade lui-même. Il dira que respirer un air frais, quand on a chaud dans son lit, est une impression agréable. D'autre part, si le malade sentait le froid, il aurait de l'insomnie. Ce qui est certain, c'est que l'homme couché dans son lit supporte avec facilité de basses températures assez pénibles aux personnes de l'entourage qui sont debout autour de lui. Au début de la cure, quand le malade n'est pas encore entraîné, on pourra chauffer la chambre une heure avant le coucher et une heure avant le lever. Mais bientôt le malade lui-même demandera la suppression de cette précaution inutile. Quand il sera aguerri, il fera, sans effort, sa toilette dans une chambre froide, la fenêtre ouverte et avec de l'eau froide.

Autre moyen de transition : on peut chauffer le cabinet de toilette voisin de la chambre. Par ce moyen, le malade sortant de sa chambre où la température pourrait être de — 10° fera sa toilette dans le cabinet chauffé à + 11 ou 16°. Certains malades trouvent cette pratique très agréable.

Quel chauffage doit-on employer ? Il importe assez peu. Les radiateurs sont les meilleurs, mais un poële de faïence chauffé au bois, un poële quelconque, peuvent suffire. Le calorifère à air chaud pourrait à la rigueur être utilisé. Ce qu'il faut proscrire sans hésiter, ce sont les appareils à feu continu. Ils sont dangereux.

Couvertures et vêtements. — Le nombre et l'épaisseur des couvertures varieront suivant la température extérieure et les goûts du malade. On pourra mettre des boules d'eau chaude dans le lit.

Le malade aura un vêtement de nuit en finette et, s'il est nécessaire, un bonnet de laine ou de coton.

On s'opposera à ce que les jeunes filles et les femmes gardent leur chemise de jour sous la chemise de nuit.

Il faudra rassurer la famille sur la crainte générale de voir les malades prendre froid par les bras mis hors du lit. C'est un des mille préjugés qui courent le monde. Instinctivement, le malade reste couvert quand la température de la chambre est basse.

J'ai connu un vieil officier qui se relevait chaque nuit pour voir si ses filles n'avaient pas les bras hors du lit et s'il ne s'était pas établi de courant d'air entre les barreaux de leurs berceaux.

Contre-indications. - Il n'y en a pas. Ni le vent, ni la pluie, ni la glace, ni la neige ne sont des contre-indications. Quelle que soit la température extérieure, quelle que soit la saison, par tous les temps, il faut ouvrir la fenêtre la nuit. L'atmosphère humide n'est pas un obstacle. Toutes choses égales, l'air intérieur de la chambre, l'air confiné déjà respiré, sera toujours plus nuisible que l'air extérieur même chargé d'émanations de brouillard.

Quand même des complications pulmonaires surviendraient, il faut encore maintenir la fenêtre ouverte et expliquer au malade que le froid de l'atmosphère calme de la chambre n'est pas à comparer avec l'action du *coup de froid* agissant directement sur la peau d'un homme insuffisamment couvert.

Effets de la cure nocturne. - Ce qui frappe d'abord, c'est l'accoutumance du malade, quand on a pu écarter les causes de suggestion ambiante. Dès la première semaine, le malade déclare qu'il ne pourrait plus se passer de la fenêtre ouverte. Il dit ne s'être jamais si bien porté. Et en effet, il constate lui-même les faits suivants : la cure d'air calme la toux, donne le sommeil meilleur, réveille les forces générales, supprime les sueurs, calme le système nerveux et est une source de stimulation générale.

De tous les moyens de traitement appliqués au tuberculeux, la cure d'air nocturne est le plus efficace qu'on puisse voir.

Le scepticisme des médecins vient de l'habitude de voir l'inutilité des médicaments habituellement prescrits pour tous les accidents cités plus haut.

Cure diurne. - A propos de la cure diurne, il faut distinguer deux cas : ou le malade a de la fièvre ou il n'en a pas.

A. *Il y a de la fièvre.* - Le malade reste au lit. Le lit sera installé près de la fenêtre : on choisira celle qui donne le plus de lumière. Tantôt cette fenêtre donnera sur une rue ou sur une cour intérieure pour le malade resté en ville ; tantôt sur un jardinet ou sur l'ensemble des jardins du voisinage ; ou encore sur la campagne.

Il est très important que le malade ait une chambre de jour et une chambre de nuit ; ou, tout au moins, un lit de jour et un lit de nuit.

Pour son moral, pour sa distraction, pour son sommeil, il importe qu'il ne passe pas la nuit dans l'atmosphère où il a passé le jour. Le soir, il lui faut un lit frais.

Le fébricitant reste le plus souvent dans une chambre bien aérée, mais il pourrait aussi être installé en dehors de la maison et dans un petit lit portatif. Dans ce cas, il y a avantage à donner au malade une chambre au rez-de-chaussée.

L'efficacité de la cure d'air chez le fébricitant sera moins rapidement frappante que chez l'apyrétique. Cependant on verra très souvent se modifier des signes secondaires comme la céphalée, l'anorexie, les vomissements.

Les complications, si fréquentes et si multiples chez le tuberculeux pyrétique, les poussées congestives, la pleurésie, les broncho-pneumonies bacillaires ou non, la pneumonie, l'hémoptysie sont atténuées par la cure d'air. Il faut avoir le courage de le proclamer devant l'entourage du malade ; il ne faut pas céder aux préjugés qui considèrent encore ces poussées évolutives comme causées par l'air et le froid !

Le chauffage peut être nécessaire pendant la cure diurne, car le froid se supporte beaucoup moins bien le jour que la nuit. Une température de 12 à 15 degrés est suffisante.

B. *Il n'y a pas de fièvre.* — Dans ce cas, la cure se fait sur la chaise longue et hors de la maison. Elle peut se faire sous tous les climats et par tous les temps. Les intempéries ne sauraient l'interrompre. On évitera la pluie, simplement et le vent. La neige peut sans inconvénient tomber jusque sur les pieds du malade étendu.

Technique. — La galerie de cure des sanatoriums a donné cette technique. Le malade en cure libre aura un petit hangar pour s'abriter de la pluie, du soleil et du vent. Une tente, un parasol de bains de mer, peuvent en tenir lieu. A la campagne, j'utilise le plus souvent la charreterie de la ferme. On la débarrasse de ses voitures ; on ferme trois côtés avec de la paille ou des fagots ; on sable le sol. Beaucoup de malades goûtent cet appareil champêtre.

La chaise longue est indispensable. Le malade aura des vêtements chauds, des gants et des chaussures spéciales, des couvertures épaisses et légères, une coiffure de laine au besoin.

Si le froid est intense, on utilisera les boules d'eau chaude ou des sacs de peau de mouton qu'on trouve dans le commerce. Il importe que le malade n'ait pas la sensation du froid.

S'il survenait quelques horripilations, il faudrait reprendre la chambre, le lit et les frictions sèches.

Mais le malade arrive très rapidement à une tolérance remar-

quable du froid. Il a conscience que le froid lui est plus profitable
que le chaud. La vraie cure d'air est une cure de pays froid et de
saison froide. L'accoutumance est telle chez le malade qu'il est
pris très rapidement de *la hantise de la fenêtre ouverte*. En entrant
dans une pièce close, ses regards se dirigent instinctivement vers
la fenêtre à ouvrir. Il se charge, par son exemple, de faire lui-
même l'éducation de sa famille.

Conditions d'une bonne cure. — La cure d'air, pour être
efficace, doit être une cure de froid.

A Davos, des froids de 20° sont à peine remarqués. En Norvège, on fait la cure dehors avec — 10°. Un abaissement considérable du thermomètre est agréable si l'atmosphère est calme et
lumineuse. Ce qui est froid, c'est le vent. Dans la plaine, le malade
sera mal à son aise avec une température de + 10° et du vent.

La chaleur, contrairement aux préjugés vulgaires, est mal
supportée. La belle saison est la mauvaise saison pour les tuberculeux : anorexie, insomnie, affaiblissement général, tristesse,
telles sont les conséquences de la chaleur.

Les résultats de la thérapeutique seront toujours plus aléa-
toires en été.

La cure d'air ne se sépare pas de la cure de repos. Elle doit se
faire couché. Aux malades qui resteraient debout, la cure d'air
donnerait au début une sorte d'ivresse ou de vertige.

Où se fera la cure ? — Elle peut se faire, à la rigueur, à la
ville, même dans une grande ville, même à Paris. On choisira
un quartier excentrique situé sur les hauteurs, un étage élevé
dominant les maisons voisines et permettant de recevoir le soleil
et de bénéficier des jardins voisins. La cure de ville sera toujours
un pis-aller : cependant on voit et j'ai é publides cas de guérison
obtenus dans ces conditions.

La banlieue d'une grande ville peut donner des résultats ;
je parle d'une grande ville de province. Les abords de Paris et de
Londres sont horribles. A un kilomètre d'une grande ville, c'est
déjà la campagne. On y verra des résultats intéressants. Mais
ce qu'il faut obtenir le plus tôt possible du malade, c'est son installation aux champs, dans la véritable campagne. Et moins
cette campagne sera habitée, plus elle sera efficace. Le petit
village de quelques centaines d'habitants est un lieu d'élection
pour la cure. C'est le village qui donnera des résultats étonnants
si on veut bien regarder et voir les choses comme elles sont.

Cure d'air, au repos, *à la campagne,* voilà le point capital du
traitement de la tuberculose.

Plus tard et suivant ses moyens de fortune, le malade pourra

passer l'hiver dans un climat choisi ou dans la montagne ou à la
mer.

Le graphique suivant montre les effets de la cure d'air à 3 kilomètres de la ville, dans la ville, et à 12 kilomètres de la ville :

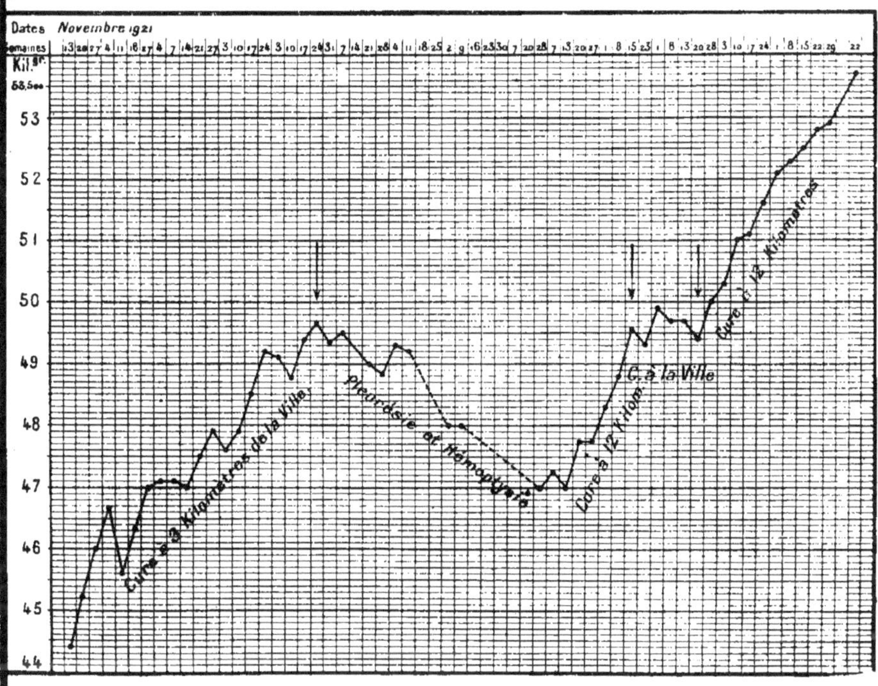

Fig. 24

Effets thérapeutiques de la cure d'air. — Il y a quelques
médicaments admirables comme l'opium, le quinquina, la digitale, le mercure, l'arsenic, etc., mais la pharmacopée ne contient
pas une seule substance dont l'action puisse être mise en parallèle
avec celle de la cure d'air bien faite et faite au moment opportun.

Supposons un malade à la période cachectique : les résultats
seront maigres sur la maladie elle-même, mais notables sur le
malade. On lui rendra la joie, le courage, l'espérance parce que
le sommeil reviendra, les sueurs disparaîtront, la toux diminuera
et l'expectoration de même. A plus forte raison, s'il s'agit d'un
malade au début, on verra alors l'état général s'améliorer, l'aspect du malade se transformer, un bien-être progressif s'accuser.

Appétit, bonne digestion, bon sommeil et pas de sueurs, tel est le bilan des premiers jours.

J'ai vu des tuberculeux avec de la fièvre *pendant des mois*. Ils résistaient, ils se défendaient, grâce à la fenêtre ouverte : et quelques-uns ont vaincu finalement.

Si le malade est intelligent et docile, si la famille est l'alliée du médecin dans la circonstance, on verra rapidement survenir une tolérance très curieuse pour le froid. Le malade demandera la suppression du chauffage : il fera sa toilette en plein hiver la fenêtre ouverte : il supportera sans encombre et avec profit toutes les intempéries : la neige, la glace, le vent, le brouillard, lui seront indifférents, au grand étonnement des personnes bien portantes. Laissez faire votre malade.

Déplacements et changements d'air. — Laënnec attachait une grande importance au changement d'air et l'opinion de ce grand homme a régné pendant des années dans le corps médical et dans le public.

Il convient plutôt de réfréner chez les tuberculeux cette tendance aux périgrinations constantes. Les qualités de l'air n'ont probablement pas l'importance qu'on leur attribuait, il y a quelques années. Sa qualité primordiale est d'être pur d'émanations animales ou chimiques.

On a parlé aussi de l'influence du pays natal et de l'efficacité de l'air de la montagne chez le montagnard rendu tuberculeux par la plaine.

Sur tous ces points, l'imagination populaire paraît avoir fait sentir son action. Le retour au pays natal peut agir moralement. Quant à la tuberculose des montagnards contaminés par la plaine, je crois plutôt à son étiologie représentée par la vie à la ville, la claustration dans les logements étroits des grandes villes et surtout par l'alcool. L'air de la montagne leur sera utile à la condition qu'ils abandonnent leurs habitudes urbaines et que la cure de montagne soit disciplinée comme celle de la plaine. La montagne à elle seule ne suffit pas.

La cure forestière. — La vaste forêt de pins maritimes développée sur le littoral sud-ouest de la France a apporté la fortune et la vie où régnaient en souveraines la misère et la mort.

Aux temps anciens, la Grèce, saine et riche, était couverte de vastes forêts. Le désert les remplace. Aussi, « comme sont aujourd'hui la Maremme et les Marais Pontins ; comme étaient en France, avant leur reboisement, la Sologne, la Brenne, les Landes ; la Grèce est devenue un pays de lacs, d'étangs, de marécages. Aujourd'hui, terre pauvre et malsaine, le paludisme l'infecte ».

La tuberculose semble reculer devant la forêt. Cela ressort des études de René de Gaulejac, cité par Lalesque (1). Les cartes de mortalité par tuberculose indiquent, en France, un minimum de décès dans les Vosges, le Nivernais, les Landes. Or, si aux cartes de mortalité tuberculeuse, on compare les cartes forestières, on est tout d'abord frappé de leur superposabilité. On voit non seulement la tuberculose diminuer par l'existence en forêt, mais encore, être en raison inverse de leur étendue. Les grands bois de pins, de sapins ou de hêtres du Nivernais et des Landes confèrent à ces régions un minimum de mortalité tuberculeuse : tandis que la Bretagne, la Normandie, la Vendée, où les bois sont rares, payent un lourd tribut. Toutefois, malgré leurs forêts, le Doubs, le Jura, la Haute-Savoie, le Var ont une forte mortalité. De Gaulejac attribue cette exception soit au développement extraordinaire de l'alcoolisme, soit au grand nombre de tuberculeux qui vont chercher leur guérison sous le climat méditerranéen. L'influence si grande de l'alcoolisme n'exclut pas le rôle des forêts, puisque certains départements, tels que l'Aude, les Charentes, la Haute-Saône, la Haute-Marne, où l'alcoolisme exerce plus ou moins ses ravages, présentent un minimum de cas de mort tuberculose.

Au total, le travail de Gaulejac démontre l'active intervention des forêts dans la moindre fréquence de la bacillose et dans sa répartition en France.

Bien antérieurement, Jean Hameau, Pereyra, Aug. Lalesque, G. Hameau, avaient signalé l'état de santé et l'extrême rareté des affections pulmonaires chez les résiniers, dont les familles habitent constamment la forêt des Landes. Sur 1.200 malades, Aug. Lalesque n'a vu que 3 phthisiques, malgré la misère et la déplorable hygiène d'alors (1835). Aujourd'hui encore, la cabane du résinier ignore la tuberculose, en dépit de contacts prolongés et fréquents avec la population régionale et les grandes agglomérations humaines par nécessité du service militaire.

« *A priori*, l'empressement des stations à se prévaloir des bois de conifères témoignerait l'importance climatérique de ceux-ci. Knoff n'omet point de signaler leur présence au voisinage immédiat ou à proximité des sanatoriums. Léon Petit, obéissant à la même préoccupation, signale entre autres Gœbersdorf, Hohenhonnef, Saint-Andreasberg, Beibolbsgrein avec sa magnifique forêt de pins ; Saint-Blasien, climat merveilleux, grâce à une immense forêt de même essence : Schomberg, qu'entourent de toutes parts de grands bois de pins ; Davos, Arosa, dont les châlets sont comme perdus au milieu d'une forêt semblable ; Ley-

---

1. LALESQUE. Les cures forestières, *IIIe Congrès de physiothérapie* Paris, mars-avril 1910.

sin, construit à la lisière de grands bois, et Schwendi, Braunwald
entourés de toutes parts d'une vaste ceinture de forêts de pins.
Rohardt (de Berlin) rappelle que Becher et Leunhof préconisent
l'établissement de stations en forêt et que Malvoz en érigea une
aux environs de Paris.

Avec les stations d'altitude, les stations maritimes revendiquent
ce privilège. La ville d'hiver d'Arcachon, dit M. G. Hameau, est
un superbe sanatorium, à l'entrée d'une immense forêt de pins
maritimes. Pour Lindsay, Bournemouth vaut surtout par sa
forêt de sapins. Vidal d'Hyères exprime le désir de voir le sanatorium marin de Gien se compléter « d'un pavillon isolé au milieu
de la forêt résineuse » spécialement affecté aux candidats à la
tuberculose.

« C'est, qu'en effet, pour expliquer l'heureuse influence des
forêts de conifères dans la climatothérapie des affections pulmonaires, de la tuberculose surtout, les précédents auteurs mettent
en cause l'intervention des vapeurs térébenthinées, de même que
Corrigan, Guéneau de Mussy, Germain Sée, Lahilonne, Grancher
et Hutinel, Jules Simon, etc. Pour le professeur J. Renaut, l'inspiration d'un air balsamique n'est pas négligeable. Au dire d'Es-
pina y Capo, l'influence salutaire « d'une atmosphère embaumée
par les émanations résineuses du pin » n'est pas à dédaigner pour
expliquer les heureux effets des cures d'altitude. Lardier insiste
sur les effluves aromatiques des forêts de sapins vosgiennes,
effluves qui « ont une vertu thérapeutique incontestable. » Pour
Richardière, l'air chargé de senteurs balsamiques empruntées
aux sapins et aux mélèzes qui couvrent les montagnes constitue
un des précieux avantages de Davos. «

« Cette intervention des vapeurs térébenthinées dans les cures
forestières, si probable qu'elle fût, devient une réalité aujourd'hui
qu'est faite la preuve de leur présence effective.

Si nous recherchons quels tuberculeux sont justiciables de ces
cures forestières, il nous faut presque limiter notre étude à la
forêt littorale de la Gironde et des Landes, dont les 100.000 hectares constituent la plus grande masse forestière de France (la
forêt d'Orléans ne mesurant que 32.000 hectares.) Jusqu'à ce
jour, elle a été la plus utilisée par la climatothérapie. Or si la
forêt convient mieux aux prétuberculeux qu'aux tuberculeux, à
la forme chronique commune qu'aux formes aiguës, il y a lieu de
se préoccuper, dans les indications, moins de la forme clinique,
de l'étendue et du siège des lésions, que du terrain (du tempérament, disait-on, jadis) sur lequel évolue la bacillose.

*Le terrain éréthique fournit l'indication la plus précise de cette
cure forestière :* que cet éréthisme se traduise par des poussées

bronchitiques, congestives ou par des phénomènes d'ordre général
(fièvre, tachycardie, insomnie, etc) c'est par son action particulièrement apaisante, sédative, que l'atmosphère forestière vaut
dans ces cas. « Après deux ou trois semaines d'habitation continue
(dans la forêt), tous les nerveux, malades ou non, éprouvent un
apaisement inaccoutumé » (G. Hameau). La forêt d'Arcachon, dit
le même auteur, est sédative du système nerveux : elle « met certains phthisiques dans un milieu favorable à la cure de leur maladie, et toujours à un degré quelconque d'amélioration quand prédomine l'éréthisme nerveux. » Cette sédation est telle, chez quelques sujets qu'elle peut imposer, soit une modification de technique, c'est à dire envoyer le malade sur la plage la plus tonique
(G. Hameau, F. Lalesque), soit un changement de climat. Aussi
la cure forestière au littoral atlantique est-elle une contre-indi-
cation pour tout bacillaire de tempérament mou, lymphatique,
les torpides, en un mot.

En généralisant ce que Lalesque et L. Guinon ont écrit sur
les forêts de pins, on peut dire que « les forêts, agents régulateurs
de la température et de l'humidité, agents de préservation contre
les vents, agents purificateurs de l'air, agents d'assainissement,
sont aussi des agents curateurs. »

La cure d'air marine. Le climat marin. — L'opinion de
quelques médecins, reproduite sans cesse par la suite des com-
menteurs, a accrédité cette idée que la mer était souvent nuisible
pour les tuberculeux.

Si un malade aime la mer, laissons-le vivre à la mer et ne nous
inquiétons pas trop de tout ce qu'on a pu dire contre elle.

Certains malades bénéficieront sûrement du climat marin,
mais, sur ce point, on peut s'appuyer sur la grande expérience
de M. Lalesque, qui a publié sur la question une série d'études des
plus documentées (1).

Nous avons vu que les anciens conseillaient les voyages sur mer ou le
séjour aux régions maritimes. Arétée et Pline leur attribuent la guérison
d'Alexandre.

Cicéron se guérit de ses hémoptysies en naviguant dans les mers de la
Grèce.

Dans les temps modernes, les médecins anglais tentent de faire revivre la
climatothérapie marine.

Foville commence sa propre guérison dans le voyage entrepris pour rapporter les restes de Napoléon Ier.

Liémer dit : « Je suis convaincu que dans l'état actuel de la science, nous
n'avons pas de meilleurs moyens à opposer à la phthisie que la navigation et
l'habitation des bords de la mer dans un climat doux et je les conseille chaque
fois qu'ils sont praticables. »

1. LALESQUE (d'Arcachon). *La mer et les tuberculeux*. Paris Masson, 1904.

Barthez et Rilliet conseillent pour les enfants « le séjour dans les pays tempérés et sur les bords de la mer ».

Garnier, 1854, Pouget, 1855, signalent la grande utilité de l'habitat au bord de la plage.

De 1871 à 1889, les médecins anglais rapportent de nouveaux cas en faveur de la cure marine. Maclaren, malade lui-même, entreprend le voyage d'Australie et il constate la cessation de la toux et des hémoptysies, le retour d'une respiration facile et l'augmentation de poids du corps.

C. T. William donne 89 p. 100 d'améliorations par le traitement marin.

En 1856, Jules Rochard, médecin de la marine française, constate l'extrême fréquence de la tuberculose parmi les marins et dit que la phtisie marche, à bord des navires, avec plus de rapidité qu'à terre. On peut remarquer qu'à cette époque un médecin n'aurait jamais eu la pensée d'incriminer l'alcool pour expliquer la genèse et la marche de la tuberculose. Aussi Rochard accuse-t-il l'influence de la mer purement et simplement.

Après lui, une série d'observateurs, Johnson, Copland, Rush, Fonssagrives, Cazalis écrivent que les voyages sur mer ne peuvent pas être considérés comme un moyen de traitement.

Puis un groupe de médecins tend à réformer l'opinion trop exclusive de Rochard. Et La lesque a raison de dire que pour comprendre l'immunité relative ou la guérison de la phthisie par la mer, il faut établir une distinction formelle entre le pêcheur, l'habitant des côtes et le marin de la flotte.

Ce dernier est dans de mauvaises conditions hygiéniques et surtout particulièrement exposé à l'encombrement. On peut dire que si les hommes de mer se tuberculisent, c'est quoique et non parce que vivant à la mer.

Lalesque explique la fréquence de la tuberculose chez eux par la contagion. J'y vois plutôt l'influence de *l'alcoolisme* qui sévit d'une manière effroyable dans ces populations de marins.

Le réquisitoire de Rochard eut un grand retentissement, il arrêta pour cinquante ans l'application de la cure marine, il est un exemple de l'influence, souvent néfaste, d'une opinion officielle s'élevant contre le bon sens.

La cure marine est un puissant moyen de traitement.

Il est temps de mettre fin à l'ostracisme qui pèse encore sur elle ; Landouzy a résumé la situation en disant : « Le rôle curatif de la mer n'est plus à faire valoir. »

Technique de la cure marine.   Lalesque a écrit le premier, en 1897, que les résultats thérapeutiques fournis par la mer et la montagne sont de tous points équivalents et comparables. Je me rallie pleinement à son opinion. La mer vaut la montagne. Partout où se rencontre la pureté atmosphérique, la cure d'air est praticable.

Le littoral français réalise les conditions de la cure si on tient compte des différences climatériques et de l'influence des saisons. En principe, on peut dire : pour la Méditerranée, l'hiver ; pour la Manche, l'été ; pour l'Atlantique, toute l'année.

La cure marine peut se faire de deux manières :
Dans les stations littorales ;
Dans les voyages en mer.

A. — Stations littorales. — *Méditerranée*. — Les golfes, et
en particulier ceux de Cannes et de la Napoule, forment des bas-
sins où la navigation peut se faire dans le plus grand calme
(Guiter). Il est probable que la cure de mer y deviendra d'une
pratique courante.

Manche. — De même pour la Manche, Roscoff peut fournir
aux tuberculeux des éléments très utiles d'une bonne cure. Les
excursions en mer, le louvoyage est préconisé par les médecins
du pays.

Les côtes normandes peuvent aussi être utilisées dans la belle
saison et même pendant l'hiver. Pendant le rude hiver de 1909,
un jeune homme de 19 ans a fait six mois de cure au Tréport avec
un très grand bénéfice.

Ce qui manque le plus, ce sont les installations confortables et
l'audace nécessaire à l'esprit des médecins. Dans l'avenir, les
côtes de la Manche seront utilisées malgré la rudesse du climat
et il est possible que cette rudesse même soit une cause de succès !
Jusqu'ici, ce sont les tuberculoses locales qui ont surtout bénéficié
de la cure marine de Berck.

Toutes les plages normandes pourraient offrir les mêmes
ressources si on osait les utiliser.

Au mois de décembre 1900, je conseillai la cure d'air à Puys, petite plage
à quelques kilomètres de Dieppe. Le malade était un jeune garçon de 12 ans
présentant des accidents d'adénopathie trachéo-bronchique inquiétants et
sous lesquels on pouvait craindre une épine pulmonaire.

En un mois, il avait perdu 2 kilogr. 700. Il s'installa à Puys avec sa mère,
par un temps de gelée, de brouillards et de vent. Les premiers jours furent
utilisés à s'aguerrir par la fenêtre ouverte nuit et jour. Puis il se promena
dans le village, bien enveloppé dans un tartan de voyage. Après une semaine,
il demanda avec instance la permission d'aller sur la plage. J'autorisai la
cure sur la plage, à l'abri et au pied des falaises. Le cinquième jour, l'enfant
alla à la pêche des moules. Il se sentait si bien que rien ne put l'arrêter. Je
laissai faire. Pour aller de la mer à la maison, il était encapuchonné dans un
châle quand le vent était trop violent. Pendant les premiers 13 jours, il prit
2 kilog. 200. La toux disparut, l'appétit devint impérieux. Après deux mois
de séjour, il avait pris 5 kilogr. 150. Dans ce laps de temps, il y eut plusieurs
jours de vent terrible ; l'enfant n'interrompit pas sa pêche et il alla sur la
falaise pour jouir du spectacle. Les grandes personnes qui l'accompagnaient
se seraient soumises difficilement à ce régime. Il est hors de doute, et je l'ai
constaté bien souvent, que les enfants sont susceptibles d'une résistance et
d'une accoutumance spéciales. Avec eux, le tout est d'oser.

Atlantique. — Hendaye, Marcou-Mutzner et Camino ont donné

d'excellents résultats dans le traitement de tuberculoses ouvertes, mais c'est particulièrement Arcachon qu'il faut citer. C'est la reine des stations du littoral. A Arcachon, on peut faire la cure marine, la cure forestière et la cure mixte.

Pour la cure de mer, elle se fait en barque. La cure de barque est la chose la plus ingénieuse qui soit. La forme des bateaux en usage dans le pays permet d'y placer la chaise longue classique. La tranquillité des eaux permet de varier les procédés de promotion. Tantôt l'embarcation reste à l'ancre et le malade est doucement bercé par les flots ; tantôt la barque, mue par la rame ou poussée par le vent, promène le malade au milieu des bateaux de pêche. Plus tard, on fera des promenades dans les petits voiliers spéciaux au pays : le bac plat à voiles (1).

Ce qui caractérise les stations de l'Atlantique et Arcachon en particulier, c'est l'absence de vent. Les auteurs ont tous attaché une grande importance à ce fait.

Mais on a exagéré la valeur du climat. Nombre de tuberculeux tireraient un grand profit d'une cure marine faite n'importe où, dans la région à laquelle ils sont acclimatés.

B. - **Voyages en mer**. — Etant à Londres, j'eus l'occasion d'observer le fait suivant :

Une des jeunes filles de la famille était pâle et maigrissait. Son oncle, qui était médecin, prit une résolution rapide ; il lui conseilla de partir pour l'Australie où était installé un parent. En quelques jours tout fut prêt. On loua une cabine sur un voilier et la jeune fille partit seule pour l'Australie. C'était trois mois de mer pour aller, trois mois pour revenir et six mois de séjour : un an, au bout duquel elle revint dans sa famille, fraîche, rose et transformée.

Que nos familles n'en font-elles autant !

Ce sont les médecins anglais qui ont préconisé les voyages en mer pour les tuberculeux, et ils ont bien raison. Ils rénovent ainsi l'opinion très juste qu'avaient les médecins de l'antiquité gréco-romaine.

En principe, le voyage doit avoir une longue durée, un an environ et on choisira alors les voyages au Cap, à la nouvelle Islande ou en Australie.

On conseillera les navires à voiles : la lenteur de la marche est un des éléments du traitement. L'encombrement y est moindre, les cabines plus spacieuses. Il n'y a ni poussière, ni fumée, ni l'odeur des machines, ni grincements, ni trépidation. Le malade peut rester toute la journée sur le pont, étendu sur sa chaise longue. La monotonie du voyage l'engage à manger, dormir et se laisser vivre.

1. Voir les figures dans LALESQUE, *La mer et les tuberculeux*. Masson, 1904.

J'ai souvent préconisé cette pratique anglaise et je n'ai, pour ainsi dire, jamais été écouté.

Il est fâcheux que des grandes villes comme Rouen ou le Havre n'aient pas pris l'initiative d'organiser pour leurs malades des voyages à prix réduit, en Norvège et dans les pays scandinaves. Il y aurait là une source de santé merveilleuse pour nombre de gens qui ne peuvent pas avoir le luxe de séjour dans les sanatoriums de Suisse et d'Allemagne.

J'espère que l'avenir me donnera raison.

Depuis plusieurs années, M. Dufour, de Fécamp, a eu l'idée d'organiser, sur un vieux bâtiment réformé, une cure de mer au large pour les enfants des écoles. Chaque soir, un remorqueur ramènerait le bâtiment au port. Cette idée est très ingénieuse, mais elle devra passer à l'étranger pour être appliquée.

Une objection est souvent faite : le mal de mer. Cet inconvénient qui, certes, est grand, ne dure guère qu'une semaine. Après quoi, survient un appétit souvent excessif et qu'il est utile de réfréner. Le mal de mer est même peut-être un traitement efficace de l'hémoptysie.

De quels méfaits n'a-t-on pas accusé la mer ! La fièvre marine, le surmenage, l'hémoptysie, l'insomnie lui ont été imputés. Il faut réviser tout cela. La plupart des détracteurs, au lieu d'observer eux-mêmes, sont restés sous le coup des controverses ardentes de Rochard. Si le malade aime la mer, s'il a l'habitude de la mer, et si la cure est possible à la mer, hâtez-vous d'accepter ses propositions, à la condition que la cure marine sera faite avec la même discipline, la même réglementation minutieuse que la cure d'air dans la campagne.

Et si notre malade est un enfant, on assistera à une véritable résurrection. La forme ganglionnaire de la tuberculose est celle qui est plus particulièrement modifiée par la cure marine.

La cure d'air dans les hôpitaux

Tout le monde parle de cure d'air et de sanatorium comme si le sanatorium seul comportait la cure d'air. Tous les hôpitaux sans exception doivent être aménagés comme un sanatorium et tous les malades doivent pouvoir y faire la cure plus ou moins méthodique.

En France et dans tous les hôpitaux, les malades vivent dans l'air confiné et s'intoxiquent les uns les autres. Certes, depuis Tenon, nos progrès ont été grands ; mais, au point de vue de l'aération, ils sont plus apparents que réels. Nos lits ne contiennent plus qu'un seul malade, mais l'ensemble des malades manque d'air pur, tout autant qu'au xviiie siècle. On peut changer cet état de choses et *supprimer* la salle d'hôpital. Les Anglais sont arrivés à ce résultat en installant les malades des hôpitaux sur des balcons ou sur des terrasses. Cette méthode est très ingénieuse et très pratique.

Il nous serait facile de l'appliquer si l'éducation du corps médical était suffisante et si les administrations ne profitaient pas de ses divisions pour arrêter tout progrès.

Chaque salle doit avoir son *balcon* exposé au midi avec chaises longues, etc. Chaque service doit avoir son *jardin* avec galerie de cure. Chaque hôpital doit avoir son quartier de convalescents à la *campagne*. Le jour où ce programme sera appliqué on observera des résultats imprévus jusqu'ici.

La cure d'air pour la sauvegarde de l'enfance

Malgré la dureté du temps présent la France se doit à elle-même d'avoir des écoles richement dotées en vue d'une hygiène toujours perfectionnée ; et, tout au contraire, notre parcimonie les laisse à un rang bien au-dessous des écoles de l'étranger. Nous leur marchandons nos deniers tandis que les vieillards, les arriérés, les dégénérés, les idiots, les aliénés et toutes les non-valeurs sociales sont logés et soignés à grands frais par les départements.

Notre imagination fait que nous nous passionnons pour la décrépitude.

Il y avait à Bicêtre, dans le service de Bourneville, un pauvre enfant idiot qui faisait ses besoins un peu partout. Ce fut un jour de triomphe, le jour où un groupe de savants philanthropes put annoncer que « le pacha » avait fait dans un pot ! Les installations pour idiots ont coûté des millions à l'Assistance publique.

Notre hygiène scolaire mal comprise expose nombre d'enfants à la maladie. Des règlements trop étroits ont réuni leurs efforts pour alourdir les programmes d'études, multiplier les heures de travail, supprimer les exercices physiques, réfréner la tendance naturelle des enfants aux jeux violents, tuer l'esprit d'initiative, corrompre l'imagination.

Il faut libérer et aérer les enfants de France.

Vie militaire. — Observons les enfants que la campagne envoie dans les collèges et lycées des villes pour y préparer les examens. Ce sont de gros garçons lourds, joufflus, rougeauds, *tassés*. Ils ont un appétit vorace et une joie débordante. Voyez-les deux ans après : pâles, maigres, malingres, éteints comme de petits vieux. Quelques-uns gardent ces stigmates toute leur vie.

Si, depuis trente ans, la médecine n'avait pas perdu graduelle ment l'habitude *d'observer*, elle aurait vu ces choses qui crèvent les yeux, et elle aurait noté en même temps, comme faisant la preuve, le réveil de la vie chez les jeunes gens qui passent du collège au régiment. La vie militaire les transforme en quelques semaines.

A l'époque où le volontariat d'un an existait, ceci était encore plus visible qu'aujourd'hui, parce que le nombre d'engagements à 18 ans était très grand dans la classe bourgeoise qui fréquente les lycées. Il est hors de doute que la vie au grand air, est une source de bonne santé.

Les cas de tuberculose latente sont extrêmement nombreux parmi les jeunes recrues, ils atteignient 60 p. 100. On croit généralement que ces 60 jeunes gens sont condamnés à devenir phthisiques à l'armée. C'est une erreur. Si le développement physique d'un jeune homme est en retard, si son diamètre thoracique est insuffisant, raison de plus pour l'envoyer à l'armée ; il bénéficiera de sa vie nouvelle. Il en fut ainsi dans la Grande Guerre.

Les règlements ne devraient éliminer que les vraiment mauvais. Ils devraient faire prendre les douteux, car personne ne sait ce que deviendra ce douteux. Le vrai criterium de l'aptitude au service de guerre est dans l'essai loyal de la vie militaire (1).

J'ai vu de très près la douloureuse histoire qui suit :

Un candidat à l'École Saint-Cyr, examiné par un jeune médecin militaire, est réformé pour tuberculose pulmonaire probable avec hypertrophie du cœur. Le jeune homme qui n'a jamais eu le moindre signe fonctionnel proteste. On fait intervenir la radioscopie ; et la commission de réforme corrobore le diagnostic primitif. C'est généralement ce qui arrive.

Pour le jeune homme : dure déception et contre-coup sur sa santé. C'est le médecin qui a fait la maladie.

La guerre survient, il obtient de se faire choisir comme chauffeur par un colonel. Après quelques mois, il use de l'influence de son chef pour se faire accepter comme sergent dans les chasseurs à pied. Il fait face à toutes les exigences du dur métier ; il a tous les courages ; sa santé est excellente depuis qu'il est à l'armée. A la suite d'un coup d'audace froide, son colonel lui attache sa propre croix de guerre sur sa poitrine. Et quelques jours après il est tué à l'assaut de la Malmaison.

L'erreur de la radioscopie a empoisonné la vie de cet adolescent ; l'existence à la ville a menacé ses jours ; la vie des tranchées lui a rendu la santé. Puis il a tout sacrifié à la Patrie.

Que d'erreurs les médecins ont commises par faute de sens clinique.

Une preuve de l'efficacité de la vie de soldat est encore donnée par l'observation des soldats employés dans les bureaux. Ce sont

___

1. KELSCH. *Bul. méd.*, 1908.

eux qui fournissent le plus de phthisiques. Il y a des familles qui font tous leurs efforts pour faire entrer leur fils dans les bureaux d'état-major, de recrutement ou autres. Elles se trompent. Le séjour dans ces bureaux est très dangereux pour les raisons déjà exposées : immobilisation, claustration, malpropreté traditionnelle.

En résumé, il faut rejeter comme cause de tuberculose, la vie militaire et la considérer au contraire, comme pouvant être un moyen de traitement pour des jeunes gens qui sans être profondément atteints, étaient cependant menacés de tuberculose.

La cure d'air scolaire en Angleterre

En parallèle avec la situation mauvaise qui est faite à nos enfants dans les écoles de tout ordre, je mettrai les mesures d'hygiène scolaire utilisées en Angleterre pour éviter la tuberculose.

Les documents intéressants que je donnerai ont été puisé dans l'excellente thèse du Docteur Guerbet (1911).

L'inspection médicale à Londres. — A Londres, l'inspection des écoles comprend actuellement 100 médecins inspecteurs environ qui touchent un traitement moyen de 7.500 francs.

Ces médecins inspecteurs examinent les enfants avant leur entrée et à leur sortie de l'école. Ils établissent une fiche pour chaque enfant ; cette fiche mentionne les conditions physiques et mentales de l'enfant à son entrée à l'école, pendant son séjour et à sa sortie. Ils surveillent les conditions hygiéniques de l'école (lumière, ventilation, installation sanitaire, les jeux et exercices physiques des enfants, la santé des professeurs.

Ils envoient dans des écoles spécialement destinées à cet effet les enfants débiles et ceux qui ont des tares oculaires, auditives ou mentales ; ils dirigent les enquêtes faites au domicile des parents par les nurses. Une centaine de nurses visitent les enfants des écoles ; elles font des rapports sur la tenue de l'école au point de vue sanitaire et signalent aux autorités locales du district les enfants habituellement mal tenus et porteurs de parasites ; le cas échéant, une note constituant un premier avertissement est envoyée aux parents ; la deuxième fois, ceux-ci sont passibles d'une amende.

Ecoles de plein air. — L'idée est française mais l'application pratique fut faite à Charlottenburg. Frappée par les résultats obtenus à Charlottenburg, la commission scolaire de la Ville de

Londres demanda au Conseil de comté, en 1906, des crédits pour l'ouverture d'une école de plein air.

En 1907, un terrain de 8 hectares, situé à Bostalwood, fut offert par la Société coopérative des ouvriers de l'arsenal royal de Woolwich. Le Conseil du comté de Londres vota un crédit de 10.000 francs pour la construction de cette première école, puis une allocation annuelle de 15.000 francs pour son entretien.

En 1908, un nouveau crédit de 55.000 francs fut voté qui permit l'ouverture de trois écoles nouvelles : Montpellier House, Burleigh House, Shrewbury-House. Chacune de ces écoles pouvait recevoir 80 enfants. L'une d'elles fut fermée en 1909, les locaux étant insuffisants.

En somme, en 1910, sept écoles de plein air fonctionnaient en Angleterre et dans le Pays de Galles : trois à Londres ou dans les environs et une dans chacune des villes de Bradford, Sheffield, Halifax et Norwich. Sauf à Londres, où l'on a des difficultés pour trouver des emplacements convenables, il a été facile en général d'établir les écoles à la campagne sans trop s'éloigner des centres. On choisit toujours une pente orientée au midi avec un sol perméable ; on considère comme de la plus grande importance d'avoir un ample approvisionnement d'eau ; plusieurs écoles ont d'ailleurs institué des bains-douches.

En général, on emploie des constructions Dœcker de modèle russe ; elles sont constituées par des bâtis démontables. Ces bâtiments ont une surface de 15 m. 25 sur 4 m. 60 et une hauteur moyenne de 2 m. 75. Une substance légère peu conductible en forme les parois et le toit ; celui-ci est pourvu de ventilateurs.

Dans certaines localités, à Halifax par exemple, on utilise des immeubles existant au milieu de vastes terrains.

Bradford nous donne l'exemple d'une école ouverte toute l'année ; les locaux y sont constitués par des constructions en fer et en briques.

Une école de plein air, outre les bâtiments scolaires proprement dits, possède toujours une cuisine et ses dépendances, une salle de réunions pour les maîtres, un cabinet pour le médecin et la nurse et une salle de bains ou de douches. En ce qui concerne le matériel, il est aussi simple que possible ; il doit être léger afin de pouvoir être transporté par les élèves eux-mêmes, en dehors des abris en cas de beau temps. Les écoles sont aussi pourvues de chaises longues permettant la sieste de l'enfant ; en général on emploie des deck chairs (1).

Chaque enfant est muni d'une couverture de laine, d'un petit

1. Ce sont des sièges qu'on donne aux passagers sur le pont des paquebots.

oreiller et d'une toile goudronnée. Cette toile peut être étendue sur l'herbe et constituer un lit de repos.

Les écoliers sont soumis à de fréquentes inspections médicales : on note les variations de poids, de taille ; on surveille l'état général ; nous verrons que, dans certaines écoles, des analyses de sang (dosage de l'hémoglobine) sont pratiquées.

La « nurse » attachée à l'établissement s'occupe particulièrement de l'état de propreté de l'enfant. Elle lui fait prendre des bains et changer de vêtements ou de chaussures lorsque cela est nécessaire (1).

EMPLOI DU TEMPS

Déjeuner	9 heures du matin
Classe........................	10 h. 30 à 10 h. 45
Récréation....................	10 h. 45 à 11 h.
Classe........................	11 h. à 12 h. 20 après-midi
Préparatifs du dîner (2)	12 h. 20 à 12 h. 45
Dîner	12 h. 45 à 1 h. 30
Sieste........................	1 h. 30 à 3 h. 30
Classe........................	3 h. 30 à 5 h.
Thé..........................	5 h. à 5 h. 30
Travaux manuels (3)............	5 h. 30 à 7 h. du soir
Retour à la maison............	7 h. du soir.

Sieste. — Un repos d'une demi-heure à deux heures par jour, après dîner est considéré comme essentiel. Les enfants sont étendus sur des chaises longues, au soleil ou à l'ombre, suivant leur préférence. Durant la saison chaude, ils dorment par terre, sur leur couverture. Même au début de l'automne les enfants ne paraissent pas souffrir du froid pendant la sieste. Beaucoup d'entre eux dorment à poings fermés et, malgré ce sommeil, il est bien démontré que leurs nuits sont excellentes.

Durant les heures de travail, les enfants ne vont dans les abris que s'il pleut ou si le soleil est trop ardent. Dans ce dernier cas, s'il existe un bois attenant à l'école, le maître et les élèves s'y transportent.

D'ailleurs, les abris sont dans des conditions d'aération parfaites, leur paroi exposée au midi étant munie de larges fenêtres toujours ouvertes.

Résultats obtenus (4). — Ils sont excellents. A Sheffield, à Bradford, on a constaté que durant le premier mois de la vie en plein

1. A Londres, des sociétés charitables, en particulier la **Ragged School Union**, fournissent à ces écoles des chaussures et des vêtements. Le **Cinderella Club** (Club Cendrillon) fait de même à Bradford.

2. On habitue les enfants à dresser le couvert.

3. Jardinage s'il fait beau.

4. Une étude très complète en est faite dans le *Report of the Public Health Commitee of the London County Council* 1908. Appendice V, p. 71.

air, les enfants acquièrent autant de poids que pendant quatre
mois de l'école ordinaire.

En général, le gain moyen est de 2 kilogr. 600 pendant la saison alors que, dans les écoles ordinaires, les enfants sains ne
prennent guère plus de 1 kilogr. 500 dans le même temps. Les
dimensions thoraciques sont augmentées : à Sheffield, 23 enfants
sur 46 se sont développés de 2 cm. 1/2 (à l'inspiration forcée).

Le Docteur Crowvy a dosé l'hémoglobine du sang des enfants
de l'école de Bradford ; les résultats sont les suivants (hémo-glo-
binimètre de Fleisch) :

	GARÇONS	FILLES
Hémoglobine 0 /0 : à l'entrée de l'école	78	80
— 0 /0 : à la sortie	88	90
Augmentation 0 /0	10	10

L'état mental des écoliers est aussi très modifié : de tristes
qu'ils étaient, les enfants deviennent rapidement gais, leur vivacité d'esprit s'aiguise, leur pouvoir d'observation s'accroît.

Considérations financières. — Le Docteur Frédéric Rose (1) a
étudié la question financière, concernant les écoles de plein air.
Il estime que la construction d'une école pour 100 enfants revient
à 35.000 francs, si les écoliers n'y sont reçus que durant le jour,
et à 50.000 francs s'il y est adjoint un internat. (Chiffres d'avant-
guerre).

Le détail des dépenses de l'école de Sheffield qui fut ouverte
du 21 juin au 1er novembre 1908, et qui reçut 50 enfants, est
le suivant :

Traitement des maîtres	1683 fr.
Gages des domestiques, frais de nourriture.	2473 fr.
Transports des enfants de leur domicile à l'école	2009 fr.
Matériel scolaire.	2218 fr.
Chauffage, éclairage, impôts	798 fr.
Total	9181 fr.

Les parents qui en ont les moyens, doivent contribuer à l'entretien de leurs enfants. A Londres cette contribution varie entre
1 fr. 25 et 3 fr. 75 par semaine ; à Shrewbury-School elle est de
3 fr. 60 en moyenne ; à Sheffield, sur 9181 francs de dépenses
totales en 1908, les parents ne contribuèrent que pour 455 francs;
à Norwich, la somme donnée par les parents s'élève, en général,
au quart des frais de nourriture ; à Halifax, à la moitié environ.

1. *Tuberculosis in Infancy and Childhood*, p. 337.

Colonies de vacances. — Deux associations, la *Ragged School Union and Shafsbury Society* et la *Children's Country Holidays fund* envoient à la campagne chaque année plus de 50.000 des enfants de Londres. On choisit des enfants de cinq à quinze ans, non malades, mais débiles, de préférence ceux que nous appelons en France des pré-tuberculeux ou mieux des malingres.

Le système le plus adopté est celui du Camping : les enfants partent sous la conduite de professeurs et vont séjourner au bord de la mer ou dans la campagne. Ils emportent avec eux tout ce qui sera nécessaire à leur existence : ils dressent leur tente, font leur cuisine, leur ménage ; en dehors des heures de corvée, ils jouent et s'entraînent aux sports.

Il est une autre organisation plus importante encore par le nombre considérable des enfants qui en est l'objet : celle des Boy Scouts, instituée par le général Baden-Powell : les enfants qui en font partie, sont âgés de dix à seize ans et de bonne santé générale. Tous les samedis, ils partent en bande faire de petites manœuvres : en été, il font du Camping.

Inutile de dire quelle admiration on doit professer pour ces œuvres anglaises.

Un peu partout en France les colonies de vacances ont été créées. A Rouen elles existent depuis vingt ans et sont dues à l'initiative privée. En 1922 le Conseil municipal leur a voté une subvention de 50.000 francs.

Conclusions générales

Ce qui importe avant tout, quand on est en présence d'un tuberculeux, même douteux, c'est de l'installer sans retard en plein air et à la campagne.

Les discussions sur l'altitude, le climat choisi, le sanatorium, ont eu le tort de faire croire au public que la cure d'air demandait des installations spéciales. Il faut changer le courant des idées. La cure d'air peut se faire partout. Il importe donc d'abord d'arracher le malade à son milieu claustré et de l'installer en plein air, là où on pourra : à la campagne ou à la ville. De préférence à la campagne

Quand on aura obtenu les premiers résultats par le repos à l'air, alors on pourra discuter la forme à donner à la cure d'air. Suivant la fortune du malade, suivant ses goûts et son imagination, son esprit de discipline, l'opinion de son entourage, suivant la saison, suivant le degré de la maladie et son évolution, on optera pour la plaine, la montagne ou la mer, pour la cure de sanatorium ou la cure libre.

C'est pour avoir dit ces choses, ou a peu près, que Bodington, écrasé par *l'invidia*, vit sa situation ruinée et mourut misérablement.

Aujourd'hui on peut affirmer, sans risques, que la cure d'air fera des miracles en particulier chez les enfants.

CHAPITRE IV

Cure de lumière. — Héliothérapie

Le soleil est la grande source de vie à la surface de la terre ; l'observation de tous les jours suffit à le démontrer.

La lumière blanche est la synthèse des pouvoirs solaires, et, sans lumière, c'est l'étiolement et l'infécondité des plantes ; c'est l'anémie et les maladies pour les animaux.

La chlorophylle des végétaux, les pigmentations vertes et rousses des fruits, la coloration et la pigmentation de la peau humaine sont autant de cas d'accumulation de l'énergie solaire. Entre la chlorophylle et l'hémoglobine il y a une parenté chimique ; ce sont des substances qui transforment la lumière en force latente. La pigmentation est probablement un moyen de défense de l'organisme contre la lumière excessive et aussi contre de nombreuses causes de maladie. C'est un processus de défense comparable à l'afflux des leucocytes dans une région envahie par les microbes.

La physique et la chimie apprennent peu de chose au médecin sur ce sujet (1) ; mais, si on regarde la Nature, on verra que, non seulement l'action solaire est un moyen héroïque de cultiver la santé, mais encore un admirable agent de guérison.

La pathologie générale nous enseigne que la lumière nuit à la vie des microbes ; le soleil est le microbicide par excellence. La lumière diffuse purifie l'atmosphère ; elle vient en aide à la spontanéité organique ; elle est un des éléments de la *vis medicatrix*, découverte par Hippocrate, raillée de nos jours, et en passe de réhabilitation.

---

1. Il y a un territoire commun entre la physique et la physiologie. D'après les idées les plus récentes l'énergie lumineuse recueillie par les feuilles, emmagasinée par la plante, serait capable de provoquer chez elle des mouvements rythmiques comparables aux pulsations cardiaques.

La clinique chirurgicale nous montre que l'héliothérapie peut faire des miracles dans les maladies de la peau, des os et des articulations. La clinique médicale, pour être en retard sur sa voisine, n'en constate pas moins d'admirables résultats.

On peut affirmer qu'une certaine quantité d'énergie pénètre l'organisme sous forme de radiation lumineuse. Il est hors de doute que certains rayons lumineux peuvent pénétrer profondément dans le parenchyme des organes ; ils atteignent la plèvre et le poumon à travers la paroi thoracique, mieux que toutes les médications ; ils peuvent guérir la péritonite tuberculeuse à travers la paroi adbominale.

Pourquoi l'art de guérir est-il si dédaigneux d'un moyen naturel aussi puissant ? Les opinions ont, hélas ! bien varié sur l'action thérapeutique des rayons solaires.

Historique

Chez les Egyptiens, le dieu Ra, le Soleil, dieu des nuées, dispense la vie et la santé aux hommes. A Babylone, Mardouk, dieu du Soleil, est invoqué dans les cantiques : « Ta lumière, c'est la joie, ta lumière, c'est la santé. » Chez les Phéniciens, Baal, dieu du Soleil, est un dieu guérisseur. Le divin Apollon des Grecs verse à flots la lumière ; il est honoré sur le Taygète, à Corinthe, à Argos, à Trézène, à Elie. Il a sa statue à Rhodes. En Orient, chez les Japonais, les Chinois, les Hindous, le dieu Soleil guérit les maux des hommes.

Depuis Hippocrate jusqu'à nos jours la tradition s'est conservée.

Les Grecs prenaient les bains de soleil dans le sable des plages ou sous les portiques, ou sur les terrasses des maisons. A Epidaure, il existait une galerie pour la cure de soleil. A Rome, les *solaria tecta* étaient des belvédères où on s'exposait à l'action du soleil. Les thermes de Caracalla ont un solarium à côté du sudarium. Cornélie Salonine, femme de l'empereur Gallien, vint faire une cure solaire à Nice. Il y a vingt siècles, les médecins grecs traitaient les tuberculoses externes par le soleil et la cure marine.

Avec le christianisme, l'hygiène devient superflue. Puis, les Barbares détruisent ce qui reste des Thermes. Le Moyen-Age vit dans l'ombre et la malpropreté des villes fortifiées. La Renaissance, et surtout le xviie siècle, ont horreur de l'eau et du soleil « utiles aux choux et aux salades ».

Au xviiie siècle, les philosophes naturistes surgissent. En 1771, Faure propose le traitement des ulcères par la chaleur solaire. En 1776, La Peyre, médecin de marine, et Le Comte, publient des observations de guérison d'ulcères par le soleil. En 1799, Bertrand fait sa thèse sur l'influence de la lumière. En 1815, Cauvin (de Saint-Tropez) écrit sur les *bienfaits de l'Insolation*. Avec l'assentiment de son jury (Dubois et Dupuytren), il dit aux parents d'enfants scrofuleux : « Envoyez-les à la campagne, faites-les rôtir au soleil. » (En 1920, c'est à peine si quelques médecins isolés osent donner ce conseil avec foi. L'extraordinaire abus des produits pharmaceutiques a été encouragé par la réclame commerciale allemande et a fait négliger les moyens physiques).

En 1819, Paulin Girard (de Draguignan) fait sa thèse sur le même sujet et, dès les premières lignes, invoque « l'Astre roi de la Nature » pour guérir le catarrhe pulmonaire chronique, la phthisie pulmonaire, le scorbut, l'hydropisie ascite, la chlorose, les maladies scrofuleuses. De nombreux praticiens s'autorisant des professeurs de Montpellier et de Broussais, font appel aux rayons solaires dans une foule de cas pathologiques. C'était l'ère des empiriques intelligents venus des armées comme sous-aides-majors ; les guerres de l'Empire et les courses à travers l'Europe avaient montré à ces médecins la puissance thérapeutique des agents naturels.

En 1845, l'Ecole de Lyon a le grand mérite d'appliquer le traitement solaire aux ostéo-arthrites.

En 1850, Turck fait une étude des bains d'air, de lumière et de soleil.

C'est la clinique française qui, la première, applique la lumière solaire aux maladies virulentes : Poncet, de Lyon, est le vrai précurseur moderne. Hyères, Cannes, Nice, Menton, précèdent Leysin et Samaden ; et cependant, ce sont les stations suisses qui passent chez nous pour avoir la priorité et la supériorité (1).

Bonnet, Ollier, Poncet (1901) sont les noms qu'il faut citer. L'héliothérapie devrait être dénommée méthode de Poncet.

En 1903, M. A. Rollier organise la cure à Leysin et publie des résultats remarquables.

Le corps médical, attaché aux croyances exclusivement pharmaceutiques, ne suit le mouvement qu'avec lenteur. L'Ecole de Paris, toujours en admiration devant elle-même, ne veut pas connaître les procédés qui viennent de province. Elle donne des médicaments pendant que Lyon donne des bains froids dans la fièvre typhoïde et des bains de soleil dans les plaies.

Aujourd'hui encore, ni les hôpitaux de Paris ni ceux de Rouen n'ont une installation pour héliothérapie.

Nous avons désappris la médecine des Grecs.

On ne peut pas ne pas remarquer que Poncet préconisait l'héliothérapie depuis dix ans devant l'indifférence bienveillante du public médical français, lorsqu'un guérisseur intelligent, l'Autrichien Rickli, mit l'héliothérapie à la mode ; alors, le troupeau de Panurge suivit l'impulsion. Le Savant comme le Juste clamait dans le désert : l'empirique séduisit les Pharisiens.

Il en fut de même pour l'hydrothérapie. Des milliers de méde-

1. Gustave RIVIER (d'Hyères).

cins, depuis l'antiquité grecque, romaine et gauloise, en avaient
montré les merveilleux résultats: la masse du peuple restait
indifférente. Il fallut le manuel et les pratiques étranges d'un curé
allemand, Kneipp, pour enthousiasmer les snobs du monde
entier. Et depuis, la foule suit. On ne sait pour combien de temps.

Quel pays, comme la douce France, peut offrir sur la Côte
d'Azur, d'Hyères à Menton, deux cents kilomètres de littoral et
trente kilomètres en profondeur dans les terres couvertes de
villas, d'arbres et de fleurs ?

Action prophylactique. — Le tout jeune enfant supporte-
rait mal le grand froid, le grand vent, le grand soleil. Cependant,
dès les premiers jours de la vie, on fera prendre à sa peau l'habitude du *bain de lumière*. Pendant quelques minutes, on laissera
l'enfant nu agiter ses membres en toute lumière, soit dans son
berceau, soit sur les genoux de sa mère ou de sa nourrice.

Vers l'âge de 18 mois, 2 ans, on pourra commencer plus méthodiquement l'entraînement héliothérapique. L'enfant aura des
vêtements légers et courts ; bras et jambes resteront nus.

De 3 à 5 ans, on pourra commencer le déshabillage progressif
pendant 5, 10 ou 15 minutes. On découvrira d'abord les membres
supérieurs et inférieurs, puis les épaules et la nuque, puis le thorax, ensuite l'abdomen. Ce sera le vrai bain de soleil. Le degré
de pigmentation donnera la conduite à suivre pour prolonger la
durée du bain : elle pourra atteindre deux heures quand la pigmentation sera générale. Le bain de soleil doit se prendre, non
dans l'immobilité pour les individus sains, mais avec mouvements
et en récréation. Plus la pigmentation préparatoire sera rapide,
meilleur sera le résultat final. Les blonds se pigmentent plus rapidement que les bruns ; leur besoin d'action solaire est peut-être
plus grand. On usera de prudence avec les enfants nerveux de
souche arthritique ; ce sont des enfants excitables et vite fati-
gués. Le bain de soleil se prend dans un jardin, ou sur une terrasse, ou sur un balcon, ou simplement à la fenêtre, suivant les
circonstances.

Il serait bien désirable que la France organisât, dans les pays
de montagne où le soleil brille en toute saison, de nombreuses
maisons de cure. Il en existe déjà chez nous et à l'étranger pour
les enfants malades (1).

1. Rollier. Baillière et fils, 1914.
P. Carton. Maloine, 1917.

R. Brunon. La Tuberculose pulmonaire.   26

Pour les enfants sains, la règle de conduite sera la suivante : ne jamais perdre l'occasion de donner le bain de soleil tous les jours, quand le soleil le permettra. En toute saison, réserver les heures du milieu de la journée pour les exercices en pleine lumière.

L'organisation de nos écoles est à réformer sur ce point.

Pour *s'endurcir*, c'est à dire pour renforcer les moyens de défense contre la maladie, il faudrait que l'enfant ait deux ou trois heures de liberté en plein air et en pleine lumière tous les jours de sa vie. Il faut insister sur cette idée.

Technique chez le tuberculeux pulmonaire

La durée de l'exposition au soleil variera suivant l'intensité des rayons solaires et le degré d'accoutumance du malade. On commencera par cinq minutes pour arriver à plusieurs heures par jour. On découvrira d'abord les membres, puis le thorax, en protégeant la tête. On pourra interposer une épaisseur de tarlatane chez les malades sensibles.

Le climat de la France est doux, mais fort variable, sauf dans le Midi. Les occasions d'appliquer l'héliothérapie sont assez rares dans le nord et le centre de la France. Dans ces régions, il faudra souvent se contenter d'utiliser l'action de la lumière diffuse. Or, elle est beaucoup plus active qu'on ne croit. Aussi le tuberculeux doit-il passer tout le jour en pleine lumière et doit-il exposer son thorax nu à la lumière blanche, au moins une fois par jour, au moment de la toilette du matin.

Valeur thérapeutique. — Elle est considérable. Les effets de la cure de lumière sont vraiment stupéfiants dans certains cas.

Sabourin considère que l'action directe du soleil peut donner de la fièvre. « Le malade doit voir le soleil, mais n'être pas vu de lui (1) ». On ne comprend pas les craintes de Sabourin. L'action des rayons solaires ne sera jamais nuisible si on sait les utiliser avec discernement. L'héliothérapie tend à être de plus en plus et de mieux en mieux employée. Dans le traitement de la tuberculose, la lumière brillante des pays ensoleillés est un agent puissant comme désinfectant, comme excitant et comme tonifiant : *Sol est remedium maximum.* Et c'est pour aller à la recherche du soleil que beaucoup de malades et de médecins parlent encore de cure d'altitude !

Sabourin était un de ceux qui ont honoré la phthisiologie fran-

---

1. SABOURIN. *Traitement rationnel de la Phthisie*, Paris, 1896, p. 59.

çaise, mais son éducation médicale le poussait spécialement vers les recherches anatomiques. Il garda toute sa vie l'empreinte de l'Ecole de Paris, dédaigneuse des moyens physiques ou timorée devant leur application.

Il y a quelques années, j'adressai à Sabourin un jeune garçon tuberculeux et sujet à des poussées fébriles. L'enfant avait l'habitude de faire des applications froides. Sabourin en fut effrayé et il eût supprimé cette partie capitale du traitement si la mère ne lui avait pas déclaré qu'elle en prenait la responsabilité. Sabourin fut étonné des résultats obtenus, et je tiens à ajouter qu'ils furent solides, car, dix ans plus tard, mon jeune client put faire une brillante carrière dans l'aviation où il trouva une mort glorieuse.

L'héliothérapie fut d'abord limitée aux tuberculoses locales : elle s'étend de plus en plus à la tuberculose pulmonaire et on s'accorde à reconnaître qu'elle a une action *générale* sur tous les foyers tuberculeux, qu'ils soient profonds ou superficiels.

Donc, avec de la prudence, vous obtiendrez des résultats inattendus. Tout le monde connaît l'efficacité rapide, et par conséquent facile à mesurer, dans la péritonite tuberculeuse. Elle n'est pas moindre dans les pleurésies hors des périodes fébriles. Il ne faudra pas craindre d'exposer au soleil les tuberculoses ganglionnaires et pulmonaires en suivant la technique indiquée plus haut et en profitant des périodes de *trèves* de la tuberculose.

Il va sans dire que l'exposition à un soleil vif au cours d'une poussée fébrile pourrait causer un véritable traumatisme et faire monter le thermomètre. Il est probable que les craintes de Sabourin sont nées dans ces circonstances.

On limitera donc l'application de l'héliothérapie aux formes stationnaires et torpides. Elle est particulièrement indiquée pour consolider les résultats obtenus dans une première phase de traitement au sanatorium ou en cure libre.

La cure de soleil pourra se faire partout comme la cure d'air ; encore est-il que certaines régions sont privilégiées à ce sujet. Les établissements d'héliothérapie devraient être nombreux, particulièrement dans le midi de la France. Le beau pays de Cerdagne, dans les Pyrénées orientales, à quelques kilomètres de la frontière d'Espagne, nous offre la station des Escaldas qui n'a rien à envier aux stations étrangères.

Que faut-il penser de l'action de la lumière artificielle ? Elle n'est peut-être pas sans valeur ; mais les exagérations allemandes, les réclames commerciales ont jeté sur elle un discrédit aux yeux du praticien consciencieux. Le temps jugera la question.

L'héliothérapie n'est pas à la portée de tous. Le midi de la France et de l'Europe en ont presque le monopole. Son maniement n'est pas sans quelques inconvénients. Il est un moyen thérapeutique à la portée de tous, et peu employé, d'ailleurs : c'est l'utilisation de la lumière blanche au milieu de laquelle nous vivons tous.

Voici un fait dans lequel la cure de lumière blanche a donné des résultats inespérés malgré les mauvaises conditions matérielles du traitement :

Jeune homme de 25 ans. Coxalgie suppurée. Résection de la tête fémorale. A la suite : multiples abcès fistuleux. En un an : cachexie grave ; fièvre, anorexie, diarrhée profuse, amaigrissement squelettique. La mort est prochaine dans la salle d'hôpital où le pauvre enfant est confiné.

A ce moment la famille reprend son malade pour qu'il « meure chez lui ». Il s'agit d'une famille d'excellents ouvriers sobres, ordonnés, respectueux.

Je tente la chance en organisant, non pas une cure de soleil qui était impossible, mais une cure de lumière et d'air. Dans le pauvre logis ouvrier on installe le lit du mourant près de la fenêtre, ouverte nuit et jour. Pendant le jour les plaies restent à découvert, exposées à la lumière de la rue. Et le malade guérit. La mère prodigua ses soins pendant plus de deux ans avec foi et intelligence.

Ceci se passait il y a huit ans. Le moribond de l'hôpital va maintenant de la bibliothèque publique, où il travaille, aux jardins publics, où il continue sa cure d'air et de lumière.

Valeur sociale. — Dans les hôpitaux, la galerie de cure d'air et de lumière deviendra aussi utile que le laboratoire et la radioscopie. En 1903, nous avons montré avec quelle facilité on pouvait adjoindre un *Aerium* à tout service hospitalier (1). Il sera installé dans les jardins de l'hôpital ou sur les toits ou dans un *solarium* avec arbres et fleurs.

Les municipalités ont pour devoir d'ouvrir à la lumière et au soleil les crèches, les écoles, les casernes où nos enfants se contaminent dans un air souillé. Partout, il nous faut demander à l'Université l'*Ecole du Soleil* pour les enfants malingres. Toute école finira par se faire au soleil, à la lumière et hors des locaux toujours plus ou moins contaminés. Cet exemple secouera la mollesse des classes riches et aidera à arracher l'enfant pauvre aux taudis. Les colonies agricoles de convalescents, les colonies de vacances devront se multiplier. Il se fondera des œuvres à l'imitation de celle de Grancher. Le collège d'athlètes de Reims, créé par le lieutenant de vaisseau Hébert, renaîtra malgré la rage des barbares assassins. Toutes les grandes villes auront leurs stades comme jadis Sparte et Athènes. Les terrains de foot-ball actuels sont insuffisants.

S'il est vrai qu'une société nouvelle doit naître à la suite de la grande guerre, elle ne vivra sainement qu'à la condition de faire appel aux grandes forces cosmiques : l'air, le soleil, l'eau ; et aux *vérités éternelles* que la Nature enseigne.

1. R. BRUNON et NÉE. *Normandie médicale*, 1903.
R. BRUNON. *La tuberculose, maladie évitable et curable.* Steinheil, Paris 1913.

CHAPITRE V

Traitement de la fièvre par les agents physiques

La fièvre, en dehors de toutes les théories biologiques, est, aux yeux des médecins, la *manifestation d'un organisme qui se défend*.

Ce n'est plus l'entité morbide du XVIIe siècle ; c'est un symptôme et qui n'est pas toujours visible. Au contraire elle est souvent un moyen naturel de guérison. Cependant il est indispensable de l'observer, de la surveiller, souvent de la modérer quelquefois de la supprimer. Il est inutile et il est peut-être dangereux de la *couper*, comme le demandent les préjugés du vulgaire, *par des moyens pharmaceutiques*. La thérapeutique actuelle est inconsidérée. Issue du germanisme, c'est un acte de violence : le médecin se précipite sur la maladie pour la juguler.

Donc, l'organisme se défend. Contre quoi ? Contre des matériaux nuisibles mis en circulation, et ces matériaux peuvent avoir des sources multiples : réaction nerveuse, origine toxique, origine infectieuse, etc.

Dans tous les cas, un accès de fièvre, quelle que soit sa brièveté, est un *avertissement* pour le médecin. Il ne faut pas que des idées théoriques diminuent son importance.

Un principe domine toute l'étude de la fièvre chez le tuberculeux : il faut lui opposer *la plus grande patience*. La durée de la période fébrile peut être fort longue ; c'est par semaines et par mois qu'il faut compter. Il importe de ne point se décourager, de ne pas changer la médication trop tôt ou trop souvent et de conserver sa confiance en la triade classique : repos, aération, alimentation. Ce sont toujours ces trois chefs qui commandent la situation. Toute médication pharmaceutique ne doit être appliquée qu'avec grande circonspection.

On peut établir à propos de la fièvre des tuberculeux les divisions artificielles suivantes, assez commodes dans la pratique :

Ou la fièvre est un *élément accessoire* et passager. Elle est due à des poussées congestives et transitoires.

Ou elle est vraiment *tuberculeuse*. C'est une fièvre infectieuse de résorption.

Ou c'est la fièvre *hectique* par catarrhe bronchique, bronchopneumonie, etc. et par infection secondaire.

I. Fièvre épisodique. — Dans le premier cas, la fièvre est un élément épisodique. Son étiologie est multiple et complexe. Elle peut être causée par la fatigue, le surmenage, les émotions un refroidissement, la suralimentation, les troubles digestifs, la constipation, l'albuminurie.

Il arrive très souvent que *le patient ignore sa fièvre*. C'est même là un des caractères de la fièvre chez le tuberculeux. Il y a des malades qui ont une élévation vespérale de 38° 5 ou 39° et qui n'ont presque rien perdu de leur appétit et de leur entrain habituel. C'est une manière d'être de l'optimisme classique.

A plus forte raison, l'élévation de température sera-t-elle ignorée si elle ne dépasse pas 37°, 38°. C'est ce que l'on voit chez les personnes qui marchent, travaillent et continuent leur profession malgré une tuberculose avérée. Tous les tuberculeux d'hôpital sont dans ce cas, et l'influence remarquable du repos explique l'amélioration rapide chez eux dès qu'ils sont tenus au lit.

La fatigue joue aussi un rôle prépondérant chez les nombreux malades qui font, de temps en temps, de petites poussées de bronchite d'hiver et surtout de bronchite d'été avec fébricule. Ils ne veulent pas accepter le conseil de se mettre au lit; ils ne se croient pas assez malades ; ils ont peur de « s'affaiblir »; ils ne veulent pas paraître malades. La mère a la crainte de nuire à la réputation de santé de sa fille : la tuberculose est une maladie de pauvres, c'est presque une maladie honteuse et l'on se soigne par des médicaments. La fièvre est entretenue par la marche, les visites ou la profession.

Les émotions, les plus insignifiantes en apparence, peuvent élever la température : une conversation trop animée ; une partie d'échecs trop laborieuse ; une visite trop longue ou trop verbeuse ; un travail de tapisserie ou de broderie trop acharné sont dans ce cas. Une émotion vive sera encore plus souvent une cause de fièvre.

Une jeune femme retenue au lit avec une température vespérale de 37° 8 ou 38° apprend la nouvelle d'un accident de cheval dont son mari peut être victime. La température atteint 40°, à 9 heures du soir. A ce moment, on sait que l'accident n'a aucune gravité. Le lendemain, la température est à 37°7 la matin, et 38° le soir.

Le refroidissement a été cité par les Allemands comme cause de fièvre et, dans ce cas, ils prescrivent comme traitement des boissons alcooliques. Le plus souvent, l'effet est pris pour la cause. C'est la fièvre de surmenage qui donne des horripilations et la sensation de refroidissement. Sauf les cas de *coup de froid*, qui est un véritable traumatisme du vaste réseau nerveux que représente la peau, je ne crois pas beaucoup au rôle du refroidissement.

La suralimentation, les troubles digestifs, la constipation et l'albuminurie minima sont fréquemment les contemporains d'une élévation de température et la tachycardie accompagne cette élévation. Ces causes échappent facilement à l'examen le plus consciencieux : quand le repos et l'aération n'ont pas donné de résultat appréciable, il faut penser à l'alimentation. Et, dans ce cas, l'examen du pouls, la recherche de l'albuminurie minima, la recherche du coefficient des fermentations intestinales pourront éclairer l'étiologie de la fièvre et indiquer le traitement.

Dans toutes ces formes, le traitement sera généralement efficace, s'il vise bien la cause. Il aura pour base *le repos impiloyablement imposé*. Le repos au lit d'abord, un peu plus tard sur la chaise longue. Le repos à lui seul peut suffire. Une école anglaise prescrit l'immobilité la plus absolue dans le repos.

Le régime sera liquide et végétarien pendant quelques jours, aidé de laxatifs doux et répétés.

On se trouvera toujours bien d'ajouter à ces actions celle des *enveloppements froids*.

Donc à la plus petite élévation de la température contrôlée, il faut imposer immédiatement le lit, le régime et les enveloppements.

Les cas où ce mode de traitement a donné des résultats remarquables ne se comptent plus. En voici un à titre d'exemple :

Un homme de 34 ans, sur le compte duquel le médecin a une arrière-pensée au point de vue pulmonaire, présente pendant deux mois environ une fièvre vespérale oscillant entre 38° ,38°5 et 39°, avec une toux persistante et de l'anorexie. Dans l'entourage on dit : grippe traînante. Et on entame la liste des substances pharmaceutiques antithermiques. Tout est inutile. Vers le 50ᵉ jour de cet état on préconise le traitement des compresses réfrigérantes appliquées toutes les heures sur la poitrine en avant et sur le ventre. La température en cinq jours s'abaisse à la normale et les signes généraux s'amendent en deux semaines pour disparaître en moins d'un mois.

II. Fièvre tuberculeuse. — La fièvre tuberculeuse vraie a des caractères cliniques qu'il faut bien connaître : ce n'est pas une fièvre à grand spectacle, mais discrète personne, sournoise, tenace et continue. La tachycardie est sa compagne habituelle. Par petites poussées successives, elles conduisent toutes deux le malade à la consomption. Elle est dangereuse et son traitement est difficile. C'est à elle qu'il faut opposer une grande patience, une très grande patience.

Nous avons dit que la fièvre était la manifestation d'un organisme qui se défend, et qu'il fallait donc la respecter. C'est une affaire de mesure.

D'autre part la clinique, aussi bien que l'expérimentation, démontre que la fièvre affaiblit la résistance, diminue les sécrétions glandulaires, trouble l'élimination mécanique de ces sécrétions et, par conséquent, favorise l'auto-infection.

Un malade fébrile est un malade en danger. Le danger est plus ou moins grand. Il est d'observation quotidienne que la suppression de la fièvre donne un tel bien-être au malade qu'il faut faire ses efforts pour la combattre. Il y a quelque chose de vrai dans l'idée vitaliste d'une fièvre défensive ; aussi devons-nous éviter l'emploi de tous les agents pharmaceutiques capables de troubler le travail physiologique des émonctoires. Le médecin qui fermerait les yeux sur ce principe répondrait à la définition de Voltaire : « Un homme qui met une substance qu'il ne connaît pas dans un corps qu'il connaît mal. »

Quelles substances n'ont pas été utilisées contre la fièvre des tuberculeux ?

Et d'abord la *quinine* dont on abuse tant. Le quinquina jouit encore de sa réputation du xviie siècle et parce que la quinine est un spécifique dans le paludisme, on a pris l'habitude de la prescrire automatiquement dans toutes les fièvres. Nombre de gens prennent des capsules de quinine dès qu'ils croient avoir de la fièvre, peu importe la cause.

Chez un tuberculeux la quinine ne sera prescrite et n'aura quelques chances de succès que si le malade est un ancien paludéen. Hors ce cas, elle ne donnera aucun résultat. Souvent aussi une fièvre tuberculeuse est prise pour un réveil de fièvre intermittente ; la quinine, non seulement sera inefficace, mais encore elle troublera le système nerveux du malade et son appareil digestif.

A ce propos, il faut dire combien est difficile le jugement du médecin devant des cas d'associations morbides ou d'hybridité pathologique. Il ne pourra vraiment conclure qu'après un essai empirique mais prudent du médicament spécifique.

Il ne faut compter que sur l'examen clinique pour un tel diagnostic. Le laboratoire n'est pas en mesure de nous renseigner. Si pendant l'accès paludéen la température atteint 39°5 à 40°5, il y a quelques chances pour qu'on retrouve l'hématozoaire dans le sang. En dehors de ce cas, le laboratoire ne donnera rien et ne dispose d'aucun moyen de diagnostic.

Un autre exemple de la valeur diagnostique d'un traitement est donné par le mercure.

La syphilis, comme l'alcoolisme et le paludisme, peut conduire à la tuberculose, et il est un moment dans la marche des accidents où le traitement spécifique peut faire merveille. Il s'agit de bien saisir « l'occasion fugitive ».

Chez une femme d'une quarantaine d'années, je notais une température oscillant entre 38° et 39° depuis plusieurs mois avec signes physiques nets. Cependant l'antagonisme entre la longue durée de la période fébrile et la lenteur des accidents pulmonaires me fit chercher une cause intercurrente : appendicite ou syphilis. L'interrogatoire et l'enquête familiale me donnèrent la preuve clinique de syphilis. Six injections d'huile grise faites en six semaines supprimèrent la fièvre, et un an après, cette tuberculose était en voie de guérison.

A propos de *l'albuminurie minima*, cause de fièvre, l'invraisemblable cas suivant relate une erreur de diagnostic curieuse :

Jeune femme de 25 ans, accouchée dans un fort de l'Est. « Fièvre de lait », dit le médecin. Et, pendant plusieurs mois, persistance d'une élévation de température vespérale aux environs de 38°. Tout à coup et pendant un mois, le thermomètre marque 40°. La concomittance d'une petite toux avec râles fins aux sommets et amaigrissement fait porter le diagnostic de tuberculose. On envoie la jeune femme à Rouen « pour respirer l'air natal ». Et comme le mari est un théoricien, il fait faire à sa femme, tous les jours, deux heures de promenade sur la plate-forme avant du tramway circulaire. Le traitement ne donnant rien, on me demande mon avis. Après plusieurs jours d'un certain embarras devant cette tuberculose en effet probable, mais dont on ne peut pas faire la preuve, j'examine l'urine. Elle contient 10 centigrammes d'albumine. Je conseille le régime lacté exclusif pendant cinq jours et le régime lacto-végétarien pendant un mois.
La température, en quelques jours, tombe à la normale.

Ces cas sont en dehors des choses courantes de la pratique : ils confirment le précepte qu'on doit être très prudent dans l'emploi des médicaments actifs. J'en citerai quelques-uns : *l'antipyrine*, *l'acide salicylique*, le *pyramidon*, *l'aspirine* et la *cryogénine*, si bien étudiée par M. Dumarest.

Je les cite pour engager à ne les point prescrire. J'en dirai autant du *tannin*, de la *créosote*, des *balsamiques* en général et du *gaïacol* en particulier. Tous ces médicaments hypothermiques abaisseront la température pendant quelques jours ; ils ne feront que déplacer l'accès ; ils donneront une amélioration illusoire ; ils augmenteront les sueurs du malade et son malaise général ; ils diminueront encore son appétit. Ces substances ferment plus ou moins le rein et produisent un collapsus cardiaque qui peut être dangereux et même mortel, si leur emploi est prolongé.

Je fus appelé par les circonstances à donner quelques conseils à un tout jeune confrère militaire sortant de l'Ecole de Lyon. Le thermomètre marquait 38°, 38°5 chaque soir, et pour faire la cure d'air, on avait recommandé au jeune malade une longue promenade quotidienne à cheval. Devant le conseil de prendre le repos au lit, le jeune homme jeta les hauts cris ; devant le conseil de faire des applications froides, il marqua le plus grand étonnement ; et devant l'absence de médicament, un étonnement plus grand encore. Sa famille écrivit à Lyon pour avoir une direction. La réponse fut : cryogénine. Et la mort survint dans une poussée violente avec 39°5 le matin et 40°2 le soir.

Il est peut-être des circonstances où ces médicaments peuvent rendre service, et je ne voudrais pas les proscrire absolument. Mais ne les employons, si nous croyons devoir le faire, que pendant quelques jours, pour calmer une douleur passagère et quand toute espérance a disparu.

Dans l'exercice d'un art aussi conjectural que celui du médecin, a-t-on jamais le droit de dire que toute espérance a disparu ?

Que dire des tuberculines ? Ce sont des poisons qui doivent s'administrer avec des doses de millionièmes de milligramme. Leur maniement exige des connaissances spéciales, une surveillance constante du malade. Ne les employons pas avant d'avoir la technique indispensable, si nous voulons éviter des désastres.

Pour le moment, le plus sage est d'opposer à la fièvre des tuberculeux les *moyens physiques* et les *traitements externes*. Ils ne seront sûrement pas dangereux et ils seront souvent efficaces. Leur efficacité réelle est méconnue, ou ignorée du plus grand nombre des médecins en France. Encore une fois, *le repos*, *l'aération*, *les révulsifs* par l'eau froide, *les compresses*, *le drap mouillé*, *le régime* : par dessus tout : la patience.

Il est encore un traitement externe de la fièvre, c'est le bain chaud ou tiède. Voici ce qu'il paraît pouvoir donner :

Le bain dans la fièvre tuberculeuse. — L'Ecole de Lyon qui a rendu le grand service de répandre en France l'usage du

1. Louis RÉNON. *Journal des Praticiens*, 25 octobre 1911.

bain méthodique dans la fièvre typhoïde, n'a pas déployé la même énergie pour vanter le bain chez les tuberculeux.

Il est sûr que les deux cas ne sont pas comparables.

Le traitement de la fièvre typhoïde par les bains donne des résultats admirables quand il est appliqué à temps et avec la technique voulue. Ce même traitement sera beaucoup moins précis dans ses résultats quand il s'applique aux tuberculeux. Et cependant, il faut voir ce que donne cette médication si elle est appliquée avec méthode et patience dès le début des accidents fébriles et avant toute infection secondaire. Je suis porté à croire que les résultats deviendraient comparables à ceux obtenus dans la fièvre typhoïde.

On ne s'explique le discrédit des bains que par la timidité du médecin français devant l'emploi de l'eau en général.

Le cas suivant me paraît intéressant :

Il s'agit d'un jeune homme de 20 ans, robuste et énergique. Il est atteint de pleurésie droite séreuse avec présence de bacilles dans le coagulum de fibrine.

Le début remonte peut-être à deux mois avant le jour où je l'observe. Mais ce jour-là, il présente les signes d'un épanchement abondant avec hyperthermie et douleur extrêmement vive sous le mamelon droit.

Trois ponctions sont faites : quatre litres de liquide séreux sont enlevés dans ces trois ponctions. Après chaque ponction, la température s'est abaissée, puis s'est relevée. Après la dernière ponction, le pouls étant à 96, on pouvait espérer une chute définitive de la température. Il n'en fut rien : pendant plus d'une semaine encore, la température approcha plus ou moins de 39° le soir.

La situation commençait à devenir inquiétante quand on fit prendre un bain toutes les trois heures le jour. Bain chaud à 34°, mais prolongé jusqu'à 50 minutes.

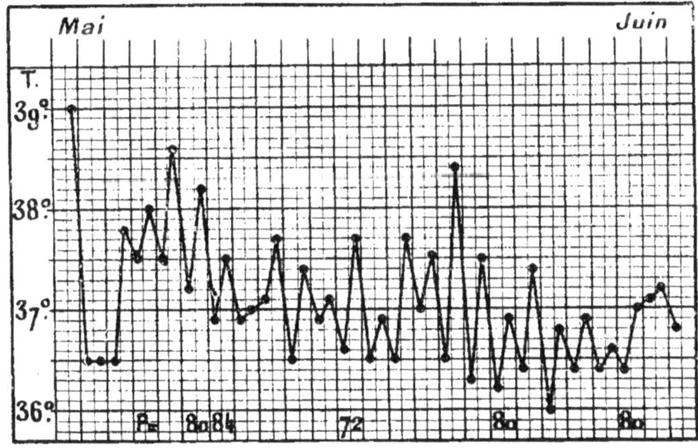

Fig. 25

L'effet fut immédiat. La température s'abaissa. Le pouls tomba à 92. L'abaissement de température fut de 5 dixièmes au moins après chaque bain.

Depuis le début de la maladie, le malade avait pris des bains le soir seulement, avant la nuit, et l'abaissement de la température était insignifiant : 1 ou 2 dixièmes. C'est seulement après l'évacuation de la plèvre que le bain put donner tout son effet.

Il est inutile de dire que la suppresssion de la fièvre amena un bien-être général et que sa suppression très rapide eut la meilleure influence sur le moral du malade et de son entourage.

Des livres récents sur le traitement de la tuberculose signalent, en passant, l'emploi des bains sulfureux, mais ne parlent pas de balnéation méthodique chaude ou tiède. D'ailleurs, ils ne font guère que citer, avec réserve, les applications froides et les enveloppements froids ou tièdes en général.

En utilisant très peu la balnéothérapie dans les maladies infectieuses et dans la tuberculose, la médecine française se prive d'un moyen de traitement très puissant et dont la puissance, — il faut le reconnaître, — a été retrouvée par les Allemands après avoir été préconisée en France par des voix isolées à toutes les époques et dès l'antiquité gallo-romaine.

III. **Fièvre hectique.** — A la période de consomption, le traitement de la fièvre devient très difficile. Supprimer la douleur est une œuvre divine, disaient les Anciens. On est alors autorisé à employer les palliatifs, les anti-thermiques qui abaissent la température pendant une semaine ou deux et donneront autant de répit au pauvre malade. On dira peut-être : Pourquoi lui avoir refusé ce calmant, puisque le pronostic était fatal ? Je répéterai de nouveau : Qu'en savez-vous ? On voit de grands maîtres faire de grosses erreurs et tout médecin a considéré comme caverneux des gens qui ne l'étaient pas. Aussi je dis : *N'abandonnez jamais l'espoir de rendre service à votre malade par les traitements externes.*

Les applications froides sur le thorax et le ventre ; les enveloppements locaux froids ; les enveloppements généraux comme le drap mouillé donneront le sommeil, le calme, le bien-être et diminueront, supprimeront peut-être, les sueurs nocturnes.

Chez un phthisique, *mox obiturus*, je suis appelé par le caprice du malade. L'hyperthermie, la tachycardie et les sueurs lui donnaient des nuits horribles. Je lui propose le drap mouillé. Le bon caractère du malade aidant, le résultat fut remarquable : suppression des sueurs, retour du sommeil, du bien-être et de l'espoir, hélas ! illusoire. Mais qu'importe ! Quel médicament aurait pu donner quinze jours de bonheur à ce moribond ?

Traitement de la tachycardie. — La tachycardie suit généralement une marche parallèle à celle de l'hyperthermie, mais elle peut exister seule. C'est un accident précoce et d'une grande valeur pour le diagnostic. Les battements cardiaques

peuvent atteindre 130, 140 et même 160 par minute (Faisans).
Ils donnent alors au malade une sensation très pénible, ils causent
un grand affaiblissement, de la dyspnée et de l'anxiété. C'est
un symptôme grave ; il annonce une marche rapide et diminue
les chances d'une trêve prochaine.

Le traitement est difficile. Il faut soumettre le malade *au
repos* et à l'*aération*, mais à une aération graduée. On évitera
avec soin le vent, la lumière vive et l'action du soleil (Sabourin).
Le repos sera exigé au maximum et l'*alimentation sera réduite*
au minimum possible. La tachycardie est un très bon signe pour
faire l'épreuve de l'alimentation et surtout du volume d'aliments
que l'estomac est capable d'accepter.

A ces moyens hygiéniques, on ajoutera l'action de la *digitale*
et *l'action locale du froid*.

Il fut un temps où la digitale était considérée comme le spécifique de la tuberculose : c'était au XVIIIe siècle. Aujourd'hui
les théories infectieuses l'ont fait oublier. M. Plicque dit que c'est
à tort, et il a raison. Elle agit contre l'éréthisme cardiaque et la
tachycardie. Il ne faut pas la considérer comme le « quinquina du
cœur », c'est là une formule malheureuse qui a fait commettre
de grosses fautes, mais enfin c'est un modérateur du cœur.

La macération et l'infusion de digitale donnent des effets
diurétiques. Ce n'est pas ici ce que l'on cherche : on s'adressera
donc plutôt à la teinture de digitale, à la dose de 10 à 20 gouttes
par jour. Grancher donnait jusqu'à 50 gouttes.

Si, pour une raison quelconque, on préfère le sirop, on se rappellera qu'une cuillerée à café de sirop représente cinq gouttes
de teinture.

En même temps on appliquera sur le cœur une *vessie de glace.*
Là encore on verra la puissante influence du froid utilisé comme
topique. L'action de la glace est très rapide. En moins d'une heure
l'anxiété peut être calmée, le facies exprime le bien-être. Il
faudra plusieurs jours pour obtenir un effet durable. Ces applications se feront suivant la tolérance du malade, soit pendant
30 ou 40 minutes, soit pendant plusieurs heures.

Régime alimentaire des fébricitants. — Dans le premier
cas que nous avons étudié, fièvre épisodique de quelques jours,
il y a avantage à prescrire une alimentation légère et liquide.
Le lait donné par doses fractionnées est l'aliment de choix si
le malade le supporte bien. Le lait sera donné pur ou coupé de
bouillon de légumes, aromatisé avec du thé, du café, du kirsch,
etc. Si le malade accepte mal le lait, on le remplacera par des
bouillies, du bouillon de céréales, des potages maigres avec
jaune d'œuf, des panades. Une malade très difficile fut nourrie

pendant plusieurs jours avec des sorbets à la gelée de viande. Mais ce régime minime est momentané et de quelques jours de durée seulement.

Si la fièvre persiste et a une tendance à la chronicité : ou le malade a de l'appétit, ou il y a de l'anorexie.

L'appétit est souvent intact et les fonctions digestives normales. Nous avons déjà dit que ces malades avaient une grâce d'état. On donnera alors l'alimentation habituelle comme si le malade était apyrétique. Il n'y a pas, dans ce cas, d'aliments d'exception : il faut donner une alimentation copieuse suivant la tolérance du malade.

S'il y a de l'anorexie, le problème devient plus difficile. Il faut quand même nourrir fortement le malade. *Il y a des cas où la fièvre cède devant une riche alimentation.*

On prescrira la viande crue, vin d'Espagne ou vin sucré (à la dose de 50 à 100 grammes par jour), le sucre à dose de 100 grammes par jour, les œufs gobés crus ou les jaunes d'œuf battus dans du vin de Marsala, de Xérès ou de Rancio. Bref, on choisira les aliments les plus toniques sous un petit volume. On donnera au malade tout ce qu'il pourra prendre.

Dans les cas difficiles, il est un moyen efficace de soutenir les forces du malade et de gagner du temps. Ce moyen, peu employé et méconnu, est celui qui utilise les *lavements alimentaires.* On les considère comme un moyen *in extremis* à conseiller pour la forme. C'est une erreur. Il suffira d'ailleurs d'essayer. En quelques jours, le malade accuse plus de résistance. J'ai vu souvent ce mode d'alimentation permettre de traverser une période d'anorexie inquiétante.

Voici la formule du traitement dans ces cas : le matin, avant la toilette, donner un lavement évacuant pour libérer l'intestin. Une heure après, prendre et garder un lavement fait avec un ou deux jaunes d'œuf battus dans 60 grammes de bouillon ou d'eau tiède. Deuxième lavement semblable le soir, vers 6 heures.

Les premiers jours, on pourra ajouter 3 ou 4 gouttes de laudanum. Dès le 3e ou le 4e jour, l'ampoule rectale s'est accoutumée au contact ; et le lavement est bien conservé si le malade reste au lit.

En résumé, la formule pratique en matière de tuberculose fébrile est la suivante : *nourrir le malade à tout prix et par tous les moyens possibles.* Plus tard, on réglementera l'alimentation. Pour le moment, tous les discours doivent avoir la même conclusion : « Il faut manger ».

CHAPITRE VI

Traitement de l'hémoptysie

L'hémoptysie peut être un accident bénin ; elle n'en représente pas moins un avertissement sérieux. Son analyse diagnostique et pronostique est difficile. Son traitement ne doit pas se contenter d'être immédiat, passager et symptomatique : il devra prévoir l'avenir.

Cliniquement, beaucoup d'auteurs ont encore conservé la division classique des hémoptysies répondant aux *périodes* de la maladie elle-même : hémoptysie du début, bénigne ; hémoptysie de la tuberculose confirmée, mais bénigne ; hémoptysie du phthisique, grave.

Si on se reporte à notre chapitre sur *l'évolution*, on verra que ces divisions classiques, très commodes dans la pratique, ne sont plus acceptées par l'école « moderniste ». Avec une certaine irrévérence, mais non sans certaine raison, elle reproche à ces divisions d'être trop servilement attachées aux trois degrés de Laënnec et de ne pas répondre à l'étude particulière de chaque cas clinique.

Les divisions de Laënnec s'adresseraient à la tuberculose en général ; les divisions des modernes chercheraient à étudier le tuberculeux en particulier.

D'autre part, dans la nouvelle école, les multiples distinctions, divisions, subdivisions, sont tellement subtiles ; les dénominations dans une même division sont tellement variables suivant chaque auteur, que j'engage le médecin praticien à ne pas perdre de vue la classification classique des grands auteurs français dont les vues étaient claires.

D'ailleurs leurs opposants, amis des classifications nouvelles, sont les premiers à reconnaître que le problème n'est pas résolu et que, malheureusement, les *modalités cliniques* de l'hémoptysie ne se superposent pas aux *processus anatomiques* qui les engendrent, suivant eux.

Sans nous perdre dans trop de discussions et pour simplifier, nous considérerons pratiquement trois cas :

1º Hémoptysie sans accidents tuberculeux antérieurs apparents.

2º Hémoptysie dans une poussée évolutive : congestion localisée à un foyer tuberculeux.

3º Hémoptysie par ulcération d'une artériole.

Première conduite à tenir. Une hémoptysie survient, que faire ?

D'abord rassurer le malade et son entourage : si le cas est grave, il faut cacher ses craintes avec sang-froid.

La vue du sang donne à tous les malades, quels qu'ils soient, une impression terrifiante. Le goût du sang, la sensation pharyngée particulière, le réflexe laryngé et la toux incessante s'ajoutent pour donner au patient une angoisse se traduisant par un facies spécial.

Le médecin ne craindra pas d'ouvrir la fenêtre pour aérer la chambre si l'air y est surchauffé et confiné ; il fera cesser toute agitation et tout bruit autour du malade. Il donnera lui-même les premiers soins avec calme et lenteur. S'il parle à voix basse, tout le monde se mettra à parler à voix basse autour de lui. C'est une des circonstances où l'action de présence du médecin est la plus utile et aussi la plus curieuse à observer.

Premiers soins. — On recommandera au malade de résister au besoin de tousser. On imposera le silence et l'immobilité au lit ; dans la position demi-assise ; la tête relevée par des oreillers. Il ne faut pas faire prendre la position horizontale qui gênerait l'expulsion du sang arrivé dans la bouche.

Non seulement il faut donner de l'air pur au malade, mais encore il faut lui rafraîchir le front avec un mouchoir imbibé d'eau froide.

On pourra faire respirer au malade le contenu d'une ampoule de nitrite d'amyle ; son action est instantanée. Ou bien encore on pratiquera la ligature à la racine des membres. On appliquera 4 ou 6 ventouses scarifiées ou simples suivant les cas. Voilà les premières indications à remplir en cas d'urgence.

Ceci fait, on étudiera la situation :

A. — C'est une première manifestation de la tuberculose.

Elle peut survenir en pleine santé apparente ; apyrétique, elle est d'origine congestive. Elle représente le premier avertissement ; elle peut être la première manifestation d'une tuberculose latente jusque là. Mais ce symptôme, initial en apparence, peut se rattacher à une lésion déjà ancienne. Elle peut être une des manifestations des multiples formes de la tuberculose pulmonaire.

Anatomiquement, ce serait la première phase du processus pneumonique : il existe un foyer de pneumonie hémorrhagipare.

En général, son pronostic est bénin. Elle correspond à l'*hémoptysie du début* des auteurs classiques. Les anciens médecins professaient que les craintes suscitées par cette variété d'hémoptysie étaient excessives. « Même abondante (si elle ne fait pas courir le danger immédiat en tant qu'hémorrhagie), elle est souvent innocente et même salutaire. Quelques malades se trouvent soulagés comme après une saignée au début d'une congestion pulmonaire. »

A cette catégorie appartiennent les hémoptysies des arthritiques, les hémoptysies des hystériques, régulièrement intermittentes. Ne nous laissons pas tromper par ces qualificatifs. Ne limitons pas là notre diagnostic. Cherchons la tuberculose derrière ces hémoptysies. Chez une jeune femme, il faudra penser aussi au rétrécissement mitral qui n'exclut pas la tuberculose.

Les hémoptysies congestives des arthritiques tuberculeux méritent d'être signalées spécialement au point de vue de leur étiologie et de leur traitement. Sabourin a montré le danger d'une alimentation trop riche dans ces cas, et M. P. Carton les a étudiées avec un soin spécial.

Souvent l'hémoptysie a sa cause dans le régime alimentaire. Elle représente alors une crise bienfaisante succédant à : suralimentation azotée ; abus d'un régime trop carné ; usage de viande crue, de jus de viandes, d'œufs ; repas trop copieux ; usage de vin, de liqueurs, de chocolat, de sucreries.

Chez un tuberculeux suralimenté (et il en est encore beaucoup) l'hémoptysie peut être une crise d'élimination toxique au même titre que la fluxion hémorrhoïdaire. L'organisme évacue par l'émonctoire pulmonaire les réserves toxiques accumulées par les excès alimentaires ou médicamenteux des jours précédents. Elle n'a pas plus de gravité qu'une épistaxis ou une hématurée.

Ces indications, généralement méconnues, seront précieuses pour le diagnostic étiologique, le pronostic et le traitement.

R. BRUNON. La Tuberculose pulmonaire.   27

B. — L'hémoptysie survient au cours
d'une tuberculose avérée

Ou bien c'est une hémoptysie fractionnée, récidivante, par extension successive d'un foyer d'alvéolite dans les territoires voisins ; et on est ramené au cas précédent.

Ou bien c'est une hémoptysie par rupture d'un rameau de l'artère pulmonaire, soit dans la cavité d'une petite caverne n'ayant peut-être que le volume d'une graine de lin ; soit dans la cavité d'une volumineuse caverne. Le début est brusque, la marche brutale, le pronostic grave. Elle peut être apyrétique. Tantôt il y aura simplement quelques crachats hémoptoïques, tantôt une véritable hémorrhagie plus ou moins abondante et pouvant être foudroyante.

Il faudra chercher où est l'imprudence commise : agitation excessive, émotion, toux mal disciplinée, fatigue physique, marche trop rapide. Il y aura lieu quelquefois d'incriminer des traitements intempestifs par la gymnastique respiratoire, le fer, la créosote, les sulfureux, les iodures, les inhalations.

Les injections de tuberculine, en provoquant de violentes congestions, peuvent déterminer des hémorrhagies.

L'action du soleil, suivant Sabourin, l'atmosphère des chambres et des appartements surchauffés peuvent être aussi des causes d'hémoptysie. Chez les malades soumis à l'aération, les hémoptysies sont plus rares que chez les malades restant dans l'air confiné.

Souvent la cause est obscure et se rattache à des excès alimentaires. Enfin, il peut arriver que la famille du malade se trompe lourdement sur l'étiologie qu'elle veut trouver.

Je me rappelle un jeune homme qui, depuis plusieurs mois, était fort amélioré par une cure d'air faite aux environs de Rouen. La mère trouvait inutile que j'examine son fils à chaque visite. Une hémoptysie survint un jour, elle fut mise sur le compte de la percussion que j'avais pratiquée, et on me pria de ne pas revenir.

Chez beaucoup de gens, même intelligents, la fenêtre ouverte passait, il y a quelques années, pour donner des hémoptysies.

Traitement. — Il faut signaler l'action efficace et curieuse du nitrite d'amyle en ampoules que l'on brise sur un mouchoir et dont on fait inhaler les vapeurs. C'est un médicament vaso-dilatateur ; il a une action absolument inverse de l'ergot de seigle et il donne les mêmes effets en abaissant rapidement la pression artérielle (François Franck). Il détermine une vaso-dilatation périphérique qui n'atteint pas les capillaires pulmonaires. On fera respirer le contenu de 3 ou 4 ampoules dans les 24 heures. Le nitrite d'amyle a ses inconvénients : il peut donner de la céphalée, des bourdonnements d'oreilles ; il peut créer une tendance à la syncope. Tout cela est à surveiller.

Selon les circonstances, on pourra adjoindre d'autres moyens :

Révulsion. — On emploiera les sinapismes appliqués sur les jambes et les cuisses ; les cataplasmes sinapisés, les applications de compresses froides sur la poitrine. L'emploi de ces compresses est très efficace et très commode, parce qu'il peut être très rapide.

Les applications de glace sur le sternum sont très efficaces quand le cœur est affolé. Contrairement à ce que dit Grisolle, ce moyen n'est jamais dangereux.

Gras (d'Alger) a recommandé les applications de glace sur les organes génitaux. Il en résulterait un réflexe agissant sur la circulation pulmonaire. Tripier, dans le même but, préconise les lavements d'eau chaude.

Autrefois on pratiquait la ligature des membres à leur racine par des bandes de flanelle. Elles arrêtent la circulation veineuse. On a eu tort d'abandonner ce procédé simple, efficace, et que tout le monde a sous la main.

Hémostatiques. — La toux peut être pénible et indisciplinable. Chaque accès fait rejeter le sang, quelquefois à pleine bouche. La frayeur des malades et celle de l'entourage sont extrêmes. Il importe d'arrêter les accidents rapidement.

Trois médicaments ont été généralement employés : *l'opium, l'ergot de seigle, l'ipéca.*

Dans les cas qui nous occupent, voici ce que conseillait Vulpian dans son service ; faire simultanément une injection de morphine et une injection d'ergotine.

La première calme la toux en quelques minutes : la seconde arrête l'hémorrhagie. On a dit que cette action de l'ergotine est contestable parce que les capillaires du poumon ne contiennent qu'un nombre très restreint de fibres musculaires lisses. L'ergot de seigle n'aurait une action élective que sur les vaisseaux utérins, très riches en fibres musculaires lisses (G. Lyon). Dans la pratique, on voit souvent appliquer la méthode de Vulpian et on constate ses heureux effets.

On peut prescrire tous les opiacés, mais l'injection de morphine est de beaucoup préférable à cause de la rapidité de son action.

On injectera un demi-centigramme à la fois, mais on pourra renouveler deux ou trois fois par jour cette dose.

La poudre de Dover (ipéca, poudre d'opium, sulfate et azotate de potasse) est théoriquement indiquée. On peut la donner à des doses de 20 centigrammes plusieurs fois répétées dans les 24 heures. Il faudrait réserver la poudre de Dover pour les hémoptysies peu abondantes et traînant cependant en longueur.

L'ergot de seigle peut être donné en cachets. L'ergotine en injection est plus commode. On fera de 1 à 3 injections de 1 centimètre cube d'ergotine Yvon.

On pourra aussi employer les formules suivantes :

```
Extrait  fluide  d'ergot  ou  ergotine  d'Yvon   1 gramme
Eau  ....................................   5 grammes
1/2 à 1 centimètre cube en injection.
```

Autre formule :

```
Ergotinine (Tanret) ...............   1 centigramme
Acide lactique. ..................   2 centigrammes
Eau distillée de Laurier cerise.......   2 grammes
Eau distillée ...................   8 grammes
```

Un centimètre cube contient un milligramme d'ergotinine.

Dose : 1/4 à 1 centimètre cube jusqu'à 2 centimètres cubes en 24 heures.

Les opiacés auraient l'inconvénient, d'après Kuss, de paralyser les bronches et de provoquer la rétention des caillots dans leur canal. Ces caillots entretiendraient l'hémorrhagie et pourraient être le point de départ d'infections secondaires et de fièvre.

Tout en cherchant à agir plus ou moins rapidement sur le symptôme, il faudra penser au traitement pathogénique qui s'adressera à l'appareil digestif et au foie.

Le poumon est un émonctoire très souvent. L'hémoptysie doit faire penser à quelque cause *alimentaire* ou *médicamenteuse* et son traitement doit être diététique : supprimer viandes, œufs, vin. Prescrire la diète hydrique de 24 heures ou la diète lactée ; puis le régime lacto-végétarien. En quatre ou cinq jours, si la cause est hépatique elle disparaîtra.

Hémoptysie grave et persistante. — Dans un cas d'hémoptysie grave et persistante, on se trouvera bien d'utiliser le moyen préconisé par Stoll : *le vomitif*. Il décongestionne le poumon et expulse les caillots des bronches.

L'ipéca est un médicament trop abandonné par les jeunes écoles. Trousseau le donnait à la dose vomitive de 3 grammes en 6 paquets pris dans un demi-verre d'eau; un toutes les dix minutes.

Graves le donnait à dose nauséeuse : 10 centigrammes tous les quarts d'heure, soit 30 ou 40 centigrammes au total.

Si on emploie l'ipéca à dose vomitive, on aura soin de faire prendre de l'eau au malade pour éviter les contractions de l'estomac à vide.

Cette méthode donne d'excellents résultats. C'est théoriquement qu'on peut craindre pour le malade les efforts de vomissements.

Si on donne la préférence à l'émétine qui est un des alcaloïdes de l'ipéca, on se souviendra que sa toxicité varie avec la pureté du produit.

La voie intra-veineuse n'est pas sans danger. On s'en tiendra aux injections hypodermiques. On pourra employer des ampoules de 2 à 4 centigrammes par centimètre cube : une ou deux ampoules par 24 heures.

Ne pas prolonger le traitement par l'émétine : un gramme, par doses additionnées est un maximum. (Dyspnée d'effort, rapidité du pouls, crampes, asthénie générale).

Parmi les coagulants, le calcium est actuellement en faveur. On peut le prescrire à la dose de 2 à 4 grammes par jour. Son action est douteuse.

R. Chlorure de calcium
    Sucre de lait .... } *aa* 50 centigrammes

pour un paquet

En prendre de 4 à 8 par jour dans une infusion.

Je ne citerai pas tous les médicaments qui ont été préconisés depuis quelques années. Ils sont trop nombreux. Je ferai mention cependant de quelques-uns pour engager à ne pas les employer.

L'adrénaline est un médicament qui n'a pas encore de passé, quoiqu'il ait déjà une histoire quelque peu tragique. Je conseille la prudence dans son emploi.

Je citerai encore pour mémoire et pour engager à un prudent scepticisme les coagulants tels que le sérum gélatiné, qui est dangereux ; le perchlorure de fer qui est inutile ; la digitale, qui peut être remplacée par la glace sur le cœur. La quinine n'a sa raison d'être que dans les accidents paludéens.

Pronostic. — Y a-t-il un pronostic de l'hémoptysie ?

Ni l'abondance, ni la fréquence ne sont des éléments d'appréciation. Il y a des malades qui ont des hémoptysies à répétition pendant des années. Le pronostic est dans la forme clinique sous-jacente : broncho-pneumonie caséeuse, tuberculose chronique commune, tuberculose fibreuse, tuberculose de l'arthritique et du diabétique, etc. Le pronostic est encore dans l'état général du malade. dans son tempérament, dans son traitement antérieur, dans son régime alimentaire qui peuvent être incendiaires ; enfin dans l'apparition de la fièvre et l'état du pouls.

La fièvre est un élément sérieux, si elle persiste plusieurs jours. Elle peut indiquer une infection bronchique par les caillots et marquer le début d'infections secondaires. Le plus souvent elle sera l'indice d'une poussée évolutive.

L'état du pouls est à considérer en toute circonstance chez le tuberculeux, mais spécialement dans le cas d'hémoptysie.

S'il est rapide, impulsif, agité, variable, le pronostic est réservé ; la poussée fluxionnaire va persister, il faut agir vigoureusement, et dans ce cas, le vomitif est indiqué.

Si le pouls faiblit et si le cœur affolé lutte avec peine contre l'obstacle représenté par les lésions pulmonaires, il y a intérêt à agir rapidement. On donnera cinquante gouttes de digitaline dans un peu d'eau. Cette dose peut être fractionnée en deux fois pour 48 heures. De plus on ne négligera pas l'application de glace sur le cœur. Ce mode de traitement par la glace est sans danger. Il n'y a jamais de contre-indications (sauf l'imagination du malade). On ne peut pas en dire autant des médications internes en général.

Si le pouls est calme, ample, modérément tendu, il faut rassurer le malade et ne pas faire appel à une médication trop énergique.

Traitement des suites. — Il faut avertir le malade que l'expectoration rouge un peu abondante ne disparaît jamais instantanément. Il y a toujours une queue, même quand l'hémorrhagie est arrêtée. Il faut que les bronches expulsent peu à peu le sang qu'elles contiennent.

Pendant ce laps de temps, certaines indications sont formelles : repos au lit pendant quelques jours, alimentation liquide et froide, laitages et boissons glacées.

Quand toute trace de sang aura disparu : potages, légumes, crèmes, fruits. Et puis graduellement, retour au régime habituel.

CINQUIÈME PARTIE

TRAITEMENT PAR LES AGENTS PHYSIQUES :
LA RÉVULSION, L'ASEPSIE MÉDICALE.

TRAITEMENT PHARMACEUTIQUE

CHAPITRE PREMIER

Physiologie de la peau

La peau, au point de vue physiologique, est d'une étude complexe. Nous nous bornerons à dire qu'elle représente, pour le médecin, un organe d'une importance considérable et trop souvent méconnue. C'est un organe de protection pour l'individu sain et un organe d'action thérapeutique très active chez le malade.

L'air, la lumière, l'eau ont sur la peau des actions puissantes dont nous savons mal tirer parti.

On dit vulgairement que la peau respire, que les soins de propreté tendent à la faire mieux respirer. C'est une erreur. Il se fait à la surface de la peau une exhalation d'acide carbonique qui peut varier suivant l'action de la lumière, mais il n'y a pas absorption d'oxygène en quantité correspondante. Il n'y a donc pas de *respiration* dans le vrai sens du mot Pour apprécier, à sa juste valeur, le rôle de la *lumière* et de *l'eau* sur la peau, l'observation clinique nous sera beaucoup plus utile que les expériences. Comme il arrive souvent, ce sont les données de la pathologie et de l'hygiène pratique qui éclaireront la physiologie.

Il y a une communication évidente entre la peau et les viscères : une action sur la peau peut avoir une répercussion efficace ou nocive sur les principaux organes et sur toute l'économie. Le bain frais est un moyen héroïque de traitement dans les maladies infectieuses ; et, d'autre part, un *coup de froid* sur la peau peut être la cause occasionnelle de maladies graves.

L'immense réseau capillaire et le riche plexus nerveux qui forment une sorte de membrane continue dans le derme font de la peau un véritable cœur périphérique et un pôle nerveux périphérique, dont les rôles sont d'une grande puissance dans la vie normale et dans la maladie.

L'action de la lumière et de l'eau sur la peau de l'homme et surtout de l'enfant peut éveiller l'appétit, faciliter la circulation, régulariser la température, augmenter la quantité d'urine, éliminer les poisons ; d'une manière générale, réveiller la vitalité, venir en aide à la spontanéité organique, corroborer l'action médicatrice de la Nature. On aura beau dire et faire, la vraie formule du médecin a été, est et sera toujours celle-ci : c'est l'organisme lui-même qui se défend et qui se guérit ; le rôle du médecin est d'aider la *vis medicatrix*.

La révulsion

Les révulsifs. — L'ancienne médecine, celle d'il y a trente ans, employait encore beaucoup les révulsifs; puis les théories modernes les ont fait abandonner ou à peu près, sans tenir compte de leur réputation séculaire. Cet abandon est injuste. Leur utilité est au contraire très grande et chez les tuberculeux leur application doit être *précoce, quotidienne et prolongée*. On ne peut pas nier leur action contre la douleur, la toux et l'expectoration. Ils diminuent le catarrhe bronchique et la congestion pulmonaire pérituberculeuse. Ils ont peut-être une action sur le foyer tuberculeux lui-même. Ils combattent la pleurite. Ils facilitent la résorption des exsudats récents. Ils sont à mettre à cent coudées au-dessus de tous les calmants en gouttes, pilules ou potions, qui sont tous plus ou moins nuisibles quand ils sont actifs.

Le mécanisme de leur action est assez obscur ; on les considère cependant comme décongestionnant et favorisant la phagocytose.

Nous les considérerons dans deux cas principaux:

Dans les *périodes initiales* (fébriles ou non).

Dans les complications inflammatoires.

Dans le premier groupe, nous ferons figurer l'application de teinture d'iode, de sinapismes, de topiques irritants et de ventouses sèches.

Dans le second groupe, et s'adressant plus spécialement à la plèvre ou aux complications viscérales : les pointes de feu, les vésicatoires, la glace, les cautères.

Nous réserverons une place spéciale à la révulsion hydro-thérapique.

Badigeonnage de teinture d'iode. — Cette application est banale. Il y a des familles chez lesquelles la moindre toux est suivie d'un badigeonnage, et cependant ce topique n'est pas sans danger. Si l'application est trop copieuse, si la teinture d'iode est trop ancienne, il y aura vésicatoire douloureux et il pourra y avoir complication par gangrène des tissus.

Les badigeonnages de teinture d'iode peuvent être utiles réellement, et aussi par suggestion, dans certaines douleurs très localisées sur le thorax ou sur une articulation.

Je dirai la même chose des *sinapismes*. Souvent utiles, ils sont quelquefois gênants, s'ils sont mal appliqués. Ils peuvent être une cause d'accidents si leur application est intempestive. Leur effet doit être adouci par l'addition de farine de lin à la farine de moutarde. Au lieu de saupoudrer un cataplasme ordinaire avec de la farine de moutarde, voici le procédé que j'emploie :

Mélanger deux tiers de farine de lin et un tiers de farine de moutarde. Verser de l'eau tiède sur le mélange pour faire une pâte grossière qu'on enfermera dans de la tarlatane. L'action de ce cataplasme sinapisé est douce et lente ; il peut être facilement supporté deux heures par un malade nerveux et difficile.

Les ventouses sèches sont utilisées depuis la plus haute antiquité. Ne figurent-elles pas dans la trousse d'un médecin au temple d'Épidaure ? Nos maîtres en usaient largement. Il y a vingt-cinq ans, les hôpitaux de Paris avaient leur ventouseur en titre et il rendait de grands services.

La dyspnée, la toux sont modifiées par les ventouses. On pourra les appliquer tous les jours et même deux fois par jour : en avant dans la matinée ; en arrière dans l'après-midi. Le bien-être est immédiat.

Dans un second groupe, voyons les révulsifs qui s'adressent plutôt aux complications :

Les pointes de feu ont une efficacité incontestable dans les tuberculoses locales comme les tumeurs blanches. Elles peuvent être utiles aussi dans les accidents pleuraux anciens.

Leur application est un peu douloureuse, surtout si elle a lieu trop fréquemment sur la même région. Une bonne méthode consiste à délimiter et à remplir avec la pointe du thermocautère de petits carrés de 5 ou 6 centimètres de côté et qui se succèdent ainsi en damier.

Je ne serais pas éloigné de croire qu'on n'use pas assez de la révulsion en général et des pointes de feu en particulier. Dans le cas suivant, les pointes de feu, appliquées anormalement d'ailleurs, paraissent avoir eu une influence thérapeutique considérable :

Il s'agit d'un jeune homme, élève dans une école vétérinaire, et auquel ses professeurs avaient fait passer ses examens terminaux hors session pour lui permettre de se soigner. On le considérait comme sûrement perdu. Il me fut adressé par mon regretté confrère, M. Paul Hélot. Ce jeune homme toussait depuis plusieurs années ; il présentait les signes d'une tuberculose pulmonaire avec fièvre. Je lui conseillai le traitement à la campagne et une révulsion continue par les pointes de feu. Après un an de traitement, le jeune homme vint me remercier : sa santé paraissait parfaite. Quand il fut déshabillé, je ne pus retenir un mouvement d'étonnement à la vue de son thorax : il était littéralement couvert, sur les deux faces, de plaques circulaires, confluentes, violettes et du diamètre d'une pièce d'un sou. Voici ce qui s'était passé. Je l'avais adressé à un confrère de la campagne pour l'application des pointes de feu. Le jeune homme crut plus pratique de faire appel à son voisin le maréchal-ferrant, et le vétérinaire avait été traité comme un cheval ! Certes, le repos à la campagne était le principal agent de sa guérison, mais on peut croire que les cautères avaient joué un rôle important dans l'affaire.

Les vésicatoires ont été très employés pendant des siècles. Médecins et clients leur attribuaient une efficacité grande et ils n'avaient pas tort. Actuellement on est injuste en les abandonnant. Ils ne donnent pas une simple révulsion, ils augmentent la production des leucocytes et la phagocytose. Ils ont une action évidente sur les accidents pleuraux : douleurs et frottements. De grands vésicatoires pourraient être une cause de fatigue. Ils ont de plus l'inconvénient de troubler les fonctions du rein et de la vessie. Il faut être prudent dans leur application chez les malades qui atteignent la cinquantaine.

Voici une technique qui nous a donné de bons résultats : on prescrit des bandes de vésicatoires longues de 8 à 10 centimètres et larges de 2 ou 3. Ces bandes sont appliquées, pendant 3 heures seulement parallèlement aux clavicules et sur les fosses sus-épineuses. Quelques jours après, quand ces premiers vésicatoires sont secs et que l'épiderme est reformé, on applique une deuxième série au dessous de la première et ainsi de suite sur toute la hauteur du poumon.

Le pansement se fait soit avec de la vaseline stérilisée et du papier spécial, soit simplement avec une bonne couche de coton qu'on laisse adhérer et remplacer l'épiderme jusqu'à sa rénovation.

La glace en application sur le cœur est malheureusement peu employée et cependant son influence est remarquable sur la tachycardie toxique et sur la dyspnée.

Les cautères. — Voilà un mot qui fait sourire ou qui jette l'effroi dans l'esprit de certaines personnes. Du XVIe au XVIIIe siècle, on en a fait un réel abus. Ceci n'est pas une raison pour tomber dans un excès contraire. Il est certain qu'ils diminuent l'expectoration et la toux et je croirais volontiers qu'ils sont utiles et même rapidement efficaces dans les cas de tuberculoses avancées et dans les broncho-pneumonies tuberculeuses des sommets.

Notta (de Lisieux) a publié des cas très curieux dans lesquels l'application de cautères avait été suivie d'une amélioration dans l'état général. M. Coriveaud (1) a rapporté plusieurs observations où des cautères restés en activité pendant un ou deux ans avaient contribué à guérir des malades manifestement bacillaires.

Le cas suivant pourrait prendre place à côté des observations de M. Coriveaud.

Chez une jeune fille présentant les signes d'une caverne au sommet droit : aspect cachectique, température vespérale 40°, expectoration nummulaire très abondante, sueurs nocturnes, matité absolue à droite, gargouillement. Une issue fatale paraissait très prochaine.

On applique un cautère sous la clavicule droite. Trois mois plus tard, la malade se défendait encore. A ce moment, on put appliquer le traitement diététique dans son intégralité et la malade a guéri de sa caverne. Ceci se passait en 1903 et en 1923, la malade peut vivre de la vie de tout le monde. Le cautère semble lui avoir permis de lutter et d'atteindre le moment où un traitement énergique fut appliqué. Je me reproche quelquefois d'obéir à la mode et au respect humain et de ne pas prescrire plus souvent un cautère pour une tuberculose.

Révulsion hydrothérapique. — J'ai réservé une place spéciale pour la révulsion par l'eau froide dont l'application est peu connue en France et dont les résultats sont des plus remarquables.

Historique. — Les pratiques hydrothérapiques froides n'ont pénétré en France qu'avec peine. Actuellement encore, elles inspirent une sorte de terreur à certaines familles.

Et cependant l'eau froide est de tous les agents physiques celui dont l'action est le plus rapidement évidente.

Les médecins grecs à Rome employaient les bains froids et Tacite parle des personnages consulaires qu'on voyait trembler près des piscines. Nous sommes d'ailleurs très ignorants et très dédaigneux des moyens que la médecine antique employait. Il est probable qu'elle obtenait des résultats au moins égaux aux autres rien qu'en utilisant les agents physiques mieux que nous et d'après une longue tradition.

Depuis l'École arabe, nous demandons aux médicaments ce que les méde-

1. *Journal de Médecine de Bordeaux,* 14 août 1904.

cins de l'antiquité demandaient à l'hygiène, et c'est nous qui avons tort.

Sans remonter à l'antiquité, on peut citer Currie qui, en 1798, eut l'audace, dit Comby, de traiter ses deux fils atteints de scarlatine maligne par des affusions froides. Trousseau fut un de ses imitateurs.

Puis vient l'Ecole allemande avec Priessnitz, Bartels 1861, Ziemssen 1862, qui préconisent les compresses, les serviettes et le drap mouillé.

Avec Brand c'est le bain froid qui est donné dans les fièvres graves. Il rencontre une opposition acharnée et dont on retrouve l'écho chez certains malades.

L'Ecole de Lyon lutte vigoureusement pour acclimater en France les applications froides dans les broncho-pneumonies. Chaumier, Hutinel, Sevestre, Comby, Rauline vantent l'action de l'eau dans les maladies infectieuses des enfants. Et cependant une foule de médecins, élèves des maîtres du XIXe siècle, manifestent leurs craintes de l'application du froid dans les maladies en général et dans les maladies pulmonaires en particulier.

Je ne cache pas mon admiration pour la thérapeutique basée sur l'emploi des agents physiques et en particulier sur l'hydrothérapie ; l'eau étant employée, suivant les cas, chaude, tiède, froide ou sous forme de glace.

C'est l'eau froide à la température de 12 à 15 degrés, qui donne le maximum d'effet. Elle agit sur tous les viscères et son action est particulièrement sensible sur le rein, le poumon, le cerveau. Elle agit par l'intermédiaire de la peau, qui, dans la circonstance, peut être considérée comme un réseau nerveux

Son action physiologique est très complexe(1). Dans la pratique, on peut l'étudier sous les formes suivantes :

Action antithermique. — En abaissant la température, elle aide à l'action de l'organisme et affaiblit le pouvoir envahissant des agents pathogènes (Expérience de Pasteur sur le choléra des poules).

Action révulsive. — Les applications d'eau froide font d'abord contracter les capillaires de la peau, puis elle les dilate. Cette congestion superficielle entraîne-t-elle une décongestion des organes profonds ? C'est possible.

Action cardiaque et pulmonaire. — Elle diminue la fréquence des battements du cœur ; elle leur rend leur vigueur normale. Elle régularise la respiration qui devient plus lente et plus facile.

Action diurétique. — Les émonctoires et le rein en particulier sont stimulés. La quantité d'urine augmente.

Action tonique et sédative. — Le système nerveux est fortifié, l'agitation disparaît, le calme renaît et le sommeil revient.

Voilà, en général, l'action, je dirai merveilleuse, de l'eau froide employée comme révulsif.

1. Comby, *Médecine moderne*, n° 1, 1897.

Il y a toute une gamme de moyens de révulsion utilisant l'eau depuis la simple lotion jusqu'au bain.

Dans le cas qui nous occupe et qui vise spécialement le tuberculeux, je veux signaler particulièrement l'action des enveloppements froids.

Enveloppements froids et applications froides. — De tous les moyens de révulsion énumérés plus haut, pas un seul, à mon avis, n'a l'efficacité des compresses froides enveloppant la poitrine ou recouvrant l'abdomen.

L'enveloppement froid (par euphémisme la compresse réchauffante) fait tomber la température, calme la toux, l'expectoration et la dyspnée, diminue les sueurs, apporte le sommeil et la bonne humeur. Il a une action remarquable sur les congestions profondes.

Dès qu'un tuberculeux montre la plus petite élévation de température, il faut le mettre au lit et lui faire un enveloppement. Très souvent, le résultat se fera sentir en moins de 21 heures.

Chacun peut avoir sa technique. Voici la mienne. :

Il importe que ces applications soient faites assez rapidement pour éviter au malade la fatigue et l'ennui de la manœuvre.

A l'hôpital, il y a dans le service, tout préparés d'avance, de grands scapulaires de gaze non amidonnée. On fixe ensemble par quelques fils quinze à vingt épaisseurs de cette gaze et on découpe le tout en forme d'une petite chasuble donnant un plastron antérieur et un plastron postérieur recouvrant la poitrine et le dos et ayant un trou pour passer la tête.

D'autre part, on a préparé d'avance également une large bande de molleton haute de 30 centimètres, faisant une fois le tour du thorax, fixée avec des épingles broches et soutenue par deux larges bretelles également en molleton. Le tout en place ressemble à la cuirasse de cuir du soldat romain.

La gaze est préférable aux serviettes employées habituellement. Elles sont trop lourdes, leur propre poids les fait glisser sur le ventre.

La ceinture de flanelle classique a le tort de faire cinq ou six fois le tour du thorax, ce qui rend son application laborieuse, difficile, quand on fait plusieurs applications par jour.

Le taffetas gommé est inutile. Indiqué dans les pansements humides pour éviter la dessication des plaies, il est nuisible dans les enveloppements en s'opposant à l'évaporation.

Par dessus l'enveloppement tel que nous le faisons, le malade mettra un vêtement vaste et il reprendra sa cure en plein air.

Les applications froides sont encore plus pratiques.

On fait revêtir au malade un peignoir en tissu éponge ou une chemise de laine fendue en avant. On ouvre les deux côtés comme deux volets, on applique une serviette mouillée sur la poitrine et le ventre après l'avoir exprimée, et on referme les deux volets de la chemise.

On peut ainsi changer les serviettes toutes les deux heures, toutes les heures, sans la moindre fatigue pour le malade. Ce sera le cas pour les poussées aiguës, les hémoptysies, les complications de broncho-pneumonie.

Les grands enveloppements complets peuvent rester en place trois heures. On les fait généralement à 1 heure, 4 heures, 7 heures, 9 heures pour la nuit, s'il y a lieu. On peut supprimer l'enveloppement de 9 heures si le malade le préfère. On peut les supprimer complètement la nuit. Les applications diurnes ont une répercussion sur le sommeil. Les applications froides (ou tièdes, si le malade est nerveux), sur l'estomac ou sur le ventre ont une action heureuse dans les cas de troubles gastriques du début avec atonie intestinale.

Me sera-t-il permis de dire que j'ai une grande expérience de ce mode de révulsion depuis de longues années ? Les résultats en sont remarquables souvent. De tous les moyens dont nous disposons, c'est le plus sûrement et le plus rapidement efficace; et cependant il est encore peu connu et peu appliqué en France où nous sommes toujours dominés, dans la thérapeutique médicale comme dans les préjugés populaires, par la crainte superstitieuse du froid et la croyance qu'il engendre des complications dans les maladies.

Nous avons étudié l'action du bain à propos de la fièvre des tuberculeux.

Le drap mouillé. — Il est encore un autre mode de révulsion très puissant et peu employé, c'est le drap mouillé. Chez un malade courageux ou déjà entraîné à l'emploi de l'eau froide, il peut donner des résultats remarquables. Il abaisse la température, modère la toux, donne un bien-être général, mais surtout ramène le sommeil. C'est peut-être le seul traitement efficace et jamais dangereux des phthisiques à la période consomptive.

Voici la technique que j'emploie :

Sur un lit on met une toile cirée, puis une couverture de laine. Sur la couverture un petit drap mouillé et tordu. Le malade s'étend nu sur le drap dont on rabat les deux côtés, on rabat également les deux côtés de la couverture de laine. Il faut que les pieds du malade dépassent le drap et soient en contact avec la laine. On peut mettre une boule d'eau chaude aux pieds. Le patient reste ainsi emmailloté pendant une demi-heure ou une heure.

Il y a intérêt à faire le drap mouillé le soir, vers 8 ou 9 heures, car souvent le malade s'endort dans le drap. Après une heure d'application, on enlève la couverture et le drap. Inutile d'essuyer le malade. Il revêt rapidement son vêtement de nuit et il dort.

Les préjugés — Les préjugés des peuples latins contre l'eau froide font sourire les Anglais et les Américains. Ils ont leur source dans l'éducation reçue au couvent où, par *modestie*, on ne doit pas se mettre nue. Beaucoup de gens croient encore que l'eau froide peut donner la mort. Ernest Renan, dans son livre *Les Evangiles*, page 152, écrit sérieusement en parlant de Titus : « Son régime hygiénique était des plus mauvais. En tout temps, et surtout à sa maison près de Rieti, où les eaux étaient très froides, Titus prenait des bains capables de tuer les hommes les plus vigoureux. Vespasien était mort aussi de l'abus des eaux froides. » L'historien a tort de sortir de son rôle de narrateur.

CHAPITRE II

L'asepsie médicale.
Son rôle dans la prophylaxie
et le traitement
de la tuberculose pulmonaire

L'asepsie, c'est la propreté. L'invention de ce mot a marqué une rénovation dans les méthodes.

Par une incommensurable suite d'expériences ancestrales, l'homme et les animaux (et certains animaux plus que l'homme) ont appris à être propres et à sauvegarder leur santé par la propreté. Dans cet instinct si curieux, il y a donc une crainte innée des maladies et un besoin de bien-être. Les animaux les plus intelligents qui vivent en société (1) : les fourmis, les termites, les abeilles, nous donnent des exemples étonnants dont nous profitons peu.

Du jour où il abandonne la vie nomade pour former des agglomérations, l'homme est victime de l'action nocive des détritus de toute sorte qu'il dépose autour de lui. La tuberculose, comme toutes les maladies infectieuses, vient des contacts impurs et le vulgaire a raison, dans son langage énergique : « Les maladies viennent des mains sales. »

Dans l'esprit et dans le langage des médecins actuels, l'*asepsie* est donc la propreté, mais c'est une propreté spéciale.

On a d'abord pratiqué *l'antisepsie* en utilisant des substances antiseptiques. L'antisepsie chirurgicale est née des théories microbiennes de Pasteur et elle a donné des résultats merveilleux (cet adjectif n'est pas hyperbolique dans la circonstance). Peu

---

1. FABRE. *La vie des insectes.* — RÉMY DE GOURMONT. *Physique de l'amour.*

à peu on s'est aperçu que les antiseptiques n'avaient pas la puissance qu'on leur prêtait et que l'asepsie, moins bruyante, plus simple, était une méthode plus sûre.

Le but de l'asepsie est d'éviter les contacts avec les agents pathogènes, c'est à dire les contagions dans le sens général du mot. C'est par contagion qu'une plaie est infectée.

L'asepsie médicale peut, elle aussi, faire des merveilles, mais les résultats sont moins frappants, moins immédiats qu'en chirurgie. Cependant les grands progrès de la thérapeutique médicale contemporaine sont dus à l'introduction des méthodes chirurgicales dans la médecine.

La chirurgie a trouvé une méthode sûre. En médecine, le problème est plus compliqué. La grippe, la rougeole ne peuvent guère s'éviter ; la diphtérie, l'érysipèle, la fièvre typhoïde, la tuberculose seraient facilement évitables, cette dernière surtout pour l'adulte, si on faisait le nécessaire.

Pour l'enfant, il en est autrement. Dès les premières heures de la vie, ses organes les plus intimes sont mis en rapport avec le monde extérieur et exposés à mille contacts nocifs. Et il paraît bien probable qu'une contagion à peu près fatale s'opère dès le début de l'existence.

Dans les cas qui nous occupent, l'asepsie médicale devrait nous faire éviter autant que possible une première contamination tuberculeuse, mais il est à craindre que ce soit là une expérience illusoire. Absolument certaine au contraire et puissante est son action pour diminuer les chances d'*infections secondaires*.

Danger des infections secondaires. — L'homme porteur de bacilles tuberculeux n'est pas encore un malade. Il ne le deviendra que le jour où sa « résistance vitale » aura diminué, quand la défense du terrain aura été affaiblie. *Dans cette période initiale, le traitement aura une efficacité remarquable.* Cette période englobe tous ceux qui ont reçu un premier avertissement par un des mille moyens que la Nature emploie pour nous faire savoir que l'infection tuberculeuse commence : bronchites, grippe, rougeole, dyspepsies, appendicite, etc. Elle englobe aussi les enfants atteints d'adénopathie.

La tuberculose est encore locale (si on peut dire).

Avec le temps, tout l'organisme va être atteint, et alors, sur la maladie primitive vont venir s'enter des complications très graves dues à l'action des germes pathogènes variés : pneumocoques, streptocoques, etc. C'est alors que les bronchites, les pleurésies, les broncho-pneumonies, les œdèmes congestifs vont absorber toute l'attention, constituer presque tout le tableau symptomatique, régler le pronostic et réclamer le traitement.

Tout ceci est vrai pour l'adulte comme pour l'enfant, mais c'est chez ce dernier que les faits sont plus facilement observés. L'enfant n'a pas les moyens de défense que possède l'adulte. Vierge d'infections, vierge d'immunités, son organisme ne possède pas d'antitoxines ; et les microbes trouvent en lui un excellent terrain de culture. Chez le nouveau-né, la défense est encore plus faible, la structure de ses appareils n'est pas achevée ; ses fonctions organiques ne sont pas complètement établies, ses réactions physiologiques ne sont pas encore éveillées.

« Chez l'enfant, dit Vulpian (1), les infections secondaires se développent avec une remarquable facilité et prennent d'emblée une gravité très grande. Les pneumonies secondaires sont d'autant plus graves que l'enfant est moins âgé ». Le danger augmentera encore pour les enfants issus de parents malades ou intoxiqués par l'alcool, la syphilis, le rhumatisme, la goutte, l'arthritisme, etc. Chez ces enfants, les organes antitoxiques : le foie, le corps thyroïde, les capsules surrénales, la muqueuse de l'iléon sont moins bien armés pour la défense.

On peut donc considérer que la tuberculose pulmonaire est grave par les complications, c'est à dire par les *infections secondaires* dues à l'action des bacilles d'un ordre banal. Cette gravité est plus grande chez l'enfant que chez l'adulte.

Le bacille tuberculeux lui-même peut-il être l'agent d'infections secondaires ? Peut-il y avoir des ensemencements nouveaux sur un terrain déjà contaminé ? Beaucoup l'admettent. La clinique semble montrer cependant comme plus probables les réveils de la virulence sur un même individu après des trêves plus ou moins prolongées (c'est l'ancienne *spontanéité* des maladies).

Quoi qu'il en soit, l'asepsie médicale, en matière de tuberculose, aura pour but de lutter contre l'action du bacille tuberculeux et des germes d'ordre banal qui pullulent autour de nous. Elle aura pour objectif principal la sauvegarde de l'enfant.

Forcé de nous limiter, nous étudierons spécialement :

L'asepsie de l'air ;
L'asepsie des aliments ;
L'asepsie du logement ;
La propreté individuelle.

Asepsie de l'air. — A l'état normal, l'air ne contient pas de

1. VULPIAN, *Des pneumonies secondaires.* Th. Paris, 1860.

germes. Pour devenir un lieu propice à la multiplication des microbes, il doit être altéré et vicié d'une certaine façon (1).

De tout temps, les médecins ont insisté sur cette viciation miasmatique de l'air (2). Depuis Pasteur, les hypothèses sur les miasmes ont fait place à la notion plus précise des microbes. Mais cette précision est peut-être plus apparente que réelle. Le problème est loin d'être résolu. *Les qualités chimiques* de l'air nous sont mal connues et cependant elles sont nettement perçues par l'organisme quand nous passons de l'atmosphère impure des villes dans l'atmosphère de la campagne. Notre appareil respiratoire fait nettement la différence entre le milieu urbain et le milieu champêtre, et la sensation spéciale que donne ce dernier se fait sentir brusquement et sans transition quand nous sommes transportés rapidement à la campagne. Et d'autre part, la transmission des maladies de ville en ville ou de maison en maison par la voie de l'atmosphère paraît être une vue de l'esprit.

Les qualités physiques de l'air nous sont mieux connues que ses qualités chimiques. On sait que la transmission de germes à faible distance est possible (Flügge).

On voit ainsi le rôle important des poussières, agents vecteurs des germes.

Rôle des poussières. — Ce rôle paraît être assez bien démontré par les lésions pulmonaires, les pneumoconioses, chez les ouvriers en aiguilles, les porcelainiers, les fabricants de meules, les repasseurs, etc. Les poussières des appartements, des dortoirs de collège, des casernements, des salles d'hôpital, passent pour dangereuses. Ce qui est certain, ce sont les résultats obtenus par la suppression des rideaux, tentures, tapis et étoffes et par le nettoyage du sol et des murs, par le balayage humide ou l'usage des serpillères mouillées.

Straus, en 1888, montre que l'air expiré ne contient pas de microbes. Grancher, Charrin, Cadéac, et Mallet obtiennent les mêmes résultats. « Il semble que le péril n'est pas dans l'air lui-même, mais dans les particules inertes ou animées qu'il tient en suspension » (3).
Ce ne serait pas dans sa composition, mais dans les impuretés, qu'il faudrait chercher la cause de la transmission des infections dans un milieu donné.

On peut ne pas partager complètement cette opinion. Il est

1. DEVERGIE. *Acad. de Méd.* 1862, p. 389.
2. AXENFELD 1857.
3. STRAUS. *Annales Institut Pasteur*, 1888.

probable que l'air est nocif quand il est altéré dans sa composition chimique ; mais il est aussi probable que les poussières dont
il est chargé sont couvertes de microbes qui peuvent être dangereux.

Donc, sans se laisser trop toucher par des vues théoriques, on
veillera avec le plus grand soin à la pureté de l'air que doit respirer le tuberculeux. On écartera de lui tout ce qui peut être la
cause d'une contamination. Tout ce que nous avons dit du rôle
étiologique de l'air confiné éclaire la conduite à tenir en matière
de thérapeutique.

Asepsie des aliments. — Nos habitudes sociales ne permettent pas encore une asepsie, même relative, des aliments. Ils
sont exposés à une foule de contaminations et la vie serait vraiment bien compliquée si nous devions leur appliquer rigoureusement les principes d'une vraie propreté.

Prenons comme exemple le pain. A quels contacts n'est-il pas
exposé avant d'arriver à la bouche ? La fabrication, le transport
le passage dans les mains et sur les meubles, le chargent de germes
plus ou moins nuisibles. Le pétrissage mécanique serait le meilleur moyen de diminuer les chances de contamination (et ce sont
les plus graves) par les produits épidermiques et autres provenant
du boulanger pétrisseur. Mais ce sont encore le lait, le beurre,
les fromages, la viande crue, les légumes, les salades, les fruits
crus, les eaux potables qui doivent être protégés des contacts
dangereux.

L'Angleterre et l'Allemagne ont sur les pays latins le grand
avantage d'avoir éduqué les populations sur ces questions et
d'avoir édicté des règlements qui sont appliqués. En France, rien
ou presque rien n'a été fait.   .

Si, depuis cinquante ans, l'École primaire avait compris sa
mission, l'éducation du peuple serait faite. Actuellement, maires
et conseils municipaux s'opposent aux précautions à prendre
pour protéger les denrées des contacts impurs.

Asepsie du logement. — Le rôle du logement est de premier
ordre dans le traitement de la tuberculose.

Nous étudierons à ce propos les notions à prendre dans le
milieu hospitalier et dans le milieu familial.

Le milieu hospitalier

L'agglomération des malades dans une même salle, l'encombrement des salles d'hôpital, s'opposent à l'application du traite-

ment classique. Au XXe siècle, nous ne sommes pas beaucoup plus avancés sous ce rapport qu'au XVIIIe siècle.

Historique

I. — Les hôpitaux au XVIIIe siècle. — Jusqu'à la Révolution française, l'état des hôpitaux de Paris, et de l'Hôtel-Dieu en particulier, était effroyable. Les préjugés encore existants contre nos hôpitaux actuels ont leur source dans le souvenir douloureux que le peuple a conservé de l'état de choses ancien.

Pendant son séjour en France, l'Empereur Joseph II passa six semaines à Paris dont il visita tous les établissements publics. L'état de l'Hôtel-Dieu le révolta. Il y vit dans le même lit un malade, un agonisant et un mort couchés côte à côte. Il fit partager son indignation à Louis XV et l'ordre fut donné en 1773, de démolir l'Hôtel-Dieu. Cet ordre, comme tant d'autres, fut ajourné.

Louis XVI invita l'Académie des Sciences à nommer une commission pour étudier les projets nouveaux. Les membres de la commission étaient Lassone, Daubenton, Tenon, Bailly, Lavoisier, Laplace, Coulomb et Darcel. Leur rapport fut déposé en 1786, il donne un tableau des horreurs dont ils furent témoins (1).

La moitié des salles comprenait quatre rangs de lit. Certaines salles contenaient plus de 600 lits, et les lits recevaient quelquefois six malades, trois à la tête et trois aux pieds ; les pieds des uns étaient accolés aux épaules des autres.

Chaque malade disposait d'un espace de 25 à 35 centimètres ; il ne pouvait donc se coucher que sur le côté. Ils se concertaient entre eux pour que les uns veillassent pendant que les autres dormaient. Et le sommeil entrait-il jamais dans ces « lits d'amertume et de douleur ? » Fiévreux, blessés, femmes enceintes, accouchées, galeux, varioleux, enfants, adultes, convalescents, agonisants et morts se côtoyaient.

Les draps, les chemises, les vêtements mal lavés passaient de l'un à l'autre. Les pots à boire, rincés à la hâte, passaient d'un galeux à un qui ne l'était pas.

Les dépôts de vêtements, appelés pouilleries, renfermaient, pêle-mêle, les hardes remplies de vermine et celles des galeux et celles de variolés. Le tout était confondu avec les hardes propres des autres malades.

L'Hôtel-Dieu vendait chaque année sept ou huit mille de ces dangereuses dépouilles. C'est ainsi que la gale et la variole passaient dans la capitale.

D'ailleurs, la gale était en permanence dans ce monde hospitalier : les chirurgiens, les religieuses, les infirmiers, les infirmières en étaient constamment atteints et les malades sortants la répandaient dans tout Paris.

Les salles n'avaient de jour et de lumière que par un côté. L'aération se faisait par l'escalier dont les fenêtres n'ouvraient jamais, de sorte que les salles des étages supérieurs recevaient leur air des salles inférieures.

Chaque salle contenait un certain nombre de lits pour les agonisants (on donnait ce nom aux malades qui gâtaient leur lit). Chaque lit en recevait cinq ou six et c'était sur ce même lit qu'on plaçait les entrants qui n'avaient pas encore de place désignée.

Les lits de l'Hôtel-Dieu étaient garnis d'une paillasse et d'un lit de plumes. Vers les quatre heures du matin on enlevait à brassée toute cette paille infecte et on la posait sur le plancher ; c'était à ce moment qu'on pouvait

1. TENON. *Mémoires sur les Hôpitaux* (imprimés par ordre du roi).

juger de l'infection qui se répandait et dans les salles et dans les escaliers et dans tous les étages.

Plumes et paillasses étaient chaque matin transportées à l'hôpital Saint-Louis. La plume y était séchée, triée et battue, puis rapportée à l'Hôtel-Dieu. « La contagion portée de l'Hôtel-Dieu à Saint-Louis était rapportée de Saint-Louis à l'Hôtel-Dieu où elle revenait infecter de nouveau son point de départ après avoir traversé deux fois la ville. »

La malpropreté des salles était horrible : « Les murs sont salis par les crachats, les planchers par les ordures qui découlent des paillasses et des chaises percées, ainsi que par le pus et le sang provenant des blessures et des saignées. »

En chirurgie, la salle Saint-Gérôme de l'Hôtel-Dieu était la salle des hôpitaux de l'Europe où se faisait le plus grand nombre d'opérations chirurgicales. Or, elle communiquait avec la salle Saint-Paul et en recevait l'air corrompu ; placée au-dessus de la salle des morts, elle en recueillait les émanations ; sur des caveaux voisins tombaient le sang, les immondices et les détritus de la salle des accouchements.

Les fenêtres donnant sur la rue de la Bucherie étaient obstruées par le linge des étendoirs des salles supérieures.

Voltaire pouvait écrire : « Vous avez dans Paris un Hôtel-Dieu où règne un contagion éternelle, où les malades entassés les uns sur les autres se donnent réciproquement la peste et la mort (1). »

Tout cela est rigoureusement exact, quoique invraisemblable.

II. — On dira : ces temps sont bien loin. Pas si loin qu'on pourrait le croire. Quelques années après la guerre de 1870, aux dires de Ch. Féré, il existait encore dans l'Hôtel-Dieu annexe, une salle de chirurgie où la pourriture d'hôpital et l'infection purulente étaient endémiques. Tous les opérés mouraient. Alors on suspendait tout acte opératoire, on fermait la salle pendant deux ou trois semaines. Puis on tentait quelques opérations : si les malades ne mouraient pas, on continuait jusqu'à ce que l'infection purulente reparût et ainsi de suite.

C'est seulement en 1802 que fut fondé l'Hospice de l'Enfant-Jésus pour 500 petits malades. Pour la première fois, les enfants étaient séparés des adultes. D'ailleurs les résultats de cette séparation furent nuls ; le nombre des morts resta formidable (2).

En 1864, Archambault écrivait : « A l'hôpital des Enfants-Malades, on ne meurt pas de la maladie qui vous y amène, mais de celle qu'on y contracte (3) ».

En 1880, la phrase était encore vraie et j'ai pu, comme externe, en constater la terrible vérité. La broncho-pneumonie tuait une grande partie des rougeoleux.

C'est seulement en 1886 que fut créé un pavillon spécial pour ces derniers.

1. ALFRED FRANKLIN. *L'Hygiène*, p. 203.
2. Thèse de MAUNOIR. *De la contagion à l'hôpital des Enfants*, Paris, 1876.
3. BARTHÉLEMY. *Thèse Paris*, 1903.

A propos de la parenté pathologique entre la rougeole et la tuberculose, notons que de 1884 à 1888, la mortalité par rougeole était, aux Enfants-Malades, supérieure à 40 p. 100.

De 1867 à 1872, aux Enfants Assistés, elle avait été de 42,5 pour 100.

Actuellement, malgré les très grands progrès accomplis dans l'hygiène générale des malades, nos hôpitaux de Paris et des grandes villes sont très loin de répondre aux desiderata des médecins. L'avenir trouvera monstrueux que les tuberculeux occupent encore la moitié des salles en communauté avec les fièvres graves et les autres maladies. N'est-il pas vraiment extraordinaire que, malgré tout ce qui a été dit, les tuberculeux ne soient pas encore soumis méthodiquement au traitement qui leur est utile, *dans des salles spécialement aménagées et aérées* ? On voit encore des tables de nuit mitoyennes sur lesquelles le crachoir de l'un voisine avec l'assiette de l'autre ! Et le mode d'aération n'a pas été modifié depuis le xviiie siècle.

C'est l'Angleterre qui a donné la première l'exemple d'une organisation aseptique des services de tuberculeux. Puis c'est le sanatorium allemand qui a introduit une discipline draconienne dans l'hygiène des malades.

Pendant la Grande Guerre, tout le monde a pu observer l'état de malpropreté épouvantable des hôpitaux militaires français, état contrastant avec la tenue irréprochable des baraquements anglais. Ce qui est grave, c'est que le corps médical français, si intelligent, si instruit, si averti des choses de la clinique, semble ignorer la puissance prophylactique de la propreté et de l'ordre dans une salle d'hôpital.

J'ai vu des choses qu'on ne peut pas raconter ici. Tel chirurgien titré, instruit, habile, prudent, aseptique dans ses manœuvres, était aveugle devant le désordre et la malpropreté innommables des salles qui lui étaient confiées.

J'ai vu une terrible épidémie de grippe infectieuse tuer par centaines de malheureux permissionnaires dans des salles sans air, sans eau, sans crachoirs, sans W.-C.

Les malades étaient dans une promiscuité criminelle.

Et, s'il y avait quelque chose à dire, il n'y avait rien à faire !

Le corps médical militaire ignorait la puissance de la propreté.

Ce qu'il faut faire. — Et que faut-il faire pour mettre les malades en un milieu aseptique et stériliser une salle d'hôpital ?

Il faut laver tous les jours parquets, lits, ustensiles et malades eux-mêmes.

Il faut « supprimer » le « milieu hospitalier ».

On ne peut pas songer à raser les hôpitaux anciens et à les

remplacer par des sanatoriums modernes. Ne pouvant transformer copmplètement les salles, il faut transporter les malades soit sur des balcons ajoutés aux salles, soit sur des terrasses construites sur le toit des bâtiments.

Il faut organiser des galeries dans les jardins et y installer confortablement tous les tuberculeux, à quelque degré qu'ils soient. Une asepsie médicale faite par ces moyens très simples arrivera à annihiler, au centre même d'un vaste hôpital, ce qu'on a appelé « le milieu hospitalier ».

Supprimer la salle d'hôpital, c'est ce que Hutinel a fait dans son service d'hôpital. C'est ce que nous avons fait dans le service des enfants à l'Hospice Général de Rouen.

Hutinel transporte les berceaux en plein air. Et on assiste à des guérisons vraiment extraordinaires.

Il supprime la diphtérie avant l'invention du sérum de Roux. On cite alors un cas de mort par an, comme on citait un cas guérison en 1876. C'est un exemple superbe de la puissance de l'asepsie. Un tel résultat est absolument comparable à ceux dont les chirurgiens sont si fiers et à juste titre.

A Rouen, la contagion de la scarlatine et de la diphtérie est supprimée par la stérilisation et l'aération constante nuit et jour des salles. La mortalité par rougeole est supprimée. En 1887, la mortalité par rougeole dépassait 40 pour 100 à Paris. En 1899, elle n'est plus que de 30 pour 100 En 1914, elle était :

De 14 pour 100 aux Enfants-Malades ;
De 12 pour 100 à Trousseau ;
De 9 pour 100 aux Enfants Assistés.

Elle fut nulle au pavillon de l'Hospice Général de Rouen.

Dans l'espace de huit ans, je n'ai pas vu un seul cas de broncho-pneumonie autochtone. Dans le pavillon d'isolement, le parquet était lavé tous les jours, la bouche et le nez des enfants étaient lotionnés et les mains savonnées trois ou quatre fois par jour. Il y avait une religieuse remarquable.

Avec les mêmes procédés, on supprimera, ou à peu près, les causes d'infection secondaire chez les malades. Ce que je viens de dire de la rougeole, cause fréquente de la tuberculose pulmonaire, je pourrais le dire de la coqueluche et de la scarlatine. L'asepsie médicale peut supprimer la contagion et les complications. Variot nous apprend qu'à Paris, avant 1914, la mortalité de la coqueluche par broncho-pneumonie était de un tiers plus considérable qu'en province.

En 1898, la mortalité était telle que Variot demanda la suppression des salles de coquelucheux après avoir perdu 103 enfants en 10 mois, soit 25 pour 100.

Dans le service des enfants de l'Hospice Général de Rouen, la mortalité par coqueluche fut nulle (1).

Ces faits prouvent la puissance de l'asepsie médicale quand elle est appliquée sans faiblesse ; et ils montrent par analogie les résultats qu'on peut obtenir dans la prophylaxie et le traitement de la tuberculose pulmonaire. Certes « la vétusté des salles, leur encombrement habituel, l'imprégnation septique que leur ont fait subir de nombreuses générations de malades, en rendent le séjour dangereux. »

L'asepsie, même avec un isolement imparfait, transforme cet état de choses et atténue ou supprime le danger.

Sans asepsie, l'isolement, fût-il individuel et cellulaire n'arrêtera pas la contagion et les complications.

Donc : lavages, désinfection, aération quotidiens des locaux, voilà la formule en dernière analyse.

Le milieu familial

Propreté du logement. — Il y a un rapport constant entre la propreté de l'individu et la propreté de la maison ; entre la propreté de la maison et la propreté de la rue, du sol et du sous-sol des villes.

Par extension, aux habitudes de propreté nationale, se rattache la bonne tenue des employés, des ouvriers et des serviteurs de toutes les administrations.

La Hollande, le Japon et l'Allemagne offrent le spectacle de nations administrativement propres.

L'exemple qu'elles donnent réagit sur chaque individualité. Dans la plupart des pays de l'Europe latine nous n'avons pas l'idée d'une solidarité dans la défense contre la maladie et nous en sommes encore aux habitudes du moyen-âge ; le *tout à la rue* transformée plus ou moins ouvertement en égoût. Si on voulait une formule, on pourrait dire : « Le Japonais est propre ; l'Anglo-Saxon est en train de le devenir ; le Latin ne sait pas encore l'être. »

Logements pauvres. — Au point de vue qui nous occupe, les ateliers et les logements pauvres sont assimilés aux hôpitaux. Beaucoup ne sont que niches à hommes, sans air, sans soleil, sans lumière et sans propreté. L'encombrement y est souvent excessif. Il en est de même des bureaux d'administration et de la plupart des bureaux en France : études de notaires et d'avoués,

1. Poussin. *Thèse de Montpellier*, 1903.

ateliers d'architectes ; bureaux de poste, de police et de chemins de fer ; classes et études des écoles et des lycées, etc. En France, notre indifférence fataliste et notre incurie dépassent toute mesure. Dans tous ces locaux séjourne une foule de gens dont beaucoup sont des tousseurs habituels, souvent des tuberculeux latents. Une propreté méticuleuse devrait y régner et y régnerait facilement si on voulait se conformer aux règles très simples devenues classiques. Il n'est pas indispensable de démolir les anciens bâtiments pour en construire de nouveaux ; il suffit d'y faire entrer l'eau pour les lavages, l'air et la lumière pour la stérilisation des germes.

Tout le monde parle des familles nombreuses dont la France a un si grand besoin. Allez dans les grandes villes visiter les deux chambres, quelquefois l'unique chambre où vit, comme des rats, la famille de 4 ou 6 enfants. Au matin, l'odeur qui se dégage de ce logis est *épouvantable*. Pas d'air, pas d'eau, pas de méthode, pas d'éducation spéciale ; la liberté, pour la famille, de se suicider dans ce milieu nauséabond, faute d'un effort intelligent des pouvoirs publics.

Pour introduire les principes de propreté dans les logements pauvres, il faudrait y amener l'eau ! Par ignorance et incurie des municipalités en France, l'eau est distribuée avec parcimonie, elle n'est pas mise à la portée des pauvres gens. Voici un exemple :

Dans une maison misérable, une chambre est occupée par une vieille femme et ses trois petits-enfants. Le père a été tué à la guerre, la mère est morte de tuberculose. Le logis est d'une malpropreté repoussante. Pour aller chercher l'eau à la fontaine du quartier et la monter au 3e étage, il n'y a qu'un enfant de 7 à 8 ans.

Songez que les cas semblables se comptent par centaines de mille en France et ne vous étonnez pas que la tuberculose fasse tant de victimes.

J'ai vu, avec honte, l'étonnement des Américains devant les fontaines publiques. Ils ne pouvaient pas comprendre que chaque logement n'eût pas son robinet d'eau.

Logements riches. — Dans beaucoup de logements riches, la propreté n'est qu'apparente. L'air y est le plus souvent corrompu. Les fenêtres sont fermées ; les tapis, les tentures, les rideaux, les meubles, y sont une cause de contamination. L'habitation du tuberculeux sera débarrassée de tous les meubles inutiles, sans qu'il soit nécessaire de supprimer systématiquement tous les ornements qui peuvent être agréables à la vue et à l'imagination du malade.

Dans les petits *sanatoriums de fortune* comme dans les home sanatoriums d'Arcachon, par exemple, les murs seront vernissés, les parquets imperméables, et c'est à juste titre que ces précautions sont prises dans des locaux où passent des séries de malades.

Chez le malade lui-même, qui fait sa cure libre chez lui, elles sont peu utiles. La cure se fera avec efficacité dans n'importe quelle chambre rendue aseptique par l'action de l'air et des lavages fréquents.

Le logement moyen. — Le logement des classes moyennes est le plus voisin du logement convenable. Il n'est pas encombré de personnes, comme le logement pauvre, ni encombré d'étoffes, comme le logement riche. Ceux qui l'habitent sont plus susceptibles de discipline et de bonne volonté ; c'est dans le logement modeste qu'on verra le plus grand nombre de guérisons.

D'une manière générale, voici le programme à remplir pour toute habitation : l'aérer pendant la nuit ; et, pendant le jour, y faire pénétrer l'air et la lumière ; supprimer le balayage à sec, ne pratiquer que le balayage humide avec le sable ou la sciure de bois mouillée. Laver les murs. Rideaux des fenêtres, tapis, descentes de lit, garnitures de lit seront lavables et lavés fréquemment. Tous les objets en contact avec le malade seront stérilisés à l'étuve ou au lavage suivant les circonstances et leur propre nature.

Toutes ces manœuvres ne visent pas seulement le bacille tuberculeux, mais encore les germes, source de complications et d'infections secondaires. La pratique corrobore les indications de la théorie, car toutes ces mesures antiseptiques ont leur plein et évident effet dans les services d'hôpital, à plus forte raison chez le particulier.

Ces expériences cliniques ont tout autant de valeur que les expériences de laboratoire. Mais elles sont moins brillantes et frappent moins les yeux et les esprits.

Asepsie du personnel. — Les infirmiers et infirmières, les religieuses, les étudiants et les médecins dans les hôpitaux auront un costume spécial de toile facilement lavable ; il importe surtout que toutes les facilités leur soient données pour *se laver les mains* ; là est un point capital.

Autrefois, il existait, dans chaque salle, un pot-à-l'eau et une cuvette destinée au Chef de service qui se passait les mains à l'eau à la fin de la visite. Dans un service bien tenu, il doit y avoir deux ou trois lavabos roulants, suivant la visite et invitant, par cela même, tout le personnel à l'utiliser à chaque instant. Le chef de service doit tenir à ce que les mains de tout le personnel soient propres, les ongles brossés et curés. Le lavabo portera avec lui :

savons, brosses, limes à ongles et serviettes. Les limes à ongles seront passées à la flamme. Il est bon d'additionner l'eau d'un parfum agréable qui incitera tout le monde à s'en servir. Chez les particuliers, toutes les personnes de l'entourage du malade devront s'inspirer des mêmes principes.

Asepsie du malade. — Le vêtement du malade doit être, comme tout le reste, réglementé et surveillé avec soin. Il sera chaud ou léger suivant la saison ; ample et large pour laisser toute liberté à la respiration et aux mouvements : élégant, pour enlever toute apparence de maladie au malade ; facilement lavable.

On peut distinguer les sous-vêtements, les vêtements, les sur-vêtements.

A. — *Les sous-vêtements* comprennent :

Le linge de corps : inutile de parler de sa propreté nécessaire.

La flanelle, dont on abuse tant, n'est pas nécessaire. Nombre de gens se croiraient exposés à toutes les maladies, s'ils n'avaient pas leur flanelle ! On la laissera à ceux qui en ont l'habitude ; on en délivrera ceux qui le demanderont. On se gardera d'en prescrire à ceux qui n'en portent pas habituellement. Il faut proscrire les tricots, les gilets, les fourrures, peaux de chat ou de lièvre, dont se couvrent certains malades. On doit s'habiller suivant la saison, et les vêtements les plus chauds doivent être les vêtements de *dessus*.

Ceux qui se couvrent de flanelle ou de tricots dès le mois d'octobre conserveront leurs pelures jusqu'en mai, quelles que soient la saison et la température. C'est une mauvaise pratique. Ce sont les vêtements de dessus qui devront varier suivant la température extérieure. C'est à l'hôpital qu'on apprend à connaître le hideux gilet de flanelle ! D'ailleurs, le malade bien lavé et bien entraîné à la cure d'air peut supporter sans peine une température basse un peu pénible pour les personnes de l'entourage. Donc, une chemise de toile de coton ou de finette, un caleçon de même tissu sont les seuls linges de corps vraiment utiles.

B. — *Le vêtement proprement dit* sera de laine plus ou moins épaisse suivant la saison.

C. — Le sur-vêtement variera d'épaisseur suivant la saison et la température : pardessus de demi-saison, pardessus d'hiver, manteau de fourrure. Et il ne faudra pas se croire obligé d'imposer toujours le vêtement le plus chaud ; le patient aura le droit de les interchanger, suivant sa propre sensation de froid ou de chaud. Il faut absolument proscrire les tours de cou, les cache-nez, les fourrures qui s'imprègnent de la salive rejetée et deviennent des terrains de culture pour les germes nuisibles.

Le Chinois met une blouse de soie en été ; quand le froid commence, il en met deux ; si le froid devient intense, il en met trois ou quatre. Mais si la température s'adoucit, il en retire une, deux ou trois. Quoi de plus rationnel ? Il nous donne la bonne conduite à tenir et nous montre l'erreur des personnes qui accablent les malades des mêmes pelisses à l'automne, à l'hiver et au début du printemps.

Dans nos hôpitaux, toute salle doit être précédée d'un vestiaire où le malade abandonnera ses vêtements et prendra un bain avant de revêtir ses vêtements d'hôpital.

Asepsie du linge. — Le linge de corps et le linge de lit seront changés aussi souvent que possible.

Dès que le malade sera sorti de son lit, les draps et les couvertures seront enlevés et le lit aéré. Il sera bon d'avoir des draps pour les jours pairs et des draps pour les jours impairs afin de pouvoir laisser exposés à l'air et à la lumière les draps utilisés la veille.

On proscrira l'usage des sacs à linge utilisés dans des familles et qui restent accrochés dans les chambres. Le linge de corps sera mis dans des paniers hors de la chambre et stérilisé le plus tôt possible dans l'eau bouillante. Les mouchoirs seront l'objet d'un soin particulier et mis à part pour être stérilisés. Les serviettes de table seront changées tous les jours, s'il se peut. Dans le cas contraire, elles seront enfermées dans *un étui de toile* pour éviter leur contact avec les tables, les dressoirs et les mains des domestiques.

Le crachoir. — Nous avons dit déjà plusieurs fois que tous les excreta des animaux sont des substances dangereuses ; ceux de l'homme le sont encore plus que les autres. C'est leur accumulation autour de nous qui cause la plupart de nos maladies infectieuses. Les nomades ne connaissent pas ces maladies. Ils ignorent la tuberculose. Une asepsie bien entendue doit s'appliquer à détruire ou à stériliser tout ce que nous rejetons, et en particulier les produits de l'expectoration tuberculeuse ou non.

Depuis Koch, que n'a-t-on pas dit du crachoir ? On en a fait le réceptacle d'où sort la maladie. L'avenir de l'humanité dépendait de lui et, pendant qu'il absorbait l'attention du monde médical, on négligeait toutes les autres causes de tuberculose. Avec le temps, le crachoir a fait faillite et le monde médical, revenant au bon sens, s'est aperçu que les causes de la tuberculose sont très nombreuses et, dans leur multiplicité, d'une formidable puissance. Ceci ne veut pas dire que le crachoir soit inutile et qu'on doive considérer comme négligeable le danger des matières qu'il contient. Loin de là ! Encore une fois, tous nos excreta, tous les produits de nos émonctoires sont des poisons dangereux et nous devons nous appliquer à les détruire. La « guerre au crachat » était un peu puérile quand elle prétendait supprimer la tuberculose. Elle est très légitime comme mesure de propreté et d'asepsie générales. Ceci est vrai pour toutes les maladies pulmonaires et pour la tuberculose en particulier.

Y a-t-il une habitude plus abominable que celle qui consiste à cracher partout ? Quelle preuve de grossièreté !

Et cependant, elle était générale dans le monde civilisé et, en particulier, chez les Latins et chez les peuples méditerranéens. A l'hôpital, dans la rue, dans les bureaux, dans les chemins de fer, dans les voitures publiques, le sol, les murs, les meubles portaient la trace du sans-gêne répugnant de la multitude. A l'hôpital, la tolérance envers les malades dépassait toute imagination et les hommes de ma génération se rappellent quel spectacle indescriptible donnaient les malades d'une salle réunis, le soir, autour du poêle !

La guerre faite à ces habitudes malpropres a tout au moins eu cet excellent résultat d'attirer l'attention du public sur le danger de laisser cracher partout. Les faits célèbres signalés par Marfan ont été le point du départ d'une réforme salutaire dans l'hygiène des bureaux.

Il y a encore beaucoup à faire !

A propos de la malpropreté traditionnelle des peuples du midi, voici un fait qui montre que, dans la société la plus élégante et la plus policée de la Renaissance, l'habitude de cracher à terre était répandue.

La glorieuse Impéria vivait à Rome, en 1500 environ, au temps du pape Jules II. Son palais était d'une somptuosité rare et tout tendu d'étoffes précieuses. Le boudoir était tapissé de drap d'or épais et garni de tapis. Il parut si élégant à l'ambassadeur d'Espagne Enrico de Tolède que, ne sachant où cracher, il cracha dans le visage du laquais qui l'accompagnait. Et ceci passa pour une délicate et ingénieuse flatterie (1).

Aujourd'hui, trop de gens croient avoir rempli les devoirs de la politesse quand ils se sont contentés de se tourner de côté pour cracher à terre.

A l'hôpital, chaque malade aura son crachoir qui sera vidé et stérilisé plusieurs fois par jour. La forme et la matière de cet ustensile ont beaucoup varié depuis quelques années. On en a

____

1. *Intermédiaire*, Liv. XII, 853.

fait en verre, en fer émaillé, en carton : les uns ont la forme hémisphérique, les autres la forme conique du vase à fleurs. Après de longs tâtonnements, je suis revenu, dans mes salles, au crachoir cylindrique en métal avec couvercle ; c'est le plus facilement stérilisable. Les formes élégantes avaient le défaut d'être confondues par les malades avec les verres à boire !

Dans les escaliers et corridors, on devra multiplier les récipients élevés d'un mètre environ au-dessus du sol pour éviter que ce sol soit maculé autour d'eux. Il faut proscrire l'ancien crachoir, petite boîte remplie de sciure de bois qui n'était vraiment pas utilisable. Les Allemands ont fabriqué de petits crachoirs individuels très élégants, portatifs et pouvant se dissimuler dans la poche du veston. Ce récipient est facilement stérilisable. On pourra le proposer au malade. S'il ne l'accepte pas, il faudra se résoudre à le laisser utiliser son mouchoir. (Voilà où nous en sommes arrivés après tant de luttes !) On veillera avec soin à ce que le mouchoir soit souvent renouvelé et à ce que les mains soient souvent lavées (1).

En résumé, multiplier tous les soins pour détruire les produits d'expectoration : expliquer au malade le danger qu'il représente pour lui et pour les autres.

Couverts. Vaisselle. Verrerie. — Il ne faudra pas négliger de stériliser l'argenterie, la vaisselle et la verrerie du malade. Cette stérilisation est facile par l'eau de chaux carbonatée ou l'eau de savon.

Si le malade est au lit et si le traitement prescrit de le faire boire souvent, il faut plonger dans l'eau la tasse ou le verre *chaque fois qu'ils ont servi*. La tasse ou le verre ne doivent jamais conserver les traces de la bouche du malade ou du liquide qu'ils ont contenu.

Asepsie corporelle. — Depuis des siècles nous avons la foi superstitieuse dans les *médicaments*. Le public aime et trouve commode le traitement par les médicaments. Et, en effet, la formule dispense de toute pensée et de tout effort. Aussi tout

---

1. Voici la formule d'une solution recommandée par Kuss et qui semble avoir donné de bons résultats.

Savon noir..................	10 grammes
Lessive de potasse.	15 centimètres cubes.
Formol du commerce à 35 %.	40 centimètres cubes
Eau	Q. S. pour un litre.

Cette solution savonneuse alcaline de formol servira à garnir de liquide les crachoirs, à les désinfecter et à stériliser les mouchoirs.

ce qui est *médication* est un peu suspect au public qui est simpliste.

De là, l'extrême difficulté de faire comprendre la puissance, en réalité formidable, de l'asepsie. La propreté vulgaire semble une chose tellement usuelle qu'on ne la conçoit pas capable de guérir à elle seule.

Le médecin doit réagir contre ces tendances. C'est à lui d'imposer la foi aux choses de l'hygiène. Dans cet ordre d'idées, le plus bel exemple qu'on puisse citer est tiré de la guerre russo-japonaise. C'est probablement un fait unique dans l'histoire guerrière des peuples. Il est rapporté par le Docteur Matignon, auteur d'un beau livre sur l'armée japonaise pendant sa dernière campagne. Au moment de la bataille de Tsoushima, le médecin en chef de l'escadre de Togo donna des instructions pour que les hommes aient, avant la bataille, tous pris un bain et revêtu du linge propre !

Quelle leçon donnent les Japonais aux armées européennes ! Et quelle erreur nous commettons, en ne tenant pas compte de leurs exemples !

Pour éviter la tuberculose, il faut être méticuleusement propre. Pour la guérir, il faut être également propre. Les traitements les plus savants et les plus compliqués seront inutiles, si la propreté, l'asepsie la plus parfaite n'est pas inscrite en tête du programme du tuberculeux.

Trois précautions hygiéniques principales doivent être prises par le malade lui-même :

Propreté corporelle par le bain quotidien ;

Soins de la bouche ;

Lavage fréquent des mains.

Bains. — On étonnera beaucoup de personnes en leur disant que tout le monde, gens bien portants comme gens malades, doit prendre un *bain chaque jour*. Chaque jour, tout le corps et toutes les parties du corps doivent être lavées. Cette habitude donnera au tuberculeux un bien-être que ne soupçonnent pas les personnes qui se privent du bain. De plus, elle atténuera dans de grandes proportions le danger des infections secondaires. La médecine contemporaine a le souci de donner une couleur scientifique à ses prescriptions ; or il n'y a rien de scientifique à prescrire un bain. Il n'y a même rien qui frappe l'imagination. C'est une médication trop simple et cependant d'une efficacité insoupçonnée du public tant médical que non médical en France.

Quand on parle de médication simple, ne frappant pas l'imagination, on se trompe.

Il y a encore des personnes affolées à l'idée de prendre un bain, et on peut citer le cas d'une jeune fille de 16 ans, mise pensionnaire dans une grande institution de Rouen, à la condition qu'elle ne prendrait jamais de bains, cet acte pouvant entraîner la mort.

Une jeune Parisienne de vingt ans est envoyée en province, chez des parents, en vacances. Sa mère la fait précéder d'une lettre de recommandations pour son hygiène. Comme la jeune fille maigrit depuis quelque temps (probablement par insuffisance hépatique due au carnisme excessif), la lettre porte les indications suivantes : « Viandes et œufs aux trois repas ; boule d'eau chaude aux pieds pour la nuit et pas de bains. Surtout pas de bains ».

C'est le vestige d'une vieille croyance : le bain affaiblit et fait maigrir.

Très rares sont les personnes qui prennent un bain tous les jours. On se contente de se laver le visage et les mains. En sortant du lit, tout le monde s'habille au lieu de se mettre nu pour les ablutions. Les personnes soigneuses prennent un bain tous les huit jours : c'est ce que conseillent tous les livres de thérapeutique tuberculeuse ! Quant aux lycées, collèges, couvents et pensionnats, la chose leur est à peu près inconnue. La malpropreté latine a sa source dans les habitudes monacales encore invétérées et ces habitudes partent elles-mêmes d'une pudeur excessive. On pourrait à ce propos raconter des choses inénarrables !

HISTORIQUE. — Tout le monde connaît le soin que prenait de sa personne le citoyen d'Athènes ou de Sparte. Ce sont leurs descendants qui, plus tard, devaient apporter à Rome l'habitude de l'hydrothérapie chaude. Les Gaulois enseignèrent aux Romains l'usage des ablutions, lotions et douches froides.

Nos ancêtres, les Gaulois, étaient fort propres, et les Romains, qui ne l'étaient guère, admiraient le soin méticuleux qu'ils apportaient à leur toilette. Ils avaient le respect de leur peau blanche et de leur chevelure fauve. Les cheveux et la longue moustache étaient l'objet d'attentions particulières. Ils se lavaient la tête à l'eau de chaux pour assurer à la chevelure la coloration blonde. Leurs corps étaient propres et neigeux. *Quiddam simile nivibus*. Tout cela exigeait des soins réguliers (1).

Le Français notre contemporain a perdu ses qualités ancestrales sur ce point. L'envahissement continu de la France par le Latin et par la discipline romaine est la cause de ce mépris de la propreté corporelle.

A Rome, c'est l'illustre médecin Asclepiades qui fut le créateur de l'hydrothérapie si goûtée sous Auguste et personne ne contribua davantage à généraliser la mode des Thermes que les mœurs grecques avaient introduits à Rome. Les vieux Romains se lavaient chaque jour les bras et les jambes pour enlever les souillures contractées par le travail, mais l'ablution du corps entier ne se renouvelait qu'une fois par semaine aux jours du marché. C'était bien plus qu'on ne fait aujourd'hui. D'après une statistique citée par M. Maurice Albert (2), les Italiens prennent en moyenne un bain tous les deux ans. Il n'y a pas de ville au monde où l'on trouve moins d'établissements de bains chauds qu'à Rome. Les ruines des Thermes anciens semblent leur suffire. Cependant, depuis quelques années, de grands progrès ont été faits.

1. JULLIAN, *Histoire de la Gaule*, II, 49.
2. *Les médecins grecs à Rome*, p. 54.

R. BRUNON. La Tuberculose pulmonaire. 29

D'une manière générale, la propreté diminue en Europe à mesure qu'on descend du Nord au Sud.

L'Angleterre est la patrie de Lister. Le peuple du monde le plus propre est le peuple japonais. S'il a triomphé, dans la guerre, de l'ennemi invisible, la maladie, qui jusqu'ici avait fait plus de mal aux troupes que les armements les plus perfectionnés, il doit cette victoire à son esprit de « méticulisme » et à son admirable propreté (1). Pendant une campagne de dix-huit mois, aucune épidémie ne toucha les troupes. Mais, aussi souvent que possible, le soldat japonais arrivé au cantonnement, au lieu de passer son temps à boire, prenait un bain.

Technique du bain. — Quand on parle du bain quotidien pour tout le monde et pour le malade en particulier, on ne fait pas allusion à un grand bain pris dans une baignoire. Certes ce bain serait très efficace, mais il est peu pratique parce qu'ils sont encore peu nombreux ceux qui disposent d'une salle de bain ou seulement d'une baignoire. De plus, le bain coûte cher. Ce qui est à la portée de tout le monde, c'est le bain anglais, le *tub*. Voici comment le malade s'en servira.

Dès le lever, le malade commence par exonérer son intestin, puis il fait le *tub* à l'eau chaude savonneuse. Une copieuse lotion doit lubréfier tout le corps et en particulier les régions où s'accumulent spécialement les produits épidermiques, les pieds, les plis articulaires, les aînes, la face interne des cuisses, les aisselles, le thorax, l'abdomen, l'ombilic et les organes génitaux. Ce savonnage est l'occasion d'un massage léger, superficiel et général. Quand le savon est enlevé, le malade fait lui-même un rinçage avec une éponge imbibée d'eau froide à la température de la chambre. Si on n'a pas l'habitude de l'eau froide, une première lotion sera faite avec une éponge assez exprimée. Peu à peu, on arrivera à faire, coup sur coup, deux ou trois lotions froides avec une éponge de plus en plus ruisselante. On peut ainsi *doser* l'action de l'eau froide suivant les habitudes et le goût de chacun.

D'ailleurs, après quelques jours d'entraînement, on ne pourra plus se passer de la lotion froide, tant est grand le bien-être général qu'elle donne. Quand la lotion froide est terminée, le patient s'essuie les mains et les pieds et il passe sa chemise. La réaction sera plus agréable si on n'essuie pas le corps. On pourra ensuite passer un peignoir pour achever la toilette et faire sa barbe. Si on porte toute la barbe, elle sera savonnée avec soin ; si on ne la porte pas, on se rasera chaque jour pour n'avoir jamais l'air négligé.

Chauffage du cabinet de toilette. — Ce chauffage n'est pas absolument nécessaire. Il y a des personnes qui font leur toilette à l'eau froide dans une pièce non chauffée. On voit le fait tous les jours en Angleterre. Cependant si le malade n'a pas été entraîné à cette pratique, on chauffera son cabinet de

1. Dr J. J. MATIGNON. *Enseignements médicaux de la guerre russo-japonaise.* Paris, 1907.

toilette à 16° et ce sera pour lui une sensation délicieuse que de pouvoir se laver à *l'eau froide* dans une *atmosphère chaude*.

L'hôpital doit avoir des lavabos chauffés avec baignoires et tubs. Un malade ne doit pas entrer dans la salle sans avoir pris un bain.

Lotions. — Si le malade est fébricitant, il faut se contenter des lotions faites au lit, le malade gardant la position horizontale.

On ferait de deux **à** quatre lotions par jour, générales et copieuses, avec de l'eau tiède ou de l'eau fraîche (de préférence fraîche), additionnée d'eau de Cologne médicinale ou d'alcoolat de lavande. Le malade réclame généralement ces lotions.

Soins de la bouche. — Si le malade a de mauvaises dents, il doit s'adresser immédiatement au dentiste. Pas de bonne digestion normale si la dentition est mauvaise. Les dents doivent être brossées après chaque repas. On emploiera une brosse dure, à surface dentelée ; on brossera les dents verticalement d'abord avec un savon ; puis avec du perborate de soude ; enfin avec de la craie préparée. Tout ce traitement dans la même séance.

Si les gencives saignent, c'est qu'elles sont mal soignées. Raison de plus pour les brosser, et, par l'action de la brosse, elles deviendront fermes.

On peut rincer la bouche avec de l'eau additionnée, pour le goût, d'une eau dentifrice et, tous les deux jours, d'eau oxygénée.

Il importe de remarquer que l'eau dentifrice ne suffit pas pour déterger et blanchir les dents ; il faut du savon (un savon spécial) de la poudre, et brosse, savon et poudre sont encore insuffisants pour obtenir une bonne asepsie de la bouche. Il faut, une fois par jour au moins, passer une soie plate (soie spéciale) entre les dents. Cette pratique très utile est généralement réservée pour le soir.

La propreté des dents et de la bouche doit être méticuleuse. C'est par la voie pharyngée qu'entrent les agents vecteurs des maladies qui peuvent compliquer la tuberculose. La tuberculose laryngée serait plus rare, si la bouche et le pharynx étaient aseptisés.

Il faudra au médecin une grande ténacité et une grande patience pour obtenir l'application de tous ces petits détails dont l'importance est considérable. Les préjugés et l'indifférence en la matière sont très grands. Beaucoup de familles croient que brosser les dents c'est les déchausser et irriter les gencives. Elles ne voient pas que c'est le tartre qui entraîne la pyorrhée et l'état fongueux des gencives. Elles prennent la cause pour l'effet. L'ignorance rend les préjugés très difficiles à combattre, et c'est un sujet d'étonnement que de voir souvent de frais et jeunes visages de jeunes filles déparés par des dents jaunes et mal tenues. Il est étrange de rencontrer des femmes très préoccupées de leur toilette et quelquefois fort coquettes, négliger leurs dents et ne pas voir que des dents blanches, fussent-elles irrégulières, illuminent un visage. Ce manque de soin caractérise les Français en particulier et il a sa source dans les habitudes des couvents et des pensionnats.

Au couvent du Petit-Picpus, dans les *Misérables* :

« . . Quand on les voit (les religieuses), on ne voit jamais leur bouche. Toutes ont les dents jaunes. Jamais une brosse à dents n'est entrée dans le couvent. Se brosser les dents est au haut d'une échelle au bas de laquelle il y a : perdre son âme. »

Quel contraste entre nos habitudes latines et celles des Japonais ! Le Japonais a autant de soin de ses dents que de sa peau. Chez lui, tous les hommes de troupe ont leur brosse et de la poudre dentifrice. Pendant la guerre russo-japonaise, brosses et poudre figuraient parmi les objets que les sociétés patriotiques envoyaient en grande quantité sur le front pour être distribués de temps à autre. Le lavage des dents et de la bouche est un vrai besoin chez le Japonais. Dans les gares se trouvent de grands réservoirs d'eau chaude où les voyageurs des trains de nuit vont puiser, le matin, pour leur toilette, et ils commencent par se brosser les dents. Des réservoirs identiques avaient été agencés dans certaines gares du Transmandchourien et, le matin, les hommes s'y précipitaient dès l'arrêt du train.

Pendant la Grande Guerre, nos hommes recevaient avec joie les paquets envoyés par l'arrière et contenant des objets de toilette. Mais combien d'hommes en ignoraient même l'usage !
J'ai vu à l'hôpital nombre de noirs de notre armée d'Afrique me demander la permission de substituer à la brosse à dents réglementaire un petit bâton dont l'extrémité était transformée en brosse par mâchonnement des fibres. Ces hommes avaient un grand soin de leurs dents et leur exemple ne servait guère à leurs voisins de lit français.

Propreté des mains. — Tout le monde doit se savonner les mains plusieurs fois par jour.

Dans les hôpitaux, le chef de service doit veiller à ce que son personnel, étudiants et infirmiers, use largement des lavabos volants qui doivent suivre la visite. Les lycées, les écoles, les ateliers, les bureaux, les administrations des postes, des chemins de fer, etc., devraient mettre des lavabos d'eau chaude à la portée de tout leur personnel. Ce serait une réforme plus utile que la plupart des désinfections illusoires faites à grand renfort d'antiseptiques.

Le tuberculeux doit être d'une propreté exquise. Il aura les ongles courts ; il les limera, les polira avec soin.

Mais ce qui est important, il se lavera les mains avant chaque repas et après chaque visite au water-closet. Sur ce point, les mœurs japonaises sont de beaucoup supérieures aux nôtres. Un water-closet ne devrait pas exister sans le lavabo ! Et il ne devrait pas être nécessaire de souligner ces choses !

Au Japon, dit le Docteur Matignon, on voit à l'entrée des latrines militaires un seau d'eau avec une cuiller en bambou dedans ; l'homme, en sortant, se passe de l'eau sur les mains. Cette habitude est répandue dans tout le Japon et il n'est si pauvre maison qui n'ait son seau d'eau et sa cuiller de bambou. Dans les hôtels japonais, dès qu'un voyageur se rend au water-closet, les bonnes se précipitent pour lui tendre la cuiller d'eau.

Ce détail, entr'autres, fait comprendre que le Japonais trouve à l'Européen une odeur désagréable.

Résumé. — On pourrait croire que toutes ces exigences de propreté vont condamner le malade à plusieurs heures de travail ; ce serait une erreur. Une toilette générale bien faite et remplissant les conditions les plus méticuleuses demande tout au plus une heure, plus exactement trois quarts d'heures. Mais le temps ne fait rien à l'affaire. Il faut de toute nécessité rompre les résistances et astreindre le malade à toutes les prescriptions nécessaires.

Le traitement de la tuberculose est fait d'une infinité de petites prescriptions dont pas une n'est inutile.

Celles qui visent la propreté ont une efficacité non soupçonnée du plus grand nombre.

TRAITEMENT PHARMACEUTIQUE

En parallèle avec la médication par les agents physiques, vient, naturellement, à l'esprit le traitement par les médicaments. Nous n'en dirons que quelques mots laissant aux traités de thérapeutique le soin de développer ce chapitre curieux.

Que n'a-t-on pas prescrit aux tuberculeux ? On ne saurait trop recommander la plus grande prudence dans l'administration des médicaments ; un très petit nombre peut être utile. La plupart sont nuisibles en troublant la digestion ou fermant les émonctoires.

L'arsenic est un des médicaments qui peuvent rendre service au début de la maladie quand existe *l'anémie arsénicale* du professeur A. Gauthier. Le cacodylate administré sous la peau peut être le point de départ d'une augmentation de poids très encourageante.

On trouve dans les manuels toutes les indications désirables sur l'iode, le soufre, les phosphates, les chlorures, etc.

Ce qui importe au tuberculeux, c'est que le médecin ne s'inspire pas du mot cynique : employez ce médicament pendant qu'il guérit. Il faut conseiller au médecin la réserve, le scepticisme, la conscience.

SIXIEME PARTIE

RÉGIME ALIMENTAIRE

CHAPITRE PREMIER

Importance du régime alimentaire

« La pharmacie du tuberculeux, c'est sa cuisine. »

Le but de la thérapeutique, en matière de phthisiologie, est double : arrêter le mouvement de dénutrition du malade ; instaurer le travail de reconstitution.

Le repos, l'aération, une hygiène bien entendue répondent à la première indication ; le mode d'alimentation répond à la seconde. De là l'importance très grande de ce chapitre de la thérapeutique.

Le mot *être* (esse) signifie *manger*. Être ou ne pas être équivaut à : manger ou ne pas manger. Ceci est vrai pour l'homme en général et pour le tuberculeux en particulier.

De plus, si le mode d'alimentation doit jouer un rôle de premier ordre dans le traitement, son influence n'est peut-être pas moindre dans les causes de la tuberculose. On devient tuberculeux par mauvaise alimentation (alcoolisme) et par suralimentation (arthritisme).

D'autre part, il faut remarquer que, contrairement aux apparences, l'*inanition* par *quántité* insuffisante ne joue peut-être pas le rôle qu'on pourrait croire dans la genèse de la tuberculose.

La *qualité* de l'alimentation nous paraît être beaucoup plus importante.

Ce qu'il faut au tuberculeux, ce n'est pas tant une alimentation abondante qu'une alimentation choisie et variée.

Voilà quelques-unes, parmi les raisons primordiales, d'appliquer toute son attention au régime des malades. Il doit être fixé jusque dans ses moindres détails et avec une minutie qui pourrait paraître excessive aux yeux de quelques personnes.

L'homme fut d'abord omnivore par nécessité ; les fruits et les petites proies (insectes, larves, herbe, feuilles) le nourrissaient tant mal que bien, comme il arrive, de nos jours, chez les sauvages. La chasse et la pêche marquèrent une étape nouvelle : l'homme devint carnivore et de mœurs féroces. La vie pastorale inaugura la civilisation et un régime alimentaire composé de laitages et accessoirement de la chair et du sang des animaux domestiques ; la vie agricole introduisit l'usage des céréales et l'homme devint omnivore comme aux débuts, mais avec un choix d'aliments plus riches. Voilà les probabilités. Il faut arriver aux hautes civilisations corrompues de l'antiquité et à la Renaissance pour voir le goût du peuple s'affiner. Assouvir sa faim ne suffit plus ; l'appétit demande l'excellence et la diversité dans les mets. De tout temps, l'homme, sauvage ou civilisé, a recherché l'aliment frais animal et végétal.

Pendant des siècles les navigateurs à la voile ont attaché un grand prix à cette variété d'aliments pour combattre le scorbut. Ils appliquaient, instinctivement, les préceptes de la médecine antique ; et, par besoin, se préoccupaient très vivement de la *qualité* des aliments : les légumes et les fruits étaient recherchés avidement par eux.

La science moderne a eu tort de mépriser ces notions des siècles précédents et de n'attribuer aux fruits et aux légumes qu'un rôle purement mécanique. Elle oublie trop que ses découvertes ne font souvent que corroborer ce que l'empirisme des siècles avait découvert.

Dans la civilisation grecque, Hippocrate préconise la *variété du régime*. C'est la pratique des médecins français opposée à celle des sanatoriums allemands.

Aussi bien pour le malade que pour l'enfant nouveau-né, si vous voulez vous soumettre aux données de la thermochimie, vous êtes sûr de conduire malade ou enfant à un désastre. La Science évalue les besoins alimentaires en *calories* et fixe à 2.500 calories la ration d'un adulte du poids de 70 kg. L'individu est assimilé à une machine brûlant graisses, hydrates de carbone et albumine ; produisant de la chaleur et la transformant en travail physique !

On croit tenir la vérité absolue dans cette théorie : un régime est « rationnel » quand il comporte 2.500 calories pour un adulte et **un** gramme d'albumine par kilogramme. On va jusqu'à croire que les graisses et les hydrates de carbone sont les aliments caloriques types, les albumines et les sels minéraux servant à l'entretien des tissus. On s'imagine que, de par *la loi d'isodynamie*, les calories nécessaires peuvent être indistinctement demandées aux graisses, aux hydrates de carbone et aux albumines. La clinique expérimentale attribuait aux hydrates de carbone une sorte de spécificité ; la science ne l'écoute pas.

Aujourd'hui on parle de *Vitamines*. Quelle est leur nature ? Ferments, catalyseurs ou compléments ? Peu importe au médecin.

Les vitamines. — En toute chose le temps fait son œuvre. Les calories furent à la mode ; maintenant ce sont les vitamines. Leur étude a suscité d'innombrables travaux !

On dit qu'il y a maladie *par carence* lorsque, dans l'alimentation, est absente une substance indispensable à la nutrition ; ou encore lorsque cette substance, modifiée dans son état physico-chimique, a perdu la qualité de substance *vivante*.

Ces substances déficientes, manquantes, (*carere*, manquer) ce sont les vitamines.

On ignore leur nature chimique. Cependant, empiriquement, on distingue, jusqu'à nouvel ordre, les vitamines B, hydrosolubles (muscles, cerveau, foie, reins, jaune d'œuf, lait, « assise protéique » de l'écorce des céréales). Leur absence provoque les troubles polynévritiques du Beri-beri. La chaleur expliquerait leur absence totale dans les conserves préparées avec le carbonate de soude.

Fait utile à connaître :

Les vitamines A, liposolubles (corps gras) sont des vitamines de croissance ; leur absence entraînerait le rachitisme.

Les vitamines C, anti-scorbutiques (citron, orange, chou, vin, etc.).

Restons très réservés sur ces données, et d'autant plus que certains chimistes ont dénié toute action au groupe C dont l'utilité est cependant connue depuis des siècles (scorbut). Il est vrai que d'autres chimistes ont émis une autre opinion.

Ce qui est sûr, c'est que certaines « substances règlent la nutrition et, peut-être, la digestion ; assurent le développement régulier des jeunes individus ; président au fonctionnement de certains systèmes organiques ; jouent un rôle important dans le métabolisme cellulaire et la rénovation des noyaux ». (G. H. Roger).

Ce qu'il importe de savoir, c'est qu'il y a un élément *vivant* dans certains aliments. Sa présence est indispensable dans l'alimentation à côté des hydrates de carbone, graisses, albumines et sels minéraux. Les médecins praticiens et les hygiénistes, et tous ceux qui font de la clinique avaient donc raison de dire que les légumes frais, les jus de fruits sont composés d'une eau « vitalisée » dont l'influence est incontestable dans l'alimentation.

Il y a là un enseignement d'une importance capitale pour le phthisiologue dans la combinaison des régimes destinés aux tuberculeux.

J'ai entendu jadis raconter l'histoire suivante par le professeur Lévèque de Rouen :

« Un grand maître passant sur le quai Voltaire, voit un joueur d'orgue de Barbarie faire manger des carottes crues au singe qu'il exhibait. L'homme, répondant aux questions, dit avoir remarqué que les carottes empêchaient le développement de la tuberculose dont tous ses singes mouraient. — Vous feriez mieux de lui donner du sirop d'iodure de fer, dit le médecin. »

L'empirisme du joueur d'orgue donnant des vitamines sans le savoir était plus éclairé que la consultation du grand Maître.

Cette question des vitamines, considérée en général, nous donne une preuve de plus que la tradition fondée sur l'observation, que l'empirisme, que la clinique expérimentale doivent être nos guides dans l'étude des maladies. Les régimes scientifiques fondés sur la chimie ne pourront être acceptés qu'après avoir subi l'épreuve de la pratique en général et de l'observation de chaque malade en particulier.

Nous utiliserons ces principes généraux dans la conduite à tenir pour la combinaison du régime d'un tuberculeux. On s'appuiera sur trois ou quatre aphorismes :

1° Il faut faire une grande part aux aliments végétaux « vitalisés ».

2° Il faut tenir compte du pouvoir d'assimilation de chaque malade étudié individuellement.

3° Il ne faut pas prêter l'oreille aux formules dites savantes et que le germanisme a introduites dans la médecine française.

4° A la question que pose le malade : que dois-je manger ? il faut répondre : tous les aliments. Mais cette liberté dans la variété sera soumise à la surveillance du médecin.

CHAPITRE II

Régime végétal et régime carné

Les anthropoïdes se nourrissent de fruits. L'homme primitif avait la même alimentation.

Le vrai régime de l'homme devrait comprendre : les fruits, les légumes, les céréales et certains produits d'origine animale : œufs, laitages, miel. Il devrait proscrire tout aliment ayant vécu d'une vie animale : viandes, poissons, mollusques, crustacés.

La guérison, chez un tuberculeux, est d'autant plus solide qu'il a pu se rallier plus ou moins étroitement au régime végétal.

L'azote (α privatif ζωη vie) est un gaz très répandu dans l'atmosphère et dans les substances organiques.

L'azote nécessaire à l'économie et que la science allemande demande au régime carné, se trouve dans les céréales, les fécules, les pâtes, le riz. Il serait même possible que le monde végétal fût la grande source de l'azote alimentaire.

Lorsque la civilisation se sera épurée et sera devenue vraiment scientifique et sage, on s'apercevra que notre hygiène alimentaire actuelle est la négation de tout bon sens.

Il faut que le malade intelligent médite ces choses, s'observe lui-même et constate la puissance du régime végétarien (plus ou moins mitigé par le médecin).

Depuis les anciens Egyptiens, les Assyriens et les Hindous, jusqu'à l'époque actuelle, en passant par Pythagore, Hippocrate, Sénèque et J.-J. Rousseau le copiste, on voit nombre de peuples ne pas user de l'alimentation carnée.

Sous l'ancien régime, le paysan français ne mangeait presque jamais de viande. Le fond de sa nourriture était l'avoine, le sarrasin, les châtaignes, l'orge, le seigle et le lait caillé. (On tuait le cochon une fois par an). Rien ne prouve que ce mode d'alimentation ait entraîné une déchéance organique. J'aurai bien des fois l'occasion de montrer qu'en matière d'hygiène, le savant xixe siècle a été de beaucoup inférieur aux siècles précédents.

Il ne faut pas accepter avec crédulité ce que les historiens ont dit des mœurs et des habitudes de nos pères sous l'ancien régime. Ce qui est sûr, c'est que la tuberculose ne regresse pas en proportion avec les progrès de la science.

L'ouvrier actuel des villes est petit-fils du paysan nourri de bouillies ; il a beau augmenter sa ration de viande, la valeur nutritive de cet aliment est si faible que, loin de le sustenter, il ne fait, après excitation de quelques heures, qu'entretenir l'impression de faiblesse du travailleur et le pousser aux excitants alcooliques (de Fénis).

Il est fort possible que l'abus de la viande mène à la tuberculose pulmonaire, soit directement, soit indirectement, par l'abus de l'alcool qu'il entraîne.

Actuellement, le régime végétarien est celui de millions d'individus, soit par nécessité naturelle, soit par conviction religieuse : paysans russes, norvégiens, travailleurs de toutes races, Hindous porteurs de dépêches, bateliers du Nil, mineurs de l'Amérique du Sud, bûcherons de la haute Bavière, soldat turc, portefaix de Constantinople, soldat japonais, bouddhistes, théosophes, trappistes. Chez aucun d'eux, le régime végétarien ne compromet l'énergie physique. Tout au contraire.

Les aliments d'origine animale modifient les tissus vivants en acidifiant le sang, en retardant les oxydations, en chargeant les humeurs d'une surabondance de déchets azotés et d'acide urique en particulier. Ils augmentent les alcaloïdes urinaires ; ils produisent l'hypertension artérielle, fatiguent le cœur et congestionnent le poumon.

Les expériences récentes de H. Roger sont extrêmement curieuses et montrent les relations, paradoxales en apparence, entre l'absorption intestinale et la circulation pulmonaire. Les données cliniques de P. Carton sont également fort intéressantes.

Contrairement aux aliments d'origine animale, ceux d'origine végétale alcalinisent les plasmas et leur apportent le fer, le phosphore, la chaux, etc., dont ils ont besoin. Et le tuberculeux en a un plus grand besoin que tout autre.

Le régime végétal est un facteur de haute évolution humaine ; il est une cause d'harmonie des puissances physiques, vitales et spirituelles : son influence sur le corps se traduit par le libre jeu des fonctions, la pureté des humeurs, la conservation de la force musculaire, la permanence de la santé par renforcement des défenses contre la maladie. Son influence vitale supprime dans la circulation nerveuse les forces souillées et introduit des énergies solaires neuves et pures. Du côté de l'intellect il facilite le jeu des opérations cérébrales ; il accroît l'énergie morale ; il transforme le caractère auquel il apporte : la patience, la gaieté, le sang-froid, la joie de vivre. Son influence morale ? — Il atténue l'influence ancestrale des passions de sensualité (le boche se nourrit surtout de cochon) ; il est d'un grand secours au tuberculeux astreint à une vie d'anachorète.

Notre génération est maladive ; elle est la proie de la tuberculose, parce

qu'elle est au régime de la viande et de l'alcool. Les peuples primitifs qui
fondèrent les grandes civilisations étaient végétariens. Les grands sages,
les grands saints, les rédempteurs, les fondateurs d'ordres religieux ont proscrit l'usage de la viande et considéré qu'elle représente une nourriture mauvaise.

D'ailleurs le xixᵉ siècle, en compliquant à l'envi ses régimes
alimentaires, et en s'adressant de plus en plus, aux aliments
condensés et alambiqués par l'industrie, fait preuve d'une grande
légèreté. La saine hygiène est dans un retour à la vie simple.
Les habitants du Nouveau Monde, à l'arrivée des féroces Espagnols, ne connaissaient ni la graisse, ni l'huile, ni le lait, ni
le sel, ni le sucre, ni les épices, ni le pain, ni le vin. Et cependant
leur force physique, leur vigueur et leur beauté étaient incontestables.

Il est vrai qu'ils furent dévorés par une poignée de carnivores.

Au point de vue médical, la viande, prise en excès, excite et
intoxique plus qu'elle ne nourrit. Elle est la source principale
des affections gastro-intestinales, dyspepsies, gastrites, entérites,
appendicites, hépatites, qui toutes ont leur répercussion sur
le poumon. Elle provoque la déchéance des éléments nobles des
organes ; elle diminue les résistances naturelles ; elle ferme les
émonctoires ; elle ouvre la porte aux maladies infectieuses, y
compris la tuberculose.

Remarquez que sa suppression entraîne la régression des maux
qu'elle avait engendrés. Celui qui, par nécessité thérapeutique ou
par sagesse, peut passer du régime carné au régime végétal, voit
sa santé s'améliorer et son moral se raffermir (1).

Mais le régime végétarien semble impraticable à la foule des non
croyants. Le tuberculeux ne pourra y accéder que par étapes : il
s'en approchera lentement et par tâtonnement, suivant l'art de
son médecin. Il serait même imprudent de supprimer la viande
au début du traitement. Il sera bon de commencer le repas par
les légumes quand l'appétit sera suffisant.

Mais il nous faut entrer dans les détails. Ils sont du plus haut
intérêt pratique.

Régime minéralisateur

A chaque ligne, étant donné que le tuberculeux est notre
objectif principal, nous aurons à parler minéralisation et déminéralisation, décalcification. Il faut s'entendre sur la valeur de
ces mots.

1. P. CARTON. *Passim.*

Certes, la question est encore bien obscure théoriquement ; mais, dans la pratique, on *voit* les effets d'une thérapeutique vraiment minéralisante.

Etudions rapidement les théories principales.

Théorie classique. — La déminéralisation serait due à une suractivité fonctionnelle, à une accélération des échanges nutritifs capables de conduire le sujet à la consomption. De là, pratiques de suralimentation et emploi de produits pharmaceutiques.

La *théorie de Ferrier*, la déminéralisation est la décalcification par alimentation défectueuse, trop pauvre en sels de chaux. Il préconise l'eau calcique, les médicaments à base de chaux ; il s'élève contre la suralimentation, l'emploi des corps gras, de l'alcool, des acidités, des fruits crus.

La *théorie de P. Carton* est plus générale et plus compréhensive. Il y a incapacité de métabolique pour les substances minérales pour faire face à cette incapacité et neutraliser ainsi les acides non transformés. Les causes sont dans les aliments toxiques acidifiants : viandes, alcool, sucre industriel, corps gras en excès. Le correctif est dans l'usage d'une nourriture minéralisante : pain bis, œufs, légumes verts, fruits entiers.

Ce serait cette défaillance primitive du métabolisme qui créerait secondairement l'aptitude à devenir tuberculeux. Il y aurait là une des multiples formules de dénutrition par assimilation viciée due, elle-même, à des fautes alimentaires et hygiéniques ouvrant la porte à la tuberculose. On aurait ainsi l'explication théorique du mot des anciens médecins : *l'état général est tout.* Cette théorie est corroborée par les faits cliniques ; elle aura la sympathie des médecins praticiens.

CHAPITRE III

___

La suralimentation. Ses dangers.
Le régime spécial du tuberculeux

___

La formule allemande a fait fortune ; cependant, comme toutes
les formules, elle contient une part d'erreur. La suralimentation
est un moyen de traitement, mais c'est un moyen souvent dangereux et toujours d'un maniement difficile.

Pendant longtemps les phthisiques ont été mis à un régime
restreint. On craignait d'alimenter la fièvre. Le régime blanc
était en honneur au commencement et au cours du xixe siècle.
On nourrissait les malades de bouillon de poulet, de potages et
de laits de poule. Bennet a protesté avec raison contre cette diète
et il a donné le bon exemple en s'appliquant lui-même un régime
substantiel. Debove (1) a énergiquement distribué une alimentation réparatrice aux tuberculeux et il a peut-être abusé de
sa méthode.

Sous l'influence des méthodes allemandes, le monde s'est
laissé suggestionner, il a oublié les prudences de la clinique, et
on est bientôt tombé dans un excès. On a systématisé la suralimentation. Actuellement, on tend à revenir, en France, à un
juste milieu, ce qui est la vérité clinique.

Dangers de la suralimentation. — Le danger est surtout
dans la suralimentation *carnée*. Y soumettre systématiquement
tous les malades c'est se ménager les plus graves déconvenues.
On peut voir dans cet ordre d'idées, des choses invraisemblables ;
des malades prenant, entre les repas, une douzaine d'œufs, ou
quatre à cinq cents grammes de viande crue et même encore de

___

1. DEBOVE. *Leç. sur la Tuberculose.* Paris 1884, p. 76.

l'huile de foie de morue. Une suralimentation continue devient rapidement une alimentation exagérée et une cause de déchéance pour le malade.

Dans l'application du principe de la suralimentation mal comprise, les fautes portent sur la *quantité* et sur la *qualité* des aliments. On voit encore des malades faire six ou sept repas par jour, et des repas copieux. Ils se gorgent de viandes, d'œufs et de lait. Certains malades croient bien faire en prenant trois litres de lait aux repas et entre les repas. Que dire des abus d'alcool sous forme de vins généreux et de liqueurs ?

J'ai eu l'occasion de voir, dans le département de l'Eure, un jeune homme de 16 ans sujet aux bronchites tous les hivers. Un vieux confrère, pithiatisé par les idées d'alors, lui faisait prendre seize jaunes d'œuf par jour en dehors des quatre repas dont deux comprenaient un gros beafsteak ! Au troisième mois de ce régime, la diarrhée était telle qu'on dut le modifier.

Néanmoins, la suralimentation fut continuée par l'abus des viandes, et quinze ans plus tard le malade présenta les signes d'un œdème des sommets qui donna les plus grandes craintes et ne céda qu'avec un régime lacto-végétarien sévère.

Chez une jeune fille de quinze ans ayant maigri et soupçonnée de tuberculose pulmonaire, on avait institué le traitement suivant : deux litres de vin (vin du pays) chaque jour. Un ou deux verres de vin fin par repas. Café avec eau-de-vie. Vin de Champagne souvent. Viandes grillées ou rôties aux deux repas avec jus de viande. Sirop ioduré aux mêmes repas.

Après un mois de ce régime, la malade était « anéantie », dit le père, et à peine capable de marcher. Elle se traînait de meuble en meuble.

Heureusement pour elle, un officier de santé, médecin de village et homme de bon sens, intervint. Il la mit au lait et sa santé se rétablit (1).

L'appétit du malade n'est pas un bon guide dans la circonstance. L'appétit est fonction d'habitudes prises artificiellement. Plus on mange de viandes, plus l'estomac secrète les sucs digestifs. Et plus il secrète, plus on est entraîné à manger pour atténuer ses impressions et saturer l'acidité stomacale (A. Gauthier). Et, en effet, l'abus le plus habituel est celui de la viande. Cet abus laisse dans le sang et les tissus un excès de matériaux azotés nocifs : corps de la série urique, créatine, substances extractives azotées indéterminés, etc., qui congestionnent le foie, le rein, le cœur, le poumon. Le sang est moins alcalin et la puissance des oxydations et des éliminations est diminuée. L'abus des graisses, des hydrates de carbone et des matières amylacées entraîne un développement excessif du tissu adipeux chez les malades au repos. Certes, il y a intérêt à augmenter les réserves de graisse chez les tuberculeux, mais la suralimentation par la viande et les hydrocarbonés n'agit dans ce sens que faiblement.

1. BRUNON. *Normandie Médicale,* 1ᵉʳ mars 1905.

Dans les cas de suralimentation voici ce qu'on observe cliniquement : deux ou trois heures après les repas, il y a de la somnolence et un besoin impérieux de faire la sieste. Les yeux du malade se ferment malgré lui. Il est pâle ou, après la sieste, il il a de la céphalée, des bouffées de chaleur avec congestion de la face. Les mains sont chaudes, le ventre est ballonné ; il y a du pyrosis et des palpitations cardiaques. Vers une heure du matin, le malade est réveillé sans cause apparente : agitation, cauchemars, terreurs nocturnes, sueurs. Très souvent, les sueurs des phthisiques sont des sueurs de dyspeptiques ; modifiez le régime et les sueurs disparaîtront.

Du côté du foie : augmentation du volume, douleur à la palpation et, plus souvent encore, matité à la percussion, car, dans ce cas, le foie est mou. Il y a des épistaxis, un goût amer, un prurit cutané, des hémorrhoïdes. C'est la *surintoxication du foie* de Landouzy.

Du côté des reins : pigments biliaires dans l'urine, albuminurie minima, glycosurie souvent passagère, élévation du coefficient des fermentations intestinales. Le médecin trouvera une sauvegarde inappréciable dans la surveillance attentive et méthodique de la fonction rénale. Je reviendrai sur ce point.

Les conséquences de ces troubles viscéraux peuvent être graves, ce sont des poussées d'acné, de furoncles ou d'eczéma, des arthralgies, la lithiase urinaire, la diarrhée alimentaire qu'il ne faut pas confondre avec celle qui traduit l'entérite tuberculeuse, une indigestion, simple accident passager, fait tomber immédiatement le poids des malades. Ce sont encore les épistaxis et les hémoptysies à répétitions signalées spécialement par Sabourin (1) et enfin une stagnation des lésions pulmonaires ou leur aggravation par poussées d'œdème pulmonaire péri-tuberculeux (2).

Le cas suivant est un exemple de ces œdèmes congestifs (2704) : Garçon de 11 ans. Mal de Pott guéri. Actuellement fièvre, anorexie, amaigrissement depuis deux mois. Sous la clavicule gauche, râles sous-crépitants fins. Toux sèche extrêmement fréquente le soir, émétisante. Suralimentation par viande crue. Trois bouteilles de Saint-Émilion par semaine. Café noir tous les jours à un repas. Albumine, 10 centigrammes. On supprime la viande et les boissons toniques. On remplace par un supplément de lait et de fruits. La fièvre et la toux disparaissent. Le poids passa de 25 à 26 kilogr. 500 en 3 mois et à 28 kilogr. 500 en un an.

Beaucoup de tuberculeux sont victimes de l'alimentation carnée, alcoolique et lactée. Qui dit suralimentation dit surcharge, fatigue et violence. C'est un procédé aveugle. On n'aide pas la

---

1. SABOURIN. *Journal des praticiens*, 1903.
2. BRUNON. Œdème pulm. ou tub. *Presse médicale*, n° 35, mai 1911.

R. BRUNON, La Tuberculose pulmonaire.   30

nature avec violence. Toute thérapeutique est faite de nuances.
L'estomac est la place-forte du tuberculeux et Grancher insistait
sur la nécessité de faire un examen minutieux du tube digestif
et de procéder à un interrogatoire serré pour trouver, avant
tout traitement, le défaut de la cuirasse. C'était parler en clinicien.
Dans les fonctions digestives des tuberculeux est le principal
élément de pronostic. Le tuberculeux mange ou ne mange pas.
Serait-il fébricitant, serait-il à la période d'ulcération, s'il mange.
il a des chances de guérison ; s'il ne mange pas, ses chances
sont minimes. De là, l'indication de ménager l'appareil digestif
et de l'entourer de soins.

La cure de repos peut être exagérée et intempestive dans son
application sans grand dommage pour le malade ; mais la cure
d'alimentation est dangereuse, si elle est mal conduite. Encore
une fois, le soin extrême que le médecin mettait autrefois à
prescrire des médicaments, il doit le reporter aujourd'hui sur la
réglementation des aliments.

En résumé : il importe de ne pas englober sous l'étiquette
toniques et *fortifiants*, les vrais aliments de force et les excitants.

Tous les aliments concentrés, tels que la viande, le lait, les
œufs, le sucre, le chocolat, et les boissons telles que le vin, le
café, le thé, devraient être considérés d'abord comme des médicaments excitants dont l'action peut être utile à un moment donné
mais dont l'usage systématique est dangereux.

La loi de Féré doit être une loi directrice pour le clinicien.
« Les excitations modérées tonifient, les excitations fortes
dépriment ».

Utilité d'un régime

C'est Hippocrate qui a fondé la diététique des malades comme branche
spéciale de la médecine. Puis Galien, Avicenne et l'École de Salerne ont
suivi. Dans les temps modernes, Sydenham, au XVIIIe siècle, a préconisé le
choix d'un régime et formulé des règles diététiques. Au XIXe siècle, on pro-
fessa un grand dédain pour les régimes ; nos centres universitaires ne donnent
pas d'enseignement sur ce point. Les efforts restent individuels et ils portent
trop souvent sur des idées puériles, condamnant aujourd'hui certains aliments pour les réhabiliter demain et en faire une panacée après-demain !
Pour le tuberculeux, la question de l'alimentation est capitale ; il faut que
le phthisiologue apporte aujourd'hui autant de soin à régler le régime du
malade qu'il en mettait autrefois à formuler des médicaments suivant l'art.
Mettre le malade au repos et à l'air est relativement facile ; le faire manger
est une tâche des plus ardues.

Ce serait une erreur de croire que la tuberculose n'a pas besoin
d'un régime spécial. C'est encore là une question d'espèces.
L'un fixera lui-même les menus, l'autre devra être surveillé.

Beaucoup d'entre eux doivent leur maladie à une alimentation insuffisante. Par définition, le tuberculeux est un homme qui *se consume* ; il lui faut une ration spéciale qui comble le déficit. À la ration *d'entretien* doit s'ajouter la *ration de guérison* de Grancher.

L'art consistera à peser et à mesurer cette ration suivant les nécessités de chaque cas. Il faut que le tuberculeux mange beaucoup sans manger trop. Prenons un cas moyen, fébrile ou non : le mieux sera de ne prescrire d'abord ni suralimentation, ni régime spécial. On laissera au malade son régime ordinaire et on observera son appétit et son poids.

Il arrive très souvent que le repos, à lui seul, ou que le repos et l'aération apportent un bien-être remarquable, ils donnent de l'appétit et font prendre du poids, ou tout au moins arrêtent l'amaigrissement. Or un malade qui s'améliore sans régime spécial ou avec un régime modéré, ou avec un régime végétarien mitigé, sans suralimentation carnée, est un malade dont les chances de guérison sont solides. Au contraire, celui qui doit son amélioration à l'effort artificiel de l'alimentation est moins sûr de son avenir. Ici comme toujours, le médecin ne doit donc intervenir qu'avec prudence et d'une main légère. Il doit interroger la nature et se limiter le plus possible aux moyens naturels. Si le malade va bien, n'y touchez pas trop.

Mais si, malgré le repos et malgré l'aération, l'amaigrissement continue, il faut aller à la recherche de la cause qui trouble la nutrition. Le sujet est vaste et la recherche difficile. Cependant l'attention devra se porter sur trois points physiologiques : l'état du tube digestif, l'état du foie, l'état du rein. (Chez le dyspeptique, bacillaire ou non, il faut considérer le rein comme une glande annexe du tube digestif).

On interrogera donc le malade sur sa *faim* et sur *son appétit* ; l'une est le besoin et l'autre est le désir de manger. On surveillera les fonctions de l'estomac et de l'intestin. On procédera à une analyse d'urine.

A. — *Il y a de l'appétit et une digestion normale.* — L'amaigrissement ou le poids stationnaire peuvent s'expliquer :

Ou par l'excès d'une alimentation intempestive.

Ou par l'insuffisance de la ration. C'est ce que l'on voit dans la tuberculose des pauvres et chez celle des malades de l'hôpital.

Dans ces circonstances, il faut ajouter une ration supplémentaire, une ration de guérison à la ration d'entretien. Elle se composera le plus souvent de viande crue. C'est un supplément facilement maniable. 150 à 200 grammes de viande par jour répondent généralement aux besoins. On pourra remplacer la viande crue par les œufs peu cuits. On donnera 1 ou 2 œufs par jour. Si on veut donner un supplément de graisse, on prescrira la crème fraîche, les conserves à l'huile, les poissons gras et surtout le beurre (100 grammes par jour).

Enfin on se trouvera bien, très souvent, de s'adresser, contrairement aux habitudes contemporaines, à un supplément *végétal* : les pommes de terre, les soupes de légumineuses, les préparations de céréales, en particulier le riz sous toutes ses formes. Si le malade réagit bien et donne satisfaction en augmentant de poids, c'est un signe pronostic excellent. Le lait peut aussi rendre d'inappréciables services, pris à doses de 500 grammes environ par jour, au repas du matin et au goûter, et aussi en potage le soir. Bien manié, il peut être un précieux agent de suralimentation passagère.

B. — *Il n'y a pas d'appétit ; il y a amaigrissement progressif.*

Ou bien l'anorexie est due à une mauvaise hygiène générale : l'aération, le repos, un régime pourront la modifier.

Ou bien, il s'agit d'un malade imprégné de toxines bacillaires. C'est un dyspeptique par atonie, par dilatation, par nervosisme ; le malade est dégoûté de tout.

Il ne faut pas désespérer. On voit des malades dont l'alimentation était réduite à rien, se relever par un régime bien conduit. Le médecin peut, par son influence éducatrice, faire renaître chez eux l'appétit psychique de Paulow. *L'appétit vient en mangeant.* Dans ce cas, la patience du médecin doit être à toute épreuve.

Il est des malades paradoxaux, plus anorexiques que dyspeptiques. Ils tombaient d'inanition, ils se relèvent tout à coup par une alimentation anormale, dangereuse en apparence, mais qui plaît à leur goût. A ces malades, il faut tout permettre : la viande à haute dose, le vin, etc., jusqu'à ce que l'amélioration autorise une plus juste réglementation.

D'une manière générale, le médecin doit rappeler aux familles que le malade n'a pas besoin de mets spéciaux et spécialement délicats. C'est le contraire qui est vrai. La cuisine la plus simple sera la meilleure. Une bonne cuisine bourgeoise et la permission de manger de tout : voilà la meilleure conduite à tenir.

Dyspepsie médicamenteuse. — Une cause fréquente d'anorexie et de dyspepsie pour le tuberculeux est dans l'ingestion de nombreux médicaments.

Il y a quelques années, le médecin attachait une grande importance au médicament utile à tel ou tel symptôme. Aujourd'hui encore, nombre de malades prennent des potions et des pilules pour calmer la toux, pour faire expectorer, pour faire dormir, pour combattre les sueurs, pour tonifier, pour donner de l'appétit !

Si on a le courage et la sagesse de supprimer tous ces médicaments, il arrivera souvent de voir le malade récupérer son appétit.

C'est ce qui explique l'amélioration des malades tombés dans l'homéopathie. Elle a au moins cet avantage de leur supprimer les médicaments nuisibles.

En résumé : l'augmentation de poids n'est pas une preuve absolue d'amélioration. Il y a des malades qui guérissent sans engraisser et d'autres qui engraissent, quoique leurs lésions pulmonaires s'aggravent.

Ces derniers sont des arthritiques, victimes d'une suralimentation carnée.

Cependant on peut dire que, pour guérir la tuberculose comme pour la prévenir, il faut maintenir ou développer l'embonpoint de l'individu en évitant l'obésité arthritique. Une réserve de graisse est indispensable aux défenses organiques. Quand l'Empire romain, menacé par les Barbares, fut incapable de leur tenir tête, affaibli par la dépopulation, il enrôla les gladiateurs. Le régime de ces gladiateurs en faisait de beaux hommes maigres. Ils furent incapables de supporter les fatigues de la guerre. Le tuberculeux maigre est mal armé pour faire les frais de sa maladie. Le but du traitement, c'est de le ramener et de le maintenir dans un état d'embonpoint suffisant.

Contrairement à l'opinion vulgaire, la suralimentation carnée ne répond pas à ce programme.

Bien supportée momentanément par les uns, elle est une cause d'empoisonnement pour les autres.

De là, nécessité d'une grande prudence dans son emploi et, en général, dans l'emploi de toute suralimentation.

Résumons nos moyens d'action :

1º Alimentation ordinaire, surtout au début du traitement ;

2º Tentative de suralimentation par viande crue pour stimuler momentanément l'organisme ;

3º Une suralimentation végétale est beaucoup moins dangereuse et souvent suffisante ;

4º Retour à l'alimentation ordinaire, suivant l'état du malade.

Mais ces généralités comportent de nombreuses exceptions. Rien n'est difficile comme la réglementation du régime. Nous ferons un effort pour envisager des exemples particuliers à propos des principales substances de l'alimentation.

Aliments utiles aux tuberculeux. — Peut-on dresser une

liste des aliments ? Peut-on graduer leurs qualités nutritives ?

Scientifiquement, c'est là un travail bien artificiel et on peut douter de l'utilité des données théoriques ou expérimentales de la chimie en pareil cas.

Sous l'influence de l'École allemande, la science de l'alimentation a rompu avec la tradition ; elle s'est systématiquement cantonnée dans le laboratoire. La médecine traditionnelle, naturelle, hippocratique est vraiment française, et le médecin praticien a quelque raison de dire que l'écart qui existe entre la médecine naturelle ou hippocratique et la médecine contemporaine dite scientifique est la distance même qui sépare la synthèse sur laquelle repose la première, de l'analyse, qui est le principe de l'autre. (Monteuuis). Depuis quelques années, les sciences semblent s'être coalisées pour servir la médecine. Il est hors de doute qu'elles lui ont apporté des procédés de recherches extrêmement curieux et souvent utiles.

Pour régler le choix des aliments pratiquement, c'est l'empirisme, un empirisme intelligent, qui guidera le médecin. Il procédera par tâtonnement, en observant les forces digestives du malade et en consultant souvent la balance.

Il faut d'abord arrêter l'amaigrissement. Il faut ensuite que le malade reprenne du poids lentement, avec mesure, sans à-coups. Si le malade est en voie de guérison, il doit conserver son poids et ne pas maigrir.

D'une manière générale, on peut dire que le tuberculeux fait chaque jour des *pertes énormes d'azote et de carbone par le rein, la peau et le poumon*. D'autre part, l'empirisme a permis d'établir quels aliments *azotés et gras, riches en phosphore*, sont les plus aptes à mettre l'économie en état de défense contre le microbe. On considère généralement que la viande, le poisson, le lait, les graisses d'origine animale sont à citer au premier rang. On a sûrement trop négligé le rôle du régime végétarien. L'alimentation du tuberculeux doit, malgré tout, être *simple, abondante et variée*. Hippocrate a prévu l'anorexie par monotonie du régime, et pour rompre cette monotonie, il change le régime tous les quatre jours.

Comment remplir toutes les conditions de simplicité, d'abondance et de variété ? En essayant de demander à chaque aliment son maximum d'effet utile.

Classification des aliments utiles aux tuberculeux (1). Aliments d'origine animale.— Aliments d'origine végétale. — Ce n'est pas dans la classification chimique des aliments qu'il faut chercher le principe de leur classification générale, car on

1. A. GAUTIER. *L'alimentation et les régimes.*

voit les fruits de légumineuses (pois, fèves, lentilles, haricots) être plus riches en albuminoïdes que la viande elle-même ; et, d'autre part, la viande, par la graisse qui l'accompagne, peut constituer un aliment de calorification aussi puissant que les aliments végétaux les plus riches en substances grasses ou amylacées.

Il faut se rappeler que les aliments d'origine animale modifient les tissus vivants an acidifiant les humeurs, en retardant les oxydations ; ceux d'origine végétale au contraire, alcalinisent les plasmas en leur apportant le fer, le phosphore, la chaux, etc., dont ils ont besoin.

Cette remarque suffit pour maintenir la division des aliments en *animaux* et *végétaux*, division adoptée par A. Gautier.

I. Aliments organiques

A. — *Les aliments organiques* comprennent :

1º Les aliments organiques d'origine animale : viandes, dérivés de la viande, poissons, œufs, lait, corps gras ;

2º Les aliments organiques végétaux : pain et farines, légumes en grains (pois, haricots, fèves, pommes de terre, légumes herbacés, fruits) ;

3º Les aliments et condiments aromatiques et sucrés : café, thé, cacao, épices, sucres, etc. ;

4º Les boissons alcooliques : vin, cidre, bière, alcool.

B. — *Les éléments inorganiques* comprennent : l'eau, le sel marin, les sels divers.

Les aliments organiques d'origine animale peuvent, au point de vue clinique, se diviser en deux catégories :

A. — Les aliments fournis par les tissus d'animaux morts : chair, viscères et graisses ;

B. — Aliments provenant d'animaux vivants : œufs, lait et dérivés.

Les premiers, en tant qu'aliments cadavériques, sont excitants, irritants et toxiques ; ils sont riches en déchets vitaux ; ils sont peu « vitalisants ».

Les seconds, servant à l'alimentation et à la reproduction des animaux, sont moins excitants, moins toxiques que les premiers ; ce sont des matériaux nutritifs précieux.

CHAPITRE IV

Aliments organiques d'origine animale

(la viande)

(les œufs, le lait et ses dérivés

Avant la Révolution, le paysan français ne mangeait presque pas de viande ; le fond de la nourriture était l'avoine, le sarrasin, les châtaignes, le lait caillé, l'orge et le seigle. « Point de pain de froment, dit Taine, point de viande de boucherie ; tout au plus, il tue un porc par an ».

Rien ne prouve que la tuberculose ait été plus fréquente qu'aujourd'hui.

Dès 1852, la moyenne de la consommation en France était déjà de 20 kilogrammes par tête et par an (1). En 1914, elle était de 38 kilogrammes. et en Angleterre, de 59 kilogrammes.

Paris	consomme par an et par tête 91 kilogr. de viande				
Rouen,	—	—	85	—	—
Bordeaux	—	—	82	—	—
Le Hàvre	—	—	59	—	—
Lyon	—	—	57	—	—
Marseille	—	—	55	—	—

La consommation de la viande tendrait à diminuer en France à mesure qu'a augmenté celle de l'alcool. L'ouvrier qui manque de viande boirait de l'alcool. J'ai des doutes sur l'exactitude de cette remarque ; il serait important cependant, au point de vue phthisiologie, de la contrôler parce que l'alimentation par la viande contribue à créer l'arthritisme, qui est tantôt une cause de tuberculose et tantôt une sauvegarde relative contre le bacille

1. A. GAUTIER, p. 151.

tuberculeux. Mais ce qui est vrai, peut-être, pour l'individu, ne l'est pas pour la masse. Rouen est une des villes où il est consommé le plus de viande, c'est en même temps une des villes les plus alcooliques.

Avantages de l'alimentation carnée. — L'alimentation par la viande favorise-t-elle la formation des leucocytes et la défense phagocytaire ? Contribue-t-elle à l'enkystement fibreux des bacilles, cet enkystement exigeant un apport considérable de matières azotées ? Ce sont là autant de points d'une importance capitale, mais encore obscurs. Dans la pratique, la viande se prête à une infinité de formes culinaires ; elle plaît généralement aux malades, elle est bien tolérée par l'estomac et facilement digérée.

Elle donne une vigueur momentanée aux défenses organiques.

Inconvénients. — Elle favorise les putréfactions intestinales, elle produit des ptomaïnes et demande un surcroît de travail au foie et au rein. De là des conséquences graves : elle acidifie le sang, diminue les oxydations, charge les humeurs d'une surabondance de déchets azotés, d'acide urique en particulier. Le régime carné augmente les alcaloïdes urinaires, produit l'hypertension artérielle, fatigue le cœur et congestionne le poumon.

Depuis quelques années, le régime carné, introduit par les Anglais et surtout les Allemands, rencontre une certaine opposition. La viande serait bien plutôt un excitant qu'un aliment dans le bon sens du mot.

A propos de sa valeur alimentaire, voici ce que dit M. P. Carton :

La viande stimule l'appétit et procure une euphorie indéniable ; mais ses capacités d'exaltation sont excessives et dues à des matériaux toxiques. Sa teneur minérale est à peu près nulle. C'est un aliment médiocre, un aliment de pis-aller. Sa suppression est une mesure de purification humorale et de préservation morbide chez les intoxiqués chroniques.

Dans le même sens, voici l'opinion du Dr Grand :

« C'est un préjugé de croire que la viande est la grande source de santé et de vigueur. L'azote nécessaire que l'École allemande demande au régime carné se trouve dans les céréales, les féculents, les pâtes, le riz (1) ». D'après M. Fenis de Lacombe, ce serait au contraire le monde végétal qui serait la grande source de l'azote alimentaire. « L'ouvrier a beau augmenter sa ration de viande, la valeur nutritive de cet aliment est si faible que loin de le sustenter, il ne fait, après une excitation de quelques heures, qu'entretenir l'impression de faiblesse du travailleur et le pousser aux excitants (1) ».

1. Dr GRAND. *La Philosophie de l'Alimentation.*
DE FENIS DE LACOMBE. *Valeur nutritive des céréales*, Paris 1908.

Il paraît y avoir une grande part de vérité dans ces opinions quand on vise l'homme sain ou à peu près sain et même quand on vise certains tuberculeux arthritiques car on peut arriver à la tuberculose par une hérédité arthritique. Mais, en général, et malgré ses inconvénients, on sera amené à employer souvent la viande, surtout au début du traitement de la tuberculose. Cet emploi sera toujours mesuré et on se rappellera d'ailleurs qu'il n'est pas indispensable à tous les tuberculeux et à toutes les périodes de la tuberculose.

Il est hors de doute qu'il y a des périodes de la maladie où il faut diminuer le régime carné. Il y a des malades qui s'améliorent avec un régime mixte lacto-végétarien. Beaucoup de tuberculeux sont victimes du régime carné.

Le médecin devra se rappeler que le malade aura une tendance à être esclave de l'excitant *viande*, comme on peut le devenir d'autres excitants toxiques, tels que l'alcool, l'opium et la morphine.

Choix de la viande. — Dans la pratique et dans l'opinion publique, on distingue les viandes blanches, rouges et noires. Les différences entre les deux premières ne sont peut-être pas très sensibles, mais il est hors de doute que les viandes noires sont plus riches en principes extractifs, en sang et en graisses (gibier, charcuterie, oie, porc). Elles sont, par suite, plus toxiques. Il en est de même pour les tissus d'animaux tués sans être saignés : canard à la rouennaise, gibier tué au fusil ou étouffé.

Les viandes blanches viennent de la basse-cour : poulet, lapin de clapier, pigeon, dindon ; ou de la boucherie : veau, agneau, chevreau. Ce sont les plus faciles à digérer. Les viandes rouges sont celles du bœuf, du mouton et du cheval. La moins toxique est celle de l'agneau. Les viandes noires appartiennent au sanglier, cerf, chevreuil, lièvre, lapin, faisan, pintade, perdrix, caille, etc. On pourra en tolérer l'usage à titre exceptionnel, mais jamais faisandées ou marinées.

Les viandes grasses (oie, canard, foie gras, cervelles) seront éliminées du régime d'un tuberculeux dyspeptique.

Il est très important de choisir la chair d'animaux jeunes. Plus un animal est vieux, plus ses tissus sont chargés de « déchets vitaux ». Remarquer à ce sujet qu'il en est de même pour les aliments d'origine végétale : les haricots verts, les épinards jeunes, les pois nouveaux ne présentent aucun des inconvénients de ces mêmes substances vieilles et desséchées.

Dans les préceptes de la vie saine énoncés par Pythagore, 500 ans avant

J.-C., on relève cette distinction entre les aliments jeunes et vieux. Il rejetait comme dangereux la chair des animaux âgés et les légumes secs (1).

La meilleure viande de boucherie est celle des bœufs engraissés au pacage et âgés de six à huit ans. La chair de porc est de même composition chimique, mais elle est plus compacte, plus grasse et plus difficile à digérer. La viande de cheval a la même valeur alimentaire que la viande de bœuf si l'animal a été bien nourri, n'a pas été surmené et n'est pas trop âgé : Paris mange 10.000 chevaux par an. La viande d'âne est excellente et rappelle le goût de la viande de cerf. La viande de mulet est moins agréable.

La viande de cheval, par son prix peu élevé, doit être recommandée aux familles ouvrières et aux petits bourgeois.

L'installation des boucheries hippophagiques rencontra de grandes résistances. C'est un Rouennais, Valette, qui, aidé de sa femme, créa à Londres, en 1878, dans le quartier de Charing Cross la première boucherie. La population fanatique arrachait des mains des clients les morceaux de viande, les jetait au ruisseau et les piétinait. La nuit, on lançait des liquides corrosifs ou fétides sur la viande. Valette reçut une médaille d'or du « Comité anglais de la viande de cheval », mais il dut fermer la boutique qui avait englouti 'sa petite fortune. En 1879, il s'installa à Rouen, et l'esprit pondéré de la population lui permit de faire de brillantes affaires.

La viande se prescrira d'abord grillée ou rôtie, c'est la plus savoureuse. Par déperdition de son eau, elle est, à poids égal, plus riche en principes nutritifs que la viande crue. On pourra encore la prescrire braisée, en sauce, en ragoûts, froide, en salade, en hachis, si le malade le préfère. Viandes rouges ou viandes blanches, il importe peu. Le prétendu rapport entre les couleurs de viandes et leur digestibilité est illusoire (A. Gautier). On les fera alterner pour éviter la monotonie.

Le jambon et le rôti de porc doivent être pris froids. Chauds, ils sont indigestes par leurs graisses, comme le beurre cuit est indigeste en comparaison avec le beurre frais.

Le poulet, le lapin, le jambon, la charcuterie, seront utilisés pour stimuler l'appétit. On évitera cependant que deux plats de viande figurent dans le même repas. On évitera aussi l'usage simultané de la viande crue et de la viande cuite dans le même repas.

Viande crue. — Elle a été introduite dans la thérapeutique par Weiss (de Saint-Pétersbourg) et préconisée dans la tuberculose par Fuster (de Montpellier). Elle représente un aliment

1. P. CARTON. *Traité de Médecine et d'Alimentation naturistes.* Maloine, 1920, p. 428.

des plus actifs et des plus précieux. Administrée avec art, elle peut réveiller la nutrition rapidement. Il semblerait qu'elle est vraiment un médicament opothérapique doué de propriétés spéciales. Il est hors de doute que, dans nombre de cas, elle donne un coup de fouet à l'organisme languissant.

Depuis 1865, un grand usage en a été fait sous forme de viande pulpée. MM. Richet et Héricourt ont cherché à rénover cette médication en préconisant la macération.

Avantages. — La viande crue présente les avantages suivants : elle est trois fois plus digestible que la viande cuite ou même la viande rôtie saignante. Elle est plus facilement assimilée ; elle est mieux acceptée par les dyspeptiques parce que la cuisson détruit les ferments naturels de la viande (zymase) qui excitent l'estomac. Mais, ce qui est surtout remarquable, c'est son activité, qui mieux que la viande cuite, donne un surcroît de résistance rappelant celle des carnivores difficilement attaqués par la tuberculose.

Tous les médecins ont pu remarquer qu'un régime carné, administré au bon moment et spécialement composé de viande crue, pouvait modifier la marche d'une tuberculose au début et permettre à l'organisme d'organiser ses défenses. Pour un tuberculeux dont le foie et les reins sont sains, la viande crue est véritablement une sorte de spécifique si l'usage n'en est pas trop prolongé.

Inconvénients. — Ce sont ceux du carnisme en général. Si l'emploi de la viande crue était intempestif et surtout trop prolongé, il pourrait entraîner des accidents notables : hémoptysies, hématémèses, épistaxis, saignements hémorrhoïdaires.

La viande crue peut donner le tœnia, si on emploie la viande de bœuf.

Mode d'emploi. — Si les circonstances vous obligent à l'employer, on utilisera de préférence la viande de mouton ou de cheval dilacérée avec un couteau mousse et réduite en pulpe.

Cette pulpe sera prise de cent façons différentes : avalée en boulettes roulées dans du sucre ou du sel ; mélangée à du bouillon gras ou à du bouillon maigre ; incorporée à des purées de légumes ; intercalée en sandwich entre deux tranches de pain ; mélangée à des confitures ou à des compotes, etc.

Voici une formule du professeur A. Gautier qui pourra rendre des services :

Prendre 250 grammes de viande, pulper au couteau, mélanger avec du bouillon froid pour former une pâte, ajouter une carotte cuite dans du bouillon ; ajouter deux jaunes d'œuf. Faire chauffer au bain-marie en tournant le mélange.

Doses. — On a prescrit la viande crue à haute dose : 400, 500 grammes par jour. Il ne faut pas conseiller cette pratique. 200 grammes par jour représentent un maximum. 100 grammes par jour suffisent le plus souvent. Et chez les enfants, 50 grammes en deux fois représentent la dose utile.

En résumé, il faut connaître, mais il ne faut pas exagérer, les dangers d'une suralimentation momentanée par la viande crue. Elle peut donner des résultats remarquables si elle est bien conduite et coupée par des temps de repos. La viande crue paraît avoir les caractères d'un médicament spécifique.

Poudre de viande. — Grancher (1) considérait la poudre de viande comme spécialement utile à la classe ouvrière et comme pouvant arrêter, par son pouvoir nutritif, une tuberculose au début chez les gens insuffisamment nourris et arrivant à la tuberculose par l'inanition.

M. Plicque en a fait un grand usage et lui reconnaît trois avantages principaux : sous un petit volume, elle est cinq fois plus nutritive que la viande ordinaire. Son extrême division la rend plus digestible. Enfin elle ne donne pas le tœnia.

On en donnera de 50 à 100 grammes par jour, en deux ou trois fois. Elle peut se prendre dans du bouillon, du chocolat, des purées, des bouillies, du punch, du sirop, etc.

Les poudres de viande qu'on trouve dans le commerce sont d'un prix élevé et, de plus, elles peuvent être mélangées à des substances qui en diminuent la valeur nutritive. Il y aurait un grand intérêt, pour les hôpitaux et pour les familles, à pouvoir la fabriquer eux-mêmes. Voici la technique empruntée à M. Plicque :

Prendre un morceau de viande de bœuf maigre (tranche, gîte, langue, cœur, ce dernier étant d'un prix peu élevé). Cuire modérément, hacher finement, faire dessécher au bain-marie pendant plusieurs heures, moudre dans un moulin à café.

Cette poudre dégage une bonne odeur, contrairement à celle du commerce. Il serait bien néanmoins de la préparer deux fois par semaine.

Bouillon de viande. — Après avoir été au pinacle pendant des siècles, il est aujourd'hui discrédité au nom des théories du jour. Son action nutritive n'est peut-être pas très active, mais il

1. GRANCHER. Tub. et sanatorium, *Bull. Médical*, 1903, p. 222.

est agréable à beaucoup de malades, pris chaud ou froid. Cela suffit pour le recommander.

Il contient 7 gr. 5 de matières albuminoïdes qui correspondent à 10 grammes environ de viande fraîche. Il contient de plus des phosphates, des sels de potasse et des lécithines qui en font un excitant de la digestion (A. Gautier).

Il réveille l'appétit, augmente la sécrétion gastrique et active le travail des reins.

Le bouillon à la bouteille. — M. Gautier donne la formule suivante :

Prendre 500 grammes de viande coupée par cubes. La chauffer trente minutes au bain d'eau bouillante dans un vase clos. On obtiendra 150 gr. de bouillon concentré agréable au goût. Il doit être pris par cuillerées et à faibles doses.

Jus de viande. — On ne saurait trop prémunir les malades contre les préjugés qui attribuent aux jus de viande une valeur thérapeutique. L'Angleterre en particulier fabrique une foule de spécialités de ce genre. Il faut proscrire ces substances industrielles ayant les inconvénients de la viande sans en avoir les avantages.

Chair de poissons et de mollusques

Les reproches adressés à l'usage de la viande peuvent l'être à celui du poisson. Sa chair est un aliment plus excitant, plus toxique et moins nourrissant que la viande. Elle s'altère avec une grande rapidité et il est rare qu'on puisse servir un poisson réellement frais ; même au bord de la mer, il a séjourné un ou plusieurs jours dans la cale du bateau. Dans les grandes villes, il n'arrive que grâce aux glacières ; il doit être encore plus suspect.

Chez un dyspeptique, l'usage du poisson peut amener de l'eczéma de l'urticaire, du psoriasis, du prurigo.

L'école naturiste donne ainsi l'explication de la nocivité relative de la chair du poisson :

L'énergie solaire emmagasinée dans les végétaux n'a qu'une étape à franchir pour parvenir jusqu'à nous lorsque nous nous nourrissons de la chair des herbivores. Mais la plupart des poissons et crustacés sont carnassiers. L'énergie qu'ils détiennent est donc plus loin de la source et peu « vitalisante ».

Dans la pratique, il faudra être éclectique et considérer que l'emploi de la chair des poissons fera diversion à la monotonie de l'alimentation carnée quotidienne. Deux fois par semaine, par exemple, il pourra être bon de donner du poisson à un repas. Il pourra être apprêté au goût du malade, bouilli, frit, chaud ou froid, à la vinaigrette, etc.

Les poissons de mer sont plus toxiques que ceux d'eau douce : les poissons gras sont moins faciles à digérer que les maigres.

Les poissons gras sont : anguille, carpe, saumon, maquereau, hareng, morue. Les poissons maigres sont : merlan, sole, limande, rouget, truite, perche.

Les petits poissons de friture (poissons jeunes) sont mieux tolérés que les gros.

Le poisson bouilli est mieux accepté par l'estomac que le poisson frit ou en matelote. Cependant, on s'en tiendra au goût et aux aptitudes du malade.

Poissons salés. — La morue, le hareng, le saumon salés sont des aliments très riches en matériaux albuminoïdes. Ils sont d'un prix peu élevé et peuvent rendre de grands services.

On devra les prendre par petites quantités et, pour ainsi dire, à l'état de condiment pour donner du goût à des purées de légumes.

On sait qu'ils produisent une vive excitation digestive ; ils peuvent donner de l'appétit à un malade qui n'a pas faim. L'usage continu ou immodéré de ces mets conduirait à la dyspepsie.

Les *huîtres* sont des aliments de luxe. Elles ne se mangent que d'octobre en avril. Elles peuvent donner la diarrhée ou transmettre la fièvre typhoïde quand elles proviennent de parcs situés à l'embouchure des fleuves et dans le voisinage des égouts.

Sauf cette dernière remarque, rien ne s'oppose à ce qu'elles figurent pour une bonne part dans le menu de la semaine. L'huître étant consommée crue et vivante, représente un aliment vitalisant et opothérapique.

Les *moules* peuvent être dangereuses chez les hépatiques ; elles peuvent causer un empoisonnement grave.

Les indigènes de la Terre-de-feu, qui ingèrent chaque jour plusieurs kilogrammes de moules, présenteraient tous des cirrhoses du foie et une dégénérescence générale profonde (P. Carton).

Le homard, la crevette, la grenouille seront permis au malade s'il le désire ; leur chair est riche en matières albuminoïdes.

D'une manière générale, il faut être réservé dans l'usage des mets de haut goût et de fantaisie ; ils rendraient plus insipide l'alimentation ordinaire, qui doit être simple et même un peu grossière pour ménager les forces de l'estomac et l'entraîner.

Un enfant à qui on ne donnerait que de la brioche ne voudrait plus manger de pain et ne pourrait plus le digérer.

Les Œufs

Les œufs représentent un aliment précieux pour les malades qui nous occupent. Avec la viande crue, ils permettent de graduer facilement une alimentation supplémentaire quand elle est exigée.

On a peut-être abusé de leur emploi depuis quelques années, c'est à dire depuis qu'on parle des ptomaïnes de la viande. Paris absorbe plus de 500 millions d'œufs de poule par an, soit 30.000 tonnes (A. Gautier).

Le jaune d'œuf est formé de matières grasses azotées et phosphorées (les lécithines) et de substances albumineuses spéciales. C'est une source abondante de phosphore assimilable parce que les lécithines joueraient un rôle important dans l'assimilation du phosphore. Par ses albumines, ses graisses, ses corps phosphorés, son fer, l'œuf est théoriquement plus apte encore que la chair musculaire à former les matériaux essentiels de l'économie. Il représente donc un aliment précieux parce que, sous un petit volume, il apporte de la graisse et de l'albumine.

Il faut en prescrire au plus quatre par jour. En faire prendre une douzaine, comme on le voit couramment, c'est aller au-devant d'accidents digestifs.

Le plus souvent, un seul œuf par jour suffira, avec celui qui aura été incorporé aux sauces, entremets, etc.

Très bien supportés par les uns, ils provoquent chez d'autres des lourdeurs d'estomac. Ces différences sont en rapport avec la tolérance plus ou moins grande du foie. Il ne faut pas prescrire aux mêmes repas et les œufs et la viande crue. Il faut alterner d'un repas à l'autre ou d'un jour à l'autre.

Voici un exemple de l'abus des œufs chez certains malades. Ces cas sont fréquents.

(42702) Mlle X..., 25 ans, est soignée depuis quatre ans pour une tuberculose à marche lente. Depuis quatre ans, elle prend une solution créosotée, huit œufs par jour, 200 grammes de viande et un litre de lait. Elle se plaint de gastralgie et de diarrhées fréquentes. Son poids est de 44 kilogr. 500.

On supprime les œufs et le lait ; on prescrit poudre de viande, légumes féculents, entremets sucrés et fruits. De janvier 1902 à décembre le poids passe de 44 kilogr. 500 à 51 kilogr. 200. En 1903, il reste stationnaire. En janvier 1904, il atteint 55 kilogrammes avec une alimentation très variée sans suralimentation.

Mode de préparation. — On pourra prendre les œufs crus au début du repas. Le malade les boit, les gobe, d'un trait. On peut encore les mettre une minute dans l'eau bouillante ou à la coque. Mais, en somme, le mode de préparation importe peu.

Un préjugé très répandu pousse les malades à ne prendre que le jaune. C'est une erreur et un gaspillage inutile. On réservera l'emploi exclusif du jaune pour les cas où l'estomac accepte mal l'œuf entier. Le jaune sera alors incorporé aux potages, aux sauces, aux crèmes, etc.

On peut encore les prendre battus dans du vin d'Espagne sucré. Ce mélange, très agréable au goût, peut représenter un entremets.

Remarque importante : Les œufs peuvent provoquer des empoisonnements quand ils proviennent de poules nourries artificiellement avec des déchets de viandes, des pains de viande et de poisson, du sang desséché ou frais, des poudres à faire pondre. etc. Toutes substances imparfaitement transformées par l'organisme de la poule.

Les œufs conservés sont à surveiller. Les moyens antiseptiques sont mauvais. Les solutions de chaux altèrent les énergies nutritives de l'œuf. Il faut absolument proscrire les jaunes séparés ou en poudre et les blancs séparés et conservés. Ils sont le siège de décompositions toxiques. (Pâtisseries de toute sorte et de qualité inférieure.)

Le lait et ses dérivés

Galien recommandait le lait de femme aux phthisiques : *optimum autem existit muliebre lac*. Et Fusch désire qu'il soit pris directement *ex mammis si fieri potest sicyatur* (Plicque).

Mazarin mourut d'une pleurésie purulente probablement. Sur la fin, ses pieds enflèrent. On les entoura d'un cataplasme de fiente de cheval et sa faiblesse était si grande que l'on songeait à le mettre au lait de femme (Gui Patin, lettre du 25 février 1661). La chimie moderne enseigne d'ailleurs que le lait de femme est beaucoup plus riche que les autres en lécithine et phosphore. En chimie, le seul lait accepté pour l'alimentation humaine est le lait de femme. Et cette pratique est celle qui déroge le moins aux lois naturelles.

Les Chinois ont une grande aversion pour le lait des animaux. Les peuples de l'Amérique précolombienne, malgré leur haute civilisation, ignoraient l'emploi du lait. La Nature l'a destiné aux petits des animaux. Ce sont les peuples pasteurs qui, les premiers, adoptèrent par nécessité la nourriture lactée et la transmirent aux populations agricoles.

Les Grecs antiques méprisaient le lait : Homère employait à l'endroit des Barbares le qualificatif de *Galactophages*, mangeurs de lait (1). Les peuplades actuelles de l'Afrique occidentale ne boivent pas le lait, mais le sang de leurs troupeaux. Ce goût nous semble dépravé. Ne l'ont-ils pas, ceux des nôtres qui boivent du jus de viande ?

1. P. CARTON, p. 436.

On répète partout que le lait est un aliment *complet*. Ceci n'est exact que pour l'enfant. Il est riche en sels de chaux, et l'enfant a son squelette à construire ; il est pauvre en fer dont l'enfant a une grande réserve dans son foie, mais qui est grandement utile à l'adulte.

Dans la pratique, le lait est couramment utilisé comme aliment et le lait de vache est à peu près le seul employé. Et cependant on ne peut pas ne pas remarquer qu'il y a là une de ces mille erreurs que nous commettons tous les jours. Pour une espèce animale donnée, le lait vraiment utile et non nuisible est le lait de cette espèce. On connaît l'extrême difficulté d'élever le petit de l'homme avec le lait que la Nature a préparé pour le petit de la vache.

Comme pour les œufs, la consommation a centuplé depuis cinquante ans. La valeur du lait consommé en 1914 en France était d'un milliard de francs. A Londres, chaque habitant en prend 40 litres par an. Chaque Parisien en prend 60 litres (A. Gautier).

A propos de la tuberculose, le lait pourra rendre service dans deux circonstances :

Ou bien il viendra comme appoint dans l'alimentation ;

Ou bien il représentera en grande partie l'alimentation du malade.

1º Dans ce dernier cas, il s'agit ici du *régime lacté*.

Le malade prendra trois litres de lait en vingt-quatre heures. Mais le lait pris seul amaigrit le malade. Il ne serait pas possible de soumettre un tuberculeux à un régime lacté exclusif, par défaut de principes amylacés et sucrés. On devra donc ajouter au régime : des potages au pain ou aux pâtes, des légumes herbacés et des fruits.

Dans nombre de cas d'œdème pulmonaire accompagnant une tuberculose, on obtiendra des résultats inattendus parce que le lait est un diurétique et un antiseptique de l'intestin. C'est peut-être le seul antiseptique intestinal vraiment digne de ce nom.

Dans les cas de tuberculose fébrile, le régime lacté mitigé pendant quelques jours est le régime de choix. Nous reviendrons sur ces points.

2º Si on veut employer le lait comme agent de suralimentation, il faut être prudent. Nombre de malades sont *victimes d'un régime lacté intempestif* (1). Il faudra alors remplir les conditions suivantes :

______

1. MEUNIER. *Les Victimes du lait.*

Ne jamais donner le lait comme boisson aux grands repas. Le lait est un aliment intransigeant : il ne veut que lui et lui seul dans l'estomac. A peine tolère-t-il un peu de pain. Il arrête la digestion des aliments pris au même repas et entraîne leur fermentation. L'adulte n'a pas la présure qu'il faut et il a la pepsine qu'il ne faut pas. Son intestin est trop court pour absorber toute la graisse du lait (Pagès).

A noter que sous forme de bouillie, il n'est plus indigeste.

Le matin et au goûter de quatre heures, le donner à dose modérée, 250 grammes. Un litre par jour représentera le maximum qu'il faut rarement atteindre.

Mode d'administration. — Enfin il est pour le lait une *méthode spéciale d'ingestion* ; on ne doit pas le boire comme on boirait de l'eau. Le lait doit normalement passer du sein de la mère dans la bouche de l'enfant sans être au contact avec l'air ou la lumière. Il y a intérêt à imiter l'instinct de l'enfant qui tette. Voici donc le procédé qu'on peut recommander aux malades : prendre le lait avec un chalumeau et par petites bouchées, le *mâcher* avant de l'avaler. Quinze minutes au moins sont nécessaires pour prendre 250 grammes de lait.

Nombre de personnes croyant ne pas supporter le lait l'ont accepté facilement après avoir usé de ce procédé.

Dangers d'inoculations et de réinfections. — Le bacille de la tuberculose se rencontre au moins cinq fois sur cent laits apportés à la ville. Que n'a-t-on pas écrit sur les dangers du lait ! Tantôt, c'était la source principale de la tuberculose chez l'enfant ; tantôt son rôle était négligeable. Comment expliquer qu'on soit resté si réservé sur les dangers du beurre, le principal dérivé du lait ?

Toutes ces craintes sont vaines. Les dangers du lait ne comptent pas (comme milieu de culture pour le bacille) à côté des causes formidables d'infection dont l'homme civilisé est entouré depuis sa naissance.

Lait de jument et d'ânesse. — Les laits de jument et d'ânesse ont une très remarquable influence sur la nutrition. Le lait de vache, à ce point de vue, vient bien après. Il faut les donner le matin et au goûter, quand la digestion des grands repas est terminée. Ils représentent des aliments relativement rares et de luxe. Le lait d'ânesse se vendait sept francs le litre, à Paris, avant 1914.

Il se trouve plus facilement que le lait de jument dans certaines contrées de la France. On peut le signaler comme utile, spécialement aux enfants scrofuleux ou adénopathiques.

Les dérivés du lait. — Ce sont : le beurre, la crème de lait, le petit-lait, les laits fermentés, les poudres et solutions alimentaires de caséine, les fromages, le sucre de lait.

Nous étudierons le beurre avec les matières grasses.

Laits fermentés. — Le *lait caillé* est un aliment de premier ordre, n'ayant aucun des inconvénients du lait frais. La bactériologie explique ses qualités, mais, depuis des siècles, les peuples pasteurs, de l'Asie en particulier, les connaissent et font du lait caillé la base de leur nourriture. Les paysans de chez nous faisaient de même il y a cent ans. Encore aujourd'hui, les « mattes » sont appréciées par les Normands de la campagne.

Le lait caillé protège la flore normale de l'intestin ; il corrige les putréfactions intestinales ; il peut guérir les entérites causées par le lait frais. C'est un des types d'aliment *vitalisé*.

On le prescrira à un repas, deux ou trois fois par semaine ; et même tous les jours si le malade y prend goût.

Pendant l'hiver, on procédera de la manière suivante pour faire cailler le lait : disposer sur un coin du fourneau de cuisine trois ou quatre bols de lait recouverts soigneusement pour éviter les poussières. Le caillé se produira en trois ou quatre jours. Quand un bol sera utilisé on le remplacera par un bol de lait frais, et ainsi de suite. On ensemencera le lait frais avec une cuillerée de lait caillé.

Le paysan normand a l'habitude d'émietter de la mie de pain rassis dans les *mattes* et d'y ajouter une grande cuillerée de crème fraîche. Cette dernière addition peut donner des pesanteurs d'estomac.

On recommandera au malade de ne pas ajouter de sucre et de conserver ainsi la légitimité de l'aliment.

Le *képhir* est un lait fermenté préparé par les montagnards du Caucase. L'agent spécifique de la fermentation porte le nom de képhir. Il se serait transmis de main en main depuis Mahomet, qui en serait le protagoniste et qui l'aurait emprunté lui-même aux nomades sémitiques du désert (1).

Il est à conseiller aux dyspeptiques qui supportent mal le lait pour une cause ou pour une autre. C'est un excitant de l'estomac et un agent d'assimilation. Il élève le taux de l'urée excrétée et diminue celui de l'acide urique ainsi que l'acidité urinaire (A. Gautier).

---

1. Lorsque Sisara demande l'hospitalité à Jahel, cette dernière lui donne à boire du *lait aigri*. C'était le *lait fermenté* de ces peuplades antiques.

Son goût spécial le fait refuser par bon nombre de personnes. Il faudra les prévenir que quatre ou cinq jours d'accoutumance sont utiles pour le rendre agréable.

Le *Yogourt* est une préparation de lait caillé d'origine orientale. C'est un aliment acidulé d'un goût fruité, très substantiel, diurétique et anti-dysentérique. On peut le sucrer, le saler, l'aromatiser avec une infinité de substances.

La crème fraîche de lait est d'une digestion un peu difficile ; on n'en prescrira pas plus de deux ou trois cuillerées dans un même repas. Elle s'altère très rapidement.

Le lait frais, le lait caillé et la crème seront utilisés à tour de rôle, soit tous les jours en petite quantité, soit deux jours par semaine en plus grande quantité. Ils seront, avec les fruits, les principaux agents de l'alimentation pendant les jours de maigre que le tuberculeux doit faire de temps en temps.

Maniés convenablement, le lait et ses dérivés représentent un médicament admirable pour les tuberculeux en voie d'évolution. On connaît le mot habituel de Lancereaux : « le lait, à lui seul, prouve l'existence de Dieu ».

Le petit lait. — Il est légèrement nutritif par ses albuminoïdes, sa lactose, ses phosphatés. Diurétique et laxatif, il aide l'organisme à se débarrasser de ses résidus azotés.

Fromages

Les vigoureux paysans du siècle dernier faisaient un repas complet, sain, réparateur et peu coûteux avec du fromage et du pain bis. L'ouvrier d'aujourd'hui, surtout depuis la guerre, a remplacé cette nourriture physiologique par la viande et l'alcool ; de là ses maladies et son invalidité trop fréquentes. Ceci, pour dire la grande valeur alimentaire des fromages en général.

Ils sont formés de lait caillé et spécialement par la caséine du lait, qui entraîne dans sa coagulation, les corps gras et les sels.

Il est important pour le médecin de distinguer les différentes variétés de fromages : Les uns sont de pâte cuite, les autres sont de pâte crue.

Les fromages cuits : Gruyère, Parmesan, Bresse, ont les avantages du lait et sont souvent mieux supportés que lui. Ils peuvent s'ajouter au régime lacté.

Les fromages crus sont fermentés, salés ou non salés.

Les fromages crus et salés sont : le Hollande, le Cantal, le Chester, le Roquefort.

Les fromages crus non salés sont : les fromages de Brie, Coulommiers, Gérardmer, Pont-Lévèque, Livarot, Camembert, Mont-Dore et Neufchâtel (de Rouen).

Tous ont des noms célèbres et tous sont d'excellents adjuvants de l'alimentation. Peptogènes et stimulants de la digestion, ils aident à l'assimilation des graisses et des hydrates de carbone. « Un dîner sans fromage est une belle à qui il manque un œil. » De plus, ce sont des aliments extrêmement riches en matières albuminoïdes. A ce titre, ils sont précieux pour les tuberculeux. Aussi peut-on les prescrire tous, fermentés ou non. Pendant les mois d'été, on prendra de préférence les fromages cuits. Pour les tuberculeux dyspeptiques, on supprimera les fromages fermentés de haut goût : Roquefort, Camembert faits, etc.

M. Edouard de Pomiane (1), pseudonyme qui cache un physiologiste distingué, développe cette idée en prenant pour thème la sapidité des fromages. « Seules, écrit-il, les nations ultra-civilisées qui ont eu une Renaissance artistique ont une gamme de fromages : la France a ses camemberts, ses brie, ses roqueforts, etc., l'Italie ses gorgonzola, ses caccavallo, son Parmesan ». Les fromages anglais, suisses, allemands, sont des préparations compliquées et inférieures, « ce sont les fromages des pays protestants ».

---

1. Edouard DE POMIANE. Bien manger pour bien vivre. Essai de gastronomie théorique. Albin Michel.

CHAPITRE V

Les corps gras

Les corps gras, par leur origine animale et végétale, peuvent servir de transition entre l'étude des aliments animaux et celle des aliments végétaux.

Les graisses animales ont été fort recherchées de tous temps chez les anciens ; c'était le mets divin. L'axonge ou graisse de porc mâle (de *ungere*, oindre) jouissait de propirétés spéciales. L'épouse *(uxor)*, en pénétrant dans la maison de l'époux, oignait de graisse les montants de la porte avec son doigt pour chasser les maléfices.

Cette réputation séculaire de la graisse a peut-être joué quelque rôle dans l'abus qu'on en a fait. Pour ce qui touche le tuberculeux, les corps gras lui ont été prescrits avec une imprudence et une légèreté bien curieuses. Sous l'influence du système de la suralimentation et de la théorie des calories, on a gorgé les malades de graisses de toutes sortes. Et cependant il y a nombre de dyspeptiques qui ne retrouvent leur équilibre digestif que par la suppression des graisses. Il est d'autres personnes qui, par adaptation naturelle, en supportent des doses élevées (huile de foie de morue). Mais ce mode de suralimentation est dangereux et l'expérience clinique démontrera qu'on ne peut pas l'appliquer longtemps sans dommage pour le patient.

Il faut se rappeler que les graisses ne s'associent pas dans l'estomac aux crudités et surtout aux fruits. Donc, si l'homme sain, vigoureux, si le manouvrier peut user largement de corps gras ; le malade, le sédentaire, le tuberculeux devra faire un choix parmi eux.

Les fromages, les fruits oléagineux (amandes, noix, noisettes, olives), les graisses non dévitalisées (beurre, huiles), devront avoir ses préférences, et toujours en quantités modérées. Nous allons voir pourquoi.

Au point de vue physiologique, il faut noter les très curieuses expériences de H. Roger sur le métabolisme des graisses qui sont modifiées dans l'intestin et déversées dans le poumon par le canal thoracique et la veine sous-clavière gauche.

Il y a là des faits de la plus grande valeur peut-être pour le phthisiologue. L'avenir nous éclairera.

Au point de vue pratique, les graisses naturelles nous sont offertes par la Nature dans le lait et les fruits huileux. D'autre part, peuvent être considérés comme aliments concentrés artificiels : les huiles, le beurre et les graisses animales (bœuf, mouton, porc, oie, canard). De ces dernières, l'homme peut s'abstenir parce que l'organisme se charge de trouver les graisses utiles dans les hydrates de carbone (amidon, sucre) et les albuminoïdes.

Le médecin praticien libéré de la tyrannie des lois de la chimie savante ne doit jamais perdre de vue cette division des aliments en aliments naturels et aliments concentrés artificiels. Toute la pathologie du xixe siècle repose en partie sur cette distinction.

De tous les aliments, les corps gras sont ceux qui introduisent, sous le plus faible poids, le maximum de puissance latente. Comme le sucre et l'amidon, les graisses fournissent l'énergie nécessaire au travail mécanique et à la calorification.

Voilà un type des aphorismes de la Chimie. Mais la même science nous apprend que les corps gras concentrés engendrent des accidents de déminéralisation par acidification ; ils se dédoublent dans l'organisme en glycérine et acide gras ; et, s'il survient une incapacité métabolique à l'égard des acides, ils entraînent l'acidification du sang, la décalcification et la *déminéralisation* (anémie) : c'est la porte ouverte à la tuberculose ; c'est la porte fermée à l'action du traitement hygiénique.

Les variétés de graisses. — L'une est d'origine végétale, l'autre d'origine animale comme nous l'avons vu.

Les graisses d'origine végétale, l'huile d'olive, l'huile blanche d'arachide, l'huile d'œillette peuvent remplacer le beurre et la graisse dans la cuisine (*œillette* pour oliette, diminutif : petite huile).

Parmi les graisses d'origine animale, l'huile de foie de morue a droit à une citation spéciale. L'abus et même l'usage que l'on a fait de ce produit nauséabond est déplorable. Il y a quelques années, nombre d'enfants étaient « élevés à l'huile de foie de morue », et souvent, elle faisait les frais de la « suralimentation » chez les tuberculeux. Les victimes de l'huile de foie de morue sont condamnées à la dyspepsie par surmenage des glandes de l'estomac et de l'intestin, insuffisance hépatique et intoxication générale. Il faut laisser les huiles de poisson aux Esquimaux et aux Groënlandais.

L'*huile de ricin* donnée à titre de purgatif (ou de laxatif), une cuillerée à café le matin) est un des meilleurs médicaments qui existent.

Le beurre

Le *beurre* est de tous les corps gras celui qui est le mieux toléré par l'estomac des malades.

Il doit être consommé frais et cru. S'il est ajouté aux mets, il doit l'être à table et non à la cuisine : il sera ajouté aux viandes ou aux légumes servis chauds.

La cuisson détruit ses plus précieuses qualités alimentaires. Il les doit aux ferments venus du lait lui-même et aux vitamines. Il sera pris le matin et au goûter ou encore au début des repas avec les hors-d'œuvre ou en sandwich avec la viande crue. Il figurera comme un fort appoint dans le régime lacto-végétarien. Malgré ses qualités, l'usage doit en être modéré.

Il faudra se prémunir avec grand soin contre les falsifications du beurre, ces produits pouvant être cause d'accidents gastriques ou intestinaux. Il est souvent additionné de graisse de porc ou de cheval, d'oléo-margarine et de margarine artificielle. On fait encore des imitations de beurre avec un mélange de graisse de rognons, graisse des intestins ou de queues de veau, de bœuf ou de mouton. Ces graisses sont fondues et associées à de l'huile d'amande douce et à une petite quantité de beurre frais.

La margarine, inventée en 1869-70, est un produit extrait de suifs quelconques. C'est un beurre artificiel à exclure de l'alimentation du tuberculeux.

Les bacilles tuberculeux sont fréquemment rencontrés dans le beurre ; mais il ne faut pas s'inquiéter outre mesure de ce fait. Le bacille est partout : dans l'air que nous respirons ; dans le lait que nous buvons : dans le beurre que nous mangeons, etc. Vouloir détruire universellement le bacille est une puérilité. Vivre sainement est le meilleur moyen d'éviter la tuberculose ou de la guérir si on l'a contractée.

Il n'est pas sans intérêt de remarquer que le beurre était inconnu des Gréco-Romains, ce qui explique que les populations latines d'Orient, de Grèce, de France, d'Italie et d'Espagne utilisent la graisse ou l'huile pour la cuisine. Notre Midi français se divise en Midi à l'huile et Midi à la graisse. C'est l'huile qui donne à la cuisine espagnole un goût particulier. Le Français du Nord ne peut s'accommoder de cette cuisine. On s'inspirera donc des goûts de chacun. Mais, d'une manière générale, l'huile blanche d'arachide, employée en petite quantité, est considérée par les hygiénistes comme la mieux appropriée aux préparations culinaires.

Dans le choix et le dosage de ces mets gras, on tiendra compte des habitudes. On voit des **Anglais** prendre, avec un vif plaisir, du lard frit qui serait refusé par la plupart de nos compatriotes.

Il est hors de doute que l'estomac a une patrie. Le Napolitain ne peut se nourrir comme l'Anglais ; le Français a du dégoût pour la « mangeaille » allemande. La science fait une œuvre vaine quand elle veut établir des lois en pareille matière.

Aliments organiques d'origine végétale

Sur cent parties d'aliments, l'Européen en emprunte soixante-dix-sept au règne végétal (A. Gauthier). Le pain entre pour 21 p. 100 dans l'alimentation. Après lui viennent les céréales, les légumes herbacés ou en grains, les racines et les tubercules, les fruits.

Les végétaux apportent les mêmes principes fondamentaux que la nourriture animale : albumine, graisses, hydrates de carbone ; ce sont les matières amylacées et sucrées qui diminuent dans ces principes.

Il faut remarquer que les plantes apportent, de plus, dans l'alimentation : le fer, le manganèse, le phosphore, les sels de potasse, de soude, de magnésie, de chaux. Leur rôle est de premier ordre.

Les aliments végétaux sont particulièrement utiles aux tuberculeux pour contre-balancer les effets du régime carné. Ils viennent en effet saturer les acides uriques, hippurique, lactique, sulfurique, phosphorique provenant de la désassimilation des matières animales. C'est par ce mécanisme que l'alcalinité indispensable se conserve dans les tissus et les plasmas de l'économie.

Et ce fait est d'une telle importance qu'il sera souvent utile de soumettre les tuberculeux à un ou deux jours de régime végétal par semaine.

Les dangers de la suralimentation sont surtout inhérents à l'alimentation animale. Le régime maigre peut les combattre avec succès et au grand avantage du malade.

Nous passerons en revue les principaux aliments végétaux dans l'ordre suivant :

Céréales : farines, pains et leurs dérivés.
Légumes en grains : haricots, pois, lentilles, fèves.

Racines et tubercules : pommes de terre, etc.

Légumes herbacés : épinards, oseille, choux, salade.

Fruits : pommes, poires, pêches, fraises, amandes, noix, etc.

Céréales

Les céréales forment la base de l'alimentation humaine. Elles sont généralement trop peu employées dans l'alimentation des tuberculeux.

Ce sont des aliments presque complets, contenant : matières azotées, amidons, sucres, graisses, sels minéraux, diastases, cellulose.

Le riz est la céréale des pays de l'Asie ; le blé est la céréale de la race blanche. Il ne faut pas faire fi de ces distinctions.

D'une manière générale, on devra utiliser les céréales largement et sous trois formes principales : *le pain, les graines* et *les décoctions.*

Les *décoctions* procurent aux malades des breuvages sucrés et aromatisés ; ils sont assez nutritifs en raison des matières amylacées et albumineuses, des sels organiques, phosphorés de potasse, de magnésie, de chaux qu'ils dissolvent en petite quantité.

Ces boissons comparables au lait combattent la déminéralisation. Le tuberculeux ne devrait pas en employer d'autres aux repas, s'il était sage. Il est fâcheux que les habitudes et les préjugés des médecins et des malades s'opposent à cette pratique. Dans la thérapeutique si prudente et si avisée d'Hippocrate, les décoctions d'orge jouaient un rôle prépondérant, et, pendant plus de deux mille ans, la tisane a été ordonnée tous les jours par nos prédécesseurs.

Chez les Islandais le peuple se nourrit en partie d'un lichen dont ils composent une bouillie gélatineuse que Berzelius regarde comme le meilleur aliment après le blé.

Le pain

Le pain se prescrit bien levé et rassis. Le pain bis complet serait de la plus grande utilité au tuberculeux comme aliment minéralisateur.

L'origine du levain paraît être le jus sucré du raisin mûr. L'Égypte connaissait le pain fermenté au début des temps historiques, et cependant il n'est pas encore, par toute la terre, en usage actuellement. L'Afrique, les Indes, la Chine (plus de la moitié du genre humain) l'ignorent.

De l'Égypte, le levain passa en Phénicie, en Grèce, en Italie, dans les

Gaules. L'ancien peuple de Rome mangeait le blé soit en bouillie *(pulmentum)* comme on mange encore la bouillie de sarrasin en Bretagne et le couscous chez les Arabes ; soit sous forme de galettes non levées, cuites sous la cendre, comme le pain azyme de la Pàque des Israélites.

Le pain et le vin sont les deux premières richesses de l'homme, disent les livres sacrés. C'est vrai pour le pain. Le pain est la moelle de l'homme, dit Homère. Un hymne hindou du Rig-Veda fait cette prière : « O Dieu, donne-moi mon pain de chaque jour ». C'est la prière que recommande saint Mathieu : « Vous prierez donc ainsi : « ...donnez-nous aujourd'hui notre pain qui surpasse toute substance. » (TERTULL. *De Orat.* V.)

Le pain est un aliment divin, non seulement par les qualités intrinsèques du grain, mais encore par la grande puissance nutritive apportée par les multiples manœuvres et les multiples phénomènes chimiques de la *panification*. Nous parlons aujourd'hui du rôle des diastases, des levures, des bacilles acidifiants, et nous oublions que l'empirisme, précédant, comme toujours, la science, les utilisait sans les connaître 4.000 ans avant les travaux de Pasteur sur les fermentations.

Rome mangeait encore de la bouillie quand les Gaulois employaient la levure de bière pour fabriquer le pain.

Ce qui n'empêcha pas la Faculté de Médecine de Paris de proscrire la levure de bière par 45 voix contre 30, le 4 mars 1668, comme préjudiciable au corps humain. Guy Patin l'appelle « cette vilaine écume ». Il est vrai que le Parlement, en 1670, autorisait l'emploi de cette même levure.

Le pain peut servir de type pour étudier les trois qualités primordiales d'un aliment : qualité nutritive, qualité minéralisatrice, qualité excitante. Le pain est nutritif par l'amidon et le gluten ; minéralisateur par les phosphates et la magnésie ; excitant du péristaltisme gastro-intestinal par son odeur et sa saveur (1).

Il n'y a de bon pain, dans le sens hygiénique, dit A. Gautier, que le pain fabriqué mécaniquement. Le pain fait à la main contient toujours des produits d'origine humaine provenant de l'ouvrier pétrisseur.

Il faut préconiser le *pain rassis*. Le *pain refroidi* au sortir du four est tendre et frais. Après 12 ou 14 heures, il devient rassis. Il est de plus facile digestion parce que plus perméable aux sucs digestifs. La transformation du pain *tendre* en pain *rassis* ne tient pas à une dessication, mais à ce qu'une partie de l'amidon qui avait subi une transformation repasse à l'état d'amidon. Le pain peut se prendre *grillé*. Ce sera même le pain de choix pour les malades dont la digestion est lente et difficile. D'où peut venir le préjugé que le pain grillé rend poitrinaire ?

Pain blanc, pain bis et pain de son. — On trouve dans le commerce des pains pour le riche et pour le pauvre : pains de

1. La consommation totale du pain à Paris était de 900.000 kilogrammes par jour en 1914, d'après A. GAUTIER.

fantaisie, pains de première et de seconde qualité, pain complet, pain bis, pain noir. Pour nos malades, nous donnerons la préférence au *pain bis.*

C'est le plus nutritif et le plus savoureux ; il est plus riche en gluten, dit A. Gautier, en azote et en phosphore que le pain blanc.

Mais il faudrait définir le pain bis. Ce n'est pas un pain fait avec des farines de qualité inférieure : ce n'est pas non plus un pain dont la pâte a été additionnée d'un peu de seigle, ce n'est pas un pain blanc mal fait. C'est un pain qui a sa personnalité : il est fabriqué avec la totalité du grain de blé. Le blé est passé plusieurs fois sur les meules pour que le son soit finement pulvérisé.

Quand on étudie la structure histologique du grain de blé et des matériaux énergétiques, on constate que les parties centrales contiennent surtout de l'amidon, c'est à dire des matériaux calorifiques, les moins intéressants pour la vie organique ; les parties périphériques (le son) représentent le gluten, les matières minérales, les diastases, les vitamines, toutes matières précieuses pour les fonctions vitales.

La mouture par les meules conserve ces derniers éléments ; la mouture par cylindres (ou hongroise) les élimine en partie. La première donne le pain bis, la seconde le pain blanc. Le pain bis est le vrai pain nourricier ; le pain blanc est un pain appauvri et dévitalisé. Son insuffisance nutritive pousse l'homme contemporain à rechercher la viande et l'alcool, excitants toniques qui devraient être remplacés par l'excitant modéré et physiologique que contient le pain bis complet.

Revenons un instant sur ce fait que les parties périphériques du grain de blé sont les plus utiles à l'organisme. Ce fait obéit à une loi naturelle générale en vertu de laquelle l'introduction, l'assimilation et la fixation des énergies solaires se fait dans les zones périphériques plus directement en contact avec les rayons du soleil. Ceci est vrai pour le grain, les feuilles, les fruits et l'homme lui-même. Les pigmentations dorées du blé ; vertes et rouges des fruits ; brunes et bronzées pour la peau humaine, sont l'expression de ce travail assimilateur et de cette localisation des substances minérales et des énergies solaires, dans les régions corticales et sous-corticales des êtres et des fruits. (P. Carton).

La mouture hongroise donc a diminué la valeur nutritive du pain en faisant le pain blanc. La valeur du pain n'est pas seulement dans l'amidon et le gluten, mais encore dans les graisses phosphorées et les lécithines, les sels de magnésie, le son et les huiles essentielles qu'il contient. Le son est un produit d'une grande richesse alimentaire à la condition d'être entièrement divisé.

Le type du pain bis, c'est le *pain de ferme*, tel qu'on le faisait autrefois à la ferme. Il est légèrement coloré en brun ; il a une odeur et une saveur spéciales ; il se conserve plus longtemps que le pain blanc ; il est plus nourrissant et laxatif.

Les anciens ne mangeaient que du pain bis. Les Anglo-Saxons ont conservé cet usage. On en donnera d'abord une ou deux fois par semaine, puis tous les jours, une petite ration au début du repas. Peu à peu le malade en arrivera à le préférer au pain blanc.

Ses avantages sont multiples et il a celui d'« entraîner » l'intestin et de s'opposer à l'atonie intestinale des suralimentés.

Il faut applaudir aux campagnes faites par certains médecins en faveur du pain bis. MM. P. Carton (1), Stopfer et Monteuuis sont de ceux-là. Les manuels de M. Monteuuis sont instructifs à cet égard. Il a raison : le pain blanc est un gâteau d'amidon.

Le pain blanc a pour défenseurs les commerçants et ceux qui se font les protecteurs des trafics industriels. Ils invoquent la néfaste théorie des calories pour dire que le pain blanc a une plus grande valeur calorique. Ce n'est là qu'un trompe-l'œil. L'amidon du blé est aux vitamines ce que les gros sous seraient à des louis d'or. (P. Carton). De même qu'invoquer la valeur calorique de l'alcool, c'est mettre le feu à la maison pour se chauffer.

Certains auteurs s'apitoient sur les 6 millions de Français qui n'usent pas, habituellement, de pain blanc de froment et vivent de seigle, de sarrazin, de maïs et de châtaignes. « Le pain noir des campagnes arriérées devra disparaître en même temps que leur ignorance et leur pauvreté .» Jugement simpliste et erronné. Le jour où ces populations seront entrées plus avant dans la « civilisation », elles connaîtront la tuberculose pulmonaire. Grâce à leur genre de vie actuelle, elles l'ignorent, comme aimait à le répéter le Dr Percepied, du Mont-Dore.

En résumé. Il serait de la plus haute importance pour certains tuberculeux de pouvoir se procurer le pain bis complet, pain de ferme, pain de campagne, provenant de farine, à la meule. Fine saveur, pouvoir nourrissant, aliment dynamogène, agent minéralisateur : telles sont ses qualités de premier ordre.

Le pain blanc restera indiqué chez les malades amoindris et dyspeptiques excitables. Chez eux, le pain sera donné à la dose de 30 à 50 gr. par jour.

Objections à l'usage du pain. — La chimie a dit que le pain tendait à acidifier le sang. C'est une opinion théorique ; la science

1. P. Carton. *Notre aliment fondamental : le pain.* Maloine, éditeur

n'a pas apporté des preuves cliniques à l'appui de son dire. Les expériences *in vitro* ne sont pas suffisantes pour lancer une affirmation pareille. Et, dans tous les cas, l'expérience des siècles a quelque chance de voir plus juste que l'expérience de laboratoire. Le vin, l'alcool, les viandes, les poissons, les corps gras sont des aliments acidifiants types et *déminéralisants*. On accordera qu'auprès d'eux le pain peut être considéré comme bien innocent.

On a accusé le pain de causer des fermentations chez les malades dyspeptiques avec atonie gastro-intestinale. Ces cas existent, mais, le plus souvent, on trouvera la cause de ces troubles dans l'emploi des autres aliments pris d'une manière intempestive.

Le pain, cause d'obésité. — C'est encore là une de ces opinions volantes qui naissent, se répandent et meurent on ne sait pas pourquoi. Dans tous les cas elles prouvent la crédulité puérile du public. A-t-on jamais vu un manouvrier grand mangeur de pain être atteint par l'obésité, à moins qu'il ne soit en même temps buveur d'alcool ? L'usage excessif des viandes cuisinées, des pâtes riches, des boissons en général et alcooliques en particulier, des sauces, des mets de haut goût, des vins, des liqueurs, etc., fait engraisser. Pour maigrir, il suffit de les diminuer, ou de les supprimer et d'y substituer le régime de légumes frais. Le pain n'a rien à voir dans cette affaire.

ÉLOGE DU PAIN. — M. P. Carton a écrit à ce sujet quelques lignes fort justes et d'un tour religieux qui ne manque pas d'agrément. Le pain est, à ses yeux, l'aliment fondamental et sacré ; celui sur lequel on traçait une croix avant de l'entamer ; celui que le paysan faisait baiser aux enfants quand ils l'avaient gaspillé ; celui qu'on offrait aux dieux, aux étrangers, aux conquérants ; celui dont on brûlait les restes pour leur éviter toute souillure.

On a perdu le respect du pain depuis qu'on se nourrit de viande, d'alcool et de produits industriels.

Nous sommes pleinement de son avis quand il voit dans le mode de nourriture actuel une des causes des maladies en général et de la tuberculose en particulier.

Il faut revenir au *vrai pain de France*, fait avec du blé de France et de la farine de meule bise et non dégruautée.

Les pâtisseries

Le goût pour les gâteaux est aussi vieux que la civilisation. Au temps de Rhamsès III, à Thèbes, on faisait déjà des beignets, et les crêpes doivent à la simplicité de leur préparation une origine immémoriale, le Lévitique en parle. En Grèce, à Rome et en France au XVIe siècle, les rigoristes accusèrent les pâtissiers de corrompre les mœurs. Platon les chasse de sa République avec les confiseurs et les poètes. L'École naturiste de nos jours ne voit pas les pâtisseries d'un bon œil, comme poussant à une consommation excessive de sucre industriel.

Elles peuvent être utiles ou nuisibles à l'estomac d'un tuberculeux suivant leur mode de préparation. Il faut distinguer la pâtisserie lourde de la pâtisserie légère ; la pâtisserie du commerce et celle du ménage.

La *pâtisserie lourde* est surtout employée à l'étranger : Angleterre, Espagne, ou dans les provinces du Nord et de l'Est de la France. L'huile, le lait, les œufs, le sucre, les fruits, les herbes aromatiques sont amalgamés à la pâte à doses massives ; de là les gâteaux Saint-Honoré, quatre-quarts, plum-pudding, pains d'amandes, etc., mauvais pour une bonne digestion.

La *pâtisserie légère* sera représentée par les tartes, chaussons, flans, brioches, gâteaux de Savoie, gâteaux de fruits, gâteaux de semoules, de riz. On aura soin de diminuer la quantité d'œufs, de sucre et de corps gras indiqués dans les livres de cuisine. On se trouvera bien, contrairement à l'opinion commune, d'ajouter *une petite quantité* d'huile pour remplacer le beurre : la pâtisserie sera plus facile à digérer.

Les crêpes et les beignets, si célèbres en Normandie, seront très agréables à certains malades. Mais on aura soin de réduire le volume du repas dont ils feront partie intégrante.

Les nombreux *gâteaux secs* et petits fours du commerce ne sont pas à recommander. Farines de qualité inférieure, œufs suspects, graisses industrielles, graisse de cheval et produits chimiques tels que le carbonate d'ammoniqaue n'entrent que trop souvent dans leur composition.

Les *biscuits* provenant de maisons connues sont moins frelatés, plus légers, mieux tolérés.

Dans la pratique courante et en dehors des circonstances exceptionnelles, on ne donnera au tuberculeux que des pâtisseries de ménage. Une ou deux fois par semaine; le repas de midi pourra être représenté pour un quart de son volume par une bonne et légère préparation.

Il est très important de préparer la pâte la veille et d'y ajouter de la levure. Les diastases naturelles de la farine auront ainsi le temps d'élaborer les matériaux nutritifs, et les pâtisseries pourront être acceptées par les estomacs les plus difficiles.

Le *pain d'épices* est fabriqué avec la farine de froment mélangée de seigle et additionnée de miel, de mélasse, d'anis, de girofle,

R. BRUNON. La Tuberculose pulmonaire.   32

de cannelle et de carbonate de potasse (1 à 1,50 p. 100). Il est légèrement laxatif.

Il peut être pris à la fin des repas comme dessert ou encore mieux au goûter, sans beurre.

Les graines

Le *maïs* est une céréale de consommation courante dans le sud de la France, en Turquie, dans les Balkans, en Italie. Les épis bouillis ou grillés se consomment sur place dans les ruelles du vieux Naples. La graine en bouillie fournit *la polenta*.

L'*avoine* est très employée en Angleterre. Les soupes au lait à l'avoine seront très utiles aux malades. Cette céréale est riche en sels et en phosphore.

L'*orge* est retrouvé dans les cités lacustres ; il fut connu des peuplades préhistoriques. Il était très employé dans la diététique d'Hippocrate qui prescrivait à tous les fébricitants la tisane d'orge.

La médecine contemporaine n'utilise pas assez les céréales sous cette forme ; elles représentent cependant un aliment *minéralisant*, c'est à dire des plus utiles pour le tuberculeux.

Voici une formule classique :

Décocté d'orge	1000 gr.
Figues	60
Réglisse coupée	15
Raisin de corinthe	1000
Eau	1000

Réduire à 1000 (Dorvault).

Autre formule :

Blé, orge, seigle, avoine, maïs, son. Une cuillerée de chaque dans 3 litres d'eau. Faire bouillir 3 heures pour réduire de moitié. Passer au linge. Prendre chaud ou froid, aromatisé ou non.

Cette tisane *composée* ne conviendra pas à tous les malades ; elle pourrait être « lourde à l'estomac », surtout si on y ajoute encore des haricots, des pois et des lentilles (Comby).

Dans cette dernière formule il faut craindre les effets de la sursaturation par les sels minéraux.

Le *sarrasin* ou blé noir était très employé en Normandie et en Bretagne avant la Révolution. Actuellement encore les Bretons l'apprécient.

Autrefois, en Normandie, toute chaumière avait, près de la cheminée, un moulin à main pour moudre le sarrasin ; et, séance tenante, on préparait des bouillies, des galettes et des crêpes. C'était un régal pour les paysans et aussi un aliment parfait.

Actuellement, et de plus en plus, depuis 1860 environ, c'est à dire depuis l'accroissement de la richesse, le paysan mange de la *viande* et boit de l'*alcool*. Ce régime le pousse à se contenter du pain blanc fait chez le boulanger ; il a perdu le souvenir de la galette de sarrazin faite chez lui-même.

Il y a dans cet enchaînement de faits une cause de déchéance physique et de maladies. Il est fort possible que ce *progrès* dans l'alimentation du paysan joue un rôle dans le développement de la tuberculose.

Le *riz* est la céréale la plus riche en matière amylacée. Après lui viennent le seigle, le froment, le maïs, le sarrasin.

Mais il est une considération qui prime les analyses chimiques : il nourrit en Asie 700 à 800 millions d'Hindous, de Chinois, d'Indochinois et de Japonais.

Il faut dire que, tel qu'il est dans le commerce, il a subi des manipulations industrielles qui lui ont fait perdre une partie de ses principes minéraux, diastasiques et azotés et aussi des *vitamines*. Décortication, blanchissage et glaçage sont des préparations aussi néfastes pour l'alimentation que le sont celles qui obtiennent du blé une farine de première blancheur.

D'autre part, le riz est un aliment d'un autre climat et d'une autre race que la nôtre.

Néanmoins il sera bon de le faire figurer assez souvent dans le régime des tuberculeux. Ses modes de préparation sont innombrables : cuisson à l'eau, à l'étuvée, au lait ; préparé à la crème, au fromage, aux œufs ; accommodé avec la viande, le poisson, les légumes, les fruits, etc.

J'ai donné le goût du riz à une jeune malade en lui faisant lire tous les jours un livre de cuisine énumérant les modes de préparation.

Le riz est peu estimé en France parce qu'on a l'habitude de le faire cuire trop longtemps dans ses diverses préparations.

Le *riz à la créole* est préférable aux autres préparations ; il est plus digestible. Voici une formule :

Faire cuire le riz 25 minutes dans une grande quantité d'eau bouillante salée. Passer à la passoire, égoutter et sécher pendant quelques minutes à la porte du fourneau. On assaisonne avec du beurre frais au moment de le consommer. Dans cette préparation, il ne faut pas que le riz soit crevé, mais au contraire, que les grains se séparent facilement les uns des autres.

Une grande cuillerée de riz préparée ainsi et prise aux grands repas à titre de supplément, représente un mode de « suralimentation » efficace et sans danger.

A propos de l'utilisation des céréales, remarquons que les anciens, avec leur admirable sens pratique, avaient trouvé ce que les recherches contemporaines scientifiques ont corroboré. Le meilleur régime ancien se trouve dans Hippocrate. La décoction de lentilles, la polenta, les céréales, le miel d'une part ; d'autre part et au second plan, la volaille, le mouton, les poissons gras, « les choses grasses » douces avec beaucoup de sel.

Légumes en grains. — Légumes secs

Nous avons vu que la viande tend à acidifier le sang. Les légumes apportent une forte proportion de bases alcalines (potasse, soude, chaux, magnésie) et surtout des sels alcalins aptes à saturer les acides urique, phosphorique, etc., dans nos tissus. De même les fruits les plus acides contiennent une grande quantité d'alcalis qui contribuent à alcaliniser le sang et les humeurs. Légumes et fruits excitent le péristaltisme intestinal par leurs résidus cellulosiques et s'opposent à la constipation. De plus, les aliments herbacés tendent à augmenter l'hydratation des organes et à élever le poids absolu du corps tout en diminuant sa densité.

Les légumes secs : pois, pois chiches, haricots, lentilles, fèves, sont de tous les aliments, y compris la viande, les plus riches en principes albumineux et en substances ternaires. Cette richesse doit les faire entrer pour une très grande part dans l'alimentation journalière (1).

Ils présentent deux inconvénients dont il importe cependant de tenir compte :

D'abord leur peu de digestibilité, qui est due à leur écorce et à la constitution de leur albumine, très différente de celle de la viande. De là, la vogue inconsidérée des purées et des légumes décortiqués. Il y aura sur ce point des mesures à prendre suivant chaque cas. On pourra les faire ingérer en même temps que d'autres légumes et avec les salades.

Le second inconvénient est leur richesse en acide urique. Il faut se rappeler ce fait en présence des malades suralimentés et arthritiques.

Depuis une cinquantaine d'années, on a pris l'habitude en France de réserver les légumes pour la fin du repas, quand l'appétit est déjà satisfait. Il en résulte souvent que le menu d'un repas ne comprend que peu de légumes. Cette tendance s'exagère encore chez le tuberculeux qui en arrive quelquefois à ne se nourrir que de viandes et d'œufs. Il faut réagir contre cet excès. Il

---

1. Depuis 1888, A. GAUTIER a pu faire accepter par les comités de la Guerre que les légumes secs entrassent pour une plus grande part dans l'alimentation du soldat.

est important de faire prendre au malade l'habitude de *commencer le repas par les légumes* ; c'est un moyen pratique de leur rendre la place qu'ils méritent dans la classification des aliments.

Farines de légumineuses. — Une foule de spécialités, dont quelques-unes méritent l'estime, sont faites de farine d'orge, de maïs, d'avoine, etc. Elles permettent d'obtenir des bouillies et des potages très nourrissants.

Le tuberculeux devra en faire un usage quotidien, les faisant alterner avec des potages gras et des potages maigres.

On les prescrira aussi pour le goûter.

Pâtes alimentaires

Les pâtes alimentaires remplaceront de temps en temps les légumes secs pour rompre la monotonie des repas. Elles pourront constituer un tiers du principal repas. Si on a soin de les assaisonner avec des substances un peu sapides telles que les tomates, piments doux, etc., on arrivera à en faire prendre facilement. On devra cependant éviter de tomber dans les excès de quelques régimes spécialement basés sur leur emploi. Les estomacs suisses ou allemands arrivent à ingérer de grandes quantités de pâtes parce qu'ils ne prennent que cent grammes de pain par jour. Le Français, plus délicat, ne se fait que péniblement à ces doses massives.

L'abus des pâtes restreint la mastication et la salivation, augmente la constipation. Mais leur usage permet une suralimentation sans grand danger.

Chez les dyspeptiques on se contentera de pâtes cuites à l'eau et très légèrement assaisonnées, ainsi qu'il est dit plus haut. Le plus habituellement on y ajoutera, après cuisson, de la crème, du fromage, du beurre employés crus. Enfin on se gardera de pâtes additionnées trop largement d'œufs ou de sucre.

Pomme de terre

Aliment précieux qui est, avec le pain et la viande, le plus répandu. Il se prête à une infinité de préparations culinaires. On pourra laisser le malade en user autant que son appétit le permettra. Le mode de préparation importe peu. On évitera les fritures s'il y a une tendance à la gastralgie après les repas.

Trois kilogrammes de pommes de terre cuites à l'eau représentent un kilogramme de pain. Une habitude séculaire a fait de la pomme de terre un aliment agréable à tout le monde.

La production en France était de 42 millions de quintaux en 1852. **Elle atteignait 166 millions en 1899.**

La pomme de terre a été importée de l'Amérique du Sud en Italie et en Espagne au xvie siècle, puis en Angleterre en 1586. Introduite par les Espagnols en Franche-Comté et en Bourgogne, elle fut longtemps **considérée** comme donnant la lèpre. Au xviie siècle, Parmentier la fit adopter définitivement.

Ses qualités primordiales sont les suivantes : richesse amylacée ; forte proportion de sels de potasse et de magnésie ; ni toxique, ni acide, ni acidifiante, elle livre à l'organisme les éléments alcalins dont il a besoin pour neutraliser ses déchets acides. Aliment de choix de l'arthritique. Croirait-on que des savants de laboratoire ont attribué à son extension universelle le développement moderne de la tuberculose pulmonaire ?

Le tuberculeux devra en faire son aliment quotidien.

La purée de pommes de terre, comme toutes les purées, n'est pas à recommander. Elle supprime la mastication et l'insalivation au même titre que les pâtes alimentaires trop cuites. Si on en donne de temps à autre, il faut ne pas y ajouter jaunes d'œufs, jus de viande, graisses, beurre, etc. Y ajouter, d'autre part, des petits croûtons qui forceront le malade à mâcher avant d'avaler.

Marrons. — Le paysan d'Auvergne a comme mets de résistance la châtaigne cuite à l'eau. N'est-il pas plus robuste que le Parisien nourri de beafsteak ?

Ce même Parisien ne connaît guère le marron que sous forme de marron grillé au coin des rues ou glacé chez le confiseur !

Notre malade les prendra cuits à l'eau, sautés au beurre, ou en purée. Ils remplaceront les pommes de terre un jour ou deux par semaine.

Les légumes secs

Leur valeur alimentaire, chimiquement parlant, est supérieure à celle de la viande : pois secs, haricots, lentilles contiennent plus de matières hydrocarbonées que le filet de bœuf.

On a dit que les légumineuses étaient la *viande du pauvre*. Mais, après la Grande Guerre, le pauvre est devenu riche et s'empoisonne de viandes cadavériques. C'est l'ancien riche qui est devenu le nouveau pauvre et qui se nourrit de légumes secs. Il échappera plus facilement aux maladies qui vont assaillir maintenant le nouveau riche.

Ceci est vrai pour l'homme robuste.

l'our le tuberculeux il faudra être sobre de légumineuses qui sont riches en purines. Ce dernier caractère les assimile à la viande. Donc peu de purées de pois, de haricots ou de lentilles pour un malade sédentaire.

Hippocrate (Littré, II, 487) et les médecins de l'antiquité et de traditions naturistes ont été des observateurs très clairvoyants en matière d'hygiène alimentaire. Ils signalaient les inconvénients des légumes secs. Le sage Pythagore préconisait le régime végétarien mais excluait les fèves. La chimie contemporaine lui donne raison.

Les *pois* étaient connus des préhistoriques habitant les cités lacustres de la Suisse. Les pois chiches étaient très employés chez les anciens. « Te souviens-tu, ô Criton, dit Socrate, du temps où nous mangions des pois chiches dans la même gamelle ? » On en mange encore dans le midi de la France. Ils figurent dans le *cuinat* des Catalans à côté des choux et des pommes de terre.

Ils ne conviennent pas à tous les intestins. On en fera des purées.

Les *haricots* viennent, dit-on, d'Amérique. On peut établir ainsi une échelle de digestibilité : les flageolets à grains verts ; les haricots blancs de Soissons ; les haricots rouges ; les haricots noirs. Ces derniers sont les moins bien acceptés.

Les *lentilles* sont connues et célèbres de toute antiquité. Elles seront prises en petite quantité quoiqu'elles aient un pouvoir nutritif remarquable. Beaucoup de malades les digèrent mal. Elles seront mieux supportées à la vinaigrette qu'au beurre. D'ailleurs leurs qualités varient beaucoup avec leur pays d'origine.

Modes de préparation. — Les légumes secs doivent macérer 24 heures dans l'eau ; être cuits lentement à petit feu ; être mangés avec leur peau, non en purée, non décortiqués, non tamisés, non travaillés. Ces dernières preparations détruisent les vitamines.

Il faut se garder d'introduire les légumineuses dans le bouillon de céréales.

A table, on fera l'assaisonnement avec le beurre frais, la crème fraîche, l'huile et le vinaigre, suivant le goût et la puissance digestive du malade.

Les légumes verts

Il ne faut pas cesser de répéter qu'à l'état de santé nos humeurs sont alcalines. C'est dans un milieu alcalin que s'accomplissent les principaux actes de la vie organique. Or, le malade suralimenté a tendance à fabriquer des acides qui retardent la nutrition. D'autre part, nous ne pouvons transformer les sels minéraux en nos tissus qu'à la condition de les prendre sous forme de légumes et de fruits, ou, en général, de végétaux.

Voilà deux rôles primordiaux des légumes verts et des fruits : ils sont *agents de médication alcaline et agents minéralisateurs.*

Pour le tuberculeux, ce sont là des ressources de première importance et beaucoup trop négligés dans la pratique. Au tuberculeux qui a besoin de chlorures et de phosphore donnez le pain complet, les céréales, les légumes verts et les fruits.

Mais il y a encore autre chose.

La valeur minéralisante, qui est de première importance pour la tuberculose, est liée à la coloration verte des légumes. La fonction chlorophyllienne leur permet d'assimiler l'énergie solaire et de l'accumuler en combinaisons minérales. Ces énergies nous sont transmises de première étape et n'ayant point passé par la chair d'animal dont se nourrit le carnivore.

De plus, les légumes verts décongestionnent tous les viscères ; ils excitent physiologiquement les fonctions du muscle intestinal ; ils combattent la constipation.

Le régime du tuberculeux en comprendra tous les jours ; la quantité sera variable suivant chacun. Le médecin fermera les oreilles aux dires d'une science trompeuse qui considère les légumes comme débilitants, comme dépourvus de principes nutritifs, comme composés essentiellement d'eau et de cellulose !

Les énergies vitales et minérales que les légumes verts doivent à leur chlorophylle sont impondérables par la Science ; elles sont réelles aux yeux du médecin clinicien.

Le *chou* est cultivé de temps immémorial comme plante alimentaire. Les agronomes romains le citent à chaque instant. Caton en avait fait une panacée qu'il administrait lui-même largement à sa famille et à ses esclaves.

C'est un légume savoureux, très nutritif, riche en principes albuminoïdes, azotés et sulfurés. Il est bien fâcheux que la mode l'ait fait bannir à peu près de la table des riches. Les variétés sont très nombreuses. Le chou vert, le chou frisé, le chou pommé peuvent représenter avec le pain et le lard une nourriture économique très nutritive pour un estomac assez vigoureux. C'est là une ressource précieuse pour les tuberculeux dont le pouvoir digestif a été entraîné.

Le chou rouge, le chou-fleur, le chou de Bruxelles sont à citer comme fort utiles.

L'*artichaut* est riche en matières azotées, albumineuses et très nutritives. Si l'estomac du malade l'accepte bien, il faut le prescrire avec sauce blanche.

Les *navets, choux-raves, salsifis*, etc., seront employés largement suivant la saison. Avec la carotte, les épinards, les poireaux, la laitue, ils contiennent des sels minéraux en proportion telle qu'ils pourraient rivaliser avec les eaux minérales alcalines.

Les haricots verts, les haricots jaunes, les pois mange-tout, les fèves en cosses, tous légumes *jeunes* sont à prescrire quotidiennement au malade ; ils ne seraient nuisibles que chez les malades atteints d'entérite aiguë ou subbaiguë. Chez les autres ou se trouvera bien de faire commencer le repas par un de ces légumes.

Légumes herbacés

Salades. — Aliment minéralisateur par excellence, elles introduisent dans l'économie des sels de potasse, soude, chaux, magnésie, phosphates, silices, fer. Elles contiennent des substances albumineuses richement phosphorées, des lécithines, des graisses et des matières amylacées facilement assimilables. L'ensemble des parties nutritives ne s'élève pas au dessus du vingtième du poids total de l'aliment. (A. Gautier).

« Les parties nutritives » des salades vertes ne peuvent se doser par la chimie. Leur action apparaît nettement aux yeux des médecins qui observent les végétariens. Ces derniers sont des sujets de réaction beaucoup plus sensibles que les personnes carnivores. Une salade crue et verte est un plat de premier ordre pour certains sportsmen que j'ai observés moi-même. Le retour à l'emploi des crudités *vertes* marque un progrès considérable vers une hygiène alimentaire meilleure. Il faut rejeter comme nuisibles les conseils si souvent donnés par les médecins : « pas de crudités. » Tout au contraire, il faut au tuberculeux (et au prorata de ses facultés digestives) des crudités vertes tous les jours, toute l'année et à tous les repas.

Pendant la mauvaise saison : mâche verte à cœur plein. Au printemps : mâche, chicorée sauvage, pissenlit. Le pissenlit des champs est le meilleur ; son action est vigoureusement tonique et minéralisante. A la belle saison : scaroles, laitues, romaines et pissenlit.

Les salades *blanchies* (cardon, endives, barbe de capucin) sont beaucoup moins utiles à cause de leur pauvreté minérale due à l'absence de soleil. Les parties colorées des végétaux sont les seules utiles ; aussi les carottes peuvent, l'hiver, remplacer les légumes verts ; il en est de même des betteraves.

En dehors de leur rôle « vitalisant » les salades auront l'avantage d'exciter l'appétit, d'apporter une sensation de fraîcheur très appréciée et de laisser des déchets dans l'intestin. Elles seront assaisonnées ou non à l'huile et au vinaigre ou au citron, ou à la crème fraîche. On pourra leur incorporer des viandes froides, du poisson froid, du jambon, des huîtres cuites, des jaunes d'œuf, des œufs durs, du homard, des sardines, des anchois. etc. Ces additions renforcent notablement leur valeur nutritive.

On doit conseiller l'usage journalier des salades en prenant les précautions suivantes : d'abord donner quelques feuilles au début et au cours du repas en mangeant d'autres mets. Un peu plus tard, on augmentera la quantité et on la prendra en même temps que d'autres légumes. Après quelques semaines, on donnera pleinement la salade avec l'huile et le vinaigre ou au naturel.

Une bonne mastication est ici plus nécessaire que jamais.

Légumes-fruits. — Ce sont les tomates, aubergines, piments, concombres, citrouilles, melons.

Les quatre premiers ne sont pas à recommander. Une longue expérience a montré leur influence sur la peau de certaines personnes (démangeaisons, dermatose, etc.) ; c'est une preuve de leur nocivité relative. Ils seront mal acceptés par les malades habitant le nord et l'ouest de la France. La citrouille et le melon seront largement permis si le malade les aime.

Champignons. — Pris à doses modérées, les champignons sont précieux. L'estomac les supportera facilement si on ne commet pas l'erreur de les associer aux viandes et aux graisses. Ils ont beaucoup d'amateurs, mais ils demandent à être aimés pour eux-mêmes : les sauter avec un peu d'huile, persil, estragon ou ail ; puis les faire cuire dans leur jus à feu doux.

Entremets. — Dans certains jours de la semaine, les entrements peuvent se substituer aux légumes secs, aux pâtes alimentaires, et aux légumes verts. Ils apporteront ainsi une diversité aux menus habituels. Ils sont utiles aussi pour les petits repas comme le goûter de quatre heures.

Les fruits

Tous les jours de l'année le malade devra manger des **fruits.** Ils seront pris le matin, de préférence, et au goûter de **quatre** heures avec du pain ou de la crème fraîche ou du lait caillé. On ne les prendra pas comme dessert, sauf quand ils seront cuits.

Quand la quantité de légumes verts et de fruits est suffisante dans un régime bien ordonné, la soif diminue sensiblement et le malade arrive à ne pas boire. L'eau « vitalisée » des végétaux lui suffit.

Aux yeux du chimiste les fruits n'ont qu'une maigre valeur alimentaire et intrinsèque. Et, en effet, 75 à 90 % d'eau, faible teneur en matières amylacées, pauvreté en principes albumineux, tels sont les caractères des fruits aqueux acidulés comme le raisin, l'orange, la groseille.

Dans l'autre camp, parmi les médecins praticiens, on considère, au contraire, les fruits comme le type de l'aliment de première nécessité pour l'homme.

Les anthropoïdes se nourrissent de fruits ; l'homme primitif faisait de même. La main prenante, la dentition, la conformation des ongles, la structure du tube digestif prouvent que l'homme fut d'abord un être frugivore et arboricole. Lorsque les changements climatériques firent disparaître peu à peu les arbres à fruits, l'homme fut obligé de chercher sa nourriture sur le sol ; et quand il sut tailler la pierre, quand il eut découvert le feu, il tua les grands animaux et mangea leur chair. La civilisation commençait et aussi toutes les maladies qu'elle apporte à l'homme carnivore.

Les fruits ont été les merveilleux constructeurs de l'organisme humain. Ce sont eux qui, de nos jours, nourrissent les paysans les plus vigoureux de France. Le pain, les noix, les marrons, les olives, les fruits aqueux sont leurs aliments de choix (1).

Il est probable que la meilleure santé, le plus grand bien-être, la plus forte somme de bonheur ne pourront se réaliser pour l'humanité que par le retour à une alimentation plus naturelle, plus adoptée aux caractères ancestraux, plus largement fruitarienne.

Une expérience déjà longue nous pousse à adopter pleinement ces idées parce que nous en avons vu souvent la très heureuse application chez l'homme malade et chez le tuberculeux en particulier. Tout se passe comme si les fruits, par leur écorce, leur pulpe, leurs graines, leurs jus, représentaient des réserves admirables « d'énergie solaire vitalisée ».

La preuve est faite par ce que *voit* de ses propres yeux le médecin. Or, quand il sait manier le régime végétarien et fruitarien, il peut voir des résultats étonnants.

On peut dire : Pour le tuberculeux, *pas un jour sans légumes verts, pas un jour sans fruits.*

---

1. P. CARTON. *Aliment. et Hyg. naturistes,* p. 497.

Passons en revue ces fruits :

On peut les diviser en trois groupes :

1° *Les fruits aqueux acidulés*, comme le raisin, l'orange, la groseille, etc., sont remarquables par leur richesse en eau (75 à 90 pour 100), leur faible teneur en matières amylacées ,leur pauvreté en principes albumineux. L'expérience démontre que, pris en quantité suffisante, ils sont diurétiques et laxatifs.

Leur caractéristique est dans leur teneur élevée en principes sucrés et en sels acides. La quantité de sucre est telle, en certaines années ensoleillées, qu'il ne serait pas sans inconvénient pour le foie de laisser les malades abuser de ces fruits.

Les sels minéraux sont des sels de soude, de chaux, de potasse, de magnésie, de fer, qui sont de la plus grande utilité pour le tuberculeux déminéralisé.

Les raisins sont acceptés facilement par tous les malades. On doit prendre l'habitude de les manger avec leur peau et leurs pépins qui sont des éléments très utiles.

2° *Les fruits sucrés*, comme la figue, la datte, le banane, sont très appréciés par certains malades et peuvent, avec du pain, constituer un vrai repas. Dans leur pays d'origine, ils nourrissent des populations entières.

Les poires, les pommes, les abricots, les prunes sont souvent mal supportés comme dessert. Il faut les prendre le matin **au premier déjeuner.**

Les figues ont été célébrées par Hippocrate. On sait que l'Attique en produisait beaucoup et en faisait le trafic.

Les fraises crues peuvent causer l'urticaire. Elles sont mieux acceptées avec de la crème fraîche et du lait caillé. Ce sera un excellent déjeuner du matin pour certains malades.

Les framboises rouges et blanches sont permises ; elles sont moins acides que les fraises et conviennent mieux à certaines personnes.

Nos pères considéraient la pomme et la poire comme des talismans de santé, et on retrouve la trace de ces croyances chez les ouvriers et les petits bourgeois. Chez un malade qui digère mal, le sommeil est médiocre et il y a des sueurs nocturnes ; son foie, ses reins, ses émonctoires fonctionnent mal. Gardons-nous bien de nous adresser à une formule pharmaceutique pour ramener le sommeil. Faisons boire le malade au réveil et donnons-lui des fruits crus au premier repas. Le fruit, c'est de *l'eau vitalisée*, sucrée et alcaline. C'est un antidote puissant.

De plus, les déchets qu'ils apportent dans l'intestin contrebalancent l'effet paralysant des aliments concentrés dont nous abusons sans remarquer qu'ils troublent l'ordre naturel des phénomènes digestifs en contribuant à créer l'atonie intestinale (Monteuuis).

3° Les fruits amylacés ou huileux.

Parmi les premiers, les noix, les châtaignes et marrons, la banane présentent une grande richesse en amidon et en sucre ; leur valeur nutritive est considérable. La banane crue ou cuite est un aliment excellent pour les malades qui supportent mal les autres fruits.

Les fruits huileux ont également une valeur nutritive des plus précieuses. Riches en matières grasses et azotées, ils contiennent peu d'eau.

Les amandes, les noix, les noisettes sont les fruits qui faisaient la base de l'alimentation de l'homme primitif. Aujourd'hui ils sont relégués au dessert, à la fin d'un repas copieux. C'est par erreur. Ils peuvent constituer à eux seuls un repas avec du pain. L'expérience est à la portée de tout le monde.

Le *cacao* mérite une mention spéciale, car la consommation du chocolat s'est grandement étendue au XIXe siècle.

Le cacao contient deux fois plus de matière azotée que le froment ; vingt-cinq fois plus de matières grasses et, comme il s'y mêle une forte proportion de fécule, il constitue un aliment très riche. Son arome agréable l'a fait assimiler à l'ambroisie des dieux de l'Olympe (Theobroma cacao).

C'était le mets national des Aztèques. Les Espagnols en firent un butin de guerre en 1520 et l'introduisirent en Espagne où son succès fut rapide et durable. Voici un exemple de sobriété extraordinaire dans lequel le chocolat joue probablement un rôle : Le marquis de Mancera, de la maison de Tolède, avait, à l'âge de 86 ans, l'esprit aussi net et aussi sain qu'à 40 ans. Il y avait 50 ans qu'il n'avait mangé de pain. Sa nourriture était un verre d'eau à la glace en se levant, avec un peu de conserves de roses, et, quelque temps après, du chocolat. A souper, des cerises ou d'autres fruits ou une salade, et encore de l'eau rougie. Et sa femme vivait à peu près de même à 80 ans. (*Saint-Simon*, Hachette, II, p. 188).
Le chocolat fut introduit en France par l'Infante Marie-Thérèse, mariée à Louis XIV. Comme elle avait les dents noires, on attribua cette couleur au chocolat, d'où son discrédit. L'Espagne est restée le pays du chocolat. Dans les petites villes, il se dégage des rues une odeur spéciale de cannelle, de cacao et d'ammoniaque.

Il est grandement consommé en France. On sera réservé dans son emploi parce que c'est un aliment condensé et très sucré, nuisibles aux arthritiques, aux graveleux et aux gens peu actifs.

La théobromine et la caféine qu'il contient ont une action

spéciale sur le cœur et sur le rein. Cette action enregistrée par les physiologistes est loin d'être connue dans ses conséquences biologiques par le médecin.

Comme le café et le thé, le chocolat pris en excès le soir sous forme de bonbons donne l'insomnie et des palpitations cardiaques.

Les *olives* ne figurent que comme hors-d'œuvre sur les tables.

D'une manière générale, les fruits huileux sont assez difficilement digérés. On ne les tolèrera dans le régime que sur la demande et pour céder à la fantaisie du malade.

Les *fruits secs* sont des aliments précieux pendant la mauvaise saison. Les pêches, abricots, pommes et poires desséchés ne peuvent être pris qu'après cuisson et addition de sucre. Les figues et les raisins secs seront donnés de temps en temps. Les pruneaux peuvent être pris *crus*, surtout si on en a eu soin de les faire tremper 12 ou 24 heures à l'eau froide après incision de la pulpe.

La cure de fruits. — Trés utile chez les arthritiques, elle n'est pas indiquée dans la tuberculose chronique vulgaire. Cependant, deux jours par semaine, elle pourrait être utile chez les malades soumis antérieurement à la suralimentation par la viande et les œufs.

On utilisera les fruits de la saison et dans l'ordre où la nature les fait mûrir. La quantité variera suivant chaque malade ; mais la suralimentation n'est pas à craindre dans le régime fruitarien et végétarien en général.

Les Confitures.– La France est le pays des belles et bonnes confitures. N'y a-t-il pas quelques paradoxe à les proscrire ? Il faut tenir compte des remarques très judicieuses d'une école de médecins hygiénistes qui accusent le sucre d'être *déminéralisateur*. Or, le but du traitement dans la tuberculose est de *minéraliser* le malade. Le plus sage serait de tolérer l'usage des confitures de temps en temps ; à moins qu'on ne s'adresse à des préparations ne contenant que des jus de fruits comme certaines confitures de poires dans la confection desquelles n'entrent, en Normandie, que la poire et le cidre : le sucre naturel n'a pas les inconvénients du sucre artificiel.

En résumé

Pour tirer bon parti des fruits comme aliments, il faut les faire figurer d'une manière obligatoire dans les repas de chaque jour. Si le malade se plaint de gonflements, de flatulence et de pesanteur d'estomac, c'est qu'il en est des fruits comme du lait : ils sont pris sans méthode. Le proverbe arabe dit : « L'orange est d'or le matin, d'argent à midi et de plomb le soir. « On peut en dire autant de tous les fruits crus.

Voici le mode d'administration qui semble avoir donné les meilleurs résultats :

Les fruits seront *crus, cuits* ou *secs*.

Les fruits crus seront pris le matin avec le premier déjeuner ; raisin, prunes, cerises, fraises, poires, pommes. Il faut s'habituer à les prendre avec leurs pelures.

Les fruits cuits seront réservés pour le dessert des grands repas, car le fruit cru devient indigeste s'il est pris en même temps que la viande ou les graisses et les légumes verts.

Les *fruits secs* remplaceront les précédents pendant l'hiver. Mais *pas de repas sans fruits.*

Le monde est rempli de préjugés contre les fruits, contre les crudités. L'orange, fruit acide, prise au début des repas, diminue l'hyperchlorhydrie; prise à la fin des repas, son action est annihilée. La fraise est un médicament de choix pour le tuberculeux en raison de l'acide salycilique.

Si un malade montre des signes de quelque insuffisance hépatique, on se trouvera bien de prescrire pendant quelques jours un repas essentiellement frugal composé de fruits secs ou cuits et pris avec des biscottes ou des gâteaux secs et durs. Ces derniers forcent le malade à bien mâcher ses aliments.

De temps en temps on prescrira au malade une *cure de fruits* Elle peut se faire avec le raisin, les fraises, les cerises, les prunes, les pommes, les oranges, les citrons. Tous ces fruits agissent dans dans le même sens que les eaux alcalines. *le jus de fruit est plus utile que le jus de viande.*

Enfin, parmi leurs multiples qualités les fruits nous apportent le sucre, l'aliment de force par excellence. Mais il y a sucre et sucre !

Le Sucre

Il produit de la chaleur par une combustion de carbone. Les féculents n'en produisent qu'après avoir subi une transformation préalable. Le sucre se brûle directement et représente un combustible tout préparé. C'est ce caractère qui le rend nuisible par fatigue du foie.

Le médecin praticien restera quelque peu indécis devant les éloges dithyrambiques et les reproches violents adressés au sucre par deux écoles opposées : l'Ecole chimique et l'Ecole naturiste.

A. — Pour l'Ecole chimique le sucre est l'élément énergétique par excellence ; c'est le plus calorique ; son pouvoir dynamogène est considérable ; sa valeur nutritive ne l'est pas moins. Il faut faire l'éducation du peuple en le poussant à utiliser de plus en plus cet aliment sain, appétant, réconfortant, nourrissant qu'est le sucre industriel.

Le sucre de canne, le sucre de lait, le miel sont des aliments de premier ordre pour le tuberculeux. Il nourrit à la façon de l'amidon ou des graisses. Il s'emmagasine en partie dans le foie sous la forme de glycogène. On le considère aujourd'hui comme susceptible de remplacer les huiles ou les graisses. Il sera particulièrement utile au tuberculeux pendant la cure d'hiver. Il représente, pour le malade, des provisions de chaleur, c'est à dire une réserve d'énergie latente dont les cellules peuvent immédiatement disposer (A. Gautier).

M. Plicque dit à ce propos : « C'est un aliment très riche en calories, c'est un véritable combustible de la machine animale. Il diminue la désassimilation des albuminoïdes et l'usure des tissus. Ayant un pouvoir antitonique, il restreint l'auto-intoxication de l'organisme. Enfin il contribue à augmenter le poids des malades (1).

B. — Pour l'autre école, il n'y a pas de rapport entre le *sucre naturel vivant* et le sucre *industriel*. Le premier est inclus dans les protoplasmas végétaux des fruits, tiges et racines associés, en combinaisons vivantes, aux sels minéraux et aux diastases chargées de vitamines, c'est à dire d'un puissant potentiel énergétique. Le second est un *produit chimique mort*, dénaturé, tué par les contacts chimiques ou créé par réaction d'un acide sur un amidon, dépouillé de tout ce qui fait la vie.

Il faut lire dans le remarquable livre de P. Carton le réquisitoire et le plaidoyer. Il conclut :

Le sucre industriel est un excitant antiphysiologique, un aliment de fatigue qui épuise les forces après les avoir excitées. Il est irritant pour les tissus et malfaisant pour l'économie. Son action est exactement comparable à celle de l'alcool.

Cette distinction entre le sucre naturel et le sucre industriel est capitale. Elle tendrait à donner raison à l'Ecole naturiste. On ne saurait être trop prudent pour accepter les vérités de la Chimie biologique qui toutes ont un caractère provisoire. Mais il est indispensable de passer en revue quelques points d'historique qui peuvent éclairer le jugement.

---

1. PLICQUE. *Traité de la Tuberculose*, p. 59.

Historique. — I. Les Anciens ne connaissaient que le miel. Il était le symbole de ce qu'il y avait de meilleur dans la nature. Jupiter enfant fut nourri de miel par les nymphes de la Crète. La Terre promise devait abonder en lait et en miel dans l'imagination des Hébreux.

Cependant l'apiculture ne date que du VIe siècle avant J.-C.

Au moyen-âge, le miel était une substance de grand luxe que les rois offraient à leurs amis et aux abbayes.

Dès la plus haute antiquité, les aliments sucrés ont été conseillés aux phthisiques. Hippocrate donnait la tisane de céréales additionnée de miel ; il utilisait le vin miellé. Galien et Dioscoride ont fait de même.

Avicenne fit du *sucre rosat* la panacée de la phthisie. Almanzor a vu que le lait d'ânesse était plus sucré que les autres laits. L'école arabe et Avicenne en particulier avaient des connaissances très précises et très solides sur la tuberculose pulmonaire.

L'École de Salerne s'inspira des mêmes données pratiques et dit à propos de la phthisie : *Lac, sal, mel junge. Bibal contra consomplus abunde.*

A la Renaissance, le miel fut détrôné par le sucre de canne.

II. La canne à sucre est originaire de l'Inde et de l'Indo-Chine. Au XIIe ou au XIIIe siècle avant J.-C., les lois de Manou en parlent. Le mot *saccar* est sanscrit.

Elle se propagea en Perse, en Syrie, en Arabie, en Afrique septentrionale. L'expédition d'Alexandre la fit connaître en Occident. Dioscoride, Pline, Galien parlent d'un « sel indien, sorte de miel congelé et provenant d'un roseau ». C'était notre sucre candi (sanscrit Khanda). C'était une substance rare et d'un emploi essentiellement médical. Les Croisés l'apportèrent en France. Au XIIIe siècle, Arnaud de Villeneuve le clarifie aux blancs d'œufs.

Au moyen-âge, ce fut un produit de luxe et un médicament. Une ordonnance d'août 1353 demande aux « Herbiers » de Paris (herboristes) d'avoir toujours dans leur officine « du sucre bon et convenable ». En 1370, une reine n'en possédait que 20 livres par an.

En 1602, Forestier conseillait le lait ou le bouillon de poulet sucré. Cardan préconise l'eau fortement sucrée et les fraises au sucre. Van Helmont voit l'utilité plus grande du sucre pendant la saison froide. Raulin le considère comme un antiseptique voisin de la myrrhe, du camphre et des aromates et ayant réellement une action spéciale sur l'économie des tuberculeux.

Le sucre consommé à petite dose était du sucre de canne cultivée en Orient, en Sicile, en Afrique et en Espagne.

III. La grande consommation du sucre commença avec le sucre de betteraves.

L'Allemand Margraff (1747) signale la possibilité d'extraire du sucre de la betterave. En 1787, Achard fait l'application industrielle de cette idée. Thierry et Delessert organisent la production. Napoléon (1810) l'encourage. Les procédés de décoloration par le noir animal sont trouvés en 1813.

Il n'y a guère qu'un siècle que la consommation du sucre industriel est notable. Elle était de 7 millions de kilogrammes en France en 1812 et de 577 millions de kilogrammes en 1903.

Qu'est-ce que le sucre de betteraves ? Le jus de betteraves est d'abord traité à la chaux et à l'acide carbonique ; il perd ainsi ses diastases. Le jus purifié est transformé en sirop (épuré à son tour par la sulfitation) qui sera filtré, évaporé, cristallisé. Enfin la clarification, le filtrage et la décoloration se feront par le sang de bœuf, le noir animal. De là son odeur de chien mouillé.

R. Brunon. La Tuberculose pulmonaire.

Il est sûr en effet qu'après toutes ces étapes chimiques la partie vivante du jus de betterave doit être tuée. Et il en est absolument de même pour le jus de canne. Trente siècles d'efforts ont été nécessaires à l'homme pour obtenir cet aliment condensé pouvant être nuisible par sa condensation même.

C'est le sucre qui a vulgarisé l'usage du café, du thé, du chocolat ; il a permis de manipuler et d'adultérer les vins, il a fait inventer les liqueurs alcooliques.

C'est une substance tout à la fois douce et dangereuse ; son abus surmène le foie. Son extension est un indice de bien-être populaire, c'est à dire de civilisation, source de maladies multiples et de la tuberculose en particulier.

La *glycose* est un produit aussi mort que le sucre de betteraves ou de canne, industriel.

Qu'est la glycose ? La France en produit 30 millions de kilogr. par an, et cependant on ne voit aucun hygiéniste en parler, sauf M. P. Carton. La glycose est préparée de toutes pièces par l'action de l'acide sulfurique sur l'amidon. Ce produit sert à fabriquer la bière, les bonbons, les pâtisseries, les confitures, les sirops, les conserves de fruits, les liqueurs, etc.

La *saccharine est* un sucre de houille fabriqué en Allemagne. Son usage n'est pas sans danger. Elle sert à falsifier les sirops, liqueurs, bonbons et confitures.

Elle est une source de gains formidables pour l'industrie allemande.

Au dire des hygiénités naturistes le *sucrisme* ou intoxication par ces sucres chimiques serait un des fléaux de notre époque avec l'alcoolisme. Le sucre industriel serait un puissant acteur de congestion et d'infection. Il jouerait un rôle important dans la genèse de la tuberculose pulmonaire par déminéralisation Le fait suivant est intéressant :

Le foie se refuse à métaboliser, chez certains individus (et à mettre en réserve) une petite quantité de sucre industriel, soit 150 grammes. L'organisme élimine le sucre par la voie urinaire. Le foie, chez ces mêmes individus, accepte facilement 300 grammes de sucre naturel pris au cours d'une cure de raisin. Cette expérience clinique est d'une valeur incontestable.

Il faut remarquer que le sucre doit son crédit actuel à des idées théoriques et aux résultats obtenus par les éleveurs. Nous avons dit et répété que les analyses chimiques étaient incapables de nous renseigner sur la valeur d'un régime alimentaire ; et que, d'autre part, il faut être très prudent dans les comparaisons

entre l'homme et l'animal : l'animal est relativement simple ;
l'homme est complexe et dominé par un système nerveux perfec-
tionné (ou déséquilibré).

Mode d'administration. — L'expérience clinique s'oppose
à l'expérience chimique et la première a beaucoup plus de chances
d'être près de la vérité que la seconde. Beaucoup d'enfants et
d'adultes, au foie insuffisant, ont des troubles digestifs manifestement causés par l'abus du sucre. Cent grammes en 24 heures
pour un adulte c'est une dose élevée. Au-delà, le foie sera surchargé
et la glycosurie alimentaire pourra apparaître. Chez le tuberculeux il faut ménager le tube digestif comme la principale
place-forte de l'organisme ; on sera donc prudent pour permettre
les mets fortement sucrés.

Il est théoriquement anti-naturel et pratiquement dangereux
de considérer, à l'exemple des chimistes, le sucre industriel
comme un aliment véritable. C'est un condiment dont on devra
user avec parcimonie et crainte.

On pourra atténuer son action plutôt nuisible en l'incorpo-
rant à des fécules sous la forme de gâteaux, d'entremets ou de
chocolats.

Le *chocolat* est le produit de l'association du sucre avec un fruit
oléagineux, le cacao. On le donnera à doses modérées. On remarquera qu'il diminue l'appétit chez les enfants gâtés que l'on
bourre de bonbons de chocolat aux fêtes du Jour de l'An. Ce fait
insignifiant aux yeux de tous a une valeur clinique démonstrative.

Le *cacao soluble* est un produit moins franc que le chocolat.
Il est préparé artificiellement. Il n'est pas bon d'en prendre
habituellement.

Les *bonbons, fruits confits, sirops variés*, et en général toutes les
préparations et les boissons sucrées ne doivent être tolérées qu'à
petites doses et accidentellement.

Le *raisiné* est à recommander au tuberculeux. Il est composé
de jus de raisin concentré et additionné d'autres fruits. De temps
en temps il figurera au premier déjeuner ou au goûter du malade.

Le *miel* le plus estimé vient de Grèce, du Narbonnais et du
Gâtinais.

Il contient des ferments solubles venus des fleurs et du suc
digestif de l'abeille. C'est un aliment vivant qui a été détrôné
par la découverte du sucre chimique. D'autre part, ce n'est pas
une panacée. Il doit être préféré au sucre industriel, mais prescrit
avec modération, comme tous les aliments concentrés.

Il perdra ce caractère de concentration dans le *pain d'épices*
qui peut avec avantage figurer au dessert du malade.

En résumé : Un malade qui doit surveiller spécialement ses fonctions digestives sera averti que le sucre industriel, sous n'importe quelle forme, est toujours plus ou moins nuisible et ne doit être pris qu'à dose modérée.

Le sucre vraiment utile est celui que nous apportent les fruits *crus* et mûrs ; il a conservé ses propriétés vitales ; il est contenu dans les cellules végétales vivantes avec leurs qualités minérales et diastasiques.

Le jus de fruits *cuit* n'a plus la même valeur physiologique ; et, stérilisé par la chaleur en vue de conservation, il perd ses qualités et prend les défauts du sucre industriel.

On voit des malades manger du raisin en grande quantité sans le moindre inconvénient à l'automne, alors que pendant l'hiver deux verres de jus de raisin stérilisé leur donnent une glycosurie alimentaire avec ses symptômes de dyspepsie et de faiblesse générale.

La *cure de raisin* était en honneur chez nos pères. Nous abandonnons à tort les cures de petit lait et de raisin. Elles sont très employées par l'Allemagne qui nous inondait de ses médicaments chimiques dont elle use peu elle-même ! Il faut mentionner les tentatives faites en France pour faire du *vin sans alcool.* On pourrait aussi faire des jus de pomme comme on fait des *jus de raisin.* Ces derniers sont des boissons agréables, mais il faudra les prendre avec grande modération : leur surcharge en sucre peut troubler les fonctions hépatiques.

Aliments nervins. Café, thé, cacao

Peut-on appeler le café, le thé, le cacao, des aliments ? Ils ont le pouvoir très curieux d'agir sur les nerfs, à titre d'excitateurs, avant que les parties assimilables aient eu le temps d'être absorbées. Il est vrai que tous les aliments agissent sur l'estomac et sur l'intestin par un effet psychique (expériences de Paulow). Le café, le thé, le cacao excitent les centres d'activité : cœur, cerveau, grand sympathique. Très douteuse est leur utilité pour le tuberculeux. Ils paraissent beaucoup plus capables de troubler la digestion que de la faciliter. Leur suppression augmente l'appétit. Si le malade s'est mithridatisé par un long usage, on emploiera la modération pour le désintoxiquer lentement. L'abus du café dans la classe ouvrière est une cause de tuberculose en le substituant à des aliments plus substantiels. Le caféisme est fréquent chez les enfants du peuple. Jeunes gens et jeunes filles prennent du café trois ou quatre fois par jour (et le plus souvent additionné d'eau-de-vie).

L'autorité militaire rend un bien mauvais service à toute la

population en donnant aux hommes l'habitude du café le matin,
le jus. C'est la soupe qui devrait nourrir le soldat.

La consommation du café a sextuplé en France depuis 1830.

Au xvii⁰ siècle il a combattu l'ivrognerie : au xix⁰ siècle, il a
renforcé l'alcoolisme, car le café ne se prend guère sans alcool.
Cette forme d'alcoolo-caféisme représente une des causes de
déchéance de la belle race normande (1).

Au point de vue historique, le café est originaire de l'Abyssinie et du Sou-
dan. En Europe, il a donné son nom à des établissements de boissons variées.
Le premier *Café* installé à Paris est dû au Florentin Procope. Il était situé
en face de la Comédie-Française et eut un succès inouï. Depuis cette inau-
guration, les cafés ont pullulé et n'ont pas peu contribué, avec toutes les
« conquêtes de la civilisation », à faire naître la tuberculose. La tuberculose
se prend sur le zinc ou sur le marbre.

Le *thé* était connu en Chine 2.400 ans avant J.-C. Il fut cependant ignoré
des Hindous, grâce à la barrière de l'Himalaya. Au xvii⁰ siècle, des mission-
naires l'apportèrent en Europe ; mais il conserva les caractères d'un médicament. Prôné par les apothicaires, il fut condamné par les médecins. Gui
Patin l'appelait « l'impertinente nouveauté du siècle ».
L'Angleterre l'a répandu par toute la terre avec ses préjugés et son égoïsme.

Son rôle comme aliment est nul. Il est peu employé par les
masses populaires ; pour elles c'est un médicament utile en cas
d'indigestion. Depuis quelques années, les femmes du monde
ont pris la mode anglaise, par snobisme, du thé à cinq heures. Cette
habitude est bien fâcheuse pour leurs nerfs. Elle augmente
l'embonpoint des femmes à la ménopause.

Aux tuberculeux le thé n'est pas plus utile que le café. Il est
vrai que les personnes habituées à ces boissons n'en éprouvent
aucun mal en apparence. Cette immunité tient précisément à la
mithridatisation. C'est parce qu'il y a intoxication chronique
qu'il y a tolérance. La preuve est dans le trouble général et
immédiat qu'en cause l'usage chez les personnes non habituées.

Le thé de cinq heures sera proscrit, s'il est habituel. Il sera
toléré à titre exceptionnel.

Le café pris après les repas pourra être remplacé par une
tisane chaude quelconque, aromatisée avec des sirops d'orange,
de citron, etc., si le malade ne boit pas au cours des repas.

En somme l'usage de toutes ces infusions à la fin du repas
est plutôt mauvais.

Les condiments. — Les condiments, employés avec modération, peuvent avoir leur utilité dans les régimes des tuberculeux.

1. Brunon. *Bulletin médical*, 8 mars 1899.
Brunon. *Revue d'Hygiène*, mai 1899.

Ils augmentent l'appétit, activent la digestion et l'assimilation. Il sera utile de se prémunir contre les abus, car ils pourraient entraîner des troubles stomacaux et rendre trop insipides, par comparaison, les mets vraiment utiles aux malades.

Les condiments aromatiques sont : la vanille, la cannelle, le girofle, la muscade, l'anis, le cumin, le fenouil, le cerfeuil, le persil, le safran, le laurier, la sauge, l'estragon, la pimprenelle. Tous contiennent des huiles essentielles, aromatiques, excitantes et antiseptiques.

La moutarde de table est un composé de persil, cerfeuil, ciboule, céleri, ail, sel marin, huile d'olive, quatre épices, essence de thym, de cannelle, d'estragon, moutarde en poudre.

Certains dyspeptiques gros mangeurs en abusent étrangement. Clément VII, contemporain de Rabelais, l'estimait à l'égal d'une céleste ambroisie. Ses courtisans recherchaient le poste de premier moutardier du Pape.

J'ai vu des enfants de la campagne, lymphatiques et mal nourris, manger au goûter des tartines de moutarde.

On devra être très modéré dans l'emploi de toutes ces substances.

Les condiments poivrés sont : le poivre ordinaire, le gingembre, les piments. Ils ne sont pas à recommander. La cuisine des tuberculeux doit être simple et non de haut goût.

Les condiments aliacés : ail, échalotte, ciboule, oignon, poireau, raifort ; les condiments acides : vinaigre, citron, câpres, cornichons, sont des excitants des glandes salivaires et de l'estomac. Pratiquement, on ne doit les employer qu'avec modération.

Les condiments d'origine animale seront quelquefois tolérés au repas de midi : anchois, caviar, fromages faits.

Le *caviar* est formé d'œufs légèrement salés d'esturgeon. C'est un digestif très phosphoré, très excitant. Il sera permis une fois par semaine pour satisfaire la fantaisie du malade.

Le malade intelligent remarquera lui-même que la plupart des condiments troublent plus ou moins la digestion ; ils augmentent la soif et entraînent ainsi la dilatation de l'estomac par exagération de volume de la masse alimentaire.

Le type des condiments est le *sel*. C'est un aliment qui mérite une mention spéciale.

Le sel

Les opinions les plus contradictoires ont été émises sur l'emploi du sel commun ou chlorure de sodium. Il apparaît comme un excitant vital indispensable aux fonctions de nutrition chez l'homme. Pris à dose modérée il n'exige des organes aucun effort de transformation ; il joue le rôle d'un excitant vital, doux, normal, physiologique. Achard le compare à la monnaie qui sert aux échanges et active la circulation (1).

Les grands mammifères sauvages et domestiques ont un désir instinctif du sel. Les oiseaux, les poissons migrateurs, les insectes en ont un besoin périodique. Les éleveurs connaissent la prédilection de leurs animaux pour cette substance. D'une manière générale, les animaux non carnassiers recherchent le sel. Les carnivores le trouvent dans le sang des animaux dont ils se nourrissent.
Il en est de même chez l'homme.

L'emploi du sel est peut-être un signe de civilisation avancée, ce qui ne prouverait d'ailleurs pas son utilité. Les peuples de la Sibérie l'ignorent. Les Finnois n'ont pas de terme pour le désigner. Le Pérou et le Mexique primitifs ne le connaissaient pas. Au Congo, les nègres le remplacent par un chlorure de potasse extrait des cendres.
D'autre part, les Aryas primitifs lui ont donné son nom : sanscrit Saras, grec ἅλς latin *sal*. Homère lui accole l'épithète de *divin*. Platon le considère comme cher aux dieux.
Les anciens le considéraient comme un produit sacré à l'égal des céréales. Les Hébreux l'employaient pour consacrer leurs victimes ; les chrétiens s'en servent symboliquement dans le baptême. Il faisait partie de la solde du légionnaire romain (d'où le mot *salaire* et *salarié*).
Les congrégations religieuses qui ont supprimé tous les excitants nocifs comme la viande, les boissons fermentées, le café, le thé, l'alcool, ont conservé le sel.
Les végétariens excessifs qui ont voulu le supprimer l'ont remplacé par des substances plus nuisibles telles que d'autres excitants salins, la caféine, le sucre, etc.

Il y a unanimité, dans la nature animée, à réclamer l'emploi du sel marin avec impétuosité. Et non seulement la clinique, mais encore l'embryologie et l'expérimentation proclament le même fait : l'embryon humain passe les neuf mois de la vie intra-utérine dans le liquide amniotique salé à 6 p. 1.000. C'est le taux physiologique des milieux sanguins de l'homme à l'état d'embryon et à l'état adulte.
R. Quinton a prouvé que l'eau de mer suffirait à l'entretien vital des cellules, parties constituantes des organismes supérieurs. Achard le considère comme un générateur d'énergie activant les métabolismes nutritifs par la facilité de diffusion qu'il doit à l'abondance et à la petitesse de ses molécules très facilement mobilisables.

Les régimes déchlorurés. — Les uns ont été préconisés par des végétariens ayant peu de sens clinique et attachés à des diététiques imaginatives.

—————

1. ACHARD. *Le rôle du sel en thérapeutique*, p. 12.

L'autre a été institué par Widal et s'adresse aux néphrites. On est obligé de constater que ce régime a été appliqué, comme il arrive souvent, à tort et à travers. S'il y a des néphrites chlorurémiques justiciables de ce régime, il y a aussi les formes azotémiques pour lesquelles il sera mauvais : il y a aussi les formes albumineuses simples, l'albuminurie minima de l'enfance et des scléreux, etc.

Chez le tuberculeux pulmonaire montrant une albuminurie minima, le régime de Widal est contre-indiqué parce qu'il permet les viandes, les poissons, le vin, les excitants et les épices comme le poivre, la moutarde, etc.

Le régime déchloruré ou seulement hypochloruré entraîne des accidents graves comme l'asthénie et l'amaigrissement.

Conclusions

Le sel pris à doses modérées est un aliment utile. Une dose de 6 à 8 grammes par jour est suffisante. Elle comprend le sel contenu dans le pain et les aliments.

La ration est doublée chez les individus qui doivent fournir un travail physique. (16 grammes chez le soldat français ; 20 gr. en temps de guerre.) Le régime hypochloruré ne sera applicable que dans certains cas d'albuminerie.

CHAPITRE VII

Les boissons

La seule boisson utile à l'homme, aux animaux et aux plantes est l'eau.

Le prof. Richet a eu raison de dire que l'homme était « stupide ». Il est l'auteur de ses propres maux, et la plupart de ces maux viennent de sa nourriture et de ses boissons.

Les animaux, vivant en liberté, ont une alimentation uniforme adaptée aux puissances fonctionnelles de leur organisme. L'homme civilisé, en prenant l'habitude de mets variés, compliqués, épicés, faisandés, toxiques, a rendu nécessaire une quantité plus ou moins grande de boissons pour laver son organisme intoxiqué. Et, au lieu de choisir l'eau, la seule boisson susceptible de balayer au dehors les produits malfaisants, il use des boissons alcooliques qui ajoutent leurs poisons aux poisons apportés par les viandes. N'est-ce pas vraiment stupide ?

D'une manière générale, on conseillera au malade de ne pas boire pendant le repas. Moins abondant sera le *boire*, mieux accepté sera le *manger*. Le potage traditionnel, pris au début du repas, représente, trop souvent, un volume déjà gênant pour l'estomac. Il est nuisible d'y ajouter encore plusieurs verres d'une boisson quelconque.

Quand l'habitude sera prise, le patient ne se trouvera nullement gêné par cette suppression. S'il se plaint, si ses idées sont arrêtées, on limitera les boissons à un verre ; puis on les fera prendre à la fin des repas ; puis deux à trois heures après, c'est à dire à l'heure du goûter. Ce sera le moment de permettre une tasse d'une infusion quelconque pour faire plaisir au malade et sacrifier aux habitudes modernes.

En dépit de toutes les réflexions de l'entourage, *le régime sec* est le meilleur.

L'eau

> Le feu peut toujours tout mouvoir,
> L'eau toujours tout nourrir.
>
> HIPPOCRATE.

L'eau, *vin universel, vinum catholicum* est, pour beaucoup de médecins contemporains, la seule boisson indispensable à l'homme. Les Arabes, les Turcs, les Indiens, les Chinois, les Japonais, et aujourd'hui beaucoup d'Européens, ne boivent que de l'eau. Ils n'en sont pas moins des hommes vigoureux.

L'eau est un aliment. Elle forme les quatre cinquièmes du poids du corps. Elle concourt par ses sels minéraux à la formation des tissus. « Elle fait partie constituante de tous nos organes : globules du sang, cerveau, fibres musculaires, etc... Elle est, non pas mélangée, mais intimement unie à la matière organisée. L'eau c'est la principale partie de nous-mêmes (1). » Comme le dit Bordeu, « nous ne sommes qu'un amas d'eau, une espèce de brouillard épais renfermé dans quelques vessies ». L'eau étant à chaque instant éliminée et l'équilibre normal se reconstituant sans cesse, l'eau est aussi à chaque instant assimilée et devient partie intime et vivante de notre molécule. L'eau est donc bien réellement une matière reconstituante et plastique.

Les anciens n'avaient pas nos méthodes d'analyses ; aussi s'attachaient-ils à reconnaître la nature des eaux par la nature de leurs effets sur l'homme. Ils avaient poussé à cet égard l'observation beaucoup plus loin que nous. L'observation clinique est bien supérieure en pareil cas aux recherches des laboratoires. C'est ainsi que leurs augures ne manquaient jamais, en arrivant dans une contrée inconnue, de consulter les viscères des animaux. Leur état sain et l'absence de concrétions calcaires leur permettaient de juger de la nature des productions du pays et de la bonté de ses eaux, et leur expérience en était arrivée à un tel point que Vitruve, qui s'était occupé de résumer tout ce qu'on savait de son temps sur cette question, pouvait se vanter de reconnaître, à l'aspect des habitants d'un pays, à leur état de santé, de maladie ou de langueur, la valeur des eaux que l'on y buvait (2).

On peut affirmer que des succès thérapeutiques remarquables seront obtenus par tous les médecins qui auront l'énergie d'imposer aux malades le régime de l'eau.

Non seulement ce régime est par lui-même efficace, mais encore il permet la suppression des autres boissons qui toutes, à des degrés divers, troublent l'économie.

L'eau est utile au malade, parce qu'elle augmente l'appétit, facilite la digestion et supprime nombre d'accidents de dyspepsie

---

1. A. GAUTIER. th. Montpellier.
2. A. GAUTIER.

qu'on mettait sur le compte d'un mauvais estomac. Le tuberculeux
en général a une puissance digestive plus grande que les autres
chroniques ; s'il digère mal, le plus souvent, c'est parce que son
régime est mal réglé et parce qu'il boit du vin ou de la bière.

L'eau deviendra agréable au malade après quelques jours
d'emploi. Il la goûtera comme on goûte le vin. Ses facultés gus-
tatives s'affineront et il exprimera l'étonnement qu'on ne lui ait
pas donné plus tôt le conseil de supprimer toute autre boisson.

Au début du traitement, on respectera les habitudes du
malade. On lui laissera la boisson qu'il aime : vin, bière, cidre.
Mais le plus tôt possible, on l'amènera à boire de l'eau et la
chose sera facile. En une semaine, le malade s'apercevra du bien-
être après les repas quand on aura supprimé les boissons fermentées, quelque peu riches qu'elles soient en alcool. Un des meilleurs
moyens de ménager son estomac, « la place forte » pour un tuberculeux, c'est de se faire *abstinent*. Il n'y a aucun doute possible
à cet égard.

Il est beaucoup plus facile de se faire abstinent que végétarien :
le régime purement végétal serait insuffisant pour le tuberculeux.
Le régime de l'eau est indirectement un régime tonique.

La bonne eau est un aliment *minéralisant* pour le tuberculeux.
La bonne eau est celle qui a ruisselé à la surface de la terre et
qui a été filtrée par son passage à travers le sol ou décantée
dans les cours ou nappes d'eau. Dans la pratique, on ne rencontrera cette eau que dans la montagne, à la source des rivières.

Dans les villes, les eaux mal captées peuvent être polluées.
Cependant il ne faut pas exagérer le rôle des microbes. L'eau
dont on a l'habitude est beaucoup moins dangereuse que celle
de la ville voisine pour le voyageur qui passe. Donc, chez soi,
on boira l'eau naturelle ; hors de chez soi, on prendra quelques
précautions.

Les eaux minérales ne doivent pas être prises à table ; elles ne
sont utiles que prise dans les stations thermales et sous la direction
d'un médecin. Nombre de gens gênent leur foie en prenant des
eaux alcalines à tort et à travers.

Les eaux filtrées à domicile ne le sont réellement que si les
filtres sont stérilisés périodiquement à l'étuve. Le vrai filtre,
c'est le sol.

*Les eaux stérilisées par la chaleur ou par des substances chi-
miques ne doivent pas être utilisées habituellement ; elles ont perdu*
leurs qualités nutritives. Il est fâcheux de voir des villes entières

consommer, pendant des années, de l'eau *javellisée* à la mode anglaise.

En résumé : Loin d'être une boisson débilitante, l'eau est, pour tout le monde, un aliment bienfaisant ; son pouvoir *minéralisateur* est précieux pour les tuberculeux en particulier. On boira l'eau de chez soi si cette eau a été captée dans de bonnes conditions d'hygiène. Dans le cas contraire, on fera usage de filtres en porcelaine souvent stérilisés.

L'eau aromatisée. Elle peut l'être par addition de jus de fruits, de sirops ; par infusion ou décoctions diverses ; par macération de substances amères. Ces préparations sont inoffensives mais peu utiles. On les permettra cependant pour répondre à une fantaisie du malade. Elles sont l'avantage de faire concurrence aux boissons alcooliques. En 1676 il y avait à Paris 250 limonadiers vendant de la *limonade.* Ils se dont transformés en milliers de *cafés* débitant de l'alcool : progrès à rebours du xixe siècle sur le xviie.

L'alcool

Il faut constater l'universelle habitude de fabriquer et de consommer des liqueurs fermentées. Cette coutume, qui remonte aux origines connues de la civilisation, ne démontre pas la nécessité de ces boissons mais elle semble répondre à la satisfaction d'un besoin universel et puissant.

L'alcool n'est-il qu'un toxique plus ou moins dangereux ? Est-il à la fois un excitant et un tonique ?

Est-il un aliment dans la véritable acception du mot ?

Les opinions ont varié parmi les savants, mais depuis quelques années, les observations pratiques ont pris nettement position contre l'alcool. Un très grand nombre d'auteurs, parmi lesquels Maurice Perrin, Lallemand et Duray, Hoppe Segler, Brücke, Chauveau et Richet, ont admis que l'alcool traverse simplement l'économie et ne peut être considéré comme un aliment.

Les deux Américains, Atwater et Benedict ont repris la question avec précision ; Duclaux, analysant leur travail, a conclu que « non seulement l'alcool n'est pas un poison, mais il doit être placé à côté de l'amidon et du sucre qu'il dépasse même par sa valeur alimentaire, car, à poids égal, il contient plus d'énergie. » Duclaux prévoit le moment où l'alcool entrera dans les tableaux des rations alimentaires et il ajoute ces paroles étranges : « Nous devons donc lui faire nos excuses pour la façon dont nous l'avons traité jusqu'ici. »

A. Gautier dit de l'alcool : « Au même titre que la graisse ou le sucre, il doit être considéré comme un aliment nous procurant la majeure partie de l'énergie correspondant au nombre de calories qu'il produirait s'il était complètement brûlé au calorimètre. »

« A faibles doses, l'alcool se comporte comme un aliment d'épargne ; à fortes doses, comme un agent nocif et destructeur de protoplasmas. «

La dose utile serait de 1 gramme par kilogramme de poids du corps et par jour.

Voilà un nouvel exemple, après cent autres, de la nocivité des hommes de laboratoire en matière d'hygiène et de médecine. Peut-on avoir l'esprit assez spécialisé pour ne voir en l'homme qu'un calorimètre, et dans l'aliment qu'une source énergétique et calorique ? Il suffit d'avoir exercé la médecine pendant quelques années pour comprendre que, dans la pratique, de telles idées sont inacceptables et combien les théories savantes sont souvent dangereuses pour le malade sur lequel on voudrait les appliquer. Au-dessus de toutes les expériences de laboratoire, la clinique expérimentale a résolu la question. Les boissons alcooliques déterminent, même à faibles doses, des troubles et des lésions dans l'organisme. A dose élevée, elles peuvent entraîner rapidement la mort.

G. H. Roger, qui est médecin, dit : « L'alcool et les autres produits de fermentation qui l'accompagnent représentent des substances extrêmement toxiques. Cette toxicité des boissons alcooliques est plus élevée que ne l'indique leur richesse en alcool. Ces faits sont tellement connus qu'on ne peut pas insister. » Le même auteur a montré l'influence de l'alcool sur la gravité de la tuberculose. Lannelongue et Achard ont fait voir jusqu'à quel point l'ingestion de l'alcool aggrave la marche de la tuberculose expérimentale.

Les conclusions de Roger sont les suivantes : « L'alcool est un aliment, mais un aliment coûteux et dangereux A poids égal, il dégage moins de calories que les graisses et même que certains féculents. Si on force la dose, il provoque dans l'organisme des troubles et des lésions irréparables. L'alcool peut être utilisé à titre exceptionnel comme certains excitants nervins, mais on ne peut pas en conseiller l'usage, même à dose modérée. »

Une longue expérience a enseigné qu'il y a tout avantage pour l'homme sain et pour l'homme malade à abandonner complètement l'usage des boissons alcooliques. L'alcool peut être un aliment dans les expériences et un poison dans la vie pratique.

Vouloir s'alimenter avec de l'alcool, ce serait mettre le feu à sa maison pour se chauffer.

Les boissons alcooliques

On peut les diviser en deux groupes : les boissons fermentées (vins, cidres, bières) et les boissons distillées (cognacs, apéritifs, liqueurs). Ces dernières sont les plus nocives ; nous en parlerons plus loin.

Les premières, dites par euphémisme, boissons hygiéniques, sont moins nuisibles mais n'ont d'*hygiénique* que le nom. (L'unique boisson *hygiénique* est l'eau.)

Boissons fermentées

Le Vin. — « Cette nectarique, délicieuse, précieuse, céleste, joyeuse et déifique liqueur(1)» tire son nom d'un radical sanscrit, *ven*, qui signifie *aimer, désirer.* (Ven = οἶνος = vinum = wein = wine = vin).

Il personnifie « la force et la santé des mortels ». Il est la « joie de Dieu et des hommes ». Il leur fut donné par les initiateurs, Osiris, Bacchus, Noé, Saturne, etc. et son antiquité remonte au déluge ! Il semble inaugurer un cycle nouveau dans la préhistoire.

D'autre part, il fut prohibé par la Chine 2000 ans avant J.-C. ; par Carthage et par Mahomet qui le considèrent comme une « abomination inventée par Satan ». Au contraire, il fut très apprécié des peuples de la Méditerrannée et, en particulier, des Gaulois.

A Rome, une loi l'interdisait aux esclaves, aux femmes et aux jeunes hommes avant 30 ans. Actuellement, nombre de personnes le considèrent comme le type des boissons hygiéniques et toniques et comme une source de richesses, car la France récolte 50 millions d'hectolitres de vin par an.

On va même jusqu'à lui attribuer les admirables qualités du Français : douceur des mœurs, aménité du caractère, vivacité de l'esprit, gaieté et enfin compassion pour les douleurs humaines.

Tout cela peut être vrai, mais la rançon de ces qualités est dans le trouble que cette boisson apporte, incontestablement, à la santé de l'individu.

Un de nos grands orateurs, parlant dans un congrès de marchands de vins, a dit : « Si le vin était nuisible on le saurait... »

C'est spirituel mais puéril. L'homme civilisé est menacé et décimé par cent maux qu'il ignore et veut ignorer. Il n'est pas encore assez « évolué » pour se connaître lui-même.

Il est hardi de ne pas faire l'éloge de ce breuvage chanté par les poètes depuis des siècles.

Cependant on ne peut pas le conseiller aux malades. Théoriquement, pris à dose modérée, il est considéré par les auteurs (A. Gautier) comme un aliment réparateur. Comme pour l'alcool, on ne doit pas, en médecine, attacher au mot *aliment*

1. *Pantagruel,* II, 1.

la même valeur qu'en chimie. On ne peut pas conseiller de
« nourrir » les malades avec du vin ! A ceux qui ont l'habitude
d'en boire, on en premettra l'usage très modéré et momentané.
Usage modéré ? Où sera la limite ? Chez un homme non mithridatisé par un usage habituel, 120 grammes de vin pris au repas
amènent une légère congestion de la face et de la pesanteur de
tête après le repas, par paralysie des vaso-moteurs.

Le vin est un excitant du système nerveux Ceci est incontestable. On pourra donc quelquefois le prescrire ou le tolérer
dans des circonstances dont le médecin sera juge.

D'ailleurs il est une expérience qui, à elle seule, les remplace
toutes : le malade lui-même, par la suppression du vin, appréciera
les avantages considérables de cette suppression. En moins
de quelques semaines il proclamera lui-même que le vin lui apporte
un certain trouble et qu'il a, au contraire, une sensation de bien-
être quand il n'en boit pas.

Si le vin est connu depuis l'époque préhistorique, ses manipulations
remontent à la plus haute antiquité. Le plâtrage des vins était connu des
Grecs. « Le médecin Nicoclès dit : Je bannis de ma table les vins de Ja-
cinthe et de Leucade parce que je les crois nuisibles à cause du plâtre qu'on
y mêle (1). »

Lancereaux a signalé les grands dangers du plâtrage en général
et sa répercussion sur le foie.

Le plâtrage a pour but de donner au vin plus de couleur,
de vivacité et de tenue. L'Académie de Médecine tolère deux
grammes de sulfate de potasse par litre. Ce plâtrage pourrait
être remplacé par des mesures antiseptiques que le paysan du
Midi n'est pas plus capable de prendre que celui du Nord-Ouest
pour le cidre.

Le vin est nuisible, non seulement par l'alcool qu'il contient,
mais encore par les autres substances (tannin, bouquets, etc.,)
que nous connaissons mal. D'ailleurs l'analyse chimique n'a
rien à faire ici. On sait empiriquement que le vin retarde et entrave
les phénomènes digestifs. Il congestionne la face, donne de la
somnolence et des palpitations. A la longue, il trouble les fonctions hépatiques.

Sabourin a signalé l'abus des aliments dits toniques, des
boissons dites toniques et du vin en particulier. Il a insisté sur
l'état stationnaire des malades abusant de vin et sur l'amélioration des poumons chez ceux qui le supprimaient. Il est hors
de doute, en effet, qu'autour d'une épine tuberculeuse, il se

1. *Voyage du jeune Anacharsis.* Chap. xxv.

fait, même dans les cas bénins, des œdèmes congestifs pulmonaires arrêtant la guérison, ne cédant à aucun moyen thérapeutique, sauf la modification du régime et la suppression du vin (1).

Les hémoptysies sont souvent d'origine alimentaire et particulièrement chez les buveurs de vin. Remarquez que le médecin le plus tolérant et qui laisse son malade user de cette boisson, aura bien soin de la supprimer immédiatement dans le cas d'hémoptysie. Par faiblesse il tolérait le vin ; par conscience il le supprime.

Le vin et surtout le vin de Bourgogne a encore l'inconvénient d'agir sur les centres nerveux comme aphrodisiaque, et ceci a une plus grande importance qu'on ne croit. C'est d'ailleurs une propriété qui a peut-être fait son succès.

Les reproches que la médecine, se libérant de la littérature, peut faire au vin sont irréfutables quand on parle du vrai vin, à plus forte raison s'il s'agit de vins falsifiés comme ceux qui sont vendus à Paris et aux ouvriers.

Conclusion pratique. — En principe, le malade ne boira pas aux repas. Si une boisson lui est indispensable, il boira de l'eau ; s'il insiste, on lui tolérera une petite quantité de vin de Bordeaux dans son eau.

Les vins mousseux. — Blanquette de Limoux, vins d'Asti, de Champagne, de Saumur contiennent une certaine quantité de gaz carbonique assez abondante pour produire une mousse pétillante. La fermentation s'est poursuivie après l'embouteillage. On pourrait tolérer de temps en temps un verre de ces vins très agréables. Mais l'usage n'en sera jamais habituel.

Le Cidre. — Le cidre était connu des Hébreux sous le nom de *vin de pommes* : *Sichard*, dont les Latins ont fait *Sicera* et les Français *cidre*.

Il était fabriqué, dès la plus haute antiquité, dans le pays de Gascogne et de Navarre où il porte encore le nom de *pommade*. Il est mentionné par Charlemagne. Remplacé à peu près partout par le vin, il devient au XIIIe siècle la boisson nationale des Normands et des Bretons. Le poète normand Saint-Amand voyait en lui *l'or potable* de l'alchimiste.

Sa production était de 10 millions d'hectolitres en 1880 et de 14 millions en 1899 (A. Gautier).

La composition du cidre varie suivant les qualités du fruit employé et la propreté de sa préparation primitive. Il demande de grands soins. Il passe pour avoir des propriétés anti-goutteuses et il les doit à ses malates acides qui excitent l'activité rénale et alcalinisent le sang.

1. SABOURIN. Les exutoires tuberculeux du poumon. *Rev. Méd.* **1903.**
P. CARTON. *Traité de Méd. naturiste.*

Le bon cidre est rare. On ne le trouve guère que chez les particuliers qui en ont un soin spécial. Largement étendu d'eau, et, mis en bouteille au cours de la fermentation, il forme une boisson des plus agréables, légèrement gazeuse. Dans ce cas, il est pris souvent en trop grande quantité et entraîne des accidents dyspeptiques par troubles mécaniques de l'estomac. Le plus souvent, il est mal fermenté, acide, filant. Enfermé dans des tonneaux mal stérilisés, il devient une boisson mauvaise ayant le goût du vinaigre.

Pour avoir une « boisson », facilement acceptée par un estomac délicat, il faudrait :

1º Faire le cidre proprement.

2º Le soigner comme on soigne le vin, le soutirer, etc.

3º Le mettre en bouteille.

Comme pour le vin et la bière, on tolérera le cidre, de temps en temps, pour être agréable au malade qui de lui-même se mettra à l'eau pour y rester définitivement.

La Bière. — **Les peuples qui n'ont ni la vigne ni la pomme, fabriquent la bière avec les grains. Elle était connue des Egyptiens, des Grecs, des Gaulois et des Germains d'outre-Rhin.**

La bière légitime ne se boit guère que dans les pays de l'Est et du Nord de l'Europe. Dans les pays latins, elle n'est que trop modifiée par addition d'alcool et par substitution au houblon, de la feuille de pin, de buis, de saule ou de substances chimiques, telles que acide picrique, coloquinte, noix vomique, strychnine, acide salicylique, oxalique, etc.

On permettra la bière légère, si le malade attache une grande importance à son usage.

La bière n'est pas plus utile que le vin ; elle est peut-être un peu moins nuisible. Il est difficile d'avoir en France des bières peu alcoolisées comme en Allemagne. On peut accepter d'une manière transitoire les petites bières de ménage faites dans la famille. D'ailleurs, les Allemands sont à peu près unanimes à dire que la bière prise en mangeant est défavorable à la digestion. Ils la boivent entre les repas.

Boissons distillées

Est-il utile d'en parler ? Elles sont toutes nuisibles au plus haut point et fabriquées, pour la plupart, avec l'alcool industriel. Leurs « bouquets » représentent de violents toxiques, Cognacs, kirsch, calvados, genièvre, marc, etc., proviennent de fruits. Rhums, gin, whisky, alcool méthylique proviennent de substances végétales ou autres. On peut aussi tirer cet alcool du bois, des chiffons, des lichens et de la tourbe. Il y a quelques années, une société se forma à Dresde pour exploiter la distillation des matières fécales. Cette dernière source ne paraît pas avoir été rémunératrice ; mais, avec la chimie, on ne sait jamais !

Les boissons distillées les plus nocives sont celles fabriquées avec des macérations de plantes à essences convulsivantes : l'absinthe et ses similaires ; les apéritifs (quinquina, bitter, vermouth, curaçao) ; les « liqueurs de dames », anisette, cassis, menthe, chartreuse, liqueurs à noyau, sont dans le même cas.
Le malade aura soin de les proscrire loin de lui.

Les médecins sont en partie responsables des préjugés encore répandus sur l'utilité de l'alcool. Ils ont causé aux tuberculeux les mêmes dommages qu'aux diabétiques en leur prescrivant des boissons toniques. On voit encore des malades qui prennent par ordonnance une bouteille de vin par repas. Des livres très récents et très savants parlent encore d'un verre de liqueur pour faciliter la digestion. En Allemagne, on préconise encore la cure de cognac. Fuster, en introduisant en France le traitement par la viande crue, y ajoutait de l'eau-de-vie.
Heureusement l'ère de la potion de Todd est fermée.

Le lait. — Nous avons déjà vu qu'il ne faut pas laisser prendre du lait comme boisson aux grands repas. Il ne tarderait pas à donner un excès de travail à l'estomac et à amener des troubles dyspeptiques et en particulier de la flatulence.
Le café au lait du matin sera permis cependant, à la condition qu'il contienne beaucoup de lait et peu de café. Au goûter, le malade se trouvera bien de prendre 300 grammes de lait sous une forme quelconque.

CHAPITRE VIII

Préparation et administration des aliments

La faim et la soif

La faim est un instinct, une habitude innée. Cet instinct appartient au psychisme de l'espèce dont il manifeste l'intelligence spéciale.

L'amibe se dirige vers les substances qui peuvent servir à sa nutrition. Dès son éclosion, le poussin se précipite sur le grain. L'enfant nouveau-né pratique immédiatement les mouvements compliqués de la succion.

Il faut distinguer la faim et l'appétit (1) : la faim est un *besoin* instinctif, l'appétit est un *désir* (*appetere*, désirer) qui nous fait préférer certains aliments. On dit apaiser la faim et satisfaire l'appétit. La faim et la soif ont probablement leur siège dans le bulbe, tandis que le cerveau est le centre du désir ; l'appétit n'existe que chez les animaux supérieurs et chez l'homme.

A la suite d'une diète prolongée, le convalescent a faim ; peu lui importe la qualité de la nourriture. Après quelques jours, l'appétit vient en mangeant et le convalescent réclame tel ou tel aliment.

Chez le tuberculeux, il faut développer la faim et réglementer l'appétit. L'organisme s'adapte vite aux habitudes qu'on lui impose, à la condition qu'une grande exactitude intervienne. Un repas supplémentaire pris pendant quelques jours devient nécessaire à l'organisme. La suppression d'un repas ou sa diminution deviennent insensibles en quelques jours également.

Avec de la méthode et de la ténacité, on peut augmenter, diminuer, régulariser l'appétit d'un malade. Chez le tuberculeux, il faudra l'exciter le plus souvent, car il est utile à la bonne diges-

---

1. G. H. ROGER. *Alimentation et digestion*, p. 126.

tion. L'estomac a sa conscience sur laquelle réagissent les sens de la vue, de l'odorat, du goût et jusqu'aux impressions psychiques. Il faut que l'aspect, l'odeur, la saveur, la variété des aliments plaisent au malade et satisfassent son imagination pour être bien digérés et assimilés.

Le professeur Beaunis, étudiant sur lui-même les sensations de la soif, la voit apparaître quand son corps a perdu 600 grammes de son poids. Il n'admet pas tout à fait une localisation stomacale. Il pense que la faim est l'ensemble des sensations partant de tous les organes digestifs.

La faim est donc probablement une sensation générale : on a faim quand le sang ne contient plus assez de matériaux utiles à la nutrition.

La soif. — De même la soif est due à l'absence d'eau, à la déshydratation du sang. De là, des indications précieuses pour le médecin. La chaleur active l'évaporation et augmente la soif ; elle ralentit les combustions et diminue l'appétit. Au contraire, le froid entraîne l'absorption de l'eau et augmente les combustions organiques : il augmente l'appétit et diminue la soif. Le travail musculaire accroît combustion et évaporation ; il stimule la soif et l'appétit.

La clinique expérimentale permet de dire que l'eau peut être considérée comme un agent de défense de l'organisme contre les toxiques ingérés dans l'alimentation. La soif, l'appel d'eau, variera suivant le régime. L'abus des viandes, des corps gras et des boissons alcooliques excitent la soif. Au contraire, le régime végétarien la diminue. *Dans les végétaux, fruits et légumes, l'organisme trouve, en grande partie, l'eau dont il a besoin.*

C'est le point important qu'il faut faire comprendre au patient susceptible de discipline.

Les animaux à l'état de nature boivent rarement. Avant la nuit, ils se réunissent sur le bord du fleuve: c'est la *trêve de l'eau*. Ceux qui se rapprochent le plus de l'homme, les singes, animaux frugivores, boivent peu.

Préparation des aliments

Le mode de présentation des aliments stimule l'appétit ; leur mode de cuisson joue aussi un rôle. A. Gautier cite ce vieux dicton :

Agneau bêlant
Mouton saignant
Veau rôti
Porc biscuit.

Ce proverbe méridional a oublié le bœuf que les pays producteurs préfèrent « incuit ».

Il n'y a pas de comparaison à établir entre le rôti fait au feu de bois, à l'ancienne mode, ou au charbon de bois devant une coquille, et les rôtis mis tous ensemble dans le four d'un fourneau.

La viande rôtie froide est souvent un excitant de l'appétit au déjeuner.

Les assaisonnements jouent également un grand rôle. Il faut en général en être sobre. Les mets les plus simples et même les plus communs seront les meilleurs pour l'estomac du tuberculeux.

D'autre part, il ne faut pas abuser de la discipline. Sauf dans les cas spéciaux où l'autorité du médecin est nécessaire, on doit laisser une certaine latitude au malade pour le choix de la préparation des aliments. Les sauces, les ragoûts, les conserves, en principe condamnables, doivent être tolérés à certains jours. L'important est que le malade mange avec appétit. Quand il sera entraîné on le régentera si la chose est nécessaire.

Les crudités. — Beaucoup de personnes sont friandes de crudités. Il faut obéir à leur instinct. Toutefois, il faut l'éduquer.

Une cure de fruits crus, le matin, en guise de premier déjeuner, est à recommander dans la saison avec : cerises, groseilles, abricots, pêches, raisin, oranges, bananes.

Très souvent, ces fruits crus seront mal supportés comme desserts, parce que le voisinage d'aliments gras rend leur digestion difficile. On réservera les fruits cuits pour le goûter ou la fin des grands repas.

Au début de ces grands repas, il faut laisser prendre des radis et de la salade. Il peut être très bon de commencer le repas par des crudités. Il ne faut pas céder aux habitudes qui font servir la salade après le rôti.

Certains fruits trouveront aussi leur place au début des repas. Ce n'est pas sans raison que melon et cantaloup se prennent en France comme hors-d'œuvre.

De temps en temps, on mettra le malade au régime végétarien. Et il sera indiqué de lui faire conserver l'habitude de deux jours maigres par semaine, c'est à dire sans viande ni poisson, mais avec supplément de légumes, pâtes alimentaires, riz, beurre, crème fraîche, fruits.

Les anciennes prescriptions de l'Église étaient excellentes et partaient d'une observation très fine.

Les services à la française. — Depuis la Renaissance, un repas était divisé en services composés de soupes ou ragoûts, rôtis, salades, pâtisseries et sucreries. Ils défilaient l'un après l'autre dans un ordre que l'habitude avait rendu logique. Les plats étaient apportés à table, fumants, découpés par l'hôte ou l'hôtesse, installés sur des réchauds, recouverts de couvercles métalliques. Le convive était pris par plusieurs sens : la vue, l'odorat, le goût : chaque service ménageait une surprise et amenait une excitation nouvelle de l'appétit. D'innombrables documents nous renseignent sur la joie de nos pères devant une bonne table à la française.

Nous avons changé tout cela au XIXe siècle. Le service à la russe s'est substitué à nos vieilles coutumes. Quand vous prenez place à table, le potage est déjà servi et refroidi : vous avez devant les yeux le dernier service, le dessert, pendant qu'on fait défiler à votre gauche les plats découpés et défigurés à l'office. Cette confusion est contraire au bon sens et à la bonne digestion. Aux indépendants en matière de cuisine et aux artistes aussi, il faut donner le conseil de revenir aux méthodes françaises, claires et logiques. L'appétit des malades sera meilleur, l'estomac plus dispos et le profit général plus légitime.

Nombre et distribution des repas. — Il y a des Allemands qui font huit repas par jour et, de plus, prennent du lait dans l'intervalle. Le Français fera *quatre repas* et ne prendra pas de lait. Il faut que les repas soient pris lentement, que les aliments soient broyés par de bonnes dents et que la digestion soit facilitée par une bonne respiration entretenue elle-même par une conversation modérée.

Les quatre repas français sont les suivants : 1° le matin, après la toilette ou tout au moins après les soins de la bouche et des dents ; 2° à midi ; 3° à seize heures ; 4° vers dix-neuf heures. Il importe qu'il y ait au moins trois heures intercalées entre les repas.

Une pratique mauvaise est celle qui consiste à prendre des aliments supplémentaires dans l'intervalle des repas. D'ailleurs, le malade ne tarde pas à se refuser lui-même à cette manœuvre.

Il sera utile de s'opposer à lamo de du thé de « cinq heures » ou du goûter avec du vin d'Espagne. Cette habitude du thé joue un rôle indéniable dans le nervosisme. Or, le malade doit ménager son système nerveux. Il prendra donc un repas léger à seize heures : le thé ne devra y figurer qu'à titre exceptionnel.

Le repas du soir sera en général peu copieux pour éviter une répercussion sur le sommeil. Le réveil de une heure du matin est le réveil des dyspeptiques.

De temps en temps on diminuera le volume des repas pendant quelques jours. Le malade « restera sur son appétit. »

Administration des boissons. — A ce propos, il faut considérer :

1º Le moment de boire.
2º La quantité des boissons.
3º Leur qualité.

1º Dans les expériences radioscopiques de Leven, le liquide introduit dans un estomac vide n'y séjourne pas plus de 30 minutes. De là on a conclu qu'il était pratique de boire au lever et au coucher ; 30 minutes avant et 3 heures après les repas. Ce qui est sûr, c'est que l'ingestion des boissons au cours des repas gêne le travail de l'estomac. Il est sûr aussi que le Français abuse des boissons pendant le repas. On se trouvera bien de faire prendre à son malade l'habitude de boire soit à la fin des repas, soit plusieurs heures après.

2º La quantité variera suivant les habitudes, suivant le régime et suivant la saison. Un verre d'eau représente une moyenne.

3º Pour la qualité, on connaît mon opinion. A l'eau on pourra ajouter des jus de fruits (citron, orange, pomme), du miel, du vin sans alcool.
On pourrait encore, et ceci serait une excellente mesure, donner la tisane de céréales d'Hippocrate. Voir la formule moderne au chapitre : Céréales.
Nous avons déjà dit que le fait important est de prendre l'habitude de *ne pas boire pendant les repas.*

Nous sommes loin de ces coutumes familiales qui forcent l'enfant à boire quand il n'a pas soif ; ou de ces préjugés qui veulent imposer la boisson « pour faire couler » les aliments ; ou de ces dires inconsidérés qui veulent qu'on se « lave les reins et le foie ».
Les viscères n'auront pas besoin d'être purifiés si le régime est physiologiquement végétarien. Et quand la soif est impérieuse, on peut être sûr qu'il y a, quelque part, un vice de forme dans le régime alimentaire.

Ecarts de régime. — A notre époque et d'une manière générale, *on mange trop et on mange mal.* Ceci est vrai pour le tuberculeux. *Nous ne connaissons pas la puissance de la sobriété.* »
« Celui qui parle de sobriété mange trop, disait Fonssagrives,

et celui qui n'en parle pas mange beaucoup trop » (Monteuuis). Nous avons vu que pour le repas du soir, il y aura toujours intérêt à le faire peu copieux ; et, autant que possible, végétarien. La digestion est alors intestinale ; le travail de l'intestin peut durer 6 ou 7 heures sans troubler le sommeil, si le malade est assez entraîné au régime végétal et si la mastication est bien faite. Au contraire, avec un repas carné à digestion gastrique, les fermentations sont à craindre ; il y aura réveil vers une heure du matin, insomnie et sueurs nocturnes.

A propos de l'importance de la composition des repas, il ne faut pas imposer une régularité absolue. Hippocrate avait déjà conseillé quelques écarts de régime comme pouvant être salutaires. Si le malade a des fantaisies passagères, des envies, il faut les lui passer et céder de temps en temps à son appétit psychique.

La mastication. — Les animaux mangent lentement, sauf peut-être le plus domestiqué parmi eux, le chien. Les herbivores mastiquent avec soin. Les gens de la campagne et les travailleurs en général mangent avec nonchalance, parce que le moment du repas est en même temps un moment de repos.

Le cannibalisme sexuel montre un exemple curieux de la sérénité qui préside aux repas des animaux. Chez les mantes et les araignées, la femelle dévore le mâle ; et c'est toujours avec lenteur rituelle qu'a lieu le repas de noces.

La valeur nutritive d'un aliment varie du simple au double selon la façon dont il est mastiqué. Chez l'homme du monde ou chez l'homme d'affaires toujours pressés, la mastication est négligée. Elle constitue cependant le premier acte de la digestion, d'autant plus important qu'il est volontaire.

Dès que le bol alimentaire a traversé l'isthme du gosier, déglutition et digestion deviennent des opérations purement automatiques. *Prima digestio in ore*. La digestion buccale est seule soumise à notre volonté.

La mastication réduit les aliments en pulpe ; elle les ramène à une température en rapport avec celle de l'animal ; elle facilite l'action de la salive ; elle avertit que la satiété est survenue ; elle réagit sur les sécrétions de tout le tube digestif.

Le danger de tous les aliments mous et des purées de légumes en particulier, c'est de supprimer la mastication et de causer, par inertie habituelle, la faiblesse et l'atonie du tube digestif.

Donc, avec une mastication insuffisante, avec une mauvaise dentition, avec des repas trop rapides, toutes les minutieuses précautions prises pour alimenter le malade deviennent en partie inutiles.

Le repos adjuvant de la digestion. — La digestion, avant d'être une question de chimie, est une question de nerfs. La nourriture ne sert à rien, si le système nerveux n'est pas consentant ; *elle nous aide à maigrir* (Leven). De là l'indication de prescrire le repos physique et moral avant les repas. Il faut que le malade se recueille avant le repas comme avant une communion. Pendant le repas, il sera gai. Après, il fera bien de s'étendre horizontalement pour obtenir le repos musculaire et nerveux : *c'est la sieste.*

Tout animal organisé a un maître : c'est son système nerveux. Chez l'homme, ce maître est tyrannique. Il donne tant d'ordres à exécuter à la fois que tous sont mal exécutés. Il faut que le malade fasse abstraction de tout au moment du repas : manger bien est une œuvre sainte pour lui.

TECHNIQUE

Régime ordinaire d'un tuberculeux

Nous avons maintenant les éléments pour dresser le plan d'un régime dans un cas moyen. Autour de ce point de repère on fera les additions ou les suppressions que demandera chaque cas particulier.

Premier déjeuner

Café au lait avec pain, beurre et miel ;
ou Chocolat léger au lait avec pain grillé :
ou Potage de fécules cuites dans du lait ;
ou Potage maigre avec crème fraîche, jaune d'œuf et légumes.

On peut le modifier de deux manières : d'abord en diminuant la partie liquide et en ajoutant un œuf et des fruits. Ces fruits seront cuits, crus ou secs : fraises, cerises, pêches, abricots, prunes, oranges, bananes, figues, raisins frais ou secs.

Nous savons qu'il y a intérêt à prendre des fruits crus le matin et non à la fin des repas, comme on le fait habituellement.

On peut encore modifier utilement ce premier repas en le transformant en déjeuner à la fourchette. C'est une bonne méthode et elle utilise un estomac mis au repos pendant toute la nuit.

On pourra conserver le café au lait comme boisson et prendre en plus des viandes ou du poisson froid, des œufs à la coque, du pain, du beurre, du miel, des fruits.

Second déjeuner

Hors-d'œuvre variés. Ils doivent être pris en petite quantité. Ils excitent l'appétit. Pris en excès, ils irritent l'estomac.

Légumes farineux ou pâtes alimentaires, légumes verts **ou** salade verte.

Viande cuite ou crue, ou poisson ou œufs.

Entremets.

Dessert : fromages, fruits cuits.

En commençant le repas par les légumes, l'estomac les acceptera plus facilement. Il est bon de réserver pour la fin les **viandes** qui sont plus sapides

Goûter

Lait frais. Lait caillé ou

Compote de fruits, pain, gâteaux secs, ou encore

Potage de farines.

Dîner

Il sera léger et peu copieux.

Potage maigre aux légumes avec lait, crème, jaune d'œuf, ou

Potage gras avec pain, pâtes ou légumes du pot-au-feu, ou

Bouillon froid.

Légumes verts, ou pâtes, ou riz, suivant la saison.

Viande froide ou œufs, ou ni l'un ni l'autre suivant les cas.

Salade verte et crue.

Dessert comme à midi.

Tous les jours, à un ou deux repas, crudités : salades, racines ou fruits.

Voici un type de régime préconisé par M. Cawadias (d'Athènes) et qui se rapproche sensiblement du nôtre, quoique tendant à la suralimentation :

Matin

Lait	300 gr.
Pain	50 gr.
Beurre	15 gr.

Deuxième déjeuner

Pain	50 gr.
Miel	40 gr.
Beurre	10 à 15 gr.

Déjeuner principal

A. Viande ou poisson	160 gr.
B. Riz	100 gr.
ou pommes de terre	200 gr.
ou légumineuse en purée	100 gr.

```
C. Fruits.......................   150 gr.
   ou fromage .................    30 gr.
D. Pain .......................    50 à 100 gr.
```

Goûter

```
Crème avec lait ...............   300 gr.
Un œuf .......................     20 gr.
Farine ........................
```

Dîner

```
A. Bouillon gras ..............
   Deux œufs .................
B. Macaroni ..................     40 gr.
   Légumes verts ............    150 gr.
C. Compotes .................    100 gr.
D. Pain .....................     50 gr.
```

Boisson

Eau pure.

M. Paterson, le distingué directeur du sanatorium de Brompton, donne comme type le menu suivant :

Petit déjeuner : 8 heures du matin

Chaque jour : pain et beurre, thé, ou café ou cacao, porridge au lait.

En plus, les plats suivants, variant chaque jour de la semaine :

Dimanche : Jambon froid.

Lundi : Œufs au bacon .

Mardi : Bacon frit.

Mercredi : Jambon froid.

Jeudi : Jambon frit.

Vendredi : Haddock, confitures.

Samedi : Jambon frit.

Déjeuner : 1 heure de l'après-midi

Pain et pommes de terre. En plus, chaque jour de la semaine, les plats suivants :

Dimanche : Bouilli froid, salade ou pickles, gâteau de semoule.

Lundi : Rôti de bœuf, légumes verts, gâteau de riz.

Mardi : Agneau rôti, topinambours, compote de pommes.

Mercredi : Rôti de porc, choux-fleurs, panais, fruits cuits.

Jeudi : Mouton bouilli sauce à l'oignon, légumes verts, pudding à la graisse et à la mélasse.

Vendredi : Steak and Ridney pudding (1), gâteau au tapioca.
Samedi : Veau rôti, légumes verts, Rody-poly Jam pudding (2).

Dîner : 6 heures 1/2 du soir.

Pain, beurre, thé ou cacao. En plus :
Dimanche : Œufs, confitures.
Lundi : Fromage et salade.
Mardi : Harengs saurs, confitures.
Mercredi : Œufs, confitures.
Jeudi : Ragoût de mouton.
Vendredi : Corned beef.
Samedi : Saucisses, purée de pommes de terre.

Il serait difficile à un Français de s'accommoder de ces menus anglais. Comme le menu de Cawadias, celui-ci est trop copieux et trop chargé de viande.

Nous avons dit et répété qu'une des objections à la vie de Sanatorium est dans la suppression pour le malade de ses mets nationaux et familiaux.

Ordonnance des repas

L'ordonnance des repas est encore grossière sous Louis XIII qui fut habile à larder le fricandeau ; et sous Louis XIV, dont on connaît la goinfrerie. Elle s'affine sous le Régent et sous Louis XV ; les Français la codifient avec élégance et les gens délicats d'Europe et d'Amérique subissent leur influence artistique. Au XVIII siècle, la cuisine française se répand « au même titre que notre langue, notre littérature, nos modes et notre législature », dit M. L. Bourdeau.
Dans nos provinces françaises la cuisine était excellente et simple jusqu'à l'invasion de la cuisine suisse. L'ouvrier avait gardé quelque tradition de la bonne cuisine paysanne.
La cuisine « bourgeoise » est le modèle du genre.

Avant la guerre, un repas quelque peu *extra* se composait ainsi : potage ou hors-d'œuvre ; entrée (étuvées et ragoûts) ; rôti flanqué de quelques légumes ; salade. Un second service : entremets sucré servant d'introduction aux menues friandises du dessert « la poésie de la table ».
Un tel repas fait tous les jours serait des plus nuisibles à un tuberculeux par son abondance de viandes et sa pauvreté en légumes ; mais l'ordre général des mets est assez bien réglé.

(1) Pâte bouillie avec morceaux roulés de bœuf ou de rognon.
(2) Pâte bouillie avec confiture roulée.

Les Romains commençaient par des œufs et terminaient par des fruits. De là l'expression : « Ab ovo usque ad mala. » A l'époque de la décadence, Dieu sait ce qu'ils introduisirent comme viandes et poissons dans leurs menus !

Celse et les médecins du moyen-âge conseillent de prendre d'abord les fruits crus. Au xvi⁰ siècle, cerises, mûres, fraises, prunes, abricots servent d'apéritifs. En France, le melon est le seul fruit pris au début du repas.

Voici le menu d'un déjeuner très élégant offert par un prince de la phthisiologie à ses confrères, lors d'un Congrès, il y a quelques années :

Melons frappés au Porto
Œufs pochés sauce Béarnaise

—

Poulets Demidoff
Noisette de pré-salé Princesse

—

Perdreaux et cailles rôtis

—

Langouste Parisienne
Salade russe

—

Ananas Glace Chantilly

Chère fine, ordonnance parfaite, vins délicieux, mais pas de légumes, la salade russe venant au septième rang.

Il est probable que partout ailleurs qu'en France on pourrait commencer par le dessert et terminer par le potage.

Les Chinois commencent par des fruits, des confitures, du thé; après une foule de petits plats ils terminent par le potage et une infusion de feuilles de chou.

Voici le menu du déjeuner que le vendredi 30 septembre 1870 le général allemand von Merstens et son état-major se firent servir aux frais de la ville de Strasbourg (395 francs). Nous conservons l'ordre d'apparition des mets :

Légumes — pommes de terre — beurre — œufs — fruits — filet de viande — jambon — vin ordinaire — poisson — café — perdreaux — terrine de foie gras — champignons — truffes — Kummel, Curaçao, Gâteaux, Madère, Kirsh, Champagne, Bourgogne, Bordeaux, Cognac, Rhum, Wolksheim. *(Journal d'Alsace et de Lorraine)* (1).

Je mets ce document sous les yeux des médecins de tubercu-

---

1. Les Germains de Tacite se nourrissaient de fruits sauvages, de venaison et de lait caillé.

leux et sous les yeux des malades en souvenir des Spartiates,
sobres montrant l'Ilote ivre à ses enfants. Le Français a du
mépris pour le salmis-gondis de ce repas de Boche.

En France nous n'avons pas de goût pour les ripailles. Cependant, quand les hôtes sont étrangers, le Français est obligé de
mettre les petits plats dans les grands, mais son geste est élégant.

Voici le menu du dîner offert par le Président de la République
aux membres du Congrès de la Tuberculose en 1905 :

Crème d'artichauts
Poule au pot
Barquettes à la Nantua
Sole à la Joinville
Cœur de filet Renaissance
Escalopes de ris de veau aux pointes d'asperges
Foie gras à la Souvaroff

Granités à la Mandarinette
Sorbets au kirsch

Perdreaux à la broche
Cailles sur canapés
Pâté de canard d'Amiens

Salade Rachel
Cèpes à la Parisienne
Petits pois à la Paysanne

Glace Pompadour
Gaufrettes

Toujours belle ordonnance. Mais quelle profusion de ptomaïnes !

En parallèle, voici le menu du souper de Philoxène. Il donne
une idée de la délicatesse des Grecs au IVe siècle :

**Pâtisseries légères pour aiguiser l'appétit ; puis, des anguilles grasses,
un congre, une raie, des calmars et des seiches, un surmulet, des crevettes ;
un hachis en pâte ; des daubes ; un rôti de thon ; des tétines de truie ;
une fressure de porc; des jambonneaux; des viandes d'agneau et de chevreau
bouillies ou rôties ; des lièvres, poulets, perdrix et ramiers. Pour dessert :
du miel jaune, du lait caillé et des tourtes au fromage (1).**

Reposons-nous en revenant à l'économie du repas cent fois

---

1. Louis BOURDEAU. *Hist. de l'Alimentation.* p. 135.

plus sain du malade. On se gardera de bouleverser ses habitudes locales ou nationales ; on se contentera de suivre l'ordre classique des mets en supprimant, toutefois, les fruits crus du dessert et en préconisant les salades *vertes* dans le début ou dans tout le cours du repas (comme on prend du pain en France). Cette dernière prescription représente, nous l'avons déjà dit, un excellent moyen d'intercaler un végétal *vitalisé* entre deux mets plus ou moins stérilisés par la coction et la préparation culinaire.

Pour le volume des repas, on remarquera que le Français est l'homme le plus sobre de l'Europe. C'est avec étonnement qu'il voit manger les Belges, les Italiens, les Espagnols, les Anglais. Ne parlons pas des hommes de l'Est. La *suralimentation*, encore appliquée par beaucoup de médecins, n'a pas sa raison d'être chez les Français. C'est un mot à supprimer.

En somme, il n'y a pas de mets spéciaux au tuberculeux. Il aura, en pratique, le libre choix des mets. On devra, dans leur ordonnancement de semaine, éviter la monotonie afin que l'appétit soit excité par la *surprise*. Il sera défendu de prendre quoi que ce soit entre les repas, même un verre d'eau.

Régimes extraordinaires

Régime supplémentaire. Régime végétal. Régime lacté. Régime des fébricitants.

Régime supplémentaire. — Chez quelques malades, il faudra tenter, avec toute la prudence nécessaire, l'application d'une alimentation supplémentaire. Ce supplément est représenté le plus souvent, par la viande crue ; mais on pourra aussi prescrire les œufs, le lait, les graisses. Enfin les végétaux sont des agents de suralimentation.

La viande crue devra *remplacer* la viande cuite et *non s'ajouter* à elle.

Les œufs seront pris sous n'importe quelle forme, mais la plus commune et la plus pratique est l'œuf à la coque à peine cuit et que le malade avale d'un trait au début du repas. Un supplément de deux œufs par jour donne un bon résultat. Il n'est pas utile de dépasser cette limite.

Le lait sera donné le matin et au goûter ; la quantité variera de 500 à 800 grammes par jour. Les malades qui prendront leur premier déjeuner vers 7 heures du matin pourraient prendre un supplément de lait (250 à 300 grammes) vers 10 heures. Il ne faut pas que ce petit repas supplémentaire nuise au repas de midi. La crème fraîche a été donnée en Allemagne à la dose de 500 grammes par jour ; 30 grammes par repas représentent déjà une dose un peu lourde pour l'estomac français.

Les graisses peuvent entrer en supplément dans l'alimentation. Les enfants les supportent mieux que les adultes. On prescrira les conserves à l'huile, les graisses de rôti étendues sur du pain, mais surtout le beurre.

Le sucre sera pris sous forme de confitures, de compotes, de miel, de fruits secs. Le raisiné de Bourgogne peut rendre des services à l'hôpital et dans les familles peu fortunées.

Les légumes farineux corrigent rapidement les pertes en azote, phosphore et carbone. A ce point de vue, ils valent mieux que les œufs eux-mêmes. Ce sont d'excellents agents d'une suralimentation légère.

Les céréales fourniront les potages de fécules, mais c'est surtout le riz qui est un aliment précieux. Sous un petit volume et pris à chaque repas, il donnera une suralimentation de bon aloi.

Les macérations de viande, les poudres de viandes interviennent aussi comme aliments supplémentaires, mais il faut toujours avoir quelque méfiance pour les aliments artificiellement préparés et trop condensés. Leur action excitante est souvent excessive.

Au cours du régime de suralimentation, il sera bon d'instituer chaque semaine un jour ou deux de régime restreint ou de régime maigre comme l'Eglise le prescrivait sagement (1).

Régime carné. — Un Esquimau peut facilement ingérer 3 kilogrammes par jour de chair de renne ou de phoque. Chez l'homme civilisé, 1600 grammes de viande maigre seraient indispensables pour trouver les 280 grammes de carbone qui lui sont nécessaires chaque jour. (A. Gautier). Le tuberculeux qui prend 200 grammes de viande crue par jour est dans le taux maximum.

Si on veut instituer, pendant quelque temps, un régime carné intensif, on laissera le malade prendre de la viande cuite aux mêmes repas que le supplément de viande crue.

Mais le régime carné est un régime d'exception et doit être toujours provisoire. Il donne le coup de fouet au début d'une cure. Il sera nuisible s'il était maintenu trop longtemps. La viande est un excitant et non un fortifiant dans le vrai sens du mot. Le catholique se sent faible le vendredi comme le morphinomane à qui la morphine manquerait un jour. Le régime pré-

---

1. Le connétable DE MONTMORENCY, à la table duquel CHARLES-QUINT pouvait être reçu royalement, quoique à l'improviste, ne soupait pas le vendredi et jeûnait presque tous les soirs. (BRANTOME. Edit. Lalanne, III, 120.)

tendu tonique, formé de viande, de vin et de café, est funeste aux phthisiques. Voici un fait cité par Boudin dans sa *Géographie médicale* :

Les exemptions pour le service militaire sont :

Dans le Morbihan au nombre de	51
Dans le Finistère — —	60
Dans le Gers — —	405

Or les vignerons du Gers font quatre repas dont deux à la viande et au vin. Et les Bretons ne mangent de viande que cinq ou six fois par an, aux grands pardons.

Cliniquement le régime carné arrive à créer une dyspepsie entraînant l'anorexie et l'amaigrissement.

A. Gautier remarque que Herbert Spencer a écrit fort à la légère sur le régime animalisé des enfants riches. C'est l'Angleterre d'abord, puis l'Allemagne qui ont préconisé le régime carné, principale source de l'arthritisme moderne.

Régime végétarien. — Depuis les anciens Egyptiens et les Hindous jusqu'à nos jours, en passant par Pythagore, Firmus, Sénèque et J.-J. Rousseau, on voit nombre de gens supprimer l'alimentation carnée. On peut dire une fois de plus.

Le régime végétarien ne compromet pas l'énergie physique (1). Les Hindous porteurs de dépêches, les cultivateurs russes, les paysans norvégiens, les bateliers égyptiens modernes ont une force musculaire remarquable. Les mineurs de l'Amérique du Sud, les bûcherons de la Haute-Bavière, le soldat turc, le portefaix de Constantinople (fort comme un Turc), le soldat japonais, ne mangent pour ainsi dire pas de viande.
Nombre de gens en Angleterre et en France sont végétariens.

Les avantages du régime sont les suivants : résistance à l'arthritisme, retard de la vieillesse, quiétude et acuité de l'esprit. Chez le tuberculeux, compensation au régime carné.

Les inconvénients : nécessité de prendre une quantité plus grande d'aliments pour réparer les pertes de l'organisme.

Le régime purement végétarien n'est pas applicable aux tuberculeux. Il faudra toujours le mitiger avec le beurre, la graisse, le lait, les œufs. C'est le maigre des catholiques. Régime très rationnel, très acceptable, il alcalinise, diminue les déchets azotés et les toxines et s'oppose aux congestions viscérales. Aux yeux de beaucoup, il peut paraître paradoxal de parler de régime végétal à propos de tuberculose. Et cependant nombre de malades se trouvent améliorés par ce régime. Les tuberculeux arthri-

1. A. GAUTIER, p. 484.

R. BRUNON. La Tuberculose pulmonaire. 35

tiques ; les tuberculeux gras arrivés à la tuberculose par la voie de l'alcoolisme des riches (vins généreux, abus de bières) ; ceux qui ont été soumis à une suralimentation carnée intensive, ont, en général, un foie et un rein insuffisants : ce sont des malades qui bénéficient d'un régime végétal bien ordonné.

Voici un cas où le régime lacto-végétarien a rendu un grand service :

(4597). Il s'agit d'un homme de 29 ans, jardinier. Il tousse chaque hiver depuis 9 ans. Il a perdu 4 kilogrammes depuis 3 mois. Sueurs nocturnes. Expectorations muco-purulentes le matin. Dans la fosse sous-claviculaire à droite et dans la fosse sus-épineuse du même côté, râles sous-crépitants fins augmentant après la toux et expiration prolongée soufflante avec bronchophonie ; matité à la base gauche.

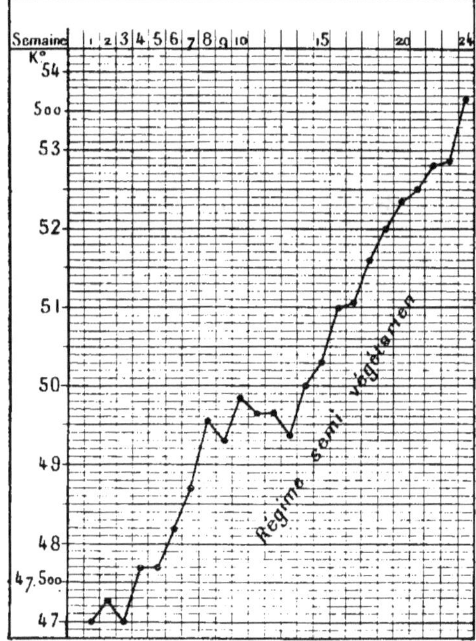

Fig. 26

On porte le diagnostic d'œdème pulmonaire localisé au sommet droit autour d'une épine bacillaire probable. Pas de bacilles dans les crachats. 10 centigrammes d'albumine dans l'urine. P = 69 k. 500. Régime lacto-végétarien très scrupuleusement suivi pendant toute l'année 1908 : lait frais, lait caillé et sucré, fromages non fermentés, légumes farineux, fruits cuits, crus ou secs, pain. Le poids passe de 69 kilogr. 500 à 76 kilogrammes du 29 mars 1908 au 14 décembre 1908.

En 1909, on ajoute des œufs ou de la viande à un repas. Le poids reste stationnaire entre 76 et 77 kilogrammes en 1909. Les signes fonctionnels ont disparu. La respiration soufflante persiste seule.

Dans le graphique (Fig. 26), il s'agit d'une jeune fille de 23 ans, habituellement dyspeptique. Elle fait la cure en pleine campagne et ne prend qu'une petite quantité de viande à midi (la valeur d'une côtelette) qui est remplacée, une ou deux fois la semaine, par deux œufs. Légumes variés, pâtes alimentaires, fruits cuits aux deux repas.

Régime lacté. — Le lait est un aliment précieux dans la tuberculose, mais le régime lacté exclusif ne peut pas être recommandé pour des malades ayant besoin d'une ration de guérison ; ou alors le malade serait amené à prendre de grandes quantités de lait, soit 5 ou 6 litres par jour ! Et ce régime serait encore insuffisant. Il sera donc toujours mitigé.

La dose maxima utile de lait est de 3 litres en 24 heures et cette dose sera assez rarement atteinte.

Le régime lacté rendra des services dans deux circonstances principales :

1° Chez les fébricitants, on pourra quelquefois alors se contenter du régime lacté mitigé pendant quelques jours.

2° Chez les malades qui ont besoin de mettre au repos le foie et les reins. Dans ce cas, on prescrira de trois à cinq jours de lait avec pain et fruits variés.

Même chez le malade en voie d'amélioration, et non dyspeptique, il sera bon, une fois ou deux par mois, d'appliquer ce régime lacté mixte ; il ouvre des soupapes de sureté.

Mais, dans toutes ces circonstances complexes, le sens clinique du médecin devra s'exercer. Il n'y a pas de règle absolument fixe. Il n'y a pas de système. Il faut s'inspirer des circonstances.

On trouvera au chapitre *Appendicite* l'observation d'une jeune fille incontestablement tuberculeuse, guérie par l'appendicectomie, et dont l'état général a grandement bénéficié d'un régime végétal (sans viande ni poisson) suivi pendant trois ans.

Nécessité d'un régime spécial. — Il n'y a pas de mets spéciaux pour le malade, nous l'avons vu ; mais chez tous les tuberculeux pyrétiques ou apyrétiques, anorexiques ou non, dyspeptiques ou non, il faut que le médecin use de son influence pour montrer l'utilité d'un régime sinon copieux, du moins spécial. Le tuberculeux jouit d'une grâce d'état : il est souvent doué d'une puissance digestive curieuse ; c'est un caractère qui lui est spécial comme l'optimisme. Son organisme est comparable à celui du convalescent ou de l'enfant en croissance.

De là l'indication de le nourrir par tous les moyens possibles. On verra des malades trop abandonnés à eux-mêmes se laisser mourir d'inanition. Une intervention énergique surgit : et, peu à peu, ils reprennent des aliments, des forces et de l'espérance. C'est une affaire de doigté de la part du médecin.

Chez le tuberculeux il y a déperdition d'azote, de phosphore, de soufre, de chaux et d'autres matières minérales. Peu importent la cause et le mécanisme de cette déperdition : le fait seul importe.

Le tuberculeux consume sa propre substance ; il maigrit ; sa maladie est une maladie *consomptive*, une maladie par dénutrition, par désassimilation destructive. Le traitement devra donc viser à rétablir l'assimilation formatrice ; il devra arrêter la dépense des revenus et augmenter le capital. Le repos, l'aération, l'hygiène rempliront le premier but ; l'alimentation remplira le second. Marcel Labbé considère que, pour faire engraisser un tuberculeux, il suffit de donner une ration équivalente à 35 ou 15 calories par kilogramme et par jour. Cawadias parle de 50 calories, soit 3000 calories par jour. Mais l'engraissement ne suffit pas. Chez les Allemands, le malade est suralimenté, engraissé et *soufflé* ; il est faible. L'opinion de Cawadias est très juste : la ration *réparatrice* sera la ration normale légèrement augmentée.

C'est précisément sur cette *légère* augmentation que devra s'exercer le talent du clinicien. La qualité du régime est plus importante que sa quantité. Quand on a parlé savamment des albumines, des graisses, des hydrates de carbone, il reste encore à manier les minéraux, les vitamines, les aliments frais.

Les albumines alimentaires n'ont pas toutes la même valeur nutritive ; de là l'utilité d'un régime varié, ce que savent tous les praticiens. Les légumes verts, les racines, les tubercules, les fruits contiennent les éléments minéraux nécessaires, et sont pauvres en graisses, en albumine et en hydrocarbonés ; d'autre part, les viandes sont pauvres en matières minérales.

Le rôle des aliments végétaux d'une part et celui des aliments frais (vitamines) d'autre part, est considérable. Pourquoi ? Comment ? On ne sait. Mais le fait est prouvé par la clinique expérimentale. Donc ce n'est pas tant une ration *augmentée* qu'il faut donner au tuberculeux qu'une ration *complétée* (1) par les minéraux, les vitamines, les aliments frais. On ne doit donc pas laisser au tuberculeux la « bride sur le cou ». Voilà comment il faut comprendre le *régime spécial*.

---

1. Cawadias (d'Athènes). *Presse Médicale*, 95. 1922.

Contrôle de la valeur d'un régime

Fonder ce contrôle sur la recherche scientifique du nombre de calories fourni par telle substance et tel régime nous paraît être une méthode illusoire. L'empirisme éclairé sera un bien meilleur guide.

Pesées. — On interrogera la balance toutes les semaines ; c'est là un point capital.

L'augmentation de poids est un signe excellent au début. Chez les enfants, surtout ceux des hôpitaux, qui étaient mal nourris chez eux, on observe des augmentations invraisemblables : 2 ou 3 kilogrammes par semaine (1).

Mais, pour être de bon aloi, l'augmentation de poids devra être lente et continue, et elle sera d'autant plus encourageante qu'elle sera obtenue sans les moyens artificiels de suralimentation. L'augmentation de poids peut être trompeuse. Les sanatoriums allemands étaient et sont encore remplis de malades soufflés et bouffis. Le repos excessif et la suralimentation donnent cet excès de poids. La méthode est mauvaise. La balance ne suffit pas pour contrôler l'efficacité d'un régime. Il faut que parallèlement avec l'augmentation de poids d'abord, puis avec la stagnation du poids de quelques kilogrammes au-dessus de la normale, on constate : *la résistance plus grande, le bon aspect général* et *le bon moral.*

Pour apporter plus de précision dans ces constatations, on a préconisé les recherches de l'azote, de l'acide phosphorique, des chlorures éliminés. Ces recherches supposent l'intervention d'un chimiste habitué à ces travaux.

Je peux signaler comme pouvant apporter de précieux renseignements la recherche des sulfo-éthers conjugués d'origine gastro-intestinale. Cette recherche permettra d'évaluer le coefficient des fermentations intestinales.

Ce coefficient est normalement de 1,40 pour 100. Si on trouve un coefficient plus élevé, il est probable qu'il y a insuffisance du foie et du rein et que le régime est trop carné. C'est là une indication précieuse en matière de pathologie tuberculeuse.

Recherches sur les sulfo-éthers conjugués d'origine gastro-intestinale (2). — Pour évaluer l'intensité des fermentations intestinales, on se base sur ce fait que, parmi les substances excrétées par le rein, il en est de bien définies qu'il est

1. BRUNON. *Congr. intern. Tub.* Paris 1905.
2. GUERBET. Les sulfo-éthers urinaires. *Soc. de Biol.* 1907, 16 fév.
RAOUL BRUNON et MAURICE GUERBET, *Presse médicale*, n° 55, 10 juil. 1907 et n° 85, 21 octobre 1908.

facile de retrouver et de doser dans les urines : ce sont les dérivés sulfo-conjugués des phénols et de leurs dérivés, phénylsulfates, crésylsulfates, indoxylsulfates, skatoxylsulfates, etc. Ces produits prennent naissance dans la dislocation de la molécule albuminoïde sous l'influence des ferments protéiques.

En d'autres termes : par des processus complexes, les matières azotées se désagrègent sous l'influence des microbes de la putréfaction ; il en résulte la formation de produits divers, parmi lesquels des dérivés des phénols qui se combinent au soufre de la molécule albuminoïde : on donne le nom de sulfo-éthers ou de dérivés sulfo-conjugués à ces combinaisons qui s'éliminent par les urines.

Mais la quantité globale des sulfo-éthers dosés dans une urine n'a pas de valeur en soi au point de vue pathogénique ; et il faudra toujours rapporter ceux-ci à la quantité d'albumine ingérée et assimilée avant de les considérer comme l'indice de fermentations anormales.

Dans la pratique, on ne connaît pas exactement la quantité d'azote albuminoïde contenu dans l'alimentataion du malade ; aussi est-il difficile de rapporter les sulfo-éthers dosés à la quantité d'azote assimilé ; il est beaucoup plus facile d'établir le rapport des sulfo-éthers à l'azote total urinaire, et on peut admettre que, en général, l'azote total urinaire, représente les matières albuminoïdes assimilées.

Il y a donc là un moyen clinique d'évaluer l'intensité des fermentations.

Chez l'homme normal, quelle que soit l'alimentation (régime carné, mixte, lacté, végétarien), ce rapport est rarement inférieur à 1 p. 100 et ne dépasse pas 1,40 p. 100 (1).

Mais il en est tout autrement chez l'homme malade, et dans les observations que nous avons publiées, nous avons démontré que ce rapport augmente considérablement dans certains états pathologiques. On verra, de plus, qu'il peut subir des modifications sous l'influence du traitement.

Pour simplifier, nous appelons *coefficient des fermentations intestinales,* le rapport que nous étudions, c'est à dire le rapport des sulfo-éthers évalués en SO^3 à 100 parties d'azote total urinaire exprimé en Az.

L'origine exclusive des sulfo-éthers est-elle dans l'alimentation azotée ? Ces sulfo-éthers sont-ils l'indice de fermentations intestinales ? Nous ne pouvons pas l'affirmer. Ce que l'on peut dire, c'est que les sulfo-éthers semblent, dans nos cas, être les témoins

---

1. GUERBET. *Soc. de Biologie,* 1907, 16 février.

d'une auto-intoxication déjà soupçonnée par la clinique et modifiée dans ses effets par le traitement.

Tout se passe comme si la présence des sulfo-éthers était liée à la fabrication de poisons gastro-intestinaux. Notre conclusion est que le rapport $\dfrac{SE}{AT}$ paraît mettre en valeur cette auto-intoxication.

Au point de vue clinique, nous dirons que, *pour l'individu malade chez lequel on soupçonne une insuffisance hépatique ou rénale* (sauf dans le cas d'urémie où il tend à baisser), *ce coefficient peut servir à mesurer le degré d'intoxication alimentaire : il dépasse 1,40.*

Dans nos observations, cette élévation du coefficient coïncide presque toujours avec une albuminurie minima (0,10 d'albumine et au-dessus). Le régime a une influence très nette sur le coefficient. Le régime végétarien ou lacté, associé à l'absorption de ferments lactiques, l'abaisse.

De ces constatations, il résulte la conclusion suivante, d'un intérêt capital pour le médecin :

Comment savoir si le régime carné est opportun ou contre-indiqué ?

L'examen du malade donnera les indications générales et utiles. L'examen de l'urine et la recherche du coefficient des fermentations intestinales donneront des renseignements particulièrement précieux.

Si ce coefficient dépasse la normale de 1,40, le régime carné est excessif et sera nuisible dans un temps donné.

SEPTIÈME PARTIE

ÉTUDE MÉDICO-SOCIALE

Sanatorium. Sanatorium de fortune. Aérium.
Œuvre Grancher. Colonies agricoles. Village-Sanatorium.
Cure libre

HYGIÈNE ET MÉDECINE SOCIALES

La société française, et, l'on peut dire toute société de civilisation européenne, doit sa formation à l'héritage gréco-latin, d'une part ; et, d'autre part, à l'influence du christianisme : plus particulièrement du catholicisme. Directement ou indirectement, la civilisation contemporaine est fille des grandes abbayes du XIe et du XIIe siècles. La famille était alors considérée comme la cellule fondamentale de la nation.

Les philosophes du XVIIIe siècle, la chute de la Royauté, la Révolution française, la troisième République, développèrent l'individualisme et le culte du *moi* aux dépens de la famille et de la collectivité. Ce fut une erreur. Voyez comme la Nature réserve toutes ses prévoyances, non pas pour l'individu, mais pour l'espèce.

Entre temps, la grande industrie urbaine et le second Empire édifièrent de grosses fortunes particulières et développèrent un égoïsme bourgeois formidable tout en affaiblissant la culture générale.

Puis l'Allemagne étendit le socialisme d'Etat, et le rouleau compresseur du soviétisme écrasa la Russie dans une féroce expérience de communisme.

Au milieu de ces luttes, l'esprit de vraie solidarité fut étouffé. En France, il va refleurir. On en voit la preuve dans la renaissance des anciennes corporations démocratiques sous le nom de

Syndicats. Ils ne visent encore que l'âpre revendication des intérêts matériels de l'individu, mais le bon sens national épurera leur esprit pour le tendre vers l'intérêt social. Les hommes et les femmes cultivés doivent prendre la tête du mouvement. La charité individuelle ne suffit plus ; tout en conservant son action, le moment pour elle est venu de céder la place au devoir social. Il faut créer la solidarité ; il faut se pencher sur le malheureux et faire l'union pour l'aider ; il faut comprendre que la maladie de l'individu a une répercussion sur la collectivité.

Aujourd'hui encore, la foule rit de l'ivrogne ; elle est indulgente à l'alcoolique ; elle évite le tuberculeux. Il faut les prendre en charge. Le fléau qui les a frappés atteint toute la nation.

De là l'utilité de la *Médecine sociale.*

Elle a un écueil à éviter. Il ne faut pas tomber de l'individualisme anarchique dans l'Etatisme tyrannique. Ce sont deux manières de mort. Il faut prendre le sage milieu : créer l'union des initiatives privées ; demander pour elles l'aide des pouvoirs publics ; et diriger ces deux forces vers un but unique : le service à rendre à la nation.

C'est alors qu'à propos de la Tuberculose, on étudiera : dispensaires, aériums, sanatoriums, écoles de plein air, colonies agricoles, village de tuberculeux, cure libre.

CHAPITRE PREMIER

Le Sanatorium

Il y a un quart de siècle, la vogue du sanatorium fut grande ; en dehors de lui, il n'y avait pas de salut. Aujourd'hui, ses inventeurs tendent à le considérer comme un rouage démodé. Ils cherchent autre chose pour accaparer l'opinion publique.

Quoiqu'entaché de graves défauts, le sanatorium ne mérite pas une telle indignité ; il a rendu des services et peut en rendre encore, mais le temps le remplacera sûrement par des institutions plus larges et plus libres.

Le sanatorium est un établissement spécialisé dans lequel le malade est constamment sous la surveillance d'un médecin pour appliquer méthodiquement les règles de la triade devenue classique : repos, aération, alimentation. Ses avantages sont incontestables : la vie y est réglée, le repos organisé militairement, la discipline éducatrice fortement appliquée. Chez les uns, il supprime les causes d'excitation nerveuse et d'agitation psychique ; il crée la vie végétative ; il a l'avantage de supprimer l'action quelquefois nuisible de la famille et des amis. Pour d'autres, c'est le contraire.

Il sera utile aux malades isolés et sans famille ; aux indisciplinés qui raisonnent sur tout ; aux faibles qui manquent d'énergie et d'esprit de suite ; enfin aux gens peu fortunés. Le rôle bienfaisant du sanatorium populaire n'est pas niable. Quant à lui attribuer un rôle *social* important pour la prophylaxie de la tuberculose et pour sa guérison, ce serait une illusion de le croire. En faire aujourd'hui la critique à ce point de vue, ce serait chercher à enfoncer une porte ouverte. La cure libre est le mode de traitement de l'avenir.

Parmi les reproches faits au sanatorium, il faut noter : l'ennui apporté par l'uniformité de la vie ; les habitudes de paresse par l'immobilisation et l'oisiveté prescrites ; la déception après le mirage de promesses inconsidérées.

Historique. — En médecine, comme en toute chose, ce qu'il y a de bon et de beau nous vient des Grecs. Ce sont eux qui ont créé ces *iatreia*, officines hospitalières où, pendant des siècles, les misérables souffrant dans leur corps ont trouvé un médecin, des médicaments et un lit. Plus tard les médecins grecs à Rome imitent leurs ancêtres ; puis c'est le préfet Prœtextatus, en 368, qui organise un corps de médecins populaires. Huit ou dix ans plus tard, la riche, pieuse et douce Fabiola, puis saint Basile et Saint Jean Chrysostome créent à Rome, en Grèce et en Asie des maisons de secours, *nosocomeia*, pour les pauvres abandonnés et malades. Toutes ces fondations inspirées du génie grec échappaient aux grandes administrations. Nos sanatoriums, nos aériums, sont des copies des *iatreia* et sont appelés à rendre les mêmes services.

I

Dans les temps modernes, l'Angleterre semble avoir été le premier pays qui ait eu l'idée de créer des hôpitaux spéciaux pour les tuberculeux pulmonaires, à une époque où la question de contagion n'était pas même soupçonnée.

C'est ainsi que le *Royal Sea-Bathing Hospital* de Margate fut créé en 1791 ; cet hôpital était même disposé de telle sorte que les malades pouvaient y faire la cure d'air.

Le *Brompton Hospital for consumption* fut fondé en 1841.

L'Anglais Bodington, en 1840, préconisa la cure d'air pour les tuberculeux. Le séjour au grand air représentait pour lui un traitement qui arrête les progrès de la tuberculose. « La crainte du froid ne doit pas faire obstacle à la vie de plein air. Le froid, la gelée ne sont pas dangereux pour le poitrinaire. » Mais la question n'était pas mûre et le précurseur paya cher l'expression audacieuse de la vérité.

En 1856, le mathématicien Hermann Brehmer de Gœbersdorf, développa dans sa thèse de doctorat l'idée hippocratique que la tuberculose est toujours curable dans les premières étapes ; et, avec une admirable ténacité, il parvint à faire autoriser, en 1859, la construction du premier sanatorium digne de ce nom. Il l'agrandit en 1862 et dépensa des millions dans les constructions. Ce sont de lourdes bâtisses dans le goût des anciens burgs gothiques de l'Allemagne.

Dettweiler, élève de Brehmer, perfectionna l'agencement du sanatorium et créa celui de Falkenstein qui fut depuis considéré comme le modèle du genre : la Mecque des apôtres de la méthode allemande.

Cette méthode était encore très peu connue en 1874, car à cette époque, l'Anglais Bennet crée à Menton la cure d'air. Il applique les idées de son compatriote Bodington, mais la cure de Bennet c'est la cure en liberté. La cure de sanatorium est tout autre chose. C'est le traitement dans un établissement spécial et sous une discipline militaire. Le sanatorium est un établissement fermé, exclusivement destiné aux phthisiques et soumis à une règle. Théoriquement, c'est parfait.

En 1862, le Dr Spengler, médecin de Davos, signale l'efficacité du climat de son pays et y attire les malades.

En 1887, le Dr Turban devait créer un sanatorium à Davos.

En 1890, notre distingué confrère Sabourin crée le premier sanatorium français au Vernet ; c'est le sanatorium du Canigou.

Il faut dire que jusqu'en 1890, le sanatorium fut à peu près inconnu en

France. On prêta une attention distraite aux remarquables efforts de Sabourin La peur de l'air, la peur du froid, la peur de la fenêtre ouverte paralysaient toutes les tentatives.

Un récit que je fis d'une visite au Canigou me valut les sarcasmes des confrères (1).

En 1895, la question mûrit. Les thèses de Knopf et de Beauvalon commencent à créer un mouvement en France.

II

En 1899, le 24 mai, s'ouvre à Berlin (2), le « Congrès international pour la lutte contre la tuberculose, maladie endémique ». Le Congrès est mis sous le patronage de l'impératrice d'Allemagne. Dès l'ouverture du Congrès, un grand industriel allemand, député, fait un don de trois millions de marks. L'enthousiasme va commencer. Par voie diplomatique, les savants du monde entier sont conviés à admirer l'œuvre des sanatoriums allemands.

Jusqu'en 1891, la vogue du sanatorium était très limitée dans les pays d'outre-Rhin. A ce moment fut créée l'œuvre de la triple caisse d'assurances ouvrières contre l'accident, la maladie et l'incapacité de travail. La femme touche une partie du salaire de l'ouvrier hospitalisé. Les résultats des assurances ouvrières furent proclamés au Congrès de Berlin et rattachés à l'action du sanatorium. Les communications furent préparées avec grande habileté pour opposer le sanatorium allemand aux plages françaises de la Méditerranée, plages « où le malade allait chercher une mort plus douce ».

On passa naturellement sous silence les initiatives françaises et anglaises. Aucune mention de l'admirable hôpital de Brompton, fondé en 1841. Pas un mot à l'adresse des établissements marins français dont le type est l'hôpital maritime de Berck-sur-Mer, qui existe depuis 1861.

L'Allemagne est désignée par les Allemands comme la terre promise de tous les tuberculeux.

Elle veut réparer l'échec douloureux de la lymphe de Koch. Sur ce point curieux de la psychologie allemande contemporaine, voici ce que dit Grancher : « On a cru apparemment le moment venu de prendre la revanche de l'échec de 1890. Chacun sait qu'à cette date le ministre Van Gossler annonça en plein Parlement que la « lymphe » de Koch, qui guérissait la tuberculose, resterait un remède allemand, vendu exclusivement par l'État allemand. Le prix en était déjà fixé ! Ainsi s'affirmait la suprématie scientifique de l'Allemagne sur toutes les nations devenues tributaires d'un remède secret. Mais avant même que les protestations aient eu le temps de se produire, la « lymphe » s'était effondrée.

Eh ! bien, j'imagine qu'on a voulu, en dressant l'étendard du sanatorium avant les statistiques, reconquérir cette suprématie qui avait échappé en 1890. »

La France était représentée, au Congrès de Berlin, par un groupe de savants médecins. Nos compatriotes furent un peu troublés par l'enthousiasme organisé à Berlin et l'esprit chevaleresque poussa le président Brouardel à partager cet enthousiasme. Le rôle du sanatorium était pour lui « une révélation ». On accepta donc tout ce que les Allemands disaient et on l'accepta sans contre-expertise. Le mot d'ordre fut qu'en dehors du sanatorium il n'y a pas de salut. Landouzy et Bucquoy tentèrent bien de défendre le traitement médical de la tuberculose. Le sanatorium était devenu déjà une

---

1. BRUNON. Traitement de la tuberculose au sanatorium du Vernet. *Normandie Médicale*, 1891.

2. SAVOIRE, *Bulletin Médical*, 1902, p. 913 et 916.

panacée qui devait guérir rapidement les malades et préserver les gens sains.

Nous avons assisté, à cette époque, à la naissance d'un des dogmes qui, de tout temps, ont envahi la médecine momentanément.

Dans les départements, de jeunes confrères très agités créèrent des ligues pour la construction de sanatoriums. On frappa à toutes les portes pour obtenir des subsides. On fit des conférences où on agita l'épouvantail de la contagion fatale. Les jeunes médecins sont aussi affairés que les femmes pour suivre la mode ; et ils ont grand'peur d'ignorer les plus récentes expériences et les dernières conjectures sorties des bouillies allemandes.

Si tant d'efforts avaient été dirigés en vue de l'amélioration de l'hygiène en France, nous récolterions aujourd'hui des fruits splendides, mais toute l'attention était tournée vers le sanatorium instrument de salut.

On supputait les ressources nécessaires pour arrêter la tuberculose en France : il fallait, dit-on, 2 milliards environ et une dépense annuelle de 700 millions.

Tout conspirait pour porter au paroxysme l'enthousiasme des Français. On arrivait à dire en Allemagne que le sanatorium guérissait en trois mois les deux tiers des malades traités.

Ces exagérations devaient faire sortir de leur réserve ceux que l'expérience avait déjà instruits.

III

Il n'était pas difficile de prévoir que le sanatorium allemand, copié servilement par les Français, ne pouvait représenter, au point de vue social, qu'un mirage.

Je me suis permis de dire ce que je pensais de la question dans la séance de l'Académie de Médecine du 2 avril 1901 et mes conclusions furent les suivantes :

1º Pour empêcher l'éclosion de la tuberculose, il faut s'adresser à ses causes qui sont : l'alcoolisme, le confinement dans les maisons urbaines, la sédentarité dans les ateliers et les collèges, la vie dans les villes, l'ignorance des lois de l'hygiène, etc. ;

2º Pour parer au plus pressé, pour enrayer la marche de la maladie, pour sauver les malades susceptibles de guérison, il faut les transporter hors des villes et les soumettre à une aération continue :

3º Le sanatorium construit à grands frais n'est pas indispensable pour appliquer le traitement ;

4º Nombre de malades de fortune modeste se guérissent en faisant la cure purement et simplement à la campagne :

5º Par conséquent, les indigents des hôpitaux peuvent bénéficier de la même méthode ;

6º Un sanatorium est créé par cela même qu'un abri au grand air est donné aux malades.

Je proposais l'installation des tuberculeux curables des hôpitaux, soit dans des bâtiments déjà existants achetés ou loués par l'Assistance publique en dehors de la ville, soit dans les petits hospices cantonaux transformés en « sanatoriums de fortune ».

Je concluais : *pour les tuberculeux indigents, ne construisez pas de sanatoriums et créez en partout.*

Je n'attaquais pas le principe du sanatorium, qui est bon en soi, je montrais seulement l'impossibilité matérielle de son application en France et la nécessité de tirer parti de ce principe dès maintenant.

MM. Lemoine et Carrière, de Lille, parlèrent dans le même sens, et, comme le remarque M. Savoire (1), nous avions dit tout haut ce que beaucoup pensaient tout bas. L'accueil fait par l'Académie à ma communication le montrait nettement.

Mais alors commença contre les « adversaires » du sanatorium une campagne violente de critiques pleines de malveillance. Des manœuvres indignes de médecins furent tentées dans le public même. L'intolérance ne permettait pas qu'on touchât au monopole dogmatique du sanatorium.

C'eût été une belle époque de luttes fructueuses si elles avaient été courtoises. Un des apôtres les plus fanatiques de l'efficacité du sanatorium a écrit : « Le courant qui entraîne les esprits vers le sanatorium est tel que celui qui veut se mettre en travers risque d'être brisé. »

Au xvie siècle, on l'eût en effet peut-être brûlé, mais au xxe siècle, il a la liberté de dire sa pensée et ce qu'il croit être la vérité. Ce qui ennoblit particulièrement la profession du médecin, c'est l'indépendance et la fierté avec laquelle il peut braver les pouvoirs les plus puissants. Il ne relève que de sa conscience.

IV

Mais le maître français Grancher n'avait encore rien dit. Du haut de son castel de Cambo, il explorait le champ de bataille, il comptait les coups et se réjouissait de voir une telle émulation pour combattre un fléau devant lequel on restait passif il y a trente ans.

Notre distingué confrère, le Dr Janicot, poussa Grancher à donner son avis. Le voici :

« Je suis pour le sanatorium anglais et contre le sanatorium allemand.
Je m'explique.

Je suis pour le sanatorium, instrument d'assistance, organe accessoire, annexe, adjuvant de l'hygiène publique.

Je suis contre le sanatorium allemand *principe et primum movens* de la lutte antituberculeuse, instrument capital de la prophylaxie sociale.

Mon opinion sur ce point n'a pas varié...

Pour parler net : La conception allemande du sanatorium pour ouvriers et de son rôle primordial dans la phthisiothérapie sociale est fondée sur une erreur médicale.

On ne guérit pas la tuberculose pulmonaire en trois mois.

L'action utile du sanatorium ne peut être comparée à celle de l'hygiène publique.

On parle beaucoup de tuberculose et chaque peuple s'efforce d'opposer une barrière à la marche envahissante de cette maladie. L'Allemand lutte contre elle par le « sanatorium » et l'Anglais par le beefsteck et le tennis. Je préfère la mode anglaise, plus agréable et plus efficace. »

V

Les temps ont marché et ont donné raison à Grancher. D'ailleurs, il ne fallait pas avoir ausculté beaucoup de malades dans sa vie pour accepter l'optimisme des Allemands. Leur tournure d'esprit spéciale et le besoin d'étonner le monde les a poussés à

---

1. Savoire. Substantielle étude dans le *Bulletin médical*, 1902, p. 205.

exagérer le rôle du sanatorium comme ils ont exagéré le rôle de la contagion. Et le monde les a suivis !

On disait : le sanatorium a trois grandes qualités : il réalise la prophylaxie de la tuberculose : il constitue une école d'hygiène; il représente le mode de traitement idéal.

Il ne réalise pas la prophylaxie de la tuberculose. Au contraire l'effort « colossal » fait en Allemagne pour élever partout des sanatoriums, fit négliger les mesures hygiéniques qui, de 1885 à 1895, avaient abaissé la mortalité tuberculeuse.

La véritable lutte anti-tuberculeuse doit s'attaquer aux causes sociales de la maladie : pour combattre victorieusement la tuberculose il faut la devancer, non la suivre.

Le sanatorium a un rôle éducateur, mais c'est une école fort coûteuse. Et que devient donc le rôle du médecin ? Il y a quarante ans, le grand mérite de Brehmer et de Dettweiler fut de réunir en faisceau solide les prescriptions éparses jusque-là et d'avoir apporté une sévérité draconienne à la cure d'air. Au sanatorium, la fenêtre ouverte ne se discute même pas. Mais aujourd'hui, l'éducation du corps médical est faite et celle du public fait des progrès tous les jours.

Le sanatorium ne représente pas le mode de traitement idéal. Le temps a calmé peu à peu les enthousiasmes excessifs. Le traitement du tuberculeux exige de grandes minuties ; une surveillance attentive ; une adaptation toujours difficile aux cas individuels ; du caractère chez le médecin ; une grande persévérance chez le malade.

Le sanatorium convient surtout aux pauvres qui n'ont pas chez eux le nécessaire.

Le sanatorium est donc un adjuvant dans la cure de la tuberculose et il faut l'employer quelquefois. Mais le traitement idéal, c'est la cure libre, dans son milieu, dans sa famille, dans ses habitudes et avec son alimentation habituelle.

VI

Vingt-quatre ans après

En 1899, au *Congrès de Berlin* nous avons vu les Allemands échafauder une formidable et immense réclame pour le sanatorium ; il n'y avait pas de salut pour les tuberculeux en dehors du sanatorium.

En 1923, vingt-quatre ans après, à la *Conférence allemande de la tuberculose*, on ne parle plus du sanatorium. Ainsi passent la gloire du monde et les enthousiasmes médicaux quand ils ont des buts extra-scientifiques. Les Allemands en reviennent, main-

tenant, aux conceptions françaises fondées sur l'observation du
malade lui même, sur son hérédité, son état général, etc. Ils
étudient le traitement de la tuberculose « en dehors du sanatorium et de l'hôpital ».

C'est la cure libre! Elle ne soulevait, il y a vingt-quatre ans,
que les sarcasmes.

Le Sanatorium officiel

La réputation du sanatorium est en déclin chez les Allemands ;
c'est ce moment que nous choisissons pour en préconiser la
création en France. Actuellement, depuis 1918, la campagne pour
le sanatorium recommence et le mépris pour la prophylaxie
causale continue.

Les faits sont cependant toujours les mêmes et l'opinion des
médecins n'a pas changé. Mais l'influence allemande nous revient
à travers l'Amérique ; et une foule de Croyants —ministres, hommes politiques, hauts fonctionnaires, philanthropes, nurses,
infirmières — reprennent la lutte en faveur du sanatorium.

De l'alcool, du taudis, de l'état anti-hygiénique de nos villes,
de nos administrations, de nos bureaux, de nos ateliers, de nos
lycées et collèges, etc. : pas un mot.

J'ai parlé de l'Amérique, je m'explique : pleins de bonne foi,
pleins d'amour pour la France, les Américains sont arrivés chez
nous s'imaginant qu'en fait de médecine sociale, nous étions
encore dans l'enfance. Ils ne savaient pas que l'étude de la tuberculose est française ; sur l'affirmation des Allemands, ils la
croyaient allemande. Et aujourd'hui les premiers d'entre eux,
mieux avertis, reconnaissent qu'ils ont beaucoup à apprendre chez
nous et que c'est nous, médecins français, qui, en matière de
tuberculose, sommes les maîtres.

Ce qui est en retard chez nous, c'est l'esprit public, c'est l'initiative privée, ce sont les Pouvoirs publics que nous n'avons pas
su utiliser et canaliser.

Il faut remarquer que les œuvres antituberculeuses améri-
caines sont issues de l'initiative privée. Mais il est à craindre
que dans un avenir prochain un fonctionnarisme très puissant ne
se substitue aux œuvres privées.

Quelles sont sur toutes ces questions les opinions des médecins
praticiens ? Je vais essayer de le dire.

Les stations sanitaires. — La guerre a réveillé la tuberculose
qui sommeillait chez beaucoup d'hommes. Landouzy a lancé son
mot : « Les blessés de la tuberculose ». Ce n'est qu'un mot comme
le mot « révélation » de Brouardel. Il est pittoresque et inexact

comme la plupart des mots historiques. Car enfin, pourquoi ne pas dire aussi : les blessés du rhumatisme, les blessés de la dyspepsie, les blessés de la syphilis ?

Le ministère de l'Intérieur créa donc pour les tuberculeux les *stations sanitaires* répondant exactement aux *Sanatoriums de fortune* que j'avais préconisés en 1901. Ces stations rendirent de grands services. La France devait assistance à ses soldats malades ; et il faut exprimer notre admiration pour le grand effort fait, pendant la guerre, pour l'improvisation magistrale qui a créé, instantanément, ces sanatoriums de fortune.

Les grands sanatoriums. — La guerre est finie. Les soldats tuberculeux sont moins nombreux, ils le seront de moins en moins et l'on rêve de créer, pour les malades civils, les grands sanatoriums si vantés par les Allemands et leurs admirateurs.

Sur ce dernier point, notre opinion n'a pas changé et je demande la permission de l'exprimer une fois de plus :

Pour rendre des services, non seulement apparents mais réels, le sanatorium doit remplir plusieurs conditions qui sont les suivantes :

Il doit être à la campagne, il doit être restreint, autonome, médical et non administratif.

Le sanatorium doit être restreint. — Cent malades représentent un grand maximum, soixante suffiraient.

Toute médication est une œuvre d'art, elle vaut ce que vaut l'artiste. Le malade doit être étudié, tous les jours, individuellement. On ne soigne pas les cas de médecine en série comme on construit des autos. On ne traite pas les malades administrativement, mais médicalement. Le médecin fonctionnaire n'est pas un médecin praticien.

Or cent malades pour un médecin, c'est beaucoup. Mais, dira-t-on, on peut organiser plusieurs services avec plusieurs médecins. Alors vous en revenez à l'Hôpital des Tuberculeux. Ce n'est plus le sanatorium. Dans les grands sanatoriums vous aurez fatalement les trois degrés de la tuberculose à soigner, et à un de ces degrés correspondra le *Moriturium*. Voilà ce qu'il faut éviter. Laissez, nous vous prions, au sanatorium sa réputation d'endroit où l'on guérit.

Le sanatorium doit être autonome. — Autonome ? Cela veut dire qu'il doit échapper à l'emprise des vieux règlements de nos hôpitaux et à l'influence administrative en général. Il doit vivre de sa vie propre, avec une discipline spéciale, une thérapeutique spéciale, une organisation spéciale qui, avec le temps, deviendront la discipline, la thérapeutique et l'organisation de tous les hôpitaux.

Le Sanatorium doit être médical et non administratif. — La puissance curative du sanatorium est dans la discipline méthodique qu'il impose. Pas de succès sans unité de commandement.

Le médecin chef doit avoir tout pouvoir : sur le personnel et sur les malades. Tout le personnel, depuis le médecin adjoint jusqu'aux aides de cuisine, en passant par les infirmières et infirmiers, doit être dans sa main, puisque les actes de chacun convergent vers le but commun : organiser au sanatorium une vie spéciale, très différente de la vie ordinaire ; maintenir une discipline stricte sans laquelle le traitement est inefficace.

Si le personnel est choisi en dehors du médecin en chef, ce personnel s'attribuera les droits que croit posséder le fonctionnaire. Si l'Administration prend l'initiative des constructions et des aménagements, l'unité de direction est rompue.

Or, que voyons-nous tous les jours ? Des architectes construire des hôpitaux ou aménager des salles d'hôpital sans avoir pris l'avis des médecins qui doivent les utiliser ; des administrations édicter des règlements sans avoir pris l'avis des médecins qui doivent en tirer parti dans l'intérêt du malade.

Il faut abandonner ces vieux errements de l'ancien régime impérial. Le médecin seul chef dans le sanatorium : voilà la formule. Si nous ne l'acceptons pas, le sanatorium ne rendra pas de services quoique paraissant fonctionner.

Les Allemands, avec cet esprit d'organisation qu'on ne peut pas leur refuser, ont eu bien soin de mettre à la tête de chaque hôpital ou sanatorium un médecin.

Quel sera le rôle du Conseil d'administration ou de la Commission administrative ? Voter les subventions, en surveiller l'emploi, avoir même un droit de regard sur la direction médicale du sanatorium. Sa puissance est réelle puisqu'elle détient les fonds !

Le rôle de l'Etat. — Ceci m'amène à étudier le rôle éventuel de l'Etat. Son intervention peut devenir indispensable dans notre pays où l'initiative privée n'est pas encouragée et n'a pas la puissance des institutions anglaises. En Angleterre, il y a des hôpitaux qui fonctionnent avec l'aide unique des particuliers ; et c'est un trait admirable des mœurs anglaises.

Cependant il faut remarquer que l'initiative privée ne manque pas en France Une souscription publique dans la Seine-Inférieure a réuni en quelques semaines 450.000 francs pour le sanatorium de Canteleu, près Rouen.

L'initiative privée doit être encouragée *financièrement*, elle seule évitera le gaspillage et la surcharge insensée des budgets. De généreux donateurs ont trouvé 450.000 francs : l'Etat a le devoir de nous donner au moins une somme équivalente, mais il n'a pas le droit de nous demander, en échange, l'aliénation de notre liberté.

Si l'Etat intervient chez nous, il doit encourager et non paralyser ou supprimer les initiatives privées. S'il verse des subvention à un sanatorium, il aura le droit et le devoir de surveiller l'emploi de ces subventions et la loi lui donne le droit d'intervenir, dans une certaine mesure, dans la surveillance de la gestion médicale et administrative de l'établissement ; mais il ferait preuve de sagesse en bornant là son action. Il ne doit pas intervenir dans le choix du personnel, ni dans les décisions du Conseil ; à plus forte raison dans l'application des méthodes de traitement comme on l'a vu pendant la guerre.

Si nos chirurgiens, au lieu d'obéir aux circonstances, avaient suivi à la lettre, les ordonnances des circulaires, nous aurions eu à enregistrer des désastres chez les opérés.

Il ne faut pas que les médecins et le personnel deviennent des fonctionnaires de l'Etat (ou du département, ou de la ville, ce qui est équivalent). Il faut, avant tout que le médecin chef du sanatorium ait pleine et entière liberté, pleine et entière responsabilité.

L'Etat aurait un rôle magnifique à jouer : ce serait de mettre un frein au gaspillage, d'organiser l'esprit d'économie et d'encourager le travail. La guerre a donné le spectacle d'un gaspillage insensé. Linge, gaze, coton, alcool à pansement : voilà pour les infirmiers. Appareils inutiles, baraques construites aujourd'hui et démolies demain pour être reconstruites ailleurs : voilà pour les grands chefs de l'arrière. La paix n'a pas supprimé ces abus : que l'Etat y tienne la main et tout le monde y gagnera ; il y a une hygiène morale indispensable pour l'instauration de l'hygiène tout court (1).

Multiplicité des sanatoriums. — Toute ville, petite ou grande doit avoir son sanatorium. Cette organisation serait beaucoup plus profitable que les grandes machines que les Allemands ont montées et que les Pouvoirs publics rêvent de monter chez nous.

Dans nos provinces, nombre de petits hôpitaux, qui ne reçoivent guère que des vieillards, pourraient organiser un sanatorium d'hôpital très utile.

---

1. P. Desfosses. *La Presse Médicale*, n° 55, 1919.

Dans tous les cas, multipliez les petits sanatoriums dans tout le territoire, utilisez les admirables sites de la France, et non seulement nos compatriotes, mais une foule d'étrangers, tiendront à y faire soigner.

Il faudrait aussi organiser des places payantes dans le sanatorium. Le petit bourgeois qui n'est pas un indigent est aussi intéressant ,pour ne pas dire plus, que l'ouvrier. Le sanatorium aurait là une clientèle de meilleur aloi, de bonne tenue, de bon exemple et qui ne lui coûterait rien.

La contagion au sanatorium. — Certes, une antisepsie rigoureuse est indispensable; mais la peur exagérée de la contagion fait obstacle à bien des progrès. On a cherché à fanatiser les foules sur ces questions. Le médecin praticien est plus sceptique et plus rassis. Personne ne peut prouver que chaque cas de tuberculose est la conséquence d'une contagion directe : il est infiniment probable qu'il est la suite d'une contamination effectuée dans l'enfance.

Il faut prendre de sérieuses précautions contre les produits d'expectoration, car tout ce que nous rejetons est dangereux pour nous et pour les autres. Mais, s'il est un lieu où, vraiment, le malade est le moins dangereux pour autrui, c'est précisément le sanatorium, car il y reçoit une éducation spéciale.

De toutes les maladies contagieuses, la tuberculose est celle qu'on peut éviter le plus facilement. Il serait à souhaiter que toutes les personnes qui s'occupent de ces questions sans les connaître veuillent bien régler leur opinion sur celle des médecins praticiens, seuls compétents.

La microbophobie retarde les progrès de la prophylaxie au lieu de lui venir en aide.

Sanatoriums privés

SANATORIUMS D'ALTITUDE :

Les Escaldas (Pyrénées Orientales) 1.400 mètres.
Belligneux par Lompnes (Ain) 920 mètres.
Durtol (Puy-de-Dôme) 520 mètres.
Enval près Riom (Puy-de-Dôme) 420 mètres.

SANATORIUMS DE PLAINE :

Lamotte-Beuvron (Loir-et-Cher).
Trespoëy à Pau (Basses-Pyrénées).
Ramonhaut à Gan (Basses-Pyrénées).
Les Terrasses à Cambo (Basses-Pyrénées).
Avon (Seine-et-Marne).
Buzenval près Rueil (Seine-et-Marne).

CHAPITRE II

Sanatorium de fortune. Aérium.
Sanatorium d'hôpital. Colonie agricole.
Village - sanatorium.

Parmi les tuberculeux indigents reçus à l'hôpital, le plus grand nombre vient pour mourir doucement au repos. Ce sont des ouvriers qui ont travaillé jusqu'au dernier moment. Pour quelques-uns seulement, le traitement pourrait être efficace.

Mais il est une minorité, composée d'adolescents spécialement, à qui le traitement pourrait rendre la vie. Ceci est encore plus vrai pour les enfants. Jeunes gens, jeunes filles et jeunes femmes entrent à l'hôpital pour des accidents prémonitoires.

Les enfants présentent surtout des manifestations ganglionnaires. C'est pour cette catégorie que j'ai proposé la création d'une cure dans un *Sanatorium de fortune* annexé aux hôpitaux des grandes villes.

Voici ce que pensait le maître Grancher de cette création :

« Sous ce nom (sanatorium de fortune), M. Brunon a proposé d'adapter sans grand frais, à la cure sanatoriale, une maison, une ferme, de préférence au voisinage des villes industrielles, et d'économiser ainsi les très grandes sommes que coûtent les constructions neuves avec tous les perfectionnements modernes de chauffage, de lumière électrique, etc.

On a objecté à M. Brunon que cette adaptation coûterait elle-même fort cher, peut-être aussi cher qu'un bâtiment neuf, et n'avait pas les mêmes avantages.

Ceci est une question d'espèce. Evidemment l'adaptation d'un vieux château féodal ou d'une maison en ruines serait une faute : mais il en va tout autrement d'une construction moderne solide, bien située et bien aérée ; et l'idée de M. Brunon, déjà réalisée du reste même pour sanatoriums riches, me paraît excellente. Elle a pour objet de donner le maximum d'effet utile avec le minimum de dépenses, ce qu'on ne saurait trouver mauvais. »

La proposition faite aux pouvoirs publics a été réalisée dans la pratique au Vernet, à Durtol, à Cambo, par des médecins très bien renseignés sur toutes les choses de la tuberculose.

Si la grande ville organisait *dans les bois et sur les plateaux d'alentour* une cure d'air pour les indigents, la répercussion heureuse sur la santé publique se ferait sentir certainement avec une vigueur qu'on ne soupçonne pas.

La preuve de ce que nous avançons est dans les résultats obtenus à *l'Aérium* de l'Hospice Général de Rouen et dans les installations similaires anglaises (1).

L'aérium d'hôpital. — J'ai donné en 1903 le nom d'*Aérium* à un ensemble de galeries sous lesquelles les malades du service d'enfants à l'Hospice Général de Rouen ont fait la cure d'air.

L'idée directrice, en créant l'aérium, fut de *supprimer la salle d'hôpital* pendant le jour, les enfants n'y rentrant que pour la nuit.

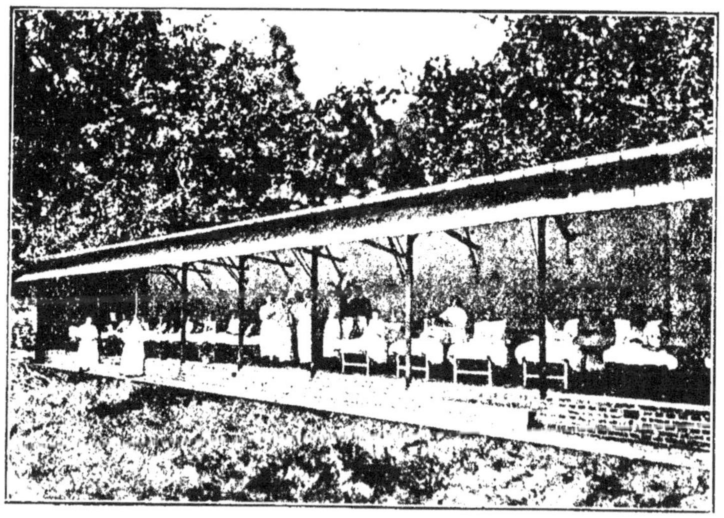

Fig. 27

La longueur de la galerie était de dix mètres : sa hauteur et sa largeur de quatre mètres. Complètement close sur trois côtés.

1. Lettres de GRANCHER au Dr Paul VIGNE (de Lyon). *L'Avenir médical*, n° 10, décembre 1921, Lyon, p. 223.

elle était ouverte sur le quatrième, protégé par un auvent de bois prolongeant le toit et soutenu par des tiges de fer.

L'aérium était situé à l'extrémité nord des jardins de l'hôpital, sur un monticule recouvrant les anciennes fortifications et au pied duquel coule une petite rivière. A gauche, on a l'ancien fossé de la ville et les platanes centenaires du boulevard ; en face, la colline : à droite, les jardins potagers de l'hôpital dont le terrain dévale vers les magasins. Devant l'aérium est un vaste terrain planté de choux et de pommes de terre dans lequel on a découpé une parcelle destinée aux jeux des enfants. Ce coin de l'hôpital donne l'illusion de la campagne. Le silence et la tranquillité y sont complets : sur ce point, en effet, pas d'industrie, pas de commerce, pas de hautes maisons.

Devant l'aérium est un jardinet bordé de plates-bandes où fleurissent les géraniums, les œillets, les pensées, les héliotropes, les dahlias et autres fleurs.

L'aérium a été construit en septembre 1901 par les ouvriers de l'hôpital. La dépense n'a pas dépassé 2.000 francs. L'ameublement a été pris dans les magasins de l'hospice ; il se compose tout simplement de douze brancards de bois, matelas, couvertures, oreillers, petites tables à la hauteur des brancards, armoires, porte-manteaux, etc.

Chaque brancard a une longueur de deux mètres et une largeur de soixante centimètres. Il est garni d'un matelas de laine et de trois couvertures de laine grise. Il est séparé des brancards voisins par une petite table basse destinée aux jeux des enfants.

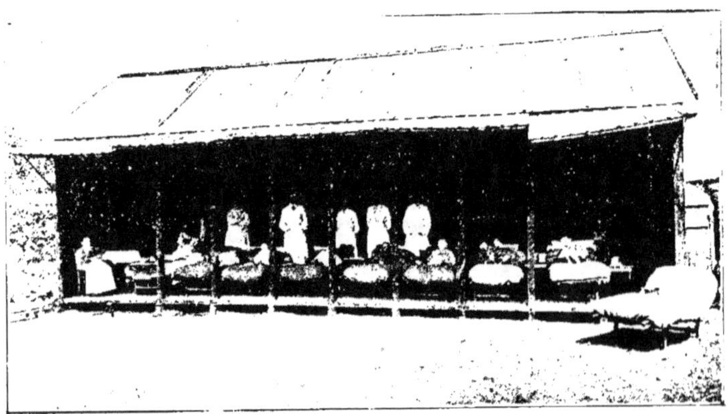

Fig. 28

La vie à l'aérium. — Les enfants arrivaient à l'aérium le matin à 8 heures, les uns à pied, les autres dans le tramway de l'hôpital, les plus petits portés à bras par la Sœur et l'infirmière. Quel que fût le temps, la consigne était de partir quand même.

Dès l'arrivée, on enlève les galoches et les capuchons, et on se glisse, tout habillé, sous les couvertures avec une bouteille d'eau chaude aux pieds. S'il fait très froid, les enfants s'enfoncent jusqu'au menton. Si le froid est modéré, ils s'asseoient sur le lit, la tête couverte d'une casquette et les mains protégées par des gants.

A 11 heures, déjeuner à l'Aérium. De midi à 2 heures, repos au lit ; de 2 heures à 4 heures, récréation dans les jardins, travaux de terrassement avec pelles et brouettes ; à 4 heures et demie en hiver, à 7 heures et demie en été, rentrée à la salle commune.

Pendant la nuit, la cure d'air est continuée dans les dortoirs du service.

Résultats. — De 1903 à 1905, soixante enfants tuberculeux ont été améliorés avec une sûreté et une rapidité très frappantes. Presque tous arriveraient à la guérison, si leur séjour était assez prolongé (1).

A la cure d'air se joignent le repos, une bonne alimentation et l'influence morale du plein air. C'est une joie d'aller à l'aérium et c'est par punition qu'on reste quelquefois dans la salle.

Retour de l'appétit et de la gaieté, disparition des sueurs, suppression, quelquefois très rapide, de la toux, augmentation étonnante de poids: voilà les résultats habituels. Je n'insisterai pas ; ce résultat est devenu banal (2).

Voici le jugement qu'a porté Grancher sur les services que peut rendre une installation comme la nôtre :

« M. Brunon vient de faire construire, dans l'hôpital même dont il est médecin, un sanatorium ou « aérium », baraque en planches, qui a coûté 2.000 francs, et où 30 enfants — 21 convalescents et 9 tuberculeux — ont fait la cure d'air diurne complétée, la nuit, par la ventilation convenable de la salle commune de l'hôpital.

1. Voir les Observations : *Normandie Médicale*, 1908 et *Congrès International de la Tuberculose*, Paris, 1905.

2. Un des confrères qui nous a fait l'honneur de visiter l'Aérium, M. le Docteur JANICOT, a bien voulu corroborer ce que j'avance ici, en disant de de son côté, dans le *Bulletin Médical* : « C'est bien, en effet, une expression de contentement que j'ai remarquée sur les visages de tous ces petits malades lorsqu'au printemps dernier je visitai l'aérium de Rouen. »

Cette cure d'air, appuyée d'une alimentation vigoureuse, a donné les meilleurs résultats. Je viens de lire attentivement les 9 observations d'enfants tuberculeux dont M. Brunon publie le résumé. Le sanatorium de Beelitz, près Berlin, qui a coûté onze millions de francs, ne fera pas mieux. Il faut donc féliciter M. Brunon d'avoir fait la preuve qu'avec très peu d'argent on peut faire beaucoup de bien autant qu'en dépensant des sommes fabuleuses. »

Et Grancher est amené à parler du sanatorium que tout hôpital peut organiser dans ses jardins :

C'est ce sanatorium que la commission de la tuberculose a demandé en 1896.

« Dans le rapport que M. Thoinot a écrit avec moi, sur les travaux de cette Commission, nous demandions que, dans les jardins (qui, même à Paris, sont quelquefois trop grands) de certains hôpitaux, on construisît des pavillons pour tuberculeux où la cure se ferait comme dans un sanatorium ordinaire. On réunirait ainsi le double avantage de l'isolement et du traitement dans ce qu'ils ont d'essentiel. Et on obtiendrait les mêmes résultats que M. Brunon vient d'obtenir, c'est à dire sensiblement ceux d'un sanatorium idéal et ruineux.

Que les partisans du sanatorium-type, à la campagne, avec baignoires de nickel et salles de jeux, genre Beelitz, se rassurent ! Quand on aura hospitalisé les tuberculeux qui en ont un besoin urgent et ne veulent pas s'éloigner de leurs familles, dans les pavillons spéciaux de nos hôpitaux parisiens, il restera toujours des tuberculeux pour tous les sanatoriums de luxe que la charité publique ou privée aura construits.

Ainsi tout le monde aura satisfaction.

Malheureusement, dans notre pays où tout est mobile et changeant, les travaux d'une Commission sont immédiatement oubliés ou effacés par ceux d'une autre Commission (1). Une somme de 12 millions de francs avait été votée, en 1896, par le Conseil Municipal pour cette première réforme, extrêmement urgente, de l'hospitalisation des tuberculeux parisiens. Un autre Conseil est venu : les millions sont allés ailleurs, et rien n'a été fait. Je souhaite que le Directeur de l'Assistance publique de Paris, M. Mesureur, animé des meilleures intentions, relise le rapport Grancher-Thoinot de 1896, qu'il prenne connaissance des faits que vient de publier M. Brunon et qu'il agisse... s'il peut. »

De tout ce qui précède on peut conclure que le premier devoir des administrations hospitalières, c'est de mettre à la disposition du corps médical des espaces libres où les malades feront la cure de jour et même de nuit.

Ces espaces peuvent se trouver facilement dans les jardins où, à peu de frais, on élèvera des galeries de construction légère. Ils peuvent encore se trouver sur des balcons assez larges pour rece-

---

1. Il est fâcheux que l'administration des Hôpitaux de Rouen ait toléré le déplacement de l'Aérium. Il a été transplanté dans le voisinage de la buanderie, ce qui lui a fait donner par les étudiants, le nom de *Buanderium*.

voir des lits, ou encore sur des terrasses aménagées sur le toit des bâtiments de l'hôpital.

L'Angleterre a très pratiquement organisé des lits de cure sur les toits. La Belgique a fait de même (1).

D'ailleurs le traitement par le sanatorium est transitoire ; il pourra demander des mois, mais ne pourra pas s'étendre sur des années comme il serait souvent nécessaire. Il faut donc, de toute nécessité, lui substituer une cure en liberté relative avec *travail et occupations quotidiennes*. L'Angleterre voit actuellement se fonder des *villages de tuberculeux* où chaque maison est un sanatorium libre et surveillé.

La Colonie agricole

Il serait désirable pour les enfants tuberculeux indigents qu'il y eût des institutions rurales capables de les recevoir dans l'intervalle des périodes de traitement méthodique et de repos.

Dans le cas suivant on verra nettement, je pense, la grande utilité de colonies agricoles prolongeant le sanatorium et permettant à certains malades de continuer leur cure tout en apprenant à travailler et sans rester à la charge de l'assistance publique.

Il s'agit d'un garçon dont j'ai rapporté l'observation au Congrès de la Tuberculose sous le n° XI.

Il est entré pour la première fois à l'hôpital en février 1903. C'était un enfant malingre à l'aspect misérable, il était âgé de 9 ans. Sujet à la toux été comme hiver depuis l'âge de 6 ans. A la suite d'une rougeole il présentait les signes d'une induration du sommet gauche avec anorexie, amaigrissement, sueurs nocturnes, toux émétisante et expectoration abondante. Hippocratisme commençant.

Son père est un éthylique avéré ; une sœur est morte de méningite.

Dès la première semaine de son séjour à l'Aérium il prend 500 grammes, son appétit augmente, la toux et l'expectoration diminuent.

Il reste à l'hôpital un an et avec des alternatives de haut et de bas, finit par prendre 6 kilogrammes. C'était un excellent résultat.

Depuis février 1903 jusqu'à février 1908, le petit malade fait cinq séjours à l'hôpital, chaque fois il revient avec une poussée plus ou moins grave de bronchite, chaque fois aussi, il bénéficie de son séjour à l'aérium.

Voici le résumé de ses gains évalués en poids.

Premier séjour, un an :

    Février 1903 à février 1904, gain.................. 6 k.   »

1. *Normandie Médicale*, Rapports adressés à l'Administration des Hôpitaux le 16 juin 1899 ; le 1er novembre 1900 ; le 13 février 1901. De plus, lettres de juin 1909 et de novembre 1911.

Deuxième séjour, 6 mois :
    Août 1904 à janvier 1905, gain.................... 1   »
Troisième séjour, 11 mois
    Février 1906 à janvier 1907, gain.................. 4   »
Quatrième séjour, 4 mois :
    Février à mai 1907, gain......................... 2   500
Cinquième séjour, 2 mois :
    Janvier à mars 1908, gain....................... 2   »

En cinq ans, gain de 24 kilos à 46 kilos, soit 22 kilos, soit une moyenne de 4 kilos par an.

Cet enfant personnifie un cas heureux. Actuellement il est en voie de guérison. (Quelle que soit la prudence avec laquelle on doive se servir de ce mot).

J'estime qu'on serait arrivé à un résultat aussi bon si cet enfant au lieu d'être interné à l'Aérium avait été envoyé depuis deux ou trois ans dans une colonie agricole.

Depuis cinq ans sa vie a été partagée par des alternatives d'aggravation et d'amélioration dans la santé. Il est devenu hypochondriaque, sa santé est sa principale préoccupation et, sous cette influence, sa mentalité est devenue inquiétante. Il n'a pas travaillé depuis l'âge de 9 ans. Dans les intervalles de ses séjours à l'hôpital, il rôde dans les rues et dans les mauvais lieux. Sa mère tremblait autrefois de le voir mourir, maintenant elle tremble de le voir vivre irrégulièrement.

La médecine a fait de grands efforts pour soigner cet enfant, l'Assistance publique a dépensé beaucoup d'argent pour un résultat excellent au point de vue médical et fort médiocre au point de vue social.

Admis dans une colonie agricole, cet enfant eût pu faire la navette entre la colonie et l'hôpital ; mais, en fin de compte, il aurait appris à lire et à écrire, il aurait appris un métier, il aurait cultivé sa moralité tout en améliorant sa santé.

Avec l'organisation actuelle, nous allons prochainement verser dans la circulation générale un pauvre petit qui pourrait devenir par la force des choses un être dangereux pour lui-même et pour la société.

Cet exemple montre, une fois de plus, qu'à notre époque, la médecine ne peut pas se désintéresser des questions sociales et que ces dernières ont leur source souvent dans la médecine.

Il faut remarquer que l'*Œuvre Grancher* réalise déjà, en grande partie, la création des *colonies agricoles* dont nous venons de parler.

L'Œuvre Grancher

L'œuvre Grancher est une création très ingénieuse. Inaugurée par Grancher lui-même, développée par madame Grancher, présidée par M. Roux directeur de l'Institut Pasteur, inspectée par M. Granjux, elle a pour but d'envoyer à la campagne, et chez des fermiers, les enfants sains mais vivant dans des milieux urbains contaminés.

L'idée première était d'arracher les enfants à la contagion et de les soustraire à l'action nocive d'une famille, sans rompre les liens de cette famille. Les résultats ont été excellents grâce à l'influence, vraiment curieuse de l'air pur, chez ces enfants nés et élevés dans le taudis de l'ouvrier des villes.

Bon nombre de départements, en particulier dans le centre de la France, ont vu naître et prospérer une *Œuvre Grancher*. Elle joue son rôle dans les efforts à faire pour ramener les populations vers la terre et les travaux des champs.

Dans sa nouvelle famille, l'enfant a pour amis et protecteurs le médecin du village ou le curé et la dame visiteuse.

Dans les départements de Nord-Ouest l'organisation de l'œuvre est plus difficile. Les fermiers sont riches et ne sollicitent pas une aide sous forme de subvention pour pension de l'enfant. Cependant, avec le temps, les familles elles-mêmes, mieux averties, solliciteront l'envoi de leurs enfants à la campagne et feront leur propre éducation par l'exemple de l'enfant élevé en plein air et dans les travaux agricoles.

La générosité du public et du Conseil municipal m'ont permis d'adjoindre une œuvre Grancher au Sanatorium rouennais Grancher-Calmette.

Le village de tuberculeux

Le *Sanatorium de fortune* que j'ai préconisé depuis 1901 peut prendre des aspects très différents suivant les circonstances, les climats, les régions, les mœurs du peuple. Il peut être une simple cabane, une maison de ferme, un logis bourgeois ou un château. En Angleterre il a pris la forme d'un *village des tuberculeux* sous l'impulsion d'un homme qui est tout à la fois médecin, administrateur, « animateur », philanthrope.

A Papworth est située la cité nouvelle, l'œuvre très ingénieuse du Docteur Varrier-Jones. Là, chaque maison est édifiée par les malades eux-mêmes. Ils s'y créent un foyer pour eux et leur famille, sans perdre le contact avec leur médecin sur qui repose tout l'édifice : l'examen médical, le traitement de chaque cas, la surveillance des travailleurs, la discipline générale, la direction magistrale et la gestion financière (Dr Foveau de Courmelles).

Le *village des tuberculeux* est une colonie admirable qui supprime la geôle, la contrainte, la monotonie, le désœuvrement et la paresse du Sanatorium dont elle conserve les avantages. L'organisation nouvelle élève le malade socialement et moralement ; elle le met en contact, non seulement avec l'air, les arbres, les plantes et toute la nature, mais encore elle lui rend la liberté et le bénéfice du travail de la terre.

On ne trouvera pas tous les jours un Varrier-Jones, mais l'idée fera son chemin. Il se trouvera des villes qui créeront dans leurs alentours le village rénovateur, réunion d'un ensemble de *Sanatoria de fortune*. Un grand pas sera fait dans la réforme des mœurs aussi bien que dans le traitement et la prophylaxie de la tuberculose.

Le *village* s'opposant au *sanatorium* : voilà bien une idée anglaise faisant contraste avec l'idée allemande.

Elle représentera, peut-être, le plus grand progrès du XXe siècle.

CHAPITRE III

La Cure libre

Il faut entendre par cure libre le traitement appliqué par le médecin au malade et hors du sanatorium, mais avec la même discipline et la même surveillance.

Il ne faut pas confondre la *cure libre* avec *la cure en liberté*. La première suppose une règle ; dans la seconde, le malade a la bride sur le cou.

Autrefois, quand un jeune homme commençant à pâlir, à tousser et à maigrir, donnait quelque crainte pour sa poitrine, on l'envoyait, s'il était riche, prendre l'air dans la montagne ou aux eaux. Il voyageait, courait les hôtels ou les casinos, vivait de la vie de touriste et revenait chez lui avec de la fièvre et plus malade qu'au départ. C'était la *cure en liberté*. Elle est complètement illusoire.

Ce même malade, contraint à la cure libre comme je l'entends, sera soumis au repos, à l'aération et à l'alimentation convenable avec ordre, règle et discipline comme s'il était au sanatorium, mais il restera chez lui.

Supposons un malade atteint d'une maladie infectieuse quelconque, mais susceptible de guérison ; il ne viendra pas à l'idée de sa famille de s'en séparer et de le confier à un hôpital. On croirait manquer à son devoir si on ne faisait pas tous les sacrifices pour l'entourer des soins utiles. Pourquoi ne pas faire pour le tuberculeux ce qu'on fait pour un autre malade ? Et c'est pour obéir à une idée erronée et à la vigoureuse campagne faite par les Allemands que le premier mouvement, quand on parle de tuberculose, est de penser au sanatorium et à la cure fermée.

La cure libre, c'est donc la cure chez soi, au milieu des siens — ou la cure dans un climat choisi, mais dans son propre *home*.

La dénomination de *cure libre* appartient à Lalesque d'Arcachon. C'est en 1897, dans un livre sur la cure marine de la phthisie pulmonaire, que, pour la première fois, il a imprimé le mot *cure libre*, l'opposant à la *cure fermée*. En 1899, il a fait une conférence à Bordeaux sous le titre : La cure libre de la tuberculose pulmonaire (1).

Désabusé de la cure sanatoriale, contraint par les événements et intéressé par les travaux de Lalesque, je recueillis avec soin les faits tendant à montrer l'efficacité de la cure hors du sanatorium, et j'ai publié sur ce sujet un assez grand nombre d'observations (2).

Au Congrès de Naples (avril 1900) j'ai rapporté, sur 50 cas de tuberculose pulmonaire, 11 cas de guérison ou d'amélioration persistante depuis plusieurs années. D'après les statistiques allemandes du Congrès de Berlin, MM. Brouardel et Grancher montraient qu'il ne fallait pas espérer plus de 10,08 p. 100 de guérisons par le sanatorium. Et encore, ces statistiques venaient des malades aisés, c'est à dire non déprimés par le surmenage et les privations.

Pendant plusieurs années, mon but a été de m'élever contre cette doctrine allemande qui nous envahissait : « Il est impossible de se soigner et de guérir ailleurs que dans un sanatorium. » Les faits que j'ai publiés prouvent que le sanatorium n'est pas indispensable. Ils prouvent qu'en cure libre on peut se soigner aussi strictement et guérir aussi bien que dans la cure sanatoriale. Ceci est vrai pour un climat incertain comme le nôtre, *a fortiori*, pour les climats privilégiés.

A ce propos, notre confrère Lalesque disait (3) :

Tant qu'a prévalu la doctrine : « Le sanatorium ou la mort », c'était la désespérance pour les malades qui ne pouvaient approcher de la montagne sacrée. Pour le médecin, c'était l'inutilité de s'initier aux pratiques actuelles du nouveau dogme. Mais la cure libre est venue, qui a démontré aux malades qu'on pouvait espérer guérir sans le sanatorium ; aux médecins, que la cure fermée n'était pas indispensable à la phthisiothérapie ; que, hors les murs d'un sanatorium,... même étranger, on disciplinait le tuberculeux.

Le Professeur Landouzy a su rendre justice à la cure libre et à ses résultats heureux quand il a dit : « Pour se faire en des manières de home — sanatoriums libres — pour se faire en dehors de tout établissement fermé, pour se faire en climat marin, sur un bassin atlantique méridional ou au milieu des pins, la cure des tuberculeux ne s'en inspire pas moins de la méthode de Dettweiler ; aussi les résultats qu'elle donne sont-ils des meilleurs ».

1. Voir sur cette question le consciencieux travail de mon ancien interne le Docteur DELABROUSSE : *La cure libre*, Thèse Paris 19211.
2. *Congrès de la Tuberculose*, Naples, avril 1900.
   Revue de Médecine, juillet 1900.
   Normandie médicale, 15 janvier 1904 ; 1er mars 1905.
3. LALESQUE. *La cure libre des tuberculeux.* C. Naud, Paris, 1904.

Peu à peu apparurent les appréciations, quelquefois enthousiastes, sur la cure libre.

Lemoine et Carrière conseillent la méthode de Lalesque, « chacun pouvant se guérir chez soi, en se reposant et en s'alimentant » (*Bulletin médical*, 1er mai 1901).

J. M. Durand, médecin des hôpitaux de Bordeaux, reconnaît qu' « à la formule trop absolue des Allemands est venue se substituer une formule nouvelle qui admet que le sanatorium, bon pour certains malades, n'est pas indispensable pour tous et que le traitement méthodique de la tuberculose peut se faire tout aussi bien en cure libre et donner d'aussi bons résultats que dans les établissements fermés. » (*Journal de médecine de Bordeaux*, décembre 1902.)

Marcellin Cazaux déclare nettement que « ce système thérapeutique du sanatorium organisé chez soi convient aux malades avancés, ou à toutes les périodes, aux malades riches qui ont la volonté de guérir. Ceux-ci s'astreindront à suivre toutes les prescriptions du médecin, même hors de la présence de celui-ci, et pourront retirer du traitement fait chez eux le même bénéfice qu'ils auraient retiré du séjour dans un sanatorium fermé.. Ils pourront même en retirer un bénéfice plus grand, car ils pourront faire leur cure sous un climat de choix... »

Au même Congrès, les Professeurs Robin et Renaut (de Lyon) ne se montrèrent pas moins affirmatifs à l'égard de l'efficacité et des avantages de la cure libre.

A l'étranger, la cure libre était acceptée, même par les plus chauds partisans du sanatorium.

A la Société berlinoise de médecine, à la séance du 14 janvier 1903, J. Katz déclarait que, jusqu'à ce jour, on avait trop négligé l'importance du facteur climat dans l'établissement des sanatoria. Et Senator félicitait Katz d'avoir eu « le courage de nager contre ce courant d'opinion, déjà moins violent qu'auparavant, mais encore très fort, d'après lequel le meilleur moyen de lutter contre la tuberculose consisterait à créer des sanatoria sans prendre en considération le climat. » En Allemagne, on organisait d'ailleurs, depuis 1900, des sortes de cures d'air en forêt, les « Erholungstaette », où les malades venaient respirer l'air pur depuis le matin jusqu'au soir, soit étendus sous les arbres de la forêt, soit reposant dans des fauteuils sous des abris de fortune. Au moyen de ces cures de forêt, on améliorait tellement certains tuberculeux qu'il n'était plus nécessaire de les envoyer dans un sanatorium. N'était-ce pas là une nouvelle preuve de l'efficacité réelle de la cure libre et de sa supériorité sur la cure fermée ?

En Amérique, Minor reconnaissait la grande valeur de la cure libre et recommandait, pour obliger le malade à l'observer, à se plier à la nécessité des règles hygiéniques de la cure, de lui faire relater au jour le jour les moindres incidents du traitement et noter soigneusement sa température, son poids, son expectoration, sa toux, son pouls et son sommeil.

Enfin, les auteurs français devant le succès croissant de la cure libre, se virent dans la nécessité de lui réserver une place dans leurs manuels et traités, à côté des autres modes de traitement de la tuberculose pulmonaire, l'érigeant ainsi en une véritable méthode thérapeutique, la désignant ainsi à l'attention et au choix des praticiens.

Marfan écrivait, dans le *Traité de médecine Bouchard et Brissaud*, que le régime de vie adapté dans les sanatoriums peut être appliqué dans les installations particulières ; avec un jardin et une guérite de bains de mer, on la réalisait facilement.

Arnozan déclarait que le sanatorium n'est pas indispensable pour guérir la phthisie : « Ce qu'il faut, c'est suivre dans un bon climat la cure d'air et de repos. On peut parfaitement en réaliser chez soi toutes les conditions ».

Gaston Lyon concluait que « nombre de malades peuvent éviter le séjour dans un sanatorium, séjour dont les avantages ne doivent pas faire oublier les inconvénients, et c'est avec raison que les médecins français ont élevé la voix récemment en faveur de la « cure libre », préférable pour les malades intelligents, disciplinés ou pourvus d'une aisance suffisante ».

L'idée de la possibilité et de l'efficacité très réelle de la cure libre a pénétré partout, parmi les médecins : il leur faut maintenant en connaître bien les principes, les indications et la technique afin de pouvoir l'imposer à leurs malades.

Technique de la cure libre

La cure libre est facile à organiser. Que ce soit à la ville, à la campagne, à la montagne ou à la mer, partout sa technique est la même : c'est celle des sanatoria fermés.

Si le malade ne peut pas faire autrement, il s'installera chez lui, en ville, à la fenêtre ouverte. J'ai publié des cas de guérisons obtenus par une cure faite dans la ville de Rouen ou dans des petites villes de Normandie (1). La guérison s'est maintenue pour plusieurs depuis 1900, notamment pour l'observation 11 de la thèse de M. Delabrousse (1911, p. 87). La jeune fille dont il s'agit est maintenant mère de famille et a quatre enfants.

Il est évident que le séjour à la ville ne permet pas au malade de se mettre dans de très bonnes conditions de traitement. Cette cure de ville ne peut être acceptée que comme pis-aller et lorsqu'il est impossible d'en faire une autre.

Il est remarquable qu'un séjour, même très court, à la campagne, a toujours donné le coup de fouet à la médication, et s'est traduit immédiatement par une augmentation de l'appétit et du poids. Au contraire, chaque fois qu'un malade, installé à la campagne, est descendu à la ville, son poids a immédiatement baissé, même quand le séjour à la ville n'était que de quelques jours.

Il serait illusoire de compter sur la cure urbaine pour obtenir des succès nombreux et durables. Il faut remarquer encore que la petite ville est manifestement moins nocive que la grande ville : la loi de Fahr est toujours vraie : la fréquence et l'activité de la tuberculose sont en raison directe de la densité de la population par unité de surface métrique.

1. *Revue de Médecine*, juillet 1900.

En ville, on organisera une installation de fortune. S'il y a un jardin, le malade y fera sa cure d'air dans la journée, à l'abri d'une guérite, d'une tente, sous une vérandah. Sinon, il faudra pratiquer l'aération continue par la fenêtre ouverte dans la chambre même.

Il est donc désirable que le malade soit transporté hors la ville et qu'il s'installe soit dans la banlieue, soit dans la campagne, soit dans un village éloigné. Plus il sera loin de la ville, plus la cure sera efficace.

A la campagne, la cure pourra être réalisée dans des conditions idéales. On choisira une maison un peu isolée, bien exposée. La chambre la plus vaste, la mieux ensoleillée sera réservée au malade. Le lit sera placé face à une fenêtre, tentures et rideaux seront supprimés.

Pendant le jour, la cure d'air et de repos sera faite dans le jardin, dans une cour, un verger, dans un coin bien exposé, abrité du vent. On installera le malade dans une guérite assez vaste pour qu'on puisse y introduire une chaise longue. A côté de la chaise, on disposera une tablette sur laquelle on pourra déposer les aliments, des livres ou des journaux. Pendant le séjour au dehors, les fenêtres de la chambre seront toutes ouvertes afin de ventiler la pièce largement.

Quand le malade ira mieux, on lui laissera faire quelques promenades dans la campagne, le long des chemins creux, bien abrités du vent, de préférence en terrain plat.

La cure en montagne se fera par périodes assez courtes : en hiver, d'octobre à avril ; en été, de juillet à septembre. Là, certaines précautions seront indispensables : les malades ne devront sortir qu'après l'échauffement de l'air par les premiers rayons solaires, et rentrer dans leur chambre avant le coucher du soleil.

Au bord de la mer, le phthisique pourra faire sa cure de différentes manières. Le choix d'une maison sera important. Aujourd'hui, dans toutes les stations côtières, on trouve des villas construites selon les exigences de l'hygiène et du confort modernes, où l'air, la lumière pénètrent largement ; dont les murs ripolinés, lavables, le mobilier simple, l'absence de tentures et d'ornements inutiles permettent de réaliser largement l'antisepsie médicale.

Dans ces « home-sanatoriums », selon l'expression de Landouzy, la cure libre sera facile à installer. A Arcachon, Lalesque l'a minutieusement réglementée. Chaque matin, au réveil, le malade étant allongé, immobile sur son lit, un peu plus couvert que la nuit, on ouvre largement la fenêtre de sa chambre, en interposant devant le lit un paravent haut et large, protégeant le malade aussi bien de l'action directe de l'air que de l'action directe du soleil. La toilette achevée, commencer la cure d'air jusqu'à 5 ou 6 heures du soir, soit dans la chambre même, soit dans un autre appartement, soit dehors, selon l'état de l'atmosphère.

J'ai vu un jeune homme de 16 ans faire, deux hivers de suite, sa cure dans ces conditions, au Tréport, et avec un plein succès.

Plus tard, quand le malade sera entraîné au traitement, quand l'amélioration sera suffisante, il pourra profiter des champs, de la plaine, du plateau, de la forêt, de la montagne ou des voyages en mer. Il pourra aussi puiser une force et un réconfort dans la contemplation des admirables sites de la France. Il ne s'agit plus alors des exigences de la maladie, mais du goût et des aspirations du malade.

Le climat plus ou moins dur, la saison plus ou moins belle ne sont pas un obstacle à la cure libre. Il n'y a pas de climat spécifique de la tuberculose. La cure libre peut se faire partout, mais je croirais volontiers qu'en France, pays tempéré, le climat le meilleur, c'est celui où on est né, on a vécu et dans lequel s'est faite l'accoutumance. Il suffit que le malade soit garanti de la pluie et du vent.

Ni le froid, ni la gelée, ni la pluie ne seront des contre-indications. On verra la cure faite avec grand bénéfice dans les hivers brumeux de France et au milieu de la neige.

Le malade restera dans sa famille : il conservera ses habitudes en perfectionnant son hygiène. Et, ce qui est important, il conservera l'alimentation familiale. On aime les mets qu'on a été habitué à manger dans son enfance. L'étranger voyage facilement et s'accommode de toutes les cuisines ; le Français mange mal partout ailleurs qu'en France ; et même, en s'interrogeant bien, on verra qu'on ne mange réellement bien que chez soi.

A Davos, je dînais avec un jeune homme de mes clients, et la table était fort bien servie ; le menu très varié, témoignait d'une grande sollicitude du maître de la maison pour ses pensionnaires. Mon jeune homme me disait : « Ça ne vaut pas un bon gigot à la française ! »

Donc, le malade aura son pays, sa famille, ses habitudes et sa cuisine. Il aura aussi ses amis.

C'est le seul côté fâcheux de la cure libre chez soi. Les amis sont fort nuisibles. Ils ne comprennent pas qu'il ne faut pas diminuer l'influence du médecin ; et chacune de leurs visites apporte une critique nouvelle, un conseil nouveau, un médicament né d'hier.

Le plus grand avantage que je connaisse au sanatorium, c'est de supprimer la suggestion des amis.

Dans la cure libre, le malade aura son médecin habituel, ce qui est encore un avantage moral. Il y a trente ans, le corps médical français n'avait pas assez de foi dans la cure de la tuberculose pour parler avec autorité aux malades. Les choses ont changé. Le traitement est maintenant devenu classique.

Rôle du médecin. — On a dit : la cure libre supprime la discipline. C'est une erreur. Cela dépend du médecin et du malade. Il faut que le médecin ait du caractère, il faut que le malade ait de la persévérance.

Comme l'a très bien dit Guiter : « La cure libre n'existe pas si elle n'obéit pas à un programme d'existence dont tous les détails doivent être réglés par le médecin traitant, avec précision et minutie. Elle n'existe pas si elle n'est pas l'observation d'une discipline librement consentie, dont les multiples exigences doivent être débattues et imposées dès les premiers jours. Cure libre ne signifie pas cure livrée aux hasards de la vie courante, aux fantaisies des malades, aux sollicitations imprudentes des proches ou des relations mondaines .»

Pour que la cure libre puisse donner tous les bons résultats qu'on peut attendre d'elle, il faut un directeur de cure instruit, attentif, convaincu, bon en même temps que ferme dans l'exécution de ses ordres (1). Il faut que le médecin soit aussi énergique et persévérant que le malade ; qu'il ait assez de confiance en lui-même et dans le traitement pour ne point se laisser décourager par un incident quelconque.

La surveillance doit être constante de la part du médecin. Il y a des malades enclins aux découragements ; devant un incident, une recrudescence de la toux, une poussée de fièvre, ils perdent toute énergie et sont prêts à abandonner le programme qui leur a été tracé. Il faut donc que le médecin veille à tout, surveille tout, pare à la moindre éventualité. De plus, quoique ferme et énergique, il devra se montrer bienveillant et doux. « Il faut entourer les tuberculeux d'une sollicitude constante, tant dans leur intérêt que dans celui du médecin. auquel le moindre insuccès fût-il dans l'évolution normale de la maladie, est imputé. Il faut régler les moindres détails de l'installation du malade, lui montrer dans chaque appartement, chambre ou salon, l'en-

1. P. TOUCHARD, *Revue de la Tuberculose*, janvier 1906.

droit exact où placer sa chaise-longue, la fenêtre ou la porte à ouvrir, dans quelles proportions, selon le beau ou le mauvais temps, selon la hauteur du soleil au-dessus de l'horizon, la disposition à donner au paravent, protecteur d'un courant d'air éventuel... »

C'est au prix de cette surveillance de tous les instants, de cette sollicitude permanente, que le médecin peut espérer guérir son malade par la cure libre. Son succès dépend donc autant de sa vigilance et de son savoir que de l'obéissance et du bon vouloir du malade : Tant vaut le médecin directeur, tant vaut la maison, a dit Sabourin, en matière de sanatorium. Après lui, on peut répéter : « Tant vaut le médecin, tant vaut la cure libre » (Lalesque).

Dangers de la contagion. — Les dangers de la contagion sont négligeables tant ils sont faciles à éviter. Ils ne sont pas plus à craindre dans la cure libre que dans la cure sanatoriale.

Avantages de la cure libre. — Quels sont les avantages de la cure libre ?

Au point de vue matériel, ils sont considérables. Si le malade est riche, ils ont moins d'importance : mais la tuberculose atteint surtout les gens peu fortunés et alors le côté économique est à considérer. Le traitement au sanatorium est un traitement cher, à la portée d'un petit nombre seulement ; il nécessite un grand déplacement. Il faut accompagner le malade le plus souvent et les frais au total sont grands. Le traitement en cure libre est économique ; le supplément de dépenses sera surtout causé par le régime alimentaire. Si le malade est peu fortuné, nous supprimons l'angoisse qui l'étreint, lui et sa famille, en lui conseillant la cure libre économique. Le père et la mère du malade étaient venus, prêts à tous les sacrifices pour envoyer l'enfant au sanatorium. La terrible maladie ruinait et leurs espérances et leur petite fortune. On leur rend la vie en leur disant : Rassurez-vous, la guérison est possible dans une simple installation à la campagne, à quelques kilomètres d'ici.

Quelle reconnaissance les gens modestes devraient avoir pour ceux qui ont eu le courage de préconiser la cure libre !

Les bénéfices moraux de la cure d'air chez soi sont également à considérer. Au sanatorium étranger, le malade sera isolé d'abord et, s'il est jeune, il finira souvent par ne l'être pas assez ! Il y a tout intérêt pour la famille à le conserver sous son égide.

Voici un des plus beaux exemples des services que peut rendre la cure économique faite chez soi :

Un homme d'une quarantaine d'années présente, à la suite d'une série de bronchites, les signes indéniables d'une tuberculose à marche assez rapide. Il y a de la fièvre et des craquements humides aux deux sommets ; amaigrissement, anorexie, etc.

Cet homme est à la tête d'une grande entreprise. Si on l'envoie au sanatorium, c'est sa situation perdue, sa famille dissociée et la ruine de toutes ses espérances.

Devant le grand danger évident, on appliqua avec méthode les conseils du médecin. En plein hiver, on s'installa dans un jardinet, un carré qui n'avait pas six mètres de côté, mais bien exposé au midi, en pleine lumière, sur les confins de la ville, abrité par la colline des vents du Nord et de l'Est.

Dans le jardinet, on installa un petit hangar en bois avec chaise-longue et table. Là il fit sa cure méthodiquement, par tous les temps, en conservant la direction de son entreprise et de sa propre maison. Et il guérit. La fièvre et les râles disparurent. L'appétit revint. Il augmenta de 7 kilogrammes en 8 mois. Et cette guérison, que les Allemands pourraient appeler « économique », se maintient depuis huit ans.

Ce n'est pas qu'à plusieurs reprises les anciens foyers n'aient pas repris de l'activité avec hémoptysie et fièvre. Chaque fois le malade eut recours à la cure libre en son *Aerium* et chaque fois, en un, deux ou trois mois de patience, ce fut un succès.

Le corps médical français, suggestionné par le sanatorium allemand, ne sait pas encore les ressources admirables que peut offrir la cure libre bien faite, c'est à dire avec audace et ténacité.

CHAPITRE IV

De l'assistance
que doit une Ville aux tuberculeux

I

Cette étude comparative du *Sanatorium*, de l'*Aérium d'hôpital* et de la *cure libre* nous donne les éléments nécessaires pour répondre aux questions posées, tous les jours, au sujet de l'Assistance sociale aux tuberculeux.

D'abord il faut abandonner l'illusion que la cure sanatoriale peut avoir une influence sur *la prophylaxie* de la tuberculose. Un pays, serait-il couvert de sanatoriums, ne verra point la tuberculose reculer d'un pas. L'extension de la maladie s'explique par l'intervention d'une foule de causes sociales ; et son extinction ne pourrait être espérée qu'à la suite d'une révolution dans les mœurs. Révolution qui demandera de très nombreuses années.

Au point de vue *curatif* une bonne méthode peut donner des résultats pratiques ; mais ils seront purement individuels. Chacun fait sa maladie. Le devoir des pouvoirs publics, c'est de créer, pour tous, une organisation méthodique dans les moyens de traitement actuellement connus.

Voyons donc ce que l'on doit à ceux qui font appel à l'Assistance publique :

1° Dispensaire. -- La première démarche amène le malade (enfant ou adulte) au dispensaire. Il peut arriver que les circonstances n'aient pas permis au médecin de la ville de faire un diagnostic ferme. Le dispensaire pourra parfaire ce diagnostic par les examens spéciaux et *mettre à la disposition du médecin les instruments de laboratoire les plus usuels ; microscope, étuve,* *radioscopie*, etc. Avec un diagnostic déjà mieux assis le dispensaire posera un pronostic d'attente et décidera si le malade doit être mis en observation. Il commencera le traitement et la prophylaxie avec ses infirmières visiteuses.

Le rôle de ces dernières peut être utile si elles ont le tact et la réserve nécessaires. Elles feront l'éducation du malade et de la famille, elles ouvriront les fenêtres, elles feront laver le linge, etc.

2° Hôpital urbain. Aérium. — Le travail d'observation suivie du malade appartiendra, selon les cas, soit au dispensaire, soit à l'hôpital urbain.

Si le malade a de la fièvre, s'il a besoin de repos et si ses ressources sont insuffisantes, l'hôpital urbain intervient. Un hôpital spécial élevé à grands frais n'est pas nécessaire.

Il va sans dire que cet hôpital urbain sera pourvu, comme chaque hôpital doit l'être, sans distinction, de tous les moyens d'appliquer antisepsie, cure d'air, héliothérapie, etc.

Après quelques jours ou quelques semaines d'observation, le malade sera considéré comme non curable ou comme curable.

Ce premier jugement n'est pas sans appel. Le clinicien prudent sait qu'il n'y a que des vérités provisoires.

Le malade est un phthisique, probablement non curable ? L'*Aérium* d'hôpital lui suffit. On l'installe, sans frais excessifs, dans un quartier spécial de l'Hôpital urbain avec les moyens de traitement classiques. On n'a pas le droit, en effet, de priver ce phtisique d'un traitement qui lui conservera l'espérance et qui peut aussi l'améliorer en dépit du pronostic, peut-être grave, porté à l'entrée.

3° Sanatorium. — Le malade est curable ? Alors il est envoyé *à la campagne*, hors la ville, dans un hôpital sanatorium ; et, pour lui, tous les sacrifices doivent être faits largement.

Pour cette installation *à la campagne*, il n'est pas nécessaire d'élever des constructions à grands frais. Une installation simple, à l'américaine, un seul rez-de-chaussée, suffira. Les malades libres guérissent mieux dans une chaumière que dans un château. Les jeunes troupes ont une meilleure santé dans un camp que dans une caserne.

Plus les bâtiments seront compliqués, plus la promiscuité sera grande, plus les chances d'infection secondaires augmenteront, etc.

Il est bien fâcheux que la terreur de la contagion, exaspérée par des idées théoriques, ait empêché le placement des malades dans les petits hôpitaux ruraux que possède chaque département. Quels avantages thérapeutiques, quel progrès social, quelle économie eussent été réalisés ! Le *sanatorium de fortune*, que j'ai préconisé depuis plus de vingt ans, pourrait rendre des services immenses. Mais hélas ! Il fallait marcher dans le sillage allemand, il fallait faire grand ; et on n'a rien fait de bien. Aujourd'hui, dans l'état de nos finances que l'on sait, on s'apprête à engloutir des millions dans des constructions et des organisations peu utiles.

Revenons à notre malade. S'il ne répond pas aux efforts de la thérapeutique il restera au sanatorium. Au contraire s'il réagit avec vigueur, il sera envoyé à la montagne et à la mer où la Ville aura ses installations spécialement aménagées pour ses propres malades.

Là pourrait alors intervenir cette belle invention anglaise : *le village de tuberculeux*. Dans nos admirables provinces françaises au climat doux et tempéré, un tel village se fondera, il faut le souhaiter, par l'initiative de quelque philanthrope ou de quelque Ville.

Dans ce plan, le malade passe par une série de filières qui permettent de doser l'effort social suivant les chances de succès. Mais le point capital est de prévoir l'installation à la campagne, avec les dépenses qu'elle entraîne, pour les malades curables.

Il faut réserver nos sacrifices pour ceux qui représentent une valeur sociale.

Pour les autres, il faut faire le nécessaire dans l'hôpital urbain dont les frais sont moins grands.

Hôpital urbain de triage. — Actuellement la mode est à tout sacrifier à *l'isolement* du malade. Un vent qui souffle des laboratoires pousse les Pouvoirs publics vers ce dogme. Les plus grands partisans du sanatorium connaissent, au fond, ses faiblesses ; mais ils le considèrent surtout, comme un lieu *d'isolement* : le traitement est au second plan. Alors on va dépenser des centaines de millions pour l'organisation d'hôpitaux sanatoriums spéciaux, hôpitaux *d'isolement et de triage*.

Cette dépense formidable sera illusoire. L'isolement peut être fait très simplement dans un hôpital ordinaire ; et le triage n'a pas besoin de médecin fonctionnaire ; il sera fait par le médecin de dispensaire ou d'hôpital lui-même.

D'ailleurs il est impossible, dans la pratique, de créer un hôpital sanatorium qui serait purement et simplement un hôpital d'isolement et de triage. Force sera d'y admettre toutes les catégories de malades : curables et incurables. La présence des curables adoucira l'amertume des incurables et donnera à l'établissement les apparences d'un lieu de guérison.

La faute capitale à éviter c'est de placer cet hôpital spécial de triage en plein centre urbain, comme on peut le voir dans certaines villes.

D'autres devoirs incombent encore à la Ville.

Jusqu'ici nous avons étudié à grands traits ce qu'elle peut faire pour faciliter le *traitement.* Son intervention sera encore plus utile pour établir la *prophylaxie.*

II

Depuis Jean-Jacques Rousseau on signale l'action nocive des Villes et elles n'ont pas encore cessé d'étendre leurs tentacules. Depuis plus de soixante ans l'industrie est venue ajouter son action délétère : jadis l'air était confiné dans les Villes, aujourd'hui il est empoisonné par les gaz toxiques que déversent les cheminées d'usines.

Nous avons déjà étudié ce chapitre.

Cependant il convient de revenir sur la question pour la condenser en une formule simple : quelles sont les principales mesures d'hygiène urbaine qui peuvent atteindre le candidat à la tuberculose ?

En hygiène comme en clinique toutes les questions sont solidaires. Il n'y a pas d'hygiène spéciale à la tuberculose : il y a l'hygiène tout court, comme il y a l'asepsie. On a mené grand bruit autour de la nocivité des produits expectorés par le tuberculeux ; la vérité est que tous nos excreta sont nuisibles aux autres et à nous. Quand même il ne serait pas tuberculeux, l'individu qui crache partout est un individu dangereux pour tout le monde.

L'hygiène urbaine dont nous parlons ne vise pas seulement le tuberculeux, elle s'applique à tous et le tuberculeux bénéficiera des mesures générales édictées.

La ville devra commencer par conserver et ménager des *espaces libres* sur son territoire. C'est ce que Londres a fait admirablement en se créant à soi-même des poumons qui sont ses *parcs.* Le bois de Boulogne n'en est qu'une imitation. La Ville devra résister aux appétits des spéculateurs et à l'esprit de lucre des hommes d'affaires.

Puis elle donnera ses soins à des combinaisons financières lui permettant de procéder à son assainissement : adduction d'eau pure ; perfectionnement des égouts ; propreté des rues ; pureté de l'atmosphère ; surveillance et suppression des taudis ; création de cités-jardins ouvrières.

L'enfance sera, avant tout, protégée. L'autorité municipale a le devoir de perfectionner ses *écoles* et d'y adjoindre un *terrain de jeux*. « Plutôt un terrain de jeux sans école, qu'une école sans terrain de jeux », disent les Américains. Il faut créer des *colonies de vacances*. Il faut organiser des cures à la mer et à la montagne.

Il faut transférer les lycées de l'Etat à la campagne. Les anciens collèges de ces grands éducateurs que furent les Jésuites étaient toujours hors des Villes. Les temps modernes les ont englobés dans la Ville. Je répète qu'il est criminel de concentrer les lycées de Paris dans le Quartier latin !

Il faut supprimer les casernes, foyers d'infection, et envoyer les jeunes troupes au plein air, dans les camps aménagés avec soin à quelques kilomètres de la Ville. C'était l'habitude à Athènes il y a 2.400 ans. Pendant la Grande Guerre tous les médecins ont vu des tuberculeux guérir dans la rude vie de plein air des tranchées.

Une réforme de grande envergure prépare toutes les précédentes ; elle est dans l'organisation d'*écoles de plein air*, non seulement pour les malingres, mais pour tous les enfants. Supprimer l'alcool aux adultes et donner de l'air aux enfants : voilà les deux premières révolutions à faire dans nos mœurs. La classe en plein air est le vrai moyen *préventif* à opposer à la tuberculose infantile.

Il est infiniment plus facile de prévenir la tuberculose que de la guérir, et l'enfant présente un terrain particulièrement propice pour la lutte prophylactique.

Les millions que certaines personnes rêvent de consacrer aux sanatoriums urbains, donnons-les pour la prophylaxie infantile ; on peut être sûr d'avance que les résultats seront étonnants pour les personnes qui n'en ont pas encore fait l'expérience.

HUITIÈME PARTIE

REMARQUES SUR LA TUBERCULOSE DES ANIMAUX

TUBERCULOSE BOVINE

Y a-t-il identité entre la tuberculose bovine et la tuberculose humaine ? Y a-t-il danger de contamination de l'homme par les animaux ? Est-il nécessaire d'édicter des lois pour protéger l'homme ? Faut-il continuer la lutte dans ce sens ? La tuberculose bovine est-elle évitable ? Voilà les questions qui se posent dans tous les pays civilisés.

Tout ce qui a été dit de la prophylaxie chez l'homme peut se dire de la tuberculose animale. L'étude de la tuberculose chez les animaux est intimement liée à celle de la tuberculose humaine. L'étiologie est la même dans les deux cas : inoculation initiale par contagion ; puis affaiblissement des défenses de l'organisme par une mauvaise hygiène : alimentation insuffisante, logement insalubre, air confiné. Les préjugés qui nous poussent à négliger les moyens d'éviter la tuberculose pour nous et nos enfants nous font commettre les mêmes fautes envers les animaux domestiques. Et ces fautes se retournent contre nous si nous devenons réellement les victimes des maladies des animaux, et en particulier des bovidés.

Limitons nos remarques à cette dernière espèce. Il semble que la tuberculose bovine est très fréquente, au moins dans les pays d'Europe où l'encombrement et la malpropreté des étables sont la règle. Les statistiques les plus souvent citées viennent d'Allemagne. Dans la Saxe on a donné la proportion de 11,4 pour 100 Dans la ville de Leipzig, 24,4 pour 100. Aux abattoirs de la ville de Dresde, 55,6 pour 100. Les calculs pour l'empire allemand ont donné une proportion de 68,6 pour 100 chez les vaches.

En France, et pour la période de 1885 à 1889, Arloing avait

publié les chiffres suivants : sur 1.013.808 bœufs ou vaches, sont tuberculeux 3,80 p. 1.000.

Les grandes variations dans ces chiffres sont en rapport avec le soin apporté par les vétérinaires à l'observation des animaux amenés aux abattoirs. Les chiffres se sont élevés à mesure que se sont perfectionnés les moyens de diagnostic et depuis l'emploi de la tuberculine.

En Normandie, en Bretagne, en Auvergne et dans les Flandres, le nombre des vaches réagissant à la tuberculine, est en moyenne de 45 p. 100. Dans certaines exploitations, il atteint 70 p. 100.

Tous ces chiffres sont probablement discutables ; ce qui ne l'est pas, c'est la fréquence de la tuberculose chez la vache (le veau et le taureau étant relativement peu atteints). On ne s'étonne pas de cette fréquence si on remarque les lourdes fautes commises tous les jours contre l'hygiène dans les campagnes et si on connaît l'incroyable incurie et l'invincible entêtement du paysan quelle que soit sa nationalité.

Variation de l'opinion sur la nature de la tuberculose humaine et bovine

Avant d'en arriver à étudier avec soin l'étiologie de cette maladie, les vétérinaires ont erré aussi longtemps que les médecins, car la pathologie vétérinaire a passé par les mêmes phases que la pathologie humaine.

I. — Les progrès datent du commencement du XIXe siècle. Le génie de Laënnec créant l'unité de la phthisie humaine (1819), éclaira d'une vive lumière l'histoire si confuse de la *pommelière*. On donne le nom de pommelière à la phthisie bovine parce qu'elle est caractérisée par des tumeurs arrondies et volumineuses ; elles siègent dans le poumon, dans les ganglions ou sur les séreuses.

En 1831, l'Allemand Gurlt, se basant sur les travaux de Laënnec, rattacha au tubercule les diverses lésions pulmonaires du bœuf avec lesquelles on confondait, avant lui, la morve et l'échinococcose. Pour la première fois, la pathologie vétérinaire établissait l'identité de la tuberculose humaine et de la tuberculose bovine. Cette découverte promettait des progrès rapides dans la prophylaxie lorsque l'Ecole allemande intervint avec Virchow, et son intervention malheureuse retarda de plus d'un demi-siècle la marche des idées médicales sur le sujet.

II. — Virchow, trompé par le microscope, créé le dualisme anatomo-pathologique : la granulation miliaire seule était un tubercule. Tout le reste était de la matière caséeuse et le produit d'une dégénérescence des éléments cellulaires transformés en petits corps arrondis. Un peu plus tard, Niemeyer devait transporter cette théorie dans la clinique et entraîner à sa suite la majorité du corps médical. L'opposition des médecins français restés fidèles à Laënnec n'avait pas pu contrebalancer l'influence du savant de Berlin et il était admis que la pommelière du bœuf est essentiellement différente de la tuberculose de l'homme.

III. — Mais Villemin survint et sa célèbre communication de 1865 renversa la théorie allemande avec l'aide des travaux de Chauveau. Ce dernier apporta, de 1868 à 1872, une confirmation éclatante à l'œuvre de Villemin. Il démontra *l'identité absolue de la tuberculose humaine et de la tuberculose bovine.*

Il importe de se souvenir que toute l'histoire de la tuberculose est française (sauf la coloration du bacille). Bayle, Laënnec et Louis ont créé l'entité morbide ; Villemin et Chauveau ont créé la virulence et la spécificité de la tuberculose. Les savants les plus en vue de l'Allemagne semblent l'ignorer.

IV. — Robert Koch colore et découvre le bacille en 1882. Très absolu, il veut créer la spécificité étroite de ce bacille et il confirme les idées françaises sur l'identité de la tuberculose des animaux domestiques et de la tuberculose de l'homme.

V. — En 1901, au Congrès de Londres, Koch revient sur ses déclarations antérieures : il remet tout en question en proclamant comme douteuse la transmission à l'homme de la tuberculose bovine, comme impossible la transmission de l'homme au bétail, et comme non-identiques la tuberculose humaine et la tuberculose bovine.

Le président Lord Lister trouva « stupéfiante » la conception de Koch. Nocard déclara purement et simplement que les célèbres expériences de Chauveau n'avaient rien perdu de leur valeur. D'ailleurs, depuis 1901, tous les expérimentateurs attestent la virulence du bacille bovin pour tous les animaux tuberculisables y compris l'homme.

En 1908, au Congrès de Washington, Koch soutint encore la même opinion émise en 1901. De là d'interminables controverses sur lesquelles nous passons.

Il semble que les bacilles provenant des bovidés soient moins virulents pour l'homme que le bacille fraîchement issu de l'organisme humain (Calmette).

Aujourd'hui, on tend à admettre que les types bovins et humains ne représentent plus que des variétés et non des races distinctes. La morphologie du bacille tuberculeux est extrêmement variable suivant la composition chimique des milieux, suivant la localisation dans certains tissus dont les réactions défensives sont différentes les unes des autres. Exemple : le bacille bovin prend le type humain en passant par l'organisme du chat ; le bacille humain prend le type bovin en passant dans l'organisme du mouton ou de la chèvre (Calmette).

Les bacilles de chaque espèce animale acquièrent donc des propriétés particulières quand un milieu nouveau peut les transformer. Nous avons dit et répété qu'on tend à ne plus considérer le bacille tuberculeux comme immuable dans sa forme et dans ses fonctions. Il a une biologie très variable le faisant passer de saprophyte à l'état de parasite virulent.

Le monde des bactéries nous apparaît donc de plus en plus « comme un monde trépidant, à l'état de mutation continue » (1). La variété des formes et des fonctions n'est pas en contradiction avec l'*unité de l'espèce*.

VI. — M. Calmette, uniciste convaincu, change d'opinion en 1922. Il admet que la tuberculose bovine ne joue à peu près aucun rôle dans la contamination humaine. Et dans cette opinion il y a encore des nuances contradictoires.

En Angleterre et en Écosse la tuberculose bovine ne perdrait pas son importance comme il arrive en France.

D'autre part, au Japon, en Indochine, en Turquie, en Égypte, la tuberculose humaine est aussi fréquente qu'en France mais la tuberculose bovine n'existe pas.

Dans le Nord de l'Europe la tuberculose humaine se développe, mais les Rennes ignorent la maladie. M. Calmette conclut : Le bacille bovin est tout à fait particulier ; il est exceptionnel que le lait contienne des bacilles tuberculeux en grande quantité ; la transmission de la tuberculose est purement humaine.

Nos conclusions seront que le médecin a le droit d'être sceptique devant les tergiversations de la science. Mais alors pourquoi avoir jeté la terreur dans les populations avec le danger du lait ? Ces perpétuelles variations légitiment l'inertie des administrations publiques qui semblent dire : Entendez-vous d'abord sur les faits scientifiques, nous agirons ensuite. Et les savants en phthisiologie s'entendront quand ils auront constaté que le rôle qu'ils veulent faire jouer au bacille est excessif.

Signes de la tuberculose bovine. — Il reste utile de rechercher avec soin les animaux tuberculeux. Malheureusement,

---

1. Gabriel BATIER. *Tub. hum. et tub. animale.* Alcan, Paris.

au début de la maladie. les symptômes sont peu prononcés. Ils peuvent même rester latents pendant fort longtemps : les animaux conservent les apparences d'une santé parfaite ; ils sont susceptibles d'engraisser ; les fonctions sont normales en apparence et la lactation est conservée. Le premier symptôme qui attire l'attention est *la toux*. Elle peut être quinteuse. Elle survient de préférence le matin et le soir, pendant le repas ou pendant que les animaux boivent. Ce signe peut faire défaut et il peut exister sans qu'il y ait tuberculose. Plus tard surviendront *le jetage* et les *troubles digestifs*. L'amaigrissement commence, le lait diminue et devient bleu. L'amaigrissement progresse ensuite graduellement.

Les signes physiques sont d'une recherche difficile. D'une manière générale le diagnostic est obscur ; aussi s'adresse-t-on presque exclusivement, dans la pratique, à l'injection de tuberculine et à la réaction fébrile consécutive. Mais cette inoculation représente un moyen trompeur par son extrême sensibilité. Un animal porteur d'un unique ganglion tuberculeux pourra réagir et sa réaction sera d'autant plus active que sa maladie sera moins développée. Un signe d'une importance capitale est la mammite. La présence de bacilles dans le lait est le signe pathognomonique. Ces recherches ont été faites dans beaucoup de villes d'Angleterre, mais elles ne sont systématiques qu'à Londres et à Manchester.

D'après une note de mon savant collègue, M. Guerbet, à Londres, l'Institut Lister, chargé des analyses, donne une moyenne de 7 pour 100 de laits tuberculeux pour 1908-1910. A Manchester, de 1896 à 1909, sur 1.500 fermes fournissant le lait à la ville, 21 pour 100 possédaient des vaches tuberculeuses. De 1897 à 1907, 4.400 échantillons de lait ont été examinés. La moyenne est de 8,7 pour 100 de laits tuberculeux.

Si on regarde de plus près les statistiques, on remarque :

En 1898 : 17 p. 100 de laits tuberculeux.

En 1909 : 3,8 p. 100 de laits tuberculeux.

De 1898 à 1909, la proportion a été graduellement décroissante bien que le nombre de vaches examinées ait augmenté. Cela tient à ce que la surveillance vétérinaire a permis d'éliminer et de supprimer les vaches suspectes.

En résumé : *à Manchester, on est arrivé à réduire à moins de 4 p. 100 le nombre des laits tuberculeux. A Londres, où la surveillance est moins active, la proportion reste à* 7 p. 100.

Nous reviendrons sur ces points importants.

Pour l'Allemagne, M. Calmette cite le chiffre de 10 p. 100. (Leipzig).

En France, aucune statistique n'existe encore.

R, BRUNON. La Tuberculose pulmonaire.   38

Causes et prophylaxie de la tuberculose bovine. — Il est un fait clinique d'une importance capitale et qui domine toute l'histoire de la tuberculose humaine et bovine. Si nous voulons faire éviter la tuberculose à nos animaux domestiques, il faut faire une révolution dans les mœurs de notre agriculture, révolution absolument comparable à celle qui est à faire dans notre propre hygiène.

Les animaux, comme les hommes, sont victimes de lourdes fautes contre l'hygiène.

L'histoire de la tuberculose bovine ne pouvait pas ne pas suivre une marche parallèle à l'histoire de la tuberculose humaine. A la phase anatomique et contemplative représentée par Laënnec et Virchow succéda la phase bactériologique et dogmatique, avec Villemin et Koch. Le bacille expliqua tout. La contagion résuma toute l'étiologie. Nous sommes encore dans cette phase. Mais le temps va venir où le vétérinaire comme le médecin, se libérant de théories trop exclusives, fera intervenir les *causes secondes et leur formidable puissance*. On entrera alors dans l'étude des conditions hygiéniques auxquelles les animaux sont soumis, et ce jour-là, la tuberculose reculera. Actuellement, en France, ces conditions sont particulièrement mauvaises et tout ce que nous avons dit de l'homme peut être dit des animaux. Une seule cause reste particulière à l'homme : l'alcoolisme. Tout le reste : contagion, mode d'alimentation, propreté corporelle, sédentarité, conditions de l'habitat, air confiné se retrouve chez l'homme et chez les animaux et met ces derniers dans un état inférieur à celui des animaux à l'état sauvage.

La domestication est pour eux ce que fut l'esclavage pour l'homme, c'est-à-dire une source de maladies par l'incurie ou l'ignorance du maître.

Contagion ou hérédité. — On sait que la tuberculose est très rare chez les veaux et chez les animaux jeunes. Ce fait clinique est très important. Il montre avec netteté que la tuberculose de graine n'est pas héréditaire, c'est à dire qu'elle ne résulte pas d'une infection congénitale intra-utérine ou conceptionnelle.

Cette remarque de Straus est importante ; elle vise une contagion qui n'est pas niable, celle qui atteint les individus aux premiers moments de la vie.

Ne pourrait-on pas éviter la tuberculose bovine en isolant les veaux des animaux adultes contaminés ? Pratiquement la chose n'est pas impossible, quoique l'ubiquité du bacille rende peu efficace cet isolement. Ensuite, comme dans la pathologie humaine, c'est au terrain qu'il faudra s'adresser pour supprimer les causes qui l'affaiblissent. Ce qui se passe chez les animaux est le tableau exact de la marche des choses chez l'homme : l'infection initiale se fait très probablement dans le premier âge, la maladie évoluera dans la suite, suivant les résistances de l'organisme.

Causes créant la réceptivité chez les animaux.

Mode d'alimentation. — L'imprévoyance et la routine ont poussé les populations agricoles à tirer des animaux un rendement intensif en leur donnant un mininum d'alimentation. Dans le Nord-Ouest de la France, les vaches laitières reçoivent presque exclusivement une alimentation aqueuse parce que cette nourriture est celle qui donne, non la qualité, mais la quantité maxima. En été, elles sont mises à l'herbe. En hiver, elles sont nourries à l'étable et leur ration est uniquement composée de betteraves, de paille et de tourteaux.

Dans certaines régions de la France, le mode d'alimentation est encore moins rationnel. Dans le Sud-Est, par exemple, les débris maraîchers et les oranges mal venues ou tombées des arbres, servent à la nourriture des vaches. Cette ressource est normale dans les jardins maraîchers, où l'on a toujours une ou deux vaches. Certains laitiers donnent à leurs vaches les épluchures de pommes de terre provenant des casernes ou des débris de soupe de même provenance et souvent en pleine fermentation.

Le régime des vaches a été étudié surtout en vue du lait destiné aux nourrissons, et tous les auteurs qui ont étudié la question ont condamné ces systèmes d'alimentation. Ils sont aux animaux ce qu'est la misère et l'alcoolisme chez l'homme ; ils entraînent la dénutrition.

Dans une exploitation bien dirigée et soucieuse d'éviter la tuberculose, l'alimentation des vaches est à peu près la suivante : foin de pré et esparcette, son, farine d'orge et d'avoine en hiver. En été, carottes rouges et herbe fraîche en plus de la ration journalière. Comme boisson, de l'eau propre. C'est le régime préconisé par la plupart des savants qui se sont occupés de la question, et notamment par Julius Kühn.

Propreté corporelle. — Dans les plus riches provinces de France, les vaches vivent sur leurs matières fécales et c'est là un des vices les plus graves dans l'élevage. Aux yeux du paysan, la vache a pour fonction de produire du lait pour les gens de la ville et du fumier pour la culture. Par économie et par paresse, pour éviter la main-d'œuvre, on laisse fermenter le fumier sous les vaches ; les étables ne sont vidées que rarement. On se con-

tente de remettre de la paille fraîche sur la litière maculée (1).
Il est des étables qui n'ont pas été nettoyées depuis un demi-
siècle (2).

Il est hors de doute que la propreté diminuerait notablement
les chances de maladie, mais comment demander au villageois
de faire la toilette de ses bêtes quand il n'a jamais songé à faire
la sienne ?

Habitat. — Comme pour la tuberculose humaine, l'habitat
joue un rôle prépondérant : *encombrement ; immobilisation ; air
vicié* et *confiné*, sont les mots qui reviennent à chaque instant
sous la plume des vétérinaires. Tous les considèrent comme des
facteurs redoutables. La tuberculose est beaucoup plus fréquente
parmi les animaux soumis à la stabulation que chez ceux qu'on
laisse pâturer en liberté. Elle s'observe surtout dans les étables
étroites, malpropres, mal aérées.

Dans les hautes Vosges, les vaches deviennent tuberculeuses
dans la proportion de 30 à 40 p. 100. Les étables sont si basses
qu'il est impossible de s'y tenir debout ; elles ont tout au plus
0 m. 70 à 0 m. 80 de hauteur. Les bêtes sont si rapprochées les
unes des autres qu'il leur reste à peine un espace de 70 centimètres pour se mouvoir. Toujours attachées, elles ont tout juste
assez de liberté pour prendre leur nourriture et se coucher. L'urine
s'écoule sur un plancher en bois et infiltre le sol. De fenêtres, il
n'y en a point. Les paysans prétendent que, pour fournir beaucoup de lait, le bétail a besoin de chaleur et d'obscurité, cette
dernière favorisant l'immobilité (3).

Partout en France, les étables sont *obscures, mal aérées* et
encombrées. Les règles les plus élémentaires de l'hygiène sont
inconnues.

Chez un cultivateur demeurant à 4 kilomètres de Rouen, le sol est en
contre-bas de la route, la porte est basse, *il n'y a pas de fenêtres*, mais seulement deux trous en haut du mur ; ils sont bouchés avec de la paille par peur
du froid. Dix vaches d'une maigreur extrême sont enfermées dans cette
étable alors que quatre y seraient à peine à l'aise. Tout a été combiné en
vue d'éviter le froid.

Voici la description d'une ferme installée, non pas au fond de
la campagne, mais aux portes de la ville de Rouen :

« La cour de la ferme est petite et presque entièrement occupée par un
tas de fumier d'où s'échappent des rigoles de purin qui, çà et là, croupissent

1. Brunon. *Congrès de Laiterie,* Paris 1905, Section III, Sous-section 8 B.
2. Straus. *Loc. cit.* p. 324.
3. Spillmann. *Congrès pour l'étude de la tub.* Paris 1888.

en flaques verdâtres. Une vieille truie se promène et fouille le sol. Dans un coin de la cour, trois brocs à lait et deux seaux à traire, bossués, rouillés et noirs.

Au fond, l'étable où l'on me conduit. C'est une cabane en bois couverte de matériaux disparates : débris de tuiles, morceaux de tôle et de papier goudronné. Pas de gouttière à ce toit. L'eau de pluie dégringole sur le sol devant la cabane, et forme, avec l'urine et la bouse de vache, une matière innommable où les habitants du lieu et la truie marquent à chaque instant la nouvelle empreinte de leurs pas.

On ouvre la porte de l'étable. Une odeur infecte m'arrête. La température est intolérable. Les moindres fissures des murailles ont été soigneusement obstruées avec des bouchons de paille. Huit vaches étiques vivent là, dans l'obscurité complète, serrées l'une contre l'autre et couchées dans leur fiente qui leur sert de litière, véritable marécage d'excréments. Trois se relèvent ; elles sont couvertes d'ordure desséchée ou liquide, et leur maigreur apparaît d'autant plus que chacune porte une mamelle énorme.

Pour entrer et circuler dans l'étable, il faut se courber, car le plafond n'est qu'à 1 m. 60 au dessus du sol. Il tombe de ce plafond des poussières de toutes sortes et des débris de toile d'araignée.

Deux vaches agonisent au fond de la cabane, des suites d'une asphyxie lente. Le cultivateur et sa femme sont presque aussi sales que leurs animaux ; ils sont couverts de crotte et pour ainsi dire, enduits de bouse de vache, comme ce Gymnosophiste du Gange dont parle Flaubert. »

N'est-il pas fâcheux que la loi n'intervienne pas dans des cas semblables pour imposer une surveillance efficace, faire fermer de tels foyers d'infection et supprimer ce bétail peut-être dangereux ?

La tuberculose bovine et le controle du lait en Angleterre (1). — En Angleterre, des lois sévères et appliquées régissent la production et la vente du lait depuis 1891. Toute personne exerçant la profession de laitier ne peut posséder une étable sans obtenir préalablement une *licence* de la municipalité (2). Cette *licence* est valable pendant deux ans et doit être ensuite renouvelée tous les ans. L'inspection des fermes est solidement organisée. Les troupeaux sont inspectés en novembre, au retour des pâturages.

La loi de 1908 surveille le lait, ordonne des prélèvements. Des médecins inspecteurs examinent les laitiers eux-mêmes, au point de vue spécial de la tuberculose et prennent des mesures pour exclure de la laiterie tout malade suspect. Des vétérinaires examinent les animaux ; si les mamelles sont malades ou seulement malpropres, le vacher est exclu de la ferme ; si la vache est atteinte de tuberculose, elle est abattue et une indemnité de 250 francs est versée au propriétaire.

1. GUERBET, *Thèse* 1911.
2. Art. 20 du Public Health act, 1891.

Inspection des laits. - - A Londres, des prélèvements de lait
sont faits dans les fermes et si le lait est reconnu tuberculeux, la
ferme est frappée d'interdit jusqu'à ce que la vache soit abattue.
En 1909, il a été prélevé à Londres 2.352 échantillons de lait ;
205 étaient tuberculeux, soit une proportion de 11,4 p. 100.

Pendant la même année, 4.997 vaches ont été examinées :
147 étaient atteintes de mammite tuberculeuse, soit une proportion de 2,9 p. 100.

Tout laitier ou tout intermédiaire qui ne tiendrait pas compte
des avertissements serait rayé du registre d'inscription.

A Manchester, l'inspection du lait est faite avec une
méthode particulièrement rigoureuse : inspection systématique des étables dans un rayon de 50 kilomètres de la ville, prélèvements faits dans les gares et envoyés au laboratoire. Ces
mesures, qu'on appellerait draconiennes chez nous, sont appliquées sérieusement et elles ont donné les résultats suivants que
je puise dans la thèse de M. Guerbet.

LAITS EXAMINÉS PAR LE LABORATOIRE

Années	Échantillons prélevés	Pourcentage des laits tuberculeux
1897	110	18,0 p. 100
1906	704	5,0 —
1909	655	4,0 —

FERMES DANS LESQUELLES DES LAITS TUBERCULEUX ONT ÉTÉ RENCONTRÉS

1903, sur 329 fermes, 13,6 p. 100 donnaient des laits tuberculeux
1905 — 565 — 8,3 p. 100
1907 — 562 — 6,7 p. 100
1909 — 535 — 5,8 p. 100

Tuberculose Mammaire

De janvier 1900 à avril 1901 sur 5545 vaches, 35 cas de tuberculose mammaire, soit : 0,63 p. 100.

En 1909, sur 3019 vaches, 11 cas de tuberculose mammaire,
soit : 0,36 p. 100.

Inutile de dire que les éleveurs, les laitiers et les bouchers pro-
testèrent contre les mesures prises. La Commission royale de la
tuberculose fut réunie par le gouvernement en 1901 et les trois
questions suivantes lui furent posées :

1º *La tuberculose des animaux est-elle la même que celle de
l'homme ?*

2º *L'homme et les animaux peuvent-ils réciproquement s'in-jecter ?*

3º *Au cas échéant, dans quelles conditions la transmission de la maladie des animaux à l'homme peut-elle se faire, et quelles sont les circonstances favorables et défavorables à cette transmission ?*

Les travaux de la Commission durèrent dix années, au cours desquelles des mémoires provisoires furent publiés, affirmant le danger de la tuberculose bovine pour l'homme. Enfin, en juillet 1911, la commission termina son rapport, dont les conclusions sont les suivantes :

« 1º Les mesures administratives, ayant pour objet d'éviter la transmission du bacille à l'homme par les aliments, sont nécessaires ;

2º Dans l'intérêt des enfants et des nourrissons, il est nécessaire que de nouvelles mesures soient édictées concernant la production et la vente du lait ;

3º Les rapporteurs sont convaincus que les mesures prophylactiques qui seront appliquées dans le but d'éviter la présence du bacille tuberculeux dans le lait, contribueront pour une large part à la diminution du nombre des cas de tuberculose viscérale et glandulaire constatés si fréquemment chez les enfants.

Ces mesures devront exclure de l'alimentation tout lait provenant de vaches atteintes de tuberculose mammaire ou même viscérale. »

Les conclusions de la Commission royale de la tuberculose vont entraîner des mesures très sévères et M. Guerbet a donné le nouveau texte de loi. La réglementation proposée peut se résumer aibsi :

1º Réglementation plus sévère de l'inscription des laiteries et des laitiers, de l'inspection des étables et des laiteries et de l'examen médical des animaux d'espèce bovine.

2º Interdiction absolue pour les fermes dans lesquelles des maladies infectieuses, y compris la tuberculose, sont constatées, de mettre en vente leur lait.

3º Recherche systématique des laits tuberculeux mis en vente.

4º Création de mesures permettant d'encourager la vente du lait pur et sain.

5º Etablissement par les autorités locales de dépôts de laits spécialement destinés aux enfants dans les quartiers populeux.

Il faut remarquer la vigueur tout à fait particulière avec laquelle la ville de Manchester a organisé la suveillance des laits. Il est possible que ces mesures d'hygiène aient contribué à abaisser le taux de la mortalité dans cette ville depuis dix ans.

Le tableau suivant, emprunté à M. Guerbet, est intéressant à ce point de vue.

	1901	1902	1903	1904	1905	1906	1907	1908	1909	1910
M. générale pour 1.000 habitants.	21.6	20.0	19.4	20.9	17.8	19.0	17.9	18.1	17.7	15.9
M par tuberculose pulmonaire pour 1.000 habitants.	2.09	2.08	1.85	1.98	1.56	1.71	1.70	1.65	1.70	1.49
M. par tuberculose pulmonaire pour 100 décès de Mort générale.	9.70	10.4	9.4	9.9	8.7	10.6	9.4	9.4	9.6	9.4

Résumé

I. — Si Chauveau, Behring et Calmette ont eu raison d'admettre que la tuberculose pulmonaire a le plus souvent pour point de départ une infection d'origine intestinale ;

S'il est exact que 25 pour 100 des tuberculoses mortelles chez l'enfant sont d'origine alimentaire ;

S'il est prouvé que les bacilles gardent nettement le type bovin dans les ganglions lymphatiques, dans les lésions osseuses et articulaires de (Calmette) ;

Il faut conclure que la tuberculose des bovidés peut être redoutable pour l'enfant.

II. — D'autre part, si on admet :

Que le lait peut contenir des bacilles, sans lésions mammaires ;

Que l'émission des bacilles peut être intermittente ;

Que cette émission peut être abondante ;

Qu'en Angleterre et en Allemagne, de 7 à 10 pour 100 des laits contiennent des bacilles :

Les contagionistes sont obligés de conclure qu'il faut tout faire pour restreindre la tuberculose animale.

III. — Si les opinions les plus récentes sont exactes et si la transmission de la tuberculose est presque exclusivement humaine, on peut conclure que pendant 30 ans, on s'est agité dans le vide.

IV. — Si on considère, d'une part, les variations d'une science conjecturale ; et, d'autre part, l'énorme consommation de lait faite par les enfants, on se demandera, une fois de plus, comment un homme peut échapper à une contagion tellement répandue : et on conclura qu'il est à peu près impossible de l'éviter pratiquement.

V. —La pathologie expérimentale répond à cette dernière remarque de la manière suivante : le bacille bovin est peu virulent pour l'homme. Il ne s'adapte à notre organisme qu'avec lenteur. Il n'y produit que des désordres peu graves (adénopathies). Beaucoup d'enfants infectés résorbent les bacilles avant qu'ils aient créé des lésions folliculaires dans le système lymphatique.

Ces réponses ne peuvent pas donner satisfaction à tous les esprits et le mieux est de travailler à *créer l'immunité chez l'enfant en renforçant ses défenses.*

VI. — La tuberculose bovine est toujours dangereuse tant au point de vue biologique qu'au point de vue économique. Comme la tuberculose humaine, elle est *évitable* par une antisepsie bien faite.

Cette dernière condition comprend toutes les mesures prophylactiques visant la réforme de l'hygiène générale des animaux. Les réformes à faire dans les mœurs rurales sont tellement profondes qu'on éprouve une hésitation à les formuler. Cependant la simple propreté des étables réaliserait déjà un grand progrès. « Mais comment espérer l'obtenir pour les animaux alors que pour l'homme lui-même, la société est impuissante à réaliser les mesures hygiéniques et prophylactiques capables de restreindre la tuberculose ? » (Straus).

J'espère en avoir assez dit sur le sujet pour montrer que la tuberculose bovine sera *évitable* le jour où l'éducation de l'agriculteur sera suffisante pour qu'il fasse, de l'antisepsie médicale, la règle de sa conduite.

VII. — La promiscuité avec les animaux en général est toujours un danger pour l'homme. Les entérites, les hydatides, la diphthérie, le tétanos, la rage en attaquant l'homme, lui font expier la tyrannie qu'il exerce sur les animaux réduits en esclavage. La vache, il est vrai, nous donne le vaccin antivariolique, mais il n'est pas certain qu'elle n'apporte pas la tuberculose à l'enfant.

CONCLUSION GÉNÉRALE

Il est juste et nécessaire de répéter que l'histoire de la tuberculose est française : son anatomie, sa description, sa pathogénie, son traitement hygiénique sont nés en France ; sa prophylaxie s'est perfectionnée à l'étranger.

La question de la tuberculose est devenue sociale. Il faut clore la période inchoative et passer à l'action. La lutte contre la maladie exige « la mobilisation de toutes les forces publiques et privées, officielles et volontaires ; de toutes les forces humaines associées. »

Ce n'est pas le laboratoire scientifique qui doit préparer la lutte anti-tuberculeuse, c'est la Nation mobilisée comme pour la guerre.

Deux objectifs principaux devraient accaparer toute l'attention des Français : la lutte contre l'alcoolisme, la lutte contre la tuberculose.

Dans ce but, il faut regarder ce que font les nations voisines. L'Anglais a institué, depuis près d'un siècle, la vie au grand air. L'Allemagne a fait de ses écoles et de ses ateliers des écoles d'hygiène. Quant à l'Amérique, voici ce que disait Landouzy : « Pour leurs promenades, pour leurs jardins, pour leurs parcs, pour leurs stands, pour leurs terrains de jeux, rien n'est trop vaste. Ils créent les campagnes fleuries et les forêts ombreuses dans leurs villes. Chicago, Providence, Baltimore, Brooklyn, New-York, Philadelphie, Washington « changent l'or en air pur ».

New-York dépense 26 millions pour planter des jardins. Boston emploie 166 millions à l'achat de terrains, dont un millier d'hectares destinés aux terrains de jeux pour les enfants.

L'Amérique a fait mieux encore : dans un geste d'invraisemblable énergie, elle a supprimé l'alcool depuis le 16 janvier 1920.

La vaillance française est capable des plus grandes choses si on donne à l'éducation populaire les moyens d'appliquer la vraie prophylaxie anti-alcoolique et anti-tuberculeuse. Nos *laboratoires* seront l'Ecole primaire, le Lycée, la caserne. De ces foyers doivent rayonner les indications pratiques pour sauver le peuple.

Dans ces considérations terminales, comme à chaque page de ce livre, nous avons cherché à mettre en relief l'action de la résistance naturelle de l'organisme en vue de la prophylaxie et du traitement des maladies. D'autre part, la bactériologie a le droit de mettre en parallèle l'action des vaccins. La vaccination semble renforcer la résistance de l'organisme. De là l'espoir de rendre l'individu réfractaire au germe saprophyte ou pathogène. Trouver le vaccin de la tuberculose est le rêve suprême. L'avenir seul jugera.

Mais, quoi qu'il arrive, la prophylaxie et le traitement de la tuberculose reposent sur une *Révolution à faire dans nos moeurs*. Et le principal agent de cette révolution sera l'impulsion donnée à l'éducation populaire.

RÉSUMÉ DES CONCLUSIONS

I

Le développement des sciences au XIXᵉ siècle et les travaux de Pasteur ont rénové les choses de la médecine

Réponse : Cet aphorisme est exact pour la médecine en général, non pour la tuberculose en particulier.

La maladie a été étudiée avec passion dans les laboratoires, mais le malade n'a tiré qu'un maigre profit des découvertes scientifiques : il doit tout à l'empirisme intelligent de quelques médecins.

L'ingérence excessive de la Science retarde les progrès de la prophylaxie tuberculeuse : elle affaiblit l'intuition et la spontanéité du médecin.

Le médecin, au XXᵉ siècle, est hanté, comme tous ses contemporains, par la crainte de ne pas paraître assez moderne.

II

La tuberculose est une maladie de la civilisation

Réponse : Cette opinion ancienne est battue en brèche par les découvertes bactériologiques. Elle était fondée sur l'observation des faits cliniques. Or ces faits sont toujours les mêmes et le développement de la tuberculose paraît bien être en raison directe du degré de civilisation. Si les primitifs ignorent la tuberculose, les civilisés la cultivent ; les hautes cultures scientifiques de l'avenir la supprimeront.

Dans notre siècle, elle est l'aboutissant d'une foule d'accidents pathologiques ayant leur source dans la vie absurde de l'homme civilisé moderne.

III

Dans la pathogénie, deux facteurs interviennent : l'état général, étudié de toute antiquité, et le microbe, nouveau venu.

Réponse : Cette dualité éclectique est plus ou moins bien acceptée par les savants suivant leur tournure d'esprit. Pour être moderne, il faut proclamer : pas de tuberculose sans bacilles. L'autre camp riposte : sans défaillance du terrain, pas de tuberculose évolutive.

C'est Pasteur lui-même qui, dans ses travaux sur la flâcherie des vers à soie, a étudié le problème du terrain et celui des variations de virulence des germes avec la nature de ce terrain.

Dans la pratique de la phthisiologie, quelles sont les causes de la défaillance du terrain ? Elles sont multiples ; mais deux sont les principales : viciation de l'air (air confiné, anthropo-toxine) et troubles digestifs. Parmi ces derniers l'alcoolisme joue un rôle tellement évident qu'il faut fermer les yeux pour ne pas le voir. Les faits invoqués par Lancereaux sont et seront toujours vrais.

IV

L'agent pathogène de la tuberculose est inoculable : donc la maladie est contagieuse

Réponse : Cette formule est trop simple : elle ne peut pas rendre compte de la complexité des faits biologiques.

Le problème de la tuberculose repose, actuellement, sur la doctrine de la contagion et cette doctrine repose elle-même sur le caractère inoculable du bacille. On peut cependant soutenir que les mots *inoculable* et *contagieux* ne sont pas synonymes. L'inoculation est du ressort de l'expérimentation artificielle : elle travaille sur un terrain propice. La contagion est du ressort de l'expérience clinique ; elle s'exerce sur un terrain qui se défend. Toute la question est là.

Actuellement, on ne tient plus compte du terrain. Les anciens médecins ne voyaient que lui. La vérité est probablement entre les deux affirmations.

Lorsque nous parlons de la contagion entre adultes, nous sommes, peut-être, victimes d'une illusion issue des doctrines allemandes. Le bacille est un être énigmatique et encore mal connu dans sa biologie. Il n'est pas absurde d'admettre que de saprophyte il devient pathogène sur certains terrains.

Actuellement, une chose paraît être exacte : La contagion s'opère chez l'enfant. La démonstration clinique n'en peut pas être faite chez l'adulte. Si elle existe chez lui, elle est rare.

Il y a cent ans, les doctrines humorales considéraient la tuberculose comme une maladie spontanée. Actuellement, nous voyons, en elle, une infection venue du dehors. Dans cent ans, elle sera, peut-être, de nouveau, maladie humorale donnant elle-même au bacille son caractère pathogène : le bacille serait alors l'effet et non la cause.

Une telle proposition ferait, aujourd'hui, scandale parce que nos contemporains ont recherché dans le mystérieux mirage de la contagion un refuge commode pour notre ignorance. Ils ont quelque peu perdu de vue les idées de Pasteur qui, dans ses travaux sur le charbon, a mis en lumière la loi de mutabilité des espèces virulentes. La Nature rend pathogène le saprophyte en apparence inoffensif.

Les sciences physico-chimiques ont le souci d'une précision quasi-mathématique, et cependant elles ont poussé les médecins à accepter avec une facilité excessive le dogme de la contagion. Ces médecins ont été eux-mêmes victimes d'une véritable contagion morale, intoxiqués par l'injection massive et réitérée des virus allemands.

V

La tuberculose atteint les populations primitives chez lesquelles l'homme civilisé apporte le bacille.

Réponse : La preuve est difficile à faire.

L'homme civilisé apporte l'alcool en même temps que le bacille. Le bacille germera sur le terrain préparé par l'alcool. Or, les organismes jeunes (enfants, nègres, Peaux-Rouges, Esquimaux, primitifs en général) non mithridatisés, sont, tout à la fois, sensibles à l'action de l'alcool et du bacille.

VI

Il ne faut pas trop parler de l'alcool de peur de dévier l'attention qu'on doit au bacille

Réponse : La science est la recherche de la vérité. Il faut dire ce qu'on croit être la vérité sans se soucier des conséquences.

Il est curieux de voir comment l'Allemand Koch et, à sa suite, toute l'Allemagne, ont déformé les idées larges du grand Pasteur ; et combien facilement les Français ont emboîté le pas aux méthodes étroites du monde savant de Germanie.

VII

La pathogénie et l'évolution varient suivant les âges.

A. — *La maladie se prend dans l'enfance.*

Réponse : D'après l'interprétation actuelle des faits, cette opinion est très probable.

B. — *Elle est d'autant plus grave que l'enfant est plus jeune.*

Réponse : En effet, elle revêt, à cet âge, la forme septicémique, surtout chez les enfants à hérédité alcoolique ou syphilitique.

C. — *Plus tard, elle sera due à des réinfections par contagion nouvelle.*

Réponse : Ce n'est pas démontré en clinique.

Au contraire, tout porte à croire que la tuberculose de l'adolescent et de l'adulte est le *réveil* d'une inoculation subie dans l'enfance et qui sommeillait.

Il en est de même dans la syphilis. Les accidents viscéraux peuvent survenir vingt ans après l'accident primitif. Personne ne soutiendra qu'ils sont la conséquence d'une contagion nouvelle et récente.

Ce qu'on appelle encore, quelquefois, la *prétuberculose* n'est pas un état de prédisposition à la tuberculose, mais un ensemble de signes annonçant le *réveil* plus ou moins prochain d'une tuberculose latente.

VIII

La présence du bacille dans les crachats est le seul signe diagnostic certain

Réponse : Ainsi formulée, cette proposition est bien près de la vérité.

Cependant, le médecin doit savoir qu'un diagnostic de présomption (ayant souvent la valeur d'un diagnostic de certitude) doit et peut être fait plusieurs années avant l'apparition du bacille.

Un très grand nombre d'accidents, en apparence légers, représentent autant d'étapes vers une tuberculose qui s'affirmera plus tard.

IX

La présence d'un bacille dans les crachats est la preuve d'une poussée évolutive

Réponse : Cette proposition n'est pas acceptable. Non seulement nombre de cas évoluent pendant plusieurs années avant que le bacille soit décelé dans les crachats ; mais encore, dans nombre de cas, les bacilles se trouvent chez des *porteurs de germes* ne présentant aucun accident dans leur santé.

La fièvre reste le signe important d'une évolution clinique.

X

La tuberculose n'est pas héréditaire

Réponse : Cette opinion est peut-être exacte si on se cantonne dans l'observation du bacille. Elle est inexacte si on considère que la tuberculose de l'individu est préparée par une hérédité complexe touchant les ascendants directs et collatéraux. On ne peut pas nier que l'alcoolisme conduit à la tuberculose, non seulement le buveur, mais encore sa descendance. Il en est probablement de même de l'arthritisme. Or, si la tuberculose se prépare dans l'hérédité, cela équivaut, pour le médecin, à dire qu'elle est héréditaire.

Les questions d'hérédité en général sont tellement obscures dans leur complexité qu'on ne saurait apporter des affirmations catégoriques. Cependant une chose est sûre : *Il y a des individus, il y a des familles plus tuberculisables que d'autres.* Et le médecin de famille peut, dans une certaine mesure, prévoir les cas qui surgiront.

Dès maintenant, une science prévoyante devrait travailler à atténuer les hérédités morbides par l'eugénie. L'avenir donnera sûrement satisfaction à la prophétie de Jérémie : *In diebus illis non dicent ultra : Patres comederunt uvam acerbam et dentes filiorum obstupuerunt.* En ce temps-là, on ne dira plus : Les pères ont mangé des raisins verts et les dents des enfants ont été agacées (1).

XI

Polymorphisme anatomique et clinique

Réponse : Ce polymorphisme a trompé des générations de

1. JÉRÉMIE, XXXI, 29. *Trad.* J. T. d'ALLIOLI et abbé GIMAREZ.

médecins instruits. Il dépend de l'âge, du tempérament et de l'état général du malade.

Il contraste avec l'unité de nature des lésions.

Il faut rester réservé sur la spécificité du bacille : elle pourrait n'être qu'apparente et transitoire. Les microbes saprophytes sont nos ennemis comme les autres : ils n'attendent que l'occasion pour devenir pathogènes. C'est nous-mêmes, c'est notre organisme qui faisons naître l'occasion. Cette idée est dans les vues générales de Pasteur. La vieille spontanéité des maladies n'est pas morte.

XII

Dans la prophylaxie il faut d'abord tarir la source en pourchassant le microbe

Réponse : Certes, toute antisepsie est efficace. Tous nos excreta sont dangereux pour nous-mêmes et pour les autres. Mais, dans le cas particulier, s'en prendre au bacille est illusoire, car il est partout.

La prophylaxie doit s'adresser à une infinité de causes préparantes, adjuvantes, occasionnelles, et aux mœurs de la nation.

Faire reposer la prophylaxie sur la lutte anti-microbienne, c'est se payer de mots. La lutte dévorera des milliards et sera peu utile. Devant la fureur d'une inondation, se contenter d'un barrage de troncs d'arbres serait puéril : il faut remonter à la source du fleuve et creuser des canaux de dérivation.

D'autre part, se mettre à l'œuvre pour la réforme des mœurs, c'est entreprendre une bataille difficile et longue. Mais le temps ne compte pas dans l'évolution des faits biologiques.

XIII

L'ubiquité du bacille n'est pas démontrée

Réponse : Expérimentalement, non. Cliniquement, oui. Dans la vie restreinte des villes en particulier, le bacille ne peut pas ne pas être partout.

Lorsque je vois les égouts d'une ville se déverser dans la rivière, je n'ai pas besoin d'analyser cette eau pour savoir qu'elle est polluée. Lorsque je vois le bacille souiller le sol, les chaussures, les vêtements, les mains, les objets, en dépit de toutes les précautions, je conclus qu'il est partout.

Il m'importe assez peu que la bactériologie ne le trouve pas au milieu du désert ou sur l'Himalaya.

XIV

L'isolement du malade est la première mesure à prendre

Réponse : Il y a contagion et contagion.

L'isolement sera toujours utile théoriquement. Il sera d'une application difficile pratiquement. Il sera illusoire cliniquement, car l'antisepsie est facile, comme on le voit dans les sanatoriums.

La tuberculose est une maladie évitable, alors que des maladies comme la rougeole, la scarlatine ou la grippe ne le sont que difficilement. Il n'est pas nécessaire de construire des sanatoriums pour *isoler* les phthisiques : un quartier de l'hôpital suffit.

XV

Le traitement hygiénique classique est consolant mais trompeur

Réponse : Ce scepticisme est injuste.

La tuberculose est facilement curable si le traitement est précoce. L'aération et la vie rurale à elles seules peuvent faire des miracles. L'action de la cure d'air se dose comme un médicament et se mesure, avec précision, sur un graphique.

XVI

La tuberculose, maladie sociale, est justiciable d'un armement anti-tuberculeux que seuls les pouvoirs publics sont capables d'organiser.

Réponse : Ceci est un autre mirage. La médecine d'Etat, la médecine administrative en général n'est qu'une façade. En réalité, elle est impuissante. L'action curative vraie ne peut venir que du médecin soignant individuellement le malade.

Chaque malade fait sa maladie propre et n'est pas susceptible d'être mis en séries.

XVII

Dans l'armement anti-tuberculeux le Sanatorium est l'instrument indispensable

Réponse : Dans son pays d'origine, en Allemagne, le Sanatorium subit une nouvelle défaite, juste vingt-quatre ans après l'année qui l'avait exalté (1899-1923). En France, les médecins officiels en sont encore à le considérer comme l'instrument unique « d'assistance et de préservation sociale ». Nous sommes en retard sur les Allemands.

Le sanatorium n'est pas sans utilité, mais la cure libre deviendra de plus en plus le mode de traitement de choix. Le *village de tuberculeux libres et surveillés* remplacera le *sanatorium-hôpital fermé*.

XVIII

La cure sanatoriale suppose une discipline, une méthode spéciales et les lumières d'un spécialiste

Réponse : Le traitement de la tuberculose pulmonaire ne comporte pas de spécialité. C'est une maladie *totius substantiæ*. Tout médecin doit et peut la traiter ; et les résultats seront bien plus en rapport avec l'énergie et le talent qu'avec la «science» du médecin.

XIX

Le diagnostic, la prophylaxie et le traitement de la tuberculose sont entrés dans une phase scientifique

Réponse : Il ne faut pas opposer la Science à la Clinique et réserver le qualificatif de *savant* au seul travailleur du Laboratoire. Le bon clinicien est un savant. L'observation du malade et l'interprétation de ses accidents sont des procédés scientifiques et beaucoup plus difficiles que la préparation d'un bouillon de culture, la coloration d'une coupe ou l'ablation d'un organe à un animal en expérience.

XX

En matière d'hygiène l'homme du XXᵉ siècle est stupide

Réponse : Le professeur Richet a écrit sur cet aphopisme un livre rempli d'idées originales et piquantes.

L'homme du XXᵉ siècle sait que l'atmophère des villes est meurtrière — et il se précipite des campagnes vers les villes.

La Nature produit généreusement les végétaux dont il devrait se nourrir pour éviter les maladies — et toutes ses préférences vont aux aliments carnés, source de poisons.

Les fruits, perfectionnés par la culture, lui apportent l'eau, le sucre et les mille essences nécessaires à la vie — et il les écrase, les livre à la fermentation, à la putréfaction, pour en tirer l'alcool qui apporte la mort.

La plupart des maladies sont évitables ; l'homme a la puissance d'arrêter les fléaux qui faisaient trembler ses pères — et il se contente d'enregistrer les lois sans les appliquer.

La civilisation antique ignorait le café, le thé, le sucre industriel, le tabac, la morphine, la cocaïne, l'alcool, la syphilis, les villes tentaculaires, l'industrie, la trépidation des télégraphes, téléphones, chemins de fer, automobiles, toutes inventions qui sont autant de causes de maladies — et l'homme du XXe siècle a la folie de dire qu'il détient le bonheur par la Science.

Dans les siècles futurs la civilisation sera vraiment scientifique et l'homme s'étonnera de la puérilité des hommes actuels dont la vie est une offense au bon sens et à l'hygiène.

Demain, la tuberculose perdrait la moitié de sa puissance nocive si l'homme voulait utiliser les moyens pratiques qui sont immédiatement applicables — et, halluciné par un mirage, armé d'un télescope, il préfère chercher la formule dans l'obscure clarté des astres.

TABLE DES MATIÈRES

AVANT-PROPOS ET PRÉAMBULE

HISTORIQUE

PREMIÈRE PARTIE

LA TUBERCULOSE MALADIE ÉVITABLE

DEUXIÈME PARTIE

MODES DE DÉBUT, MARCHE, DIAGNOSTIC

TROISIÈME PARTIE

DIAGNOSTIC DIFFÉRENTIEL

QUATRIÈME PARTIE

LA TUBERCULOSE MALADIE CURABLE

CHAP. III. **Cure d'air** :

CHAP. IV. **Cure de lumière. Héliothérapie** :

CINQUIÈME PARTIE

TRAITEMENT PAR LES AGENTS PHYSIQUES

SIXIÈME PARTIE

LE RÉGIME ALIMENTAIRE

SEPTIÈME PARTIE

ÉTUDE MÉDICO-SOCIALE

HUITIÈME PARTIE

REMARQUES SUR LA TUBERCULOSE DES ANIMAUX

DIJON — DARANTIERE